心血管病专科护士培训教程

（第 2 版）

主　编　卢天舒　周丽娟　梁　英

主　审　韩雅玲　王辉山　侯明晓

副主编　张绍敏　陈朝辉　李　菲

编　者　（以姓氏笔画为序）

王　芳　王丽慧　吕　欣　任　红
刘　彤　刘　莹　孙　宁　李　宁
李　静　李雪玉　闫　英　张　丹
张　怡　张俊丽　邵　丹　邵　兵
胡学军　徐　静　彭岩松　韩雪莹

科学出版社

北　京

内 容 简 介

本书分23章，介绍了心血管病专科护士培训目标及专科护士必备的素质和能力，分别阐述了心血管病专科基础知识、专科常用操作技术与监护、心血管介入性诊断和治疗技术的护理配合、心血管病用药护理、心血管疾病疼痛护理及心理护理；重点阐述了心血管疾病内、外科治疗及护理，特别是急重症患者的临床表现、病情监护及健康教育。在第1版的基础上补充了《美国心脏协会（AHA）心肺复苏及心血管急救指南（2015 年）》，增加了急性胸痛的区域协同救治体系和心血管病的急救绿色通道护理流程及心血管疾病的营养管理与心脏康复等内容。

本书满足不同层次专科护理人员的需要，更为心血管病专科护士培训提供一本具有价值的培训教材，也可作为其他专科护士的参考书。

图书在版编目（CIP）数据

心血管病专科护士培训教程/卢天舒，周丽娟，梁英主编.—2 版.—北京：科学出版社，2017.6
ISBN 978-7-03-053089-9

Ⅰ.①心⋯　Ⅱ.①卢⋯　②周⋯　③梁⋯　Ⅲ.①心脏血管疾病－护理－技术培训－教材　Ⅳ.①R473.5

中国版本图书馆 CIP 数据核字（2017）第 103445 号

责任编辑：于　哲 / 责任校对：张小霞
责任印制：徐晓晨 / 封面设计：龙　岩

科 学 出 版 社出版
北京东黄城根北街 16 号
邮政编码：100717
http://www.sciencep.com

北京中科印刷有限公司 印刷
科学出版社发行　各地新华书店经销

＊

2010 年 5 月第　一　版　　由人民军医出版社出版
2017 年 6 月第　二　版　　开本：787×1092　1/16
2020 年 7 月第三次印刷　　印张：24 3/4
字数：587 000

定价：105.00 元
（如有印装质量问题，我社负责调换）

前　言

2016年是国家"十三五"规划的开局之年,在"健康中国"上升为国家战略的背景下,健康愿景在每个人心中升腾。然而以心血管疾病为首的慢病危机正在全球蔓延,我国心血管疾病发病人数不断增加并呈现年轻化趋势。心血管疾病的防控面临严峻的挑战。在我国心血管医学技术,设备器具研发,介入与手术的难度、规模、数量都快速发展到能与世界比肩的今天,心血管专业从理论到实践,包括内科治疗、外科手术、介入等诊疗技术,以及监护、抢救技术均获得了突飞猛进的发展,对我们心血管疾病的护理工作提出了更高的标准和要求。护理的专科化发展已成为许多国家临床护理实践发展的策略和方向。

原国家卫生部与卫生计划生育委员会相继颁布的《中国护理事业发展规划纲要(2005—2010年)》和《中国护理事业发展规划纲要(2011—2015年)》中均明确提出要提高护士队伍专业化水平,建立专科护理岗位培训制度,并量化培训基地和培养人才,定性其发展的级别。进入21世纪后,专科护士已经在各自的专科领域发挥着重要作用。沈阳军区总医院依托"全军心血管病研究所"的技术优势,于2007年成为原解放军总后勤部卫生部首批批准的全军心血管病护理示范基地。培养人才,教育是关键,教材是武器。为此,我们编写了《心血管病专科护士培训教程》一书。

本书第1版自发行以来,受到从事心血管病专业的护理人员和广大读者的欢迎。随着心血管疾病护理研究的深入,许多新理论、新知识、新技术的不断出现，为了适应心血管病护理的发展，满足心血管疾病患者护理的需求，我们组织医院专业人员对本书进行了修订。为突出本教程的实用性、指导性和可操作性，在第 1 版的基础上补充了《美国心脏协会（AHA）心肺复苏及心血管急救指南（2015 年）》更新内容，增加了急性胸痛的区域协同救治体系和心血管病的急救绿色通道护理流程，以及心血管疾病的营养管理与心脏康复等内容，力求反映近年来心血管病护理的最新进展，希望本书的再版，可以为读者更新知识并从中获益。

尽管在再版修订中吸纳了近年来心血管病护理研究的一些新成果，由于我们的经验不足和学识有限，书中难免有局限和不足之处，恳请广大读者批评指正。

主　编
于沈阳军区总医院
2016 年 11 月

目　录

第 *1* 章

心血管病专科护理管理与实践

第一节 概　　述

一、心血管外科发展概述

心血管外科(简称心外科)的开创和发展是与心血管内科及整体医学事业的发展密不可分的。20 世纪初至今,心脏手术由"禁区"发展到几乎所有的心脏病都可通过外科手术治疗,很多患者因此恢复健康并获得新生,心血管外科也取得了辉煌的成就。我国心血管外科发展伊始,与发达国家的差距并不很大,大体上可分为以下几个阶段:①20 世纪 40 年代,我国心血管外科处于萌芽时期,仅个别学者试行过极少数心血管外科手术,如心脏外伤缝合止血、动脉导管未闭结扎、缩窄性心包炎剥脱,这成为我国心血管外科的开端;②20 世纪 50 年代和 60 年代初,心血管外科得到较快发展,有些项目已经接近国际先进水平;③20 世纪 60 年代中期至 70 年代中期,心血管外科在全国范围内基本陷于停顿状态。1976 年心血管外科开始恢复,国际交流逐渐增多,相继开展了瓣膜替换术、冠状动脉旁路移植手术(CABG)、婴幼儿心内直视手术,并研制成功国产人工瓣膜;④20 世纪 80 年代后,心血管外科发展加速,开展心血管外科的单位和手术数量增加。据中国生物医学工程学会体外循环分会统计,2013 年,我国 734 家医院共完成心脏手术 207 881 例,少数心脏中心的治疗质量达到国际先进水平,并有所创新。20 世纪 90 年代初,微创及外科技术取得了较大进步。其方法为不用传统的正中劈开胸骨和径路,兼顾美容,采用侧胸或胸骨旁小切口,或部分劈开胸骨切口施行心内直视手术,或在非体外循环下手术,或应用胸腔镜技术,或应用机器人技术,或应用复合技术。目前,随着计算机技术、远程通讯及自动化机械工程技术的进步,全机器人心脏外科手术已经成为现实,相比传统的开胸手术而言,机器人手术具有创伤小、出血少、恢复快等优点,其临床疗效已获得诸多患者的认可。

"万物皆变化,规律亦可循"。我国心血管外科发展即开始从心腔外手术到心内闭式到低温心内直视、到体外循环心内直视手术;手术技术由简单手术到复杂手术到创新技术,由创伤较大向微创、效果更好发展。

二、心血管内科发展概述

随着社会的进步和国民经济的发展,人们的生活水平得到了很大的提高,人们对生存环境、生活质量有了更高的需求,健康越来越为人们所关注。目前,心血管疾病已成为 21 世纪威胁人类生命和健康的"头号杀手"。根据世界卫生组织(WHO)的报道,每年全球因冠心病和脑卒中死亡的人数为 1750 万,在每 3 个死亡的人数中就有 1 人死于心血管疾病,居死因的首位。预计到 2020 年,这组数字将增加至 2500 万,其中的 1900 万将发生在发展中国家。在我国,由于国民生活方式发生了深刻的变化,尤其是人口老龄化及城镇化进程的加速,心血管病危险因素流行趋势呈明显上升态势,导致心血管病的发病人数持续增加。目前,估计全国有心血管病患者 2.9 亿,每 5 个成年人中就有 1 名患心血管病,且呈现年轻化趋势。

随着我国心血管疾病专业医疗技术水平的不断提高,涌现了大量新的概念、新的技术和新的器械。如复杂、高危冠心病介入治疗技术、复杂快速心律失常的射频消融术、预防猝死的 ICD 起搏器置入、严重充血性心力衰竭的心脏再同步起搏和心脏移植、冠状动脉旁路移植术、机器人微创心脏外科手术及应用干细胞治疗心肌梗死等具有鲜明特色的新业务、新技术。并不断吸取预防医学、药学、材料学、分子生物学等相关研究领域发展的成果,总体水平实现了跨越式发展,使心血管疾病的诊断和治疗发生了革命性的变化,更多的心脏复杂畸形、心脏病危重症患者的生命得到挽救。与之相适应,心血管专科护理水平也面临着前所未有的挑战。专科医学科学技术的发展对心血管病专科的护理工作者的护理理论和护理技能提出了更新、更高的要求,这势必会促进心血管病专科整体护理水平的不断提高。

第二节　心血管病专科护士培养目标

随着医疗事业的飞速发展,护理专科化渐成全球临床护理发展策略和方向。从 20 世纪中期开始,美国、英国、澳大利亚、日本等许多国家兴起了高级护理实践活动,这一崭新的护理实践活动使护理专业的职能在广度和深度上都有了很大的拓展。在广度上,护士的服务从医院延伸至家庭、社区。在深度上,护士职能作用走向专业化,护理学科的知识、技术向更加先进、复杂、高级化发展。近年来,为满足医疗技术的发展和人民群众多元化健康服务需求专科护理人才,我国的专科护理也逐步进入发展阶段。

国家卫生和计划生育委员会相继颁布《中国护理事业发展规划纲要(2005－2010 年)》和《中国护理事业发展规划纲要(2011－2015 年)》,其中均对护理专业化发展提出了要求,要建设一支数量规模适宜、素质能力优良、结构分布合理的护士队伍;建立护士的专科护理岗位培训制度和护理管理岗位培训制度,提高护士队伍专业化水平和护理管理科学化水平;并以岗位为导向,建立和完善专科护士岗位培训制度,培养护理人才、适应社会发展。"十二五"期间为全国培养 2.5 万名临床专科护士。由此可见,培养专科人才,大力发展专科护理已成为护理学科发展的重要内容。

专科护士作为高级护理实践者拥有丰富临床经验和专门的理论基础及技能,应用自己丰富的知识、技术和经验,以及高质量、高水平的工作实践,为患者和家属提供专业化的健康指导及咨询服务。在临床护理实践中对患者进行护理评估、计划、实施和评价;对复杂的临床个案做全面跟进,并按病情需要进行护理会诊,制订专业化的护理计划,建立一个有助于患者痊愈或康复的环境和团队文化。工作中敢于创新,积极开展新技术、新业务,推广应用,并发掘护理单元质量改进项目,发起、组织、参与临床护理研究,以此提高工作效率和成效。

为促进心血管病专科护理的发展,加快专科护理技术在军队医院的应用,原总后勤部卫生部在2007年指定沈阳军区总医院为全军心血管病临床护理示范基地。示范基地建立和完善以岗位需求为导向的护理人才培养模式,通过理论学习与临床实践,提高专科护士护理评估能力、病情干预能力、评判性思维能力、交流沟通能力、组织管理能力、健康教育能力和知识综合能力,不断提升心血管病专科护士专业技术水平。2011年医院又投资1500万元建成占地面积1372m^{2}的多功能现代化"临床及战创伤救治技能培训中心",具有卫勤训练基地、内外科技能训练室、模拟ICU病房、急救护理技能训练室、手术室等共11个训练系统,各种模型200件,计算机互动模拟教学、创伤模拟患者和临床情景再现,实现教学、操作、考核一体的智能化培训,极大地满足了基地学员技能培训需求。

伴随着专科护士资格认证工作的起步与发展,心血管病护理亟待实现专业化规范与管理,实现专业理论和实践的支持积累,培养一批专业化的心血管病护理队伍,在医护的默契配合中最终实现维护人民群众生命健康的目的。

第三节　心血管病专科护士必备的素质与能力

素质是指个体完成工作活动与任务所具备的基本条件,是人与生俱来的自然特点与后天获得的一系列稳定性的社会特点的有机结合,是人所特有的一种实力。而能力是指人的体力、智力、价值观、知识、审美、分析、判断等综合素质外化的实际本领和创新实力。一个人的素质和能力是紧密相连的,素质是能力的基础,能力是素质的外在表现。

现代心血管病专科护士必须具备的素质是指知识素质、技能素质和道德素质,即护士不仅具备专业理论知识和技术操作,还必须具备丰富的人文、社会科学知识,坚韧的毅力,良好的控制力,以及情感沟通和优良的服务态度,才能满足患者日益增长的身心健康需求。心血管病专科在临床医学领域中是发展最快的学科之一,新业务、新技术不断涌现,护士必须重组知识结构,吐故纳新,锻造多种能力,为患者提供高质量的护理。

一、知 识 素 质

在当今知识经济型社会中,护士不仅是医嘱的执行者,还必须具备广泛的知识素养,如护理专科知识、心理学知识、人文社会科学知识、循证护理知识、安全法律知识、外语及计算机知识等,只有这样,才能更好地适应患者快速变化、日益增长的健康需要。

1. 护理专科知识　随着社会及医学科学的快速发展,现代护理进入一个加速专业化发展的阶段,临床护理需要专家型的护理人才。临床护理专家指在护理的某一专科或专病领域内,具有较高水平的理论知识和实践技能,具有丰富临床经验的高级护理人才。国外大量研究证实,临床专科护理专家的出现对提高专科护理水平,促进护理学科发展做出了较大的贡献。专科化病房的建立对孕育临床护理专家起着积极的推动作用。作为专科护士,加强对护士的知识和技能的培训,必须通晓有关专科疾病护理的相关知识和技能。随着生活水平的提高,住院患者在要求疾病治愈的同时,对健康指导的需求越来越高。护士只有不断加强专科业务知识的培训与学习,勇于创新,成为专家型的护理人才,才能满足专科护理迅速发展的需要,满足患者日益增长的健康需要。

2. 心理学知识　在当今社会中,作为护士,如果不懂心理学,就不能算是一名合格的从业人员。专科护士要学习一些医学心理学、护理心理学、社会心理学等方面的知识,学习中要注意把握完整的知识体系,其中包括心理护理的基本理论和基本方法,掌握各种心理测量量表的使用方法,正确评估患者的焦虑、抑郁心理状态等。同时,要注意理论联系实际,应用心理学知识来解释心血管疾病患者的各种心理现象,对患者实施有效的心理护理,不断提高心理护理能力。护士本人还须注重自身心理健康的培养,力争使自己具备稳定的情绪、坚韧的意志、良好的性格、广泛的爱好、较强的适应能力与控制力,以便更好地为患者提供高质量的心理护理。

3. 人文社会科学知识　随着现代社会的发展,人们生活水平的提高,社会竞争日益激烈,社会的疾病谱、死亡谱也发生了相应的变化。以往各种急、慢性传染病被心脑血管病、恶性肿瘤、糖尿病、心因性疾病等所取代,而这些疾病与诸多不良社会因素的刺激和影响密切相关。护理学是一门兼有自然科学和社会科学的双重性质的学科,护理人员不仅需要具备医学、护理专业的知识和技能,而且需要掌握相关的人文社会科学知识,才能满足患者生理、心理、社会、精神、文化等多层面的护理需求。因此,护士必须关注服务对象的社会整体性,分析、研究引发各种疾病的社会、心理因素,采取相应的护理手段,以提高整体护理水平。

4. 循证护理知识　循证护理的产生源于循证医学,受循证医学思想的影响和启发,循证护理悄然兴起并得以迅速发展。循证护理定义为"慎重、准确、明智地应用当前所获得的最好的研究依据,并根据护理人员的个人技能和临床经验,考虑患者的价值、愿望和实际情况,三者结合制订出完整的护理方案"。它使传统的经验护理模式向以科学研究成果为基础的新型护理模式转变,是近年来护理领域发展的新趋势。循证护理既来源于临床,又高于临床,是护理学科的新领域,它要求护理人员展现更多的理性思考,寻求更多的科学证据支持,从事更多的循证研究或进行更多的循证实践活动,使所制订的护理计划更具有针对性、实用性,增加护理干预的有效性,以保证护理工作在严谨的、详尽的、科学的轨道上运转。通过循证护理制订的护理措施,充分体现患者的愿望,增强患者的依从性,以积极的态度,自觉进行康复过程。

5. 安全法律知识　随着法制的健全和患者维权意识的增强,以患者安全为中心的模式是当今医疗机构的重点。患者的安全包括治疗操作安全、用药安全、起居安全、人身安全等。护理人员应熟知国家相关法律条文,如民法、刑法、医疗事故条例、护士条例及分级护理指导原则等,明白在自己实际工作中存在潜在性的法律问题,以便自觉地遵法守法,保护患者及自己的合法权益,做一个知法、懂法和守法的护理工作者。

二、技 能 素 质

护士的技能素质主要包括护理操作能力、健康教育能力、交流沟通能力、组织管理能力、突发事件的应对能力和科研能力、学习钻研能力。

1. 护理操作能力　操作技能包括基础护理操作技能和专科护理操作技能,是指在不同的条件下,规范、精确、熟练地进行某项操作的能力,也称"动手能力"。操作技能的学习需要不断训练,使操作更加娴熟,以达到预期目的。

2. 健康教育能力　健康教育是研究传播保健知识和技术、影响个体和群体行为、消除危险因素、预防疾病、促进健康的一门科学。通过有计划、有组织、有目标、有措施、有评价的社会教育活动,帮助人们树立正确的健康意识,认识危害健康的因素,从而提高人们的健康素质和科学文化水平。护士必须具备很强的健康教育能力,从而提高患者治疗的依从性和自我保健的能力。

3. 交流沟通能力　护患沟通是在临床护理工作中护患双方遵循一系列共同规则,互通信息的过程,是护患之间构筑的一座双向交流的桥梁。护患沟通分为言语沟通和非言语沟通,言语沟通包括书面交流和口头交流。有效的言语交流必须做到简明扼要、用词恰当、语速适中。非言语交流是通过面部表情、手势等肢体语言达到传递信息的作用。人与人的交流至少有2/3属于非言语交流。临床上存在着的交流与沟通问题,既有护士的态度问题,也有交流与沟通能力缺乏的问题。护士需要加强培训与学习,熟练掌握护患人际交流与沟通技巧,提高患者的满意度。

4. 组织管理能力　是指为了有效地实现工作目标,灵活地运用各种方法把各种力量合理地组织和有效地协调起来的能力。在临床实践中,护理工作繁杂多样,并要在规定的时间内完成,如何排列这些任务的优先顺序并井然有序地完成,需要一定的组织管理能力,从某种角度讲,在病房的每一位护士都是组织管理者,承担着一定的组织管理任务。

5. 突发事件的应对能力　在护理工作中,突发事件随时发生,如意外事故、抢险救灾、战伤救护等。在突发事件发生时,护士要有很好的应对措施。护士应保持头脑清醒,处变不惊,迅速启动应急预案,掌握第一手资料,争取在最短时间内控制局面,并在处理过程中做好评估和记录,突发事件过后认真做好总结。总之,在应对突发事件时要求护士不但要有护理专业知识,还要有护理管理学、社会学、急救学、心理学等多学科知识,这样才能从容面对、有效解决突发事件中出现的各种疑难问题。

6. 科研能力　护理科研工作起步较晚,发展较慢,与医学科学的发展相比,还存在着很大的差距。随着医学科学的发展,护理学科成为一级学科,2013 年中华护理学会加入国际护士会,为护理人员搭建了更大的平台。因此,为了发展我国的护理事业,提高护理工作的社会地位,完善护理学科自身的理论体系,需要大力开展护理科研工作。创新精神是使科学研究生命之树常青的秘诀。提倡创新,鼓励创新是培养科研素质的重要方法。护理人员要加强科研意识,注重自我培养,充分利用知识、情报、信息,进行快节奏的实践;要有意识、有目标地根据选题做好科研设计,使护理科研具有高起点、高质量,用护理研究的成果显示自身的科技形象。

7. 学习钻研能力　医院的发展与高质量的医疗护理水平关键在人才,未来医院的核心竞争力是人才的竞争、知识的竞争,但归根结底是学习的竞争。哈佛大学校长鲁登斯坦说:"从来没有一个时代,像今天这样需要不断地、随时随地、快速高效地学习。"那种依靠在学校时学到的知识就可以应付一切的时代一去不复返了。学习只是一个过程,它的最终目的是为了创新。因此,护士需要刻苦钻研把所学到的知识作为自己去创新、去发现的工具,这才是学习的真谛。

三、道 德 素 质

护士应具备高度的责任感、同情心和慎独精神,对患者尊重、热情、诚挚、关心,以取得他们的信任,因为建立相互信任的关系是实施有效护理的关键。道德素质包括以下几点。

1. 共情　就是体验患者的内心世界的能力。共情在工作中主要体现在护士设身处地地理解患者,更准确地把握患者的真实病情和心境,使患者感到被理解、接纳,从而产生安全、满足的情绪,这对护患关系有积极的促进作用。

2. 关注　是指从心理学角度对患者的言语和行为的积极方面予以关注,从而使患者拥有正向价值观。首先护士必须抱有一种信念,即患者是可以改变的。患者身上总有这样那样的长处和优点,每个人的身上都有潜力存在,都有一种积极向上的动力,通过自己的努力、他人的帮助,每个人都可以比现在生活得更好。

3. 尊重　把患者作为有思想感情、内心体验、生活追求和自主特性活生生的人去对待。尊重意味着对患者不嘲笑、不动怒、不贬抑、不惩罚。即便患者的言谈举止有些失礼,也应以礼相待。尊重也意味着保护隐私,对于患者的秘密、隐私,护士应予以尊重、保护,不应随意外传、议论。

4. 热情　体现在患者住院治疗的全过程。从患者入院到出院,护士都应热情、周到地服务,让患者感到自己受到了友善的接待。热情友善能够有效地消除或减弱患者的不安全感,使其感到被接纳、受欢迎。体贴同情患者,尽量满足患者的需求,给患者以安慰及温暖,从精神上使患者解除负担,树立战胜疾病的信心和勇气。

5. 真诚　在护患交往中,护士以真正的我出现,没有防御式伪装,不把自己藏在专业角色后面,服务过程不是在扮演角色或例行公事,而是表里一致,真实可信地置身于工作中。真诚在护理活动中具有重要的意义,它体现了护士发自内心的对患者的关心和体贴。如理解患者的痛苦和难处,主动为患者解决问题,对工作任劳任怨,认真负责,精益求精,严防任何差错事故的发生。如果工作中发生了缺陷或差错,要尊重事实,不弄虚作假,不推诿责任,表现出一个值得患者信赖与尊敬的白衣天使形象。

（梁　英　李　静）

第 2 章

心血管病重症监护室的建立与管理

第一节　心血管外科术后重症监护室

心血管外科术后重症监护室(ICU)收治的对象是心血管外科手术后病情危重的、需要连续监测各项生命指征及各种参数的患者,通过不间断地掌握病情的动态变化,及时发现存在或潜在的危及生命的危险因素,并进行合理的治疗与护理,对防止和控制并发症的发生,降低患者病死率和病残率,使患者尽早恢复,起到了至关重要的作用。

一、心血管外科重症监护室的设计、设施与设备

由于 ICU 的患者较普通病房的患者病情多变,监护、治疗仪器复杂。因此,从病房格局设计、环境要求、病床功能、周边设备等都与普通病房不同,其根本原则是病房的设计与设备的配置要利于对危重患者的监测与抢救。

(一)设计要求

心外科 ICU 的规模大小可依据各医院心外科手术的数量和种类而定,一般每周做 2~3 例心脏直视手术的心外科,如设术后 ICU,其床位占心外科总床位的 10% 左右。病室设置最好是环绕或双走廊式分布,护士站在中央,使每个病床均在护士可视的范围内,便于护士观察和管理。ICU 内应分感染房间与非感染房间,急性期与恢复期房间,根据需要也可设立心脏移植专用病房。一般大病室可设 6 张床,小病室可设 2 张床,病室之间应采用透明玻璃隔断,以便于医护人员的观察。ICU 床位所占面积比一般病房床单元所占面积要大,每张床位 15m² 左右。每张床间距约 1.5m,以便放置必要的监测抢救器材和完成各项监护、治疗抢救操作。床与床之间可设置幔帐,使每床位处于相对独立状态,方便抢救和保护患者隐私。

(二)设施

ICU 内应有空调设备和湿度调节设备,室内温度保持在 23~25℃,相对湿度以 60%~70% 为宜,并采用 10 万级层流净化设备,保持空气的洁净度。

1. 床单位　多功能病床,能调节不同体位并有移动性床档,床头、床尾可拆卸,床腿带有橡胶轮以便移动,有条件的医院可购置 ICU 与手术室通用的床,特别对危重患者可减少搬动的危险。每床固定床头柜及活动式餐桌,每床配置防压疮气垫。

2．中心设备带和供电系统　每张床应配有的中心设备带和多功能电源插座,包括①两条供氧管道,一条接呼吸机,另一条接面罩吸氧;②负压吸引管道,供吸痰时使用;③中心空气管道,供呼吸机空气压缩泵使用;④2个稳压电源及6个以上电源插座。双路电源,并备有应急用电,重要设备配有不间断电源(UPS)。

目前,ICU多设有吊塔装置,除提供设备带所应具有的上述功能外,还能放置监护仪、输液泵等仪器和设备,以节省空间。

3．中心护士站　护士站应设置在中心位置能看到所有监护对象,以便于观察、护理及抢救。

4．洗手设备　每2张床单元设立一洗手池,隔离单元内有专用洗手池,也是重要的防感染措施。

5．照明设备　室内光线应充足、柔和,床旁备有强光源以便进行特殊操作。

6．附属设施　治疗室、配药室、办公室、医生值班室、护士值班室、更衣室、沐浴室、储藏室、污物处理间等。

(三)监护设备与药品

1．必备仪器　呼吸机,多功能心电监护仪[可同时监测血压(BP)、心率(HR)、中心静脉压(CVP)、肺动脉压(PAP)、血氧饱和度(SO_2)及体温]、除颤器、简易呼吸器、心电图机、持续心排量监测仪、临时起搏器、主动脉球囊反搏(IABP)机、微量输液泵、血气分析仪、快速血糖仪、血压计、听诊器、变温毯、电脑降温仪、脚踏式吸引器(突然停电或电源短路时使用)、心排血量超声监测仪、心脏超声仪器、麻醉机、一氧化氮治疗机、无创通气呼吸机、ACT检测仪。还应配备婴儿专用呼吸机、保温箱、远红外线辐射热抢救台等。

2．必备器械　心脏按压包、气管切开包、静脉切开包、胸腔穿刺包、换药碗、不同型号的吸痰管和无菌手套、带刻度的引流袋和储尿袋、输液器、输血器、各种化验用试管、血糖试纸、IABP管、手电筒、应急灯、雾化吸入器、吸氧用面罩及加压给氧用面罩、三通管等。

3．药物

(1)强心利尿药:去乙酰毛花苷注射液、地高辛、米力农、钙制剂、呋塞米、螺内酯、托拉塞米、布美他尼等。

(2)扩血管药:硝普钠、硝酸甘油、尼卡地平、地尔硫䓬、硝酸异山梨酯、卡托普利、硝苯地平等。

(3)抗心律失常药:利多卡因、胺碘酮、阿托品、消旋山莨菪碱片、艾司洛尔、美托洛尔等。

(4)正性肌力药:多巴胺、多巴酚丁胺、盐酸肾上腺素、去甲肾上腺素、去氧肾上腺素、异丙肾上腺素、间羟胺、新活素、左西孟旦等。

(5)抗凝血药:肝素、低分子肝素钙、华法林、阿司匹林等。

(6)止血药:酚磺乙胺、氨甲苯酸、维生素K_1、鱼精蛋白等。

(7)肌松药:维库溴铵、芬太尼等。

(8)镇痛镇静药:吗啡、盐酸哌替啶、地西泮、硫酸吗啡控释片、咪达唑仑、异丙嗪、奋乃静、氟比洛芬酯、右美托咪啶等。

(9)抗生素类药:青霉素、红霉素、头孢呋辛钠、头孢哌酮钠他唑巴坦钠、万古霉素、注射用亚胺培南-西司他丁钠等。

(10)化痰类药:盐酸氨溴索注射液、异丙托溴铵、布地奈德等。

(11)解痉类药：氨茶碱、喘乐宁、二羟丙茶碱等。

(12)激素类药：地塞米松、甲泼尼龙、生长激素等。

(13)降血糖药：胰岛素、格列本脲、阿卡波糖等。

(14)便秘类药：麻仁滋脾丸、甘油灌肠剂等。

(15)静脉输液用液体：5%和10%葡萄糖注射液、0.9%氯化钠注射液、乳酸林格液、羟乙基淀粉 130/0.4 氯化钠针、20%甘露醇、氨基酸注射液、脂肪乳、白蛋白等。

(16)外用液体：外用生理盐水、过氧化氢溶液等。

(17)外用药：碘酒、乙醇、安尔碘、液状石蜡等。

二、心血管外科术后重症监护室的人员组成、培训与管理

(一)人员组成

1. 医生　设专职主任负责 ICU 医疗、教学、科研与管理工作。设专职的 ICU 医生负责 ICU 的医疗工作，专职 ICU 医生由高年资的主治医师以上人员担任。同时配备相应数量的主治医师、住院医师负责完成日常的医疗工作。住院医师应具备较强的临床技能和独立处理危重病症的应急能力，具有高度的责任心，能及时发现重要病情并向上级医师汇报。

2. 护士　护理质量管理直接关系重症患者的转归，在 ICU 中起着重要的作用。应由素质好、责任心强、受过专门训练且具有一定的专业知识和熟练的护理技能的优秀护士担任。心外科 ICU 床护比为 1:(2~3)。

3. 其他人员　配备受过专门训练的呼吸治疗师负责患者的呼吸系统的管理；配备专职的技术人员负责各种仪器的维修和保养；根据 ICU 床位的数量，配备相应的护理员和清洁员。

(二)护理人员的培训与管理

1. 护理人员培训

(1)基础理论学习：①心血管解剖生理：心血管病的病理、生理，以及呼吸等其他系统的生理功能及病理知识；②诊断检查：包括有创、无创，以及生化、血液等检验的基本知识，并能识别正常和异常结果的临床意义。

(2)监护技能：①体外循环术后循环功能维护，循环功能监测指标及正常范围，心律失常的识别和紧急处理；②体外循环术后呼吸功能维护，呼吸功能监测指标及正常范围；③体外循环术后肺部并发症的监护；④体外循环术后肾衰竭的监护；⑤体外循环术后酸碱度、电解质监测指标及调整；⑥手术后患者神经系统、消化系统的监护；⑦重要仪器的使用：心电图机、动-静脉压监护仪、呼吸机、除颤器、起搏器、微量输液泵、持续心排血量测定仪、血气分析、IABP 等仪器的正确使用；⑧急重症抢救及心肺复苏准备和配合。

(3)专科护理：①一般和复杂先天性心脏病的术后血流动力学变化及护理要点；②风湿性心脏病瓣膜置换术后护理；③冠心病旁路移植手术后护理；④大血管术后护理；⑤新生儿、婴幼儿术后护理；⑥其他心脏病(心脏肿瘤、心脏外伤等)术后护理。

(4)培训方式：专业培训或学习班的方式按大纲授课及临床实践。参加专科护士培训班的学习，取得相关专科证书，持证上岗。

2. 管理要求

(1)组织管理：①应设 ICU 主任一名，负责 ICU 的临床、教学、科研等工作，一线、二线医师均 12 小时值班制；②建立各项规章制度，如值班交接班制度，岗位责任制度，执行医嘱制度，

消毒隔离制度,抢救制度,查对制度,药品管理制度,仪器使用、保管、维修制度,物品请领制度,特护记录书写要求和资料保管制度等;③建立各级人员职责,如主管医师职责、护士长职责、一线医师职责、二线班医师职责、主管护师职责、特护护士职责、药疗护士职责、清洁员职责等。

(2)业务管理:①人员资质要求:凡进入ICU工作的护士,必须接受过专业培训,掌握专科理论基础与临床实践技能,获得从业资格方可独立胜任工作;②加强技术管理:护理人员要熟练掌握各种监护仪器的使用方法、掌握各种抢救技术和抢救药品的使用方法及使用时的注意事项,熟练掌握心电图的基本知识、循环功能监测的指标和各项化验检查的正常值及其变化的意义,并做出应急的处理;③加强业务培训:定期组织业务学习和护理操作技能的训练,结合临床实践,总结经验,学习国内外ICU先进的技术,不断改进和提高护理质量;④制订护理计划:对危重症患者,根据具体病情制订护理计划,并认真实施,同时,根据病情及时修订护理计划。⑤严密观察病情:准确完成特护记录的书写,及时全面地反映病情的动态变化,同时应根据医嘱及时进行各种化验检查,分析可能发生的变化及并发症,采取必要的预防措施;⑥严格交接班制度:各班要明确患者目前存在的主要护理问题并提出护理目标,交接班要详细、严谨、认真、无漏项;⑦善于沟通:护理人员要具备一定的沟通能力,能与患者及家属充分沟通,以执行健康教育,促进和维护患者的身心健康。

3. 护理人员的分层管理　对心外科ICU护理人员的分层管理是ICU护理管理的基本职能之一,它直接关系到医疗护理质量,反映医院工作质量的治愈率、床位使用率和床位周转率等主要质量指标。通过对ICU护理人员的合理配备与分工,即根据ICU护理人员不同层次的专业理论水平、临床操作技能及思想品德等,结合患者病情的轻重、技术难度的高低、工作量的大小等,进行合理排班,做到量才使用,人尽其才,才尽其用。同时,根据护理工作的完成情况,给予应该得到的待遇与报酬,以充分调动护理人员的积极性,更好地完成各项护理任务,提高护理质量。并根据不同层次的护理人员安排不同的工作重点,低年资或低学历人员为低层次护士,以做好基础护理为重点;初级职称或中年资护师为中层次护士,主要以做好消毒隔离,健康教育,专科护理,帮助低年资护士更好地完成工作为重点;中级职称或高年资或高学历人员为高层次护士,以主持科内护理查房、科研工作、教学工作、负责重症抢救工作。按医院质量管理标准,定期对各层次护士进行业务能力与工作质量评价,根据实际情况和表现调整。

第二节　冠心病重症监护室

由于不健康的生活方式及快节奏的工作压力,使心血管病已逐渐成为我国城乡居民的第一死因。重症心脏病多发病急骤、病情凶险,若未能得到及时、正确的诊断和恰当的处理,则可在短时间内导致患者突然死亡。20世纪60年代中期冠心病重症监护病房(CCU)建立,随着监护条件的不断改进和心肺复苏术的发展,CCU已成为以收治急性心肌梗死和不稳定型心绞痛为主的血管危重症及介入治疗后的监护室,大大降低了心血管急症的病死率。

一、冠心病重症监护室的任务

(1)为冠心病(AMI)及其他重症心脏病患者提供高质量的医疗、护理保障。

(2)收集和整理各种监测资料,对患者实行连续不间断的病情观察及分析,对急性心肌梗死(AMI)的各种并发症(如心律失常、心力衰竭、心源性休克等)给予及时正确的处理。

（3）为了随时应付一切可能发生的紧急情况（如心脏猝死、心脏破裂、急性肺栓塞、夹层动脉瘤破裂等），需准备好并训练所属人员熟练使用各种器械、仪器及抢救技术，如电除颤、心肺复苏、心电监护及心电图、气管插管及呼吸机的使用；漂浮导管技术、IABP 及心脏临时起搏等技术。

（4）建立各种医疗护理、抢救技术及手术的常规，并不断完善，规范化执行。

（5）培训各级医护人员有关监护室的收容，患者的心理护理，冠心病、心肌梗死的特别护理，以及 CCU 的管理等特别内容。

二、冠心病重症监护室的设计、设施与设备

（一）设计要求

根据我国国情，在大型综合医院建立的符合"心脏病监护"设计要求的 CCU，病床数一般按心内科病床总床数的 1/10 计算。若 CCU12 张床位设计，则最好有 3～4 间单人间，因为 CCU 内危重患者多，发生交叉感染的机会增加，遇有严重感染、传染病或抵抗力低下的患者及需要多种仪器监护治疗的患者，可放于单间与其他患者隔开。每间理想面积为 12～15m^2，空气流通、光线充足，要求有足够的空间为患者进行紧急抢救和放置监护设备及急救治疗器具。一般监护室以 2～4 张床为宜。总的布置由医护人员编制，是否有中心监护设备（包括心电、影像监控）及根据病区面积决定。

（二）设施

CCU 内有空调设备和湿度调节设备，室内温度保持在 23～25℃，相对湿度以 60% 为宜。应争取配备空气净化设备。

1. **护士站**　位置应设在 CCU 的中心部位，以扇形设计为佳，能直接看到病区内全部患者。病室应开放式或采用大玻璃隔断，便于医护人员观察病房内患者的病情变化。

2. **床单位**　适宜抢救危重患者特殊设计的双摇床，床旁两侧有便于拆卸的床栏，并有一个固定床位置的锁定装置。与床相对应的天花板上安装轨道式输液吊杆。每床固定床头柜及活动性餐桌，根据需要配置气垫。每张床配有紧急呼叫系统，便于医护人员在紧急抢救情况下召唤其他人员前来支援。

3. **照明系统**　应有可变电阻开关控制灯光亮度，并尽可能接近自然光，以满足不同患者的需要。

4. **中心设备带和供电系统**　每张床应配有的中心设备带和电源插座，包括①两条供氧管道，一条接呼吸机，另一条接面罩吸氧；②负压吸引管道，供吸痰时使用；③中心空气管道，供呼吸机空气压缩泵使用；④2 个稳压电源及 6 个以上电源插座。

5. **附属设施**　治疗室、配药室、办公室、医生值班室、护士值班室、更衣室、沐浴室、储藏室、污物处理间等。

（三）监护设备与药品

1. **必备仪器**　呼吸机、多功能心电监护仪（可同时监测 BP、HR、CVP、PAP、SO$_2$ 及体温）、除颤器、简易呼吸器、心电图机、持续心排血量监测仪、临时起搏器、IABP 机、微量输液泵、血气分析仪、血液透析仪、快速血糖仪、血压计、听诊器、变温毯、脚踏式吸引器（突然停电或电源短路时使用）。

2. **必备器械**　心脏按压包、气管切开包、静脉切开包、胸腔穿刺包、换药碗、不同型号的吸

痰管和无菌手套、带刻度的引流袋和储尿袋、输液器、输血器、各种化验用试管、血糖试纸、手电筒、应急灯、雾化吸入器、吸氧用面罩及加压给氧用面罩、三通管、心电图纸及导电胶等。

3. **急救药物配备** 包括治疗心搏骤停、心力衰竭的药物,抗心律失常药物,溶栓药物,治疗高血压和低血压的药物;兴奋呼吸中枢的药物,抗哮喘药物;利尿药及脱水药;促凝血药及抗凝血药;血容量扩充药物;碱性药物;钙制剂及抗过敏反应药物;镇静镇痛药物。

三、冠心病重症监护室的人员组成与管理

(一)人员配备

1. **医生** 设专职主任负责 CCU 医疗与管理工作。设专职的 CCU 医生负责 CCU 的医疗工作,专职 CCU 医生由高年资的主治医师以上人员担任。同时配备相应数量的主治医师、住院医师负责完成日常的医疗工作。住院医师应具备较强的临床技能和独立处理危重病症的应急能力,具有高度的责任心,能及时发现重要病情并向上级医师汇报。

2. **护士** 在 CCU 中护士起着重要的作用,编配护士长 1 名,护士人数与床位之比为 1:(2.5～3)。固定护士不应低于 80%,护师以上人员不低于 50%,需要经有关“心脏病重症监护培训班”的特殊训练,具有良好的心理素质、较强的紧急应变能力、过硬的护理技术、不怕苦不怕累的敬业精神。

(二)组织管理

(1)CCU 作为心血管内科的一部分,在心血管内科主任领导下工作。

(2)制订 CCU 病室管理制度和各类疾病的医疗护理常规程序,各种抢救治疗操作的流程,并规范地执行。

(3)掌握医学及护理学知识和技术:对 CCU 所属医护人员进行业务培训,熟练掌握常见重症的临床表现和护理,掌握各种并发症的预防与护理。熟练掌握监护和急救技术,如机械通气的监护、心肺复苏、心脏电复律、血流动力学监测等。熟练掌握各种抢救及治疗仪器的使用,如呼吸机、除颤仪、临时起搏器、IABP 机等。

(4)对 CCU 所属医护人员进行爱岗敬业精神教育、心理素质教育,树立良好的服务形象与责任感,使患者有安全感,取得患者绝对信任。

四、CCU 的护理程序

(一)急症患者入住 CCU 的护理工作

(1)通过阅看急诊病历和向患者家属询问,了解有关疾病的发生过程和目前病情变化,并立即与经治医生联系。

(2)开启及连接床旁监护仪,给予氧气吸入及舒适卧位。

(3)观察血压、心率、呼吸、指间血氧饱和度,并做好记录。

(4)记录标准 12 导联心电图,如疑有心室梗死,则加做右胸前导联。

(5)遵医嘱抽血送检血液分析、心肌酶、血气分析及其他有关检查。

(6)建立静脉通道,配合其他抢救措施。

(7)遇有心搏骤停或心室颤动,患者突然意识不清、抽搐等,在心电监护示波确定情况下,CCU 护士需立即做初期复苏;胸外心脏按压;如心跳不恢复,可立即行电除颤复律,等待后续人员到来。

(二)日常护理工作

(1)观察和记录患者的血压、呼吸、心率、指间血氧饱和度、尿量,患者进食水、有无便秘、皮肤是否完整等全身状态。

(2)床旁交接班及时了解患者病情变化、药物应用后效果,掌握患者心电监测情况及有无心律失常的发生。

(3)协助医生做深静脉插管,IABP 导管、漂浮导管、漂浮起搏导管、临时起搏器,静脉压力管装置等。

(4)定期行动脉、静脉采血进行相关检查。同时进行心理护理及饮食指导。

五、冠心病重症监护室护理人员的素质要求及工作原则

(一)素质要求

(1)强烈的事业心:CCU 护理工作的特点是任务繁重、精神紧张、工作时间缺乏规律性、对技术要求高而全面。因此,CCU 护士必须热爱护理工作,具有不怕困难、乐于奉献的精神,同时还要有强烈的求知欲,不断学习,掌握最新知识和技术,高质量地为危重症患者服务。

(2)高度的责任心:CCU 患者病情危重,瞬息万变,治疗与护理措施复杂。要求护士必须以高度的责任心对待工作和患者,严格执行各项操作常规,认真观察病情变化,及时发现异常,并给予妥善处理。准确、全面记录护理过程和患者病情变化,认真执行医嘱,严格规范用药,特别注意药物配伍禁忌。具有慎独精神,做到一丝不苟地履行自己的职责,及时帮助患者解决身心的不适或痛苦,给予及时的基础护理,使患者增强战胜疾病的勇气和信心。

(3)良好的心理素质:CCU 工作紧张,重症患者随时可能出现心搏骤停和猝死等危急情况,给护士造成心理压力。因此,CCU 护士必须具备良好的心理素质,在各种情况下,控制调整好自己的心态和情绪,做到精神饱满、自信镇定,特别是急救过程中,头脑清醒,忙而不乱,动作敏捷,积极有效地挽救患者的生命。

(二)工作原则

(1)CCU 的医护人员必须遵守保护性医疗制度,通过医护人员和蔼态度,亲切语言和细致周到的护理与治疗,避免可能引起患者误解和一切不良刺激,以获得患者的信任与配合,解除患者的焦虑不安和恐惧感,使患者进入 CCU 后有一种安全感。若抢救濒死患者时,应用屏障遮挡,以减少对同室患者的不良影响。

(2)待患者病情平稳,及时向患者介绍责任护士及主管医生,以及各种监护仪器的作用和病室环境,并逐渐将诊断、治疗护理情况告知患者,以期得到患者的配合。

(3)CCU 是无陪护病房,责任护士除负责患者的治疗护理的同时还要负责其生活护理(进食、洗漱、排泄等)、心理护理及疾病健康知识指导。每日需和家属沟通 1～2 次,及时向患者家属如实反映病情,既不掩饰潜在的危险,又不过分夸大病情,并教育家属配合医护人员共同做好患者的心理护理,以解除患者焦虑和恐惧感。CCU 护士在做好患者护理的同时与家属建立良好友善的关系也尤为重要。

(陈朝辉　闵　英　刘　彤)

第**3**章

重症监护病房医院感染预防与控制

医院感染(hospital infection, hospital acquired infection, nosocomial infection)又称医院获得性感染,是指患者在入院时不存在也不处于潜伏期而在住院期间发生的感染,同时包括在医院内感染而在出院后发病的感染。医院感染的诊断主要依据取决于临床资料、实验室检查、其他检查和临床医生的判断。医院感染的发生不仅可以造成患者住院日延长、病情加重、预后不良,同时还会给患者本人增加痛苦,给患者家庭及社会增加经济负担,并且直接影响医院的医疗质量和医院的信誉度。重症监护病房是医院感染的高发区,其医院感染的发生率高达50%~100%,加强重症监护病房的医院感染的预防和监控是提高医院医疗质量、提升危重患者抢救成功率的关键环节。

第一节 概 述

一、重症监护病房医源性感染易患因素

存在于重症监护病房的医院感染危险因素与普通病房相比较,既有其普遍性,也有其特殊性。正确认识重症监护病房的医院感染危险因素,是降低医院感染发生率、提高患者救治成功率的前提条件。从普遍意义上讲,重症监护病房的患者均属于暴露在中度,甚至高度的危险性情形中。重症监护病房的医院感染危险因素包括两大主要方面,即宿主因素和医源性因素。从特殊意义上讲,重症监护病房的宿主因素主要包括以下几个方面:①患者病情危重,机体免疫力下降;②多数患者继发感染后转入重症监护病房,本身就已携带广泛耐药的菌株;③治疗性禁食等使患者蛋白质分解过多,患者处于负氮平衡状态,成为易感者;④长期卧床致痰液坠积,不易排出增加感染概率;⑤需要进行气管插管时,口腔定植菌下移,合并肺部感染的概率增加。医源性危险因素存在于以下情形中:由于有创治疗和监护技术的广泛应用,气管插管、气管切开、深静脉置管等有创诊疗技术已成为临床抢救急危重症患者的重要手段,由此引发的插管部位皮肤破损和炎症及操作者技术不熟练等导致防御屏障受损,可能成为病原微生物侵入的门户。其中,中心静脉置管(CVC)和机械通气在许多研究中被认为是感染最显著的危险因素。有研究结果表明,受污染的吸痰管、气管插管导管、呼吸机雾化器是造成呼吸道感染及传播的重要因素。还有人通过 Logistic 回归分析研究发现,重症监护病房获得性感染最重要的

危险因素是入住重症监护病房时间＞7 天、呼吸衰竭、手术和镇静药物的应用。另外,由于抗生素的广泛应用,耐药菌株的不断出现,使得院内感染更具复杂性。更多的调查还显示,医务人员的手消毒不彻底也是传播细菌导致医院感染的主要因素。因此,重症监护病房的患者医院感染危险因素繁多,治疗上应采取综合措施才能有效降低其医院感染的发病率。

二、重症监护病房医院感染的病原学特点

由于重症监护病房收治的患者都具有病情危重、免疫功能低下、侵入性检查治疗较多的特点,因此,入住重症监护病房后极易合并获得性细菌感染,如不能及时有效地控制,常可导致脓毒症和多脏器功能障碍综合征(MODS)的发生,甚至危及患者生命。在治疗重症监护病房内获得性细菌感染时,如只依赖于等待细菌学培养和药物敏感性实验结果往往会贻误最佳抢救时机,使病情恶化,所以了解重症监护病房的病原菌流行病学特点及其对药物的敏感性有助于临床医师合理选用经验性抗菌药物,迅速控制感染,有效提高抢救成功率。Erbay 等发现,重症监护室内细菌感染的菌株依次是铜绿假单胞菌(22.6%)、耐甲氧西林金黄色葡萄球菌(22.2%)和不动杆菌(11.9%)。宋青等通过对重症监护病房内细菌监测的分析认为,医院感染的细菌主要为革兰阴性菌,细菌依次为铜绿假单胞菌(21.07%)、鲍氏不动杆菌(11.62%)和嗜麦芽假单胞菌(8.23%)。亓春花等研究发现,感染最频发的病原菌是肠杆菌科细菌(25.9%)、铜绿假单胞菌(17.2%)和金黄色葡萄球菌(10.9%)。张敬等通过前瞻性研究发现,重症监护病房内医院感染病原菌主要为铜绿假单胞菌、鲍氏不动杆菌、大肠埃希菌、肺炎克雷伯杆菌、阴沟肠杆菌、金黄色葡萄球菌、凝固酶阴性葡萄球菌和真菌等。由此可见,重症监护病房医院感染的病原菌以革兰阴性杆菌占首位,这一点已达成共识。

三、重症监护病房的医院感染组织管理形式与内容

原国家卫生部相继于 1998 年颁发了《关于建立建全医院感染管理组织的暂行办法》,2006年颁发了《医院感染管理办法》及 2012 年国家卫生和计划生育委员会(简称国家卫计委)又制定了《预防与控制医院感染行动计划(2012－2015 年)》,按文件要求,各级医院管理者要不断加强感染管理质量控制建设,明确工作职责,切实发挥医院感染管理质量控制和持续改进的作用。医疗机构也要根据《医院感染管理办法》加强组织管理,全面落实职责,加强医院感染专业队伍建设,提升专业技术能力。

各级医院管理组织根据要求均设立了医院感染组织管理部门。建立重症监护病房医院感染管理组织是预防和控制医院感染的基础,其组织形式为科主任目标管理下的专职人员负责制。此专职人员应分医疗与护理专职管理人员,除负责对重症监护病房的医院感染工作的统计报表和联络工作外,还需认真检查监督重症监护病房各项医院感染制度规定的执行情况。

重症监护病房的医院感染预防与控制是一项持续而具体的工作,除完善组织管理形式外,还需要制定各项相关的规章制度,以求持续改进和不断提升医院感染的预防和控制质量。如《重症监护室工作制度》《家属探视制度》《消毒隔离制度》《抗感染药物使用和管理制度》《医疗废物及一次性物品使用后处理制度》《重症监护室感染质量检查制度》《导管相关感染的预防和监测制度》等。在这些规章制度中,有国家相关部门统一颁发的,也有需要结合本医院具体情况而制定的,但是均需要经过各级医院感染管理部门的严密审核和确认,以求全面和准确地评价医院感染管理质量。

四、护理管理在医院性感染控制中的作用

医院感染是伴随着医院的成立而产生的,医院感染控制工作已成为当前医院管理工作中的一个重要组成部分。国家卫计委及有关部门对医院感染管理工作高度重视,已将其列入医院等级评审标准之中。医院感染发生率的高低也成为评价医院医疗质量、医德医风好坏的重要标志之一。重症监护病房是危重患者集中救治的特殊场所,发生医院感染的危险因素及发病概率远远高过普通病房。在重症监护病房工作的护理人员接触患者最为频繁,许多操作与处置都离不开护理人员的直接介入,其中包括预防医院感染的基本内容,如消毒、隔离和灭菌等。可以说,护士既是预防和控制医院感染的主力,又是主要的传播媒介,若护理人员在操作中无菌观念薄弱,或稍有操作不当,则极易发生医源性感染,轻则增加医疗经费开支,重则导致患者死亡。因此,护理人员在重症监护病房预防医院感染的工作中起着至关重要的作用,其中包括①监督与协调作用:国外有在重症监护病房中设立专职护士负责医院感染的监控与联络,负责检查医院工作中医院感染的预防与控制;②实施与执行作用:与患者接触最多的是护士,一旦发现患者有医院感染的症状和体征,护士可针对患者的病情采取措施及时施行隔离,防止医院感染扩散;③管理与教育作用:重症监护病房的护士不但需要自身掌握各项有关医院感染控制方面的知识与技能,同时还要对所有在重症监护病房工作的医务人员,包括呼吸治疗师、保洁人员等进行宣传、教育和管理,以提高全员医院感染预控的意识。总之,加强护理管理工作是降低和控制医院感染的关键,在医院感染管理中占有极其重要的位置。

第二节　重症监护病房医院感染监测方法

医院感染的管理重在预防和控制,而医院感染的监测是预防和控制的基础及前提,只有科学、准确地做好医院感染的监测工作,才能使医院感染的预防和控制做到有的放矢。医院感染监测是一项长期、连续、系统的工程,早在 19 世纪中叶,就已在国外开始了这项工作。我国从 1985 年开始医院感染监测工作的研究,在国家卫计委的医院感染预防工作的"十二五"计划书中进一步明确指出:进一步完善医院感染监控体系。在现有医院感染监测工作的基础上,进一步完善国家级、省级、医疗机构三级医院感染监控体系,初步形成覆盖三级医院的国家级医院感染监控网。建立医院感染监测数据库,健全信息管理和信息发布等制度。省级卫生行政部门要建立本辖区内覆盖二级以上医院的医院感染监控网,定期公布和反馈本辖区医院感染监测情况,督促和指导本辖区医院感染管理质量持续改进。医疗机构要制订详细、可行的医院感染监控计划,结合实际积极开展医院感染重点部门、重点环节、重点人群及多重耐药菌的目标性监测,及时反馈监测信息,采取有效干预措施,防范医院感染不良事件的发生。同时,根据医院信息系统的发展,加强医院感染信息系统的建设。

一、医院感染监测的目的与意义

医院感染监测的最终目的是提升医院感染防控水平,最大限度降低医院感染的发生率。具体包括以下几个方面:①提供医院感染的本底率;②及时发现鉴别医院感染暴发;③说服医务人员遵守医院感染控制规范和指南;④减少医院感染的危险因素;⑤评价感染控制措施的效果;⑥满足制定医院感染控制政策的需要;⑦为医院在医院感染方面受到的指控提供辩护依

据;⑧比较医院内部或医院之间的医院感染率;⑨建立符合我国国情的医院感染监控体系,初步形成国家、省级、医疗机构三级医院感染监控网络,实施科学、有效监控,及时反馈监测信息,持续改进医院感染管理工作,提升医院感染监控水平。

二、重症监护病房医院感染监测常用方法

医院感染监测的内容十分广泛,重症监护病房涉及的监测内容包括感染病例监测、感染目标性监测、医院消毒药械效能监测、重症监护病房医院感染暴发流行的调查、抗菌药物敏感性试验、特殊菌的耐药性和耐药基因检测及静脉导管相关感染检测、内毒素的检测等内容。监测所采取的方法也极其复杂,从医院感染监测开始实施至今,由单纯的生物医学观察到今天的利用社会学、行为学等多学科方法进行研究,以及计算机技术的应用,大大提高了医院感染监测的效率。

三、医院感染监测标本收集方法

细菌培养的标本均应尽可能无菌取材,用无菌器皿盛装,严格避免污染。标本力求新鲜,采集后尽快送检。做厌氧培养的标本须在隔氧条件下采集和送检。

1. 痰标本　　正确的留痰方法是在留痰之前先用清水漱口数次,以清除口腔内的食物残渣及部分杂菌。一般留取清晨第一口痰为好。留取的痰应是用力咳嗽后自气管内咳出的痰,然后盛于痰盒内送检。不要将唾液或鼻涕吐入痰盒,以免影响查痰结果。初次就诊需查痰者,根据医嘱可送三个痰标本:①即时痰:就诊当时咳出的痰;②夜间痰:前一天晚间咳出的痰;③清晨痰:起床后深咳出的痰,其中以清晨第一次咳出的痰效果最好。

对于病情危重的患者,缺乏或丧失自主咳嗽、咳痰能力,留取痰标本时应使用一次性无菌痰液收集器,经鼻导管或经气管切开处抽吸痰液标本,此种方法比较方便,但应注意无菌操作。另外,如使用防污染标本毛刷技术进行标本采集则更为理想。此法是收集下呼吸道分泌物最理想的方法,如经纤维支气管镜防污染标本毛刷取标本。

2. 尿标本　　要求采用中段尿,尿道口局部清洁后消毒,射流接尿,容器灭菌。可不为取标本而专行导尿。对已导尿者须取新鲜尿液,勿取尿袋中的储尿。

3. 血标本　　及时采取足量血标本做培养是败血症病原学诊断的关键,在给予抗菌药物前应采血 3~4 次,间隔 1 小时左右,每次采血 10~30ml。避免在抗菌药物血浓度较高时采血,避免污染。同时还应注意要多次在不同部位采血,以排除皮肤菌群污染的可能。在不同部位取血,2 次分离出同样菌种才能作为确定病原菌的有力证据。对感染性心内膜炎患者,有建议要在 24 小时内取血 3 次,每次间隔不少于 30 分钟,必要时次日再做 2 次培养。

4. 脓液标本　　应采集深部脓液,怀疑厌氧菌感染时应同时做厌氧菌检验,直接涂片镜检阳性而普通培养阴性时有助于厌氧感染的诊断。

5. 空气细菌培养的采样方法　　检测空气细菌总数的细菌培养法是平板暴露法,此法简便,为大部分医疗单位所采用,但在重症监护病房应用时受环境因素影响较大,很少采用。具体操作方法:在消毒处理后,操作前进行,室内面积≤30m² 对角线内、中、外处设 3 点,内外点布位距墙壁 1m 处;室内面积>30m² 设 4 角及中央 5 点,4 角的布点部位距墙壁 1m 处。基本原理:空气中细菌等微生物可随尘粒一起下降,在室内各采样点处放好营养琼脂平板,采样高度距地面 0.8~1.5m,采样时,将平板盖打开,暴露 5 分钟或 10 分钟,盖好平板。将平板置于

37℃恒温箱培养48小时计算菌落数。

第三节　重症监护病房医院感染预防措施

一、合理空间布局

重症监护病房的医院感染的预防与控制工作能否顺利而有效地实施,与重症监护病区空间布局密切相关,目前,国内有的医院重症监护病房是在旧病区基础上改建而成的,因此,在空间布局方面存在诸多弊端。一般而言,重症监护病区的空间结构需要在建设初期给予科学和周密的设计,除建筑设计外,还需要有重症监护病房的管理者参与室内设计,以求满足医院感染控制需要。理想的ICU室内布局应达到流程合理,分区明确,区间标识醒目。

1. 人流通道　分为患者通道和工作人员通道,两者应分别通行,各通道需设有缓冲区,缓冲区内设有风淋装置,用以人员通过时和通过后的消毒。

2. 物流通道　分为污染物和清洁物品传递通道。尤其需要设有患者体液排放通道,凡由患者污染或由患者体内排放的体液,包括尿液、粪便、引流液等均为污染物品,原则上需要就近排放与处理,即最大限度地减少向外传递过程中导致的空间污染。

3. 清洁区、半污染与污染区　工作人员休息区为清洁区,监护区及污染物品处理区为污染区,治疗室、会诊室或病例讨论室应为半污染区。三区要严格划分,进出三区应分别着装要求。

4. 监护区与储物区　监护区视野应开阔,护士站或监护台应位于监护区中央区域,中央监护区与患者病床之间不应留有视野死角,且需保持最小巡视半径,以便于抢救工作实施与展开。每张监护床均应配有洗手池、污染物品排放口和医疗垃圾排放桶。

5. 探视区　为防止交叉感染,患者家属探视区应与患者监护区相互隔开。目前,许多医院通过家属视探环廊满足家属探视需求。但此种环廊难以满足家属与患者之间亲情交流的需要。此外,也有医院安装可视对讲系统,以解决患者与家属之间的语言交流。如安排患者家属探视,则应严格限制探视时间,一般为15～30分钟。特殊感染者不应安排家属探视。

6. 层流净化设备　重症监护室与现代手术室和新生儿室一样,均应设有层流净化室,以备特殊感染保护性治疗之用。

二、完善监控体系

医院感染监测是指长期、系统、连续地观察、收集和分析医院感染在一定人群中的发生和分布及其影响因素,并将监测结果报送和反馈给有关单位和部门,为医院感染的预防控制和宏观管理提供科学依据。重症监护病房的医院感染监控与管理工作涉及面广,任务繁重,单靠医院感染控制部门进行管理是远远不够的。在重症监护病房中,对危重患者的抢救能否及时到位固然重要,但医院感染管理也不容忽视。尤其需要建立和完善由医院多部门统一协作和共同参与医院感染的质量监控体系,其职能主要是对重症监护病房的医院感染控制工作进行技术指导、检查监督、决策建议,从而进一步提升医院感染管理质量。组成医院感染监控体系的职能部门有医务部、护理部、后勤保障部门及药械科。此外,各重症监护室必须设立医院感染质量监督专职人员。专职人员应认真学习医院感染管理法规、政策及多方面的知识,熟练掌握微生物学、感染病学、流行病学、抗感染药物应用等相关领域的知识,定期对本病房内部的医院感染工作进行回顾和总结,提出完善意见和建议,写出书面报告,呈交医院感染相关管理部门,以便医院感染监控体系掌握本病区抗生素使用情况、病原学产生和医院感染性疾病发生发展趋势。总之,医院感染的质量管理是一项具体而长远的系统"工程",这项"工程"需要持续改进,不断完善,在重症监护病房的建设中不可或缺。

三、保障充足人力

由于重症监护病房集中监护的均为危重患者,其抢救任务重,医疗护理工作量大。因此,提高重症监护病房的工作质量的重要保证之一是具备充足的人力保障,尤其是护理人员。国外重症监护病房的护患比基本保持在(3:1)~(4:1),而国内多数医院的重症监护病房难以满足或达到此标准,基本保持在(2:1)~(2.5:1),由此极易导致护理工作忙乱无序,基础护理不到位等不良影响,护理人员在忙于完成护理操作及各项处置外,很难有效落实和执行医院感染管理的相关规定,尤其是洗手消毒制度。因此,重症监护病房配备合适比例的充足人力,对控制医院感染尤其重要,不可忽视。

四、合理使用抗生素

大量研究证实,医院感染的发生概率与抗生素使用不当和滥用密切相关。重症监护病房的患者均需要应用抗生素治疗,而且对于感染严重或多重感染者常联合应用多种抗生素,这使得重症监护病房患者时刻面临滥用抗生素或体内菌群失调的危险。因此,在应用抗生素过程中,应基于两个方面:即有无抗生素应用指征和抗生素选用品种以及给药方案是否正确、合理。护士在执行医嘱时要掌握合理用药的时间、用法或药物配伍禁忌,根据药物的半衰期决定给药时间。对于采取中心配药的医院,应注意抗生素药物配置后送至病房甚至应用于患者的确切时间,时间过长将是导致影响药物应用效果的重要因素。

五、规范侵入性操作流程

重症监护病房的患者几乎均存在实施侵入性诊疗操作的可能性,而且远大于普通病房。据黄郁竹等报道,在1065例患者中,未行介入性诊疗的患者只有127例,其中发生医院感染的患者为5例(3.94%);而接受侵入性诊疗的患者达938例,其中有83例(8.85%)发生过医院感染,显著高于未行侵入性诊疗者。同时,医院感染发生率伴随着侵入性操作的重复概率的增加而提升。由此说明,重症监护病房的侵入性操作是发生医院感染的危险因素之一,需引起医院感染管理者的高度重视。在重症监护病房中,侵入性操作几乎每天发生,因此,有效降低侵入性操作引起的医院感染的发生是提高危重患者抢救成功率的重要保证。随着现代科学技术的飞速发展,大量新的医疗设备与仪器不断应用于危重患者的诊疗与监护过程中。其中,包括许多需要进行侵入性操作,如气管插管、深静脉置管、有创血流动力学监测、心脏起搏器的置入、各种引流管的留置、各种腔镜的应用等,而这些侵入性操作有许多为新业务、新技术,其操作规程还缺乏循证医学支持,有的操作规程或操作指南甚至仍在探讨中。因此,为了有效控制医院感染的发生,需要针对每一项侵入性操作的诊疗项目操作流程进行认真仔细和科学实验性的研究,以探讨降低因侵入性操作而引发的医院感染。

六、加强医护人员在职培训

所有重症监护病房的从业人员除具备相应的专业技术知识外,还必须接受消毒灭菌、无菌操作和隔离技术及相关知识的培训,这是有效控制医院感染的必要环节。医院感染管理部门(或小组)负责对医护人员培训。培训要求有计划、分层次和系统且不间断。即每年制订医院感染防控的教学计划,有针对性对不同层次的人群进行授课,而这种培训需要连续不间断地实施。培训内容包括有与医院感染相关的法律、法规、制度、规范与要求、专业技术知识等。培训要求全体人员参加,定期实施考核,同时还需将医院感染知识的培训与医德规范教育相结合,教育医护人员自觉地培养慎独意识和慎独行为,严格执行消毒隔离制度,提高全员医院感染监控意识,使医院感染降至最低,保证重症监护病房各项工作制度在良好的惯性运行中。

七、重视基础护理管理

大量的调查性研究表明,医院感染的高发部位主要为呼吸道、泌尿道和血液,其次还有消化道、伤口及皮肤感染。而发生在主要部位的医院感染,除为内源性因素外,主要是医源性感染所导致的。重症监护室患者病情重,其全部基础护理和生活护理均由护士完成。因此,降低重症监护病房的医院感染发生率,必须重视重点部位的护理管理,从提高基础护理和生活护理过程中的环节质量抓起。

(一)呼吸道管理

呼吸道的医院感染发病率占首位,这主要是由于重症监护病房的患者病情重、长期卧床、甚至开放气道,患者呼吸道自洁作用减弱或消失,一旦遇到医源性因素影响,则极易发生呼吸道医院感染性疾病,如呼吸机相关肺炎、吸入性肺炎等。因此,应从以下几个方面加强危重患者的气道管理。

1. 及时清除气道痰液　鼓励或协助卧床患者更换体位和被动咳嗽、咳痰,加强叩背,对丧失自主咳痰能力者,给予人工吸痰。

2. 保持气道湿化　对于建立人工气道者,应根据痰液黏稠度酌情给予定时气道内滴注无菌生理盐水。但要绝对避免应用抗生素溶液作为湿化气道时的气管内滴入的药物。

3. 严格无菌操作　凡接触气道的操作均要严格无菌操作规则,吸痰管一次一用,必要时选择密闭式吸痰管,吸口腔和吸气道的吸痰管要分开;氧气湿化瓶每日定时更换,用后终末消毒,清洁干燥保存。可采用一次氧气湿化瓶以降低医院感染发生率;湿化液用无菌水;雾化罐口含嘴或连接管一人一用一消毒。

4. 保持气囊封闭状态　对于有人工气道者,经常检查气囊是否漏气,始终保持气囊适当的压力,开放气囊前必须清理口腔,并尽量吸出咽部分泌物。

5. 防止呼吸机冷凝水误吸　定时检查呼吸机管道中的冷凝水,及时倾倒,翻身前首先倾倒呼吸机管道中的冷凝水。

6. 定时更换呼吸机管道　目前,对呼吸机管道更换时间的研究各有不同的结果,但多数主张 7 天更换。如呼吸机管道被痰液或分泌物污染则应立即更换。

(二)泌尿道护理

泌尿道感染占医院感染的第 2 位。要保持尿道口及周围皮肤清洁干燥,每日用温水冲洗会阴部,尿道口要用聚维酮碘(碘伏)消毒。接尿袋按时更换,各连接处衔接紧密,防止尿液倒流,尽量减少留置尿管的机会,定期留尿液做细菌学培养。鼓励或给予患者多饮水,以起到冲洗尿道细菌的作用,避免对留置尿管的患者进行不必要的定期膀胱冲洗。

(三)口腔护理

很多研究显示了上、下气道感染细菌的一致性,说明加强口腔护理对预防医院感染具有重要意义。因此,要定时做咽拭子,监测口腔菌群状态,根据监测结果选择口腔漱口液或护理液。要保持口腔持续清洁状态,随时清洁口腔分泌物。对于经口气管插管者,要每日更换牙垫,冲洗口腔。

(四)各种管道护理

重症患者留的各种管道也是导致医院感染的直接因素,而导管相关感染常常威胁到患者的生命。因此,要保持各种导管的通畅,固定完好,对穿刺点应定时消毒。对于静脉输液管道(如深静脉置管)与输液器的连接处,应每日消毒,并用无菌敷料包扎,尽量减少开放管道的概率。各种管道拔出后,应在无菌状态下留管道尖端进行细菌培养。

第四节　重症监护病房常用消毒与隔离方法

一、手 的 消 毒

手是重症监护病房中医院感染的重要传播媒介,因医务人员手造成的细菌传播而引发的医院感染约占 30%。在重症监护室控制医院感染的措施中,手的消毒是最重要和最简便的方法之一。对手消毒的方法很多,只要按要求做到位,即会产生较好的消毒效果。但最重要的是持之以恒。一般要求:医务人员在每项操作处置的前后、在同一时间处理不同患者之间、处理同一患者的不同部位、对同一患者实施的不同操作前后均要认真洗手。因此,配备洗手设备应方便于医务人员的使用,包括提供流动水、配置数量和放置位置合适的洗手池和水龙头开关等。

(一)洗手设备要求

(1)应用流动水洗手,开关应为脚踏式、肘触式或感应式。

(2)使用手消毒液洗手,应保持随处可取,且为挤压式,每床边必备。

(3)擦手毛巾应为纸抽式,一次性使用,如非一次使用应保持清洁、干燥,每日消毒。

(二)洗手方法要求

采用 7 步洗手法,要求掌心、指缝、手背、手指关节、指腹、指尖、拇指、腕部均要认真搓洗,时间不少于 10~15 秒,流水洗净。手消毒液洗手维持有效时间只为 3 分钟,超过时间操作前应重新洗手。

(三)戴手套要求

医务人员进行侵入性操作时应戴无菌手套,一次性手套一次一用,不可重复使用,一旦手套破损应立即更换,更换手套、戴手套前或脱手套后均应洗手或手消毒。

二、空 气 消 毒

经空气传播的疾病占各种传播疾病的首位。病原微生物主要吸附在空气中不同粒径的尘粒上,以气溶胶的方式悬于空气中,通过呼吸道进入人体造成疾病的传播。按照原国家卫生部

《消毒技术规范》要求,重症监护病房空气中平均细菌数要≤200CFU/m³。但在重症监护病房中,由于患者病情危重,应用监测治疗仪器较多,加上人员的频繁走动,对卧床患者定时的翻身、叩背、吸痰、清理大小便等各种操作,均可造成空气中细菌密度的增大,细菌总数超标。到目前为止,室内空气消毒的方法很多,如化学消毒法和物理消毒法,但适合于重症监护室空气消毒的方法不多。这主要是由于重症监护病房是一个特殊的人群密集的场所,而且始终保持着人员流动,凡是需要限制人员走动的消毒方法均不适合于选择。只有空气净化器或层流净化空气过滤或消毒设备消毒效果较好。通风是室内空气消毒传统而有效的方法,目前仍把通风作为最有效的空气消毒方法。一旦重症监护病房发生多重耐药菌株流行,应关闭病房并做彻底清洁和消毒。重症监护病房应定期进行彻底清洁消毒。

三、物品消毒

重症监护病房患者所使用的任何物品必须做到一用一消毒。接触患者皮肤伤口或黏膜的物品应做到"一用一灭菌"。每病床物品相对固定,如听诊器、血压计、简易呼吸器、止血带、便器、吸痰用具和口腔护理用具等。患者出院或死亡后要对病床进行终末消毒,床栏和扶手等要用消毒剂擦拭消毒。对于持续吸氧用具及负压吸引罐每24小时消毒更换并消毒一次,保持清洁、干燥备用,最好采用一次性负压吸引器,如非一次负压吸引器应送至医疗消毒中心统一消毒处理。呼吸机管道应使用一次性管道,目前对呼吸机管道更换时间尚无定论,但大多主张7天更换一次,如污染应立即更换。呼吸机湿化罐及湿化液也应24小时更换一次,湿化罐应用消毒液浸泡消毒,晾干后保持清洁干燥备用。地面及桌台面应每日3次用消毒液擦拭消毒,但要求每床单元的所有台面,包括监护仪显示屏和导线,应分开抹布擦拭,用后浸泡消毒晾干备用。所有门把手应用消毒液浸泡的消毒巾包裹,每4小时更换一次。

第五节　重症监护病房的安全防护

由于重症监护病房是重危患者集中救治的场所,所有从业人员每天都要进行大量的威胁个人安全的操作,如处理各种感染性血液、分泌物、引流液等,接受放射线辐射,进行各种穿刺等。因此,凡是在重症监护病房工作的人员,必须提高自我防护意识,掌握相关的防护技能,保证个人安全。

一、防止分泌物和排泄物感染

在重症监护病房接受患者的分泌物有痰液、唾液、引流液等。医护人员会有频繁的机会接触这些污染物质,在接触时应注意个人防护。尤其对特殊感染的患者,其分泌物或排泄物均可能具有强烈传染性,应戴口罩、穿防护服及佩戴防护镜,以避免直接接触污染物。

二、防止放射性污染

重症监护病房的放射性污染物主要来源于对患者进行的放射性检查,如床边拍摄X线片、进行各种介入性检查及紫外线照射等。因为,监护人员必须坚守工作岗位,有时无法避免接触放射性辐射。但可以事先穿戴铅衣,戴避光眼罩,对怀孕人员可暂时撤离现场。

三、防止物理性损伤

物理性损伤主要来源于医护人员对患者进行操作时，尤其是进行手术、注射、针刺等时，极易被锐器所伤。因此，处理血液污染器械时，应戴手套，必要时戴双层手套，工作人员有伤口时，避免接触血液或污染物品。一旦发生损伤，应严格按防护原则进行处理，如流水冲洗，彻底清洁和消毒。

四、防止化学性污染

化学性污染主要来源于某些带有特殊污染性的药品，如化学治疗药品。首先，对此类有污染可能的化疗药品要妥善保管，用后药品容器不得随意丢弃，应按要求收集，并集中按医疗垃圾进行无害化处理。其次，护理人员在配制药物溶液时要戴手套、口罩和护目镜，注意采取安全操作程序。采用中心配药可减少医务人员的化学性污染。

（张绍敏　张俊丽）

第 **4** 章

重症护理文书书写

第一节　重症监护室护理文件书写及管理要求

一、重症监护室护理文件书写的重要意义

　　ICU 护理文件包括患者入院护理评估单、危重患者监护单、一般护理记录单、体温单、医嘱单及护理流程有关的其他记录单。中华人民共和国国务院《医疗事故处理条例》自 2002 年 9 月 1 日起实行,《医疗事故处理条例》对患者住院期间的病历资料做了规定。其中第 8 条规定:医疗机构应当按照国务院卫生行政部门规定的要求,书写并妥善保管病历资料;第九条规定:严禁涂改、伪造、隐匿、销毁或者抢夺病历资料;第 10 条规定:患者有权复印或复制其门诊病历、住院病历、体温单、医嘱单、化验单(检验报告)、医学影像检查资料、特殊检查同意书、手术同意书、手术及麻醉记录单、病理资料、护理记录及国务院卫生行政部门规定的其他病历资料。护理文件书写记录是患者在住院期间病情及治疗经过的真实记录,是护理人员针对护理对象所进行的一系列护理活动的真实反映。最高人民法院颁布执行的举证倒置及《医疗事故处理条例》实施后,护理记录更具有一定的法律效力。真实地记录护理记录是对患者负责,也是护理人员自我保护的一种手段。所以,认真执行护理文件书写要求,具有极其重要的意义。

二、重症监护室护理文件书写要求

　　根据卫生部和国家医药局制定的《病历书写基本规范》文件精神,按照中华医学会上海分会编著的《医疗护理常规》中的要求,ICU、CCU 护理文件书写基本要求如下。

　　(1)护理文件书写应当客观、真实、准确、及时、完整。

　　(2)护理文件书写除特别规定外,一般应当使用蓝黑墨水。

　　(3)护理文件书写应当文字工整、字迹清晰、表达准确、语句通顺、简明扼要、标点正确。

　　(4)护理文件书写中应当使用医学术语、中文和国际通用的英文简称。

　　(5)护理文件应当按规定的格式和内容书写,各栏目填写齐全。

　　(6)护理文件书写过程中出现错字时,应当用同色笔双线画在错字上,不得采用刮、擦、粘、涂等方法掩盖或去除原来的字迹,要求保持原记录清楚可辨。

（7）注册护士做完处置后签全名，非注册护士须在注册护士带领下做处置和双签名，有条件的情况下用药时执行双核对和双签名。

（8）护士长或护士长委托高年资护理人员有定期审查、修改下级护理人员书写的护理文件的责任，检查时若有修改，用红色笔画双线于所要修改的内容上，并注明修改日期、签名，要求保持原记录清楚可辨。

（9）因抢救危急患者，未能及时书写的，有关护理人员应当在抢救后 6 小时内据实补记，并注明"补记"。

三、重症监护室护理文件管理要求

病历属患者档案，按上级有关规定，患者住院期间，住院病历由所在病区负责集中统一保管，门、急诊病历一律由患者自行负责保管。住院病历因医疗活动或复印、复制等需要带离病区时，应当由病区指定专门人员负责携带和保管，并做好交接。住院病历在患者出院或死亡后由护士长全面检查后，次日送病案室专人统一保管。

第二节　重症监护室患者入院护理评估单

一、入　院　评　估

当患者由门诊、急诊或手术室转入 ICU 后，需对患者的病情进行及时、仔细和认真的评估。此时评估患者的入院情况极为关键，借由入院护理记录单以了解患者入院时的基本病情，因此入院护理评估单需在入院后即刻完成，以作为后续病情变化的依据。ICU 患者入院评估单见表 4-1。

1. 一般资料　包括患者姓名、性别、年龄、宗教信仰、入院诊断、入院时间、入院方式、药物过敏史，资料来源等。

2. 护理体检　包括体温、脉搏、呼吸、血压、体重、神志状况、语言沟通、肢体活动能力、皮肤情况和各种置管等情况。

3. 生活状态　包括基本膳食、食欲、睡眠、大小便情况、自理能力评估等。

4. 专科疾病评估　呼吸、循环、心理、疼痛等全面评估患者。

5. 其他　其他专科评估、住院健康教育项目填写、护理措施填写、病情、护理等级、评估护士签名、责任护士签字、护士长签名等。

二、评估要求和注意事项

（1）患者入院护理评估单白班由组内护理人员负责填写，夜班和节假日由当班护士填写。要求在患者入院 6 小时之内完成评估和填写（除抢救或急诊手术患者外）。

（2）实习护士、试用期护士、进修护士等非本机构注册护理人员必须在本机构注册护理人员的指导下进行入院评估，签名后必须由指导护士复签。

（3）护士长检查和签字应在 72 小时内完成。

（4）填写项目齐全，文字书写工整，数据记录准确，医疗用语正确。

表 4-1 ICU 患者入院评估单(首页)

姓名: 床号: 科室: 病案号: 性别:□男   □女   年龄:

入科时间 _____年____月___日_____时   **入科方式** □步行 □搀扶 □轮椅 □平车

入科诊断 _____   **资料来源** □患者 □家人 □亲友 □同事

生命体征 T __℃ P __次/分 R __次/分 BP__/__mmHg   **患者来自** □门诊 □急诊 □他科_____

意识 □清醒 □嗜睡 □昏迷 □痴呆 其他____   **语言** □流利 □失语 □其他_____

精神心理 □平静 □焦虑 □恐惧 □抑郁 其他____   **宗教信仰** □无   □有_____

肢体活动 □正常 □障碍(左侧___/右侧)   **自理能力** □完全自理 □部分自理 □完全依赖

皮肤黏膜 □正常 □潮红 □苍白 □湿冷 □发绀 □水肿 □黄疸 其他_____
　　　　　□压伤(部位、范围、程度_____)

呼吸 □正常 □咳嗽 □咳痰 □咯血 □呼吸困难 □胸痛 □气短 □喘息 其他_____

循环 □正常 □心前区疼痛 □心悸 □乏力 □胸闷 □心脏起搏器 □心律失常   其他_____

消化 □正常 □恶心 □呕吐 □呕血 □腹痛 □腹胀 其他_____

导管 □无   □尿管 □胃管 □引流管(部位_____) □深静脉置管 □PICC 其他_____

过敏史 □无   □有_____   **疼痛** □无   □有   疼痛视觉评分(0~10 分)_____

排泄 □正常 □小便异常_____   □大便异常_____   □人工肛门

专科评估 _____
　　　　　_____

病情 □普通 □病重 □病危 □ICU   **护理等级**□一级 □二级 □三级 □特护

饮食 □普食 □半流食 □全流食 □鼻饲 □糖尿病饮食 □特食 □低盐 □低脂 其他_____

护理措施 □入院教育 □留取化验标本 □吸氧 L/min □建立静脉通路 □雾化吸入 □记尿量
　　　　　其他_____   **接诊护士签字:**

住院教育 □疾病知识 □治疗处理 □特殊用药 □化验检查 □管道瘘口 □饮食健康 □忌烟戒酒

主要项目 □探视陪护 □社会心理 □休息与睡眠 □其他_____   **责任护士签字:**

出院/转科时间 ____年__月__日___时 患者去向 □回家 □归队 □转院转__科 □死亡

出院/转科指导 □饮食指导 □预防感冒 □功能锻炼 □用药指导 □休息与活动 □定期复诊 □导管管理
　　　　　其他_____   **责任护士签字:**

　　　　　　　　　　　　　　　　　　　　　　　　　　　　　　护士长签字:

第三节　重症监护室危重患者监护记录单

一、危重患者监护单记录内容

1. 循环系统　监测指标包括心电监测及血流动力学监测,如无创或有创动脉压监测、心率、心律、左心房压、右心房压、肺动脉压及中心静脉压等,还包括意识、尿量、皮肤黏膜颜色、肢端温度和湿度等。

2. 呼吸系统　监测内容包括呼吸形式、频率、节律、深浅度,呼吸困难类型、程度和发绀程度,氧饱和度、吸氧方式、氧浓度和氧流量,血气分析结果,呼吸机各参数如呼吸模式、每分通气量、呼吸频率、潮气量、氧浓度、呼吸末压力值和吸气压力等。

3. 肾功能　监测尿量、尿比重、尿色及血肌酐等。

4. 水、电解质及酸碱平衡　监测项目包括 24 小时出入液量、尿量、胸腹腔引流液量及输入的血液或液体、药液、口服药液的量。补液的观察内容包括补液速度、穿刺针类型、留置时间、穿刺部位情况、补液通路是否通畅等。饮食的观察内容包括饮食种类、量、进食方式和途径等。各种引流管的观察内容包括引流方式、引流是否通畅、引流液的颜色和性状、单位时间引流量等。

5. 中枢神经系统　监测项目包括神志、瞳孔、四肢反射及肢体活动等。

6. 其他

(1)基础护理落实情况,包括晨间和晚间护理、皮肤护理、气管切开和气管插管护理及气道护理等。

(2)患者主诉及情感状态,特殊用药、特殊护理观察,及时发现和判断异常体征,及时记录、报告、处置,观察效果并将之及时记录于备注栏内。

二、获取监测信息的途径

1. 多功能监护仪的数字或图像显示　使用先进的监测和治疗仪器观察,及时发现患者的病情变化,使危重患者获得及时有效地救治是 ICU 工作的特点。多功能监护仪、人工呼吸机等监测和治疗仪器上可显示多项反映重要器官功能状态、生命体征的数字及波形,如心电图、血压、呼吸、心率、血氧饱和度等,还可以通过漂浮导管或桡动脉插管观察心排血量、有创血压和中心静脉压值等。

2. 观察和询问　ICU 护理人员通过询问患者或家属可以了解患者在入 ICU 之前的病情、治疗及自我感受,对于外科手术患者则可通过询问手术医生、手术室配台护士了解患者术中情况。通过临床观察了解患者意识、瞳孔、口唇皮肤颜色、肢端温度和湿度及各种引流管的性质和引流液量等。

3. 体格检查　通过体检可以了解患者病情的发展及各项处置是否合适。如对于气管插管和使用呼吸机的患者,通过视诊两侧胸部是否对称,听诊两侧呼吸音是否一致,能了解和判断气管插管插入深度是否合适,有无漏气。如果胸部起伏不对称,一侧有呼吸音,一侧无呼吸音,很可能是气管插管插入过深。人工气道的患者尤其要注意呼吸道通畅情况,如果听诊两肺痰鸣音较重,要尽快实施胸部物理治疗,以改善患者通气和换气功能。

4. 实验室检查 ICU 实行机械通气的患者应定时进行血气分析,以此来调节呼吸机参数。对肾功能不全的患者,要依靠血生化结果调节输入血液或液体量、补液速度和用药。因此,ICU 护理人员必须及时遵照医嘱抽取血标本,以获得患者病情变化的信息。

通过以上几个方面的观察,可以了解患者目前存在的主要问题、重要器官的功能情况,为治疗计划的制订提供可靠的依据。但值得注意的是,监测仪有其不完善和欠缺的方面,不能替代人的观察分析。人是主要观察者,护士需对获得的信息进行验证分析,以减少仪器信息、采样过程中发生的偏差。另外,过分依赖仪器提供的信息,还将减少医护人员与患者接触沟通的机会,不利于病情的观察。

三、重症监护室监护记录特点

各 ICU 有自己专用的监护记录,但 ICU 内危重患者使用的监护记录与普通病房的危重患者记录单相比,有以下特点:①有反映患者全身重要器官功能状态的完整记录,如各项指标监测结果记录和治疗用药情况的记录;②有连续地、动态地反映病情的记录,ICU 内危重患者病情变化快,记录间隔的时间以 30 分钟至 1 小时为宜,但还应根据具体的病情来决定观察和记录的重点内容和时间间隔;③ICU 的监护记录以表格的形式表示,可以节约护理人员书写护理记录的时间,并可做到一目了然。ICU 内危重患者大多数依靠呼吸机维持呼吸功能,用多功能床旁监护仪监测循环功能。因此,监护记录上要有反映呼吸机参数、呼吸功能监测及血流动力学监测的各项指标。

四、危重患者监护记录单书写要求

监护记录单眉栏内容包括患者姓名、性别、年龄、病区、床位号、住院病案号、ID 号、诊断、手术名称、手术后天数、页码等项目。监护主要内容包括记录的日期和时间、生命体征(体温、脉搏、呼吸、血压、疼痛)、呼吸系统、循环系统、神志、瞳孔、输液、饮食、基础护理、护理观察、备注和签名栏。

记录时间必须真实、客观,要求精确到分钟;生命体征如体温、脉搏、呼吸、血压、疼痛需记录详细数据;呼吸系统主要观察内容为血氧饱和度和呼吸机支持的具体参数;循环系统中的心律记录为齐或不齐,中心静脉压记录具体测得的数值;神志观察应在清醒、嗜睡和昏迷中选择一项打钩,麻醉未醒或镇静用药应注明;瞳孔对光反射应在存在和消失栏目中选择一项打钩,并分别记录左右瞳孔的大小;观察护理栏中若实施引流管常规护理,则应记录每次放出引流液的量;输液一栏中填写输液管通畅与否,以打钩表示通畅;饮食栏内应填写禁食、流质或半流质饮食等;基础护理栏目应在相应内容下打钩表示实施的护理内容;痰液性状应有文字描述,如"黄脓""血性""白粉"等。

备注栏内起始页应描述患者的简要病情,如心外科手术患者的麻醉方式、手术名称、术中简况、术后病情、伤口、引流等情况,或内科呼吸衰竭、心力衰竭患者本次入 ICU 的原因。以后记录患者的特殊主诉、特殊病状和体征、特殊治疗护理措施及其效果,如患者的疼痛主诉、高热患者物理降温后情况,输血、输液患者的反应观察等。

危重患者护理记录应于 7:00、16:00、24:00 进行三班小结,书写小结时须注意:①内容、观察与处理一致;②反映病情时须有观察、处置、效果,内容简明扼要,能反映主要病情、治疗、护理等情况;③描述只能用客观指标,不能用主观描写;④能量化的用数字表达并有单位,写具体波动范围,如心率 90～120 次/分,不能写"左右";⑤除通用简写外文字母,其余用中文描述;用医学术语,不可用简写或白话(如"可""平""色红""翻白眼""流口水"等);⑥夜班对 24 小时出入量做总结,其他班做本班小结;⑦小结按生命体征(体温、脉搏、呼吸、血压)、强心药、尿量、胸腔引流量、胃肠引流量、神经系统、四肢温度、进食量等顺序描写,主要病情(主诉、客观资料)、治疗、护理措施、效果;⑧当班护士签全名。

记录时间应精确到分钟。记录危重患者监护单时暂停记录一般护理记录单,但必须在一般护理记录单上注明"详见危重患者监护记录单"。患者离开 ICU 后由所转入的病区护士决定记录何种护理记录单。

监护记录的原则是观察到什么、做了什么就记录什么,应连续、动态地反映病情观察、护理措施和结果。护理记录中必须要记录的事项如下:①用护理方法后仍不能解除的症状,疾病初期症状、体征和并发症的先兆;②器官功能出现障碍的症状与体征;③经治疗和护理后改善或恶化的症状和体征;④情绪特别不稳定、重度焦虑不安、过度沮丧的心理状态;⑤意外事件的发生经过及结果;⑥患者经解释和劝告后仍拒绝接受治疗或护理时应记录原因。

每次记录护理人员必须签全名。实习护士、试用期护士、进修护士等非本机构注册护理人员不具备记录资格。

护士长或高年资护师需每 3 天按规定检查、审核记录并签名,在患者离开 ICU 前护士长应完成所有的检查和签字。

(陈朝辉　刘　彤　韩雪莹)

第5章

急重症救护流程

一、心搏骤停救护流程

心搏骤停救护流程见图 5-1。

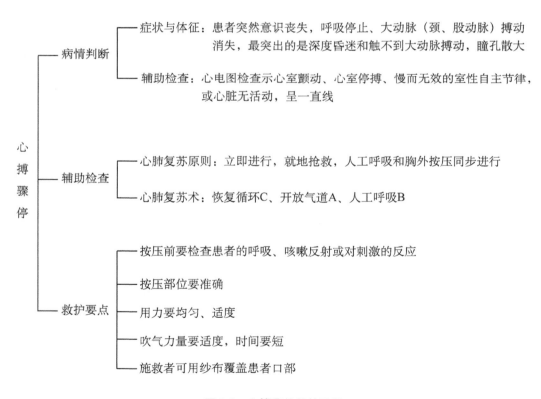

图 5-1　心搏骤停救护流程

- 病情判断
  - 症状与体征：患者突然意识丧失，呼吸停止、大动脉（颈、股动脉）搏动消失，最突出的是深度昏迷和触不到大动脉搏动，瞳孔散大
  - 辅助检查：心电图检查示心室颤动、心室停搏、慢而无效的室性自主节律，或心脏无活动，呈一直线

- 辅助检查
  - 心肺复苏原则：立即进行，就地抢救，人工呼吸和胸外按压同步进行
  - 心肺复苏术：恢复循环C、开放气道A、人工呼吸B

- 救护要点
  - 按压前要检查患者的呼吸、咳嗽反射或对刺激的反应
  - 按压部位要准确
  - 用力要均匀、适度
  - 吹气力量要适度，时间要短
  - 施救者可用纱布覆盖患者口部

心搏骤停

二、急性心肌梗死救护流程

急性心肌梗死救护流程见图 5-2。

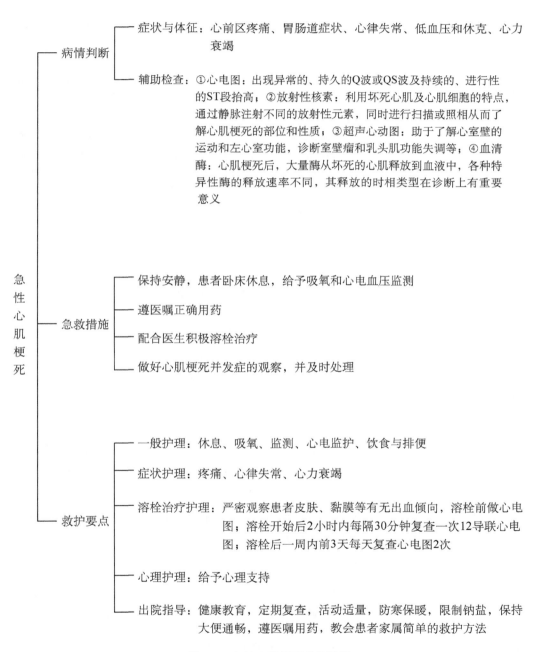

急性心肌梗死

病情判断
— 症状与体征：心前区疼痛、胃肠道症状、心律失常、低血压和休克、心力衰竭

— 辅助检查：①心电图：出现异常的、持久的Q波或QS波及持续的、进行性的ST段抬高；②放射性核素：利用坏死心肌及心肌细胞的特点，通过静脉注射不同的放射性元素，同时进行扫描或照相从而了解心肌梗死的部位和性质；③超声心动图：助于了解心室壁的运动和左心室功能，诊断室壁瘤和乳头肌功能失调等；④血清酶：心肌梗死后，大量酶从坏死的心肌释放到血液中，各种特异性酶的释放速率不同，其释放的时相类型在诊断上有重要意义

急救措施
— 保持安静，患者卧床休息，给予吸氧和心电血压监测

— 遵医嘱正确用药

— 配合医生积极溶栓治疗

— 做好心肌梗死并发症的观察，并及时处理

救护要点
— 一般护理：休息、吸氧、监测、心电监护、饮食与排便

— 症状护理：疼痛、心律失常、心力衰竭

— 溶栓治疗护理：严密观察患者皮肤、黏膜等有无出血倾向，溶栓前做心电图；溶栓开始后2小时内每隔30分钟复查一次12导联心电图；溶栓后一周内前3天每天复查心电图2次

— 心理护理：给予心理支持

— 出院指导：健康教育，定期复查，活动适量，防寒保暖，限制钠盐，保持大便通畅，遵医嘱用药，教会患者家属简单的救护方法

图 5-2　急性心肌梗死救护流程

三、急性左心衰竭救护流程

急性左心衰竭救护流程见图 5-3。

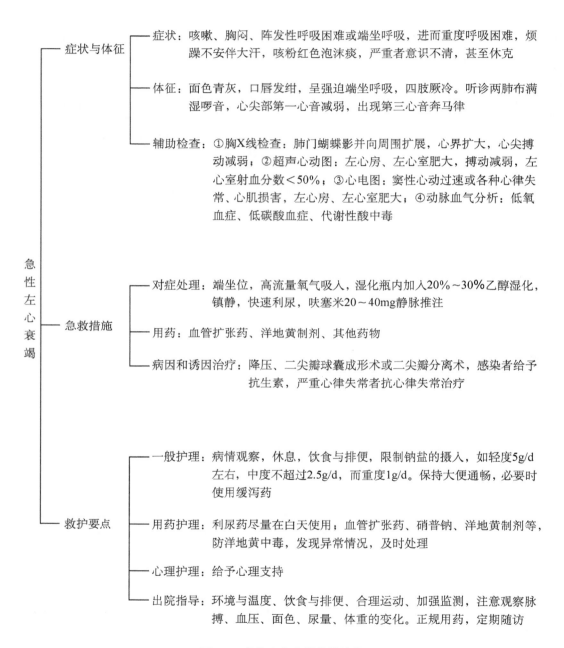

图 5-3　急性左心衰竭救护流程

四、高血压危象救护流程

高血压危象救护流程见图 5-4。

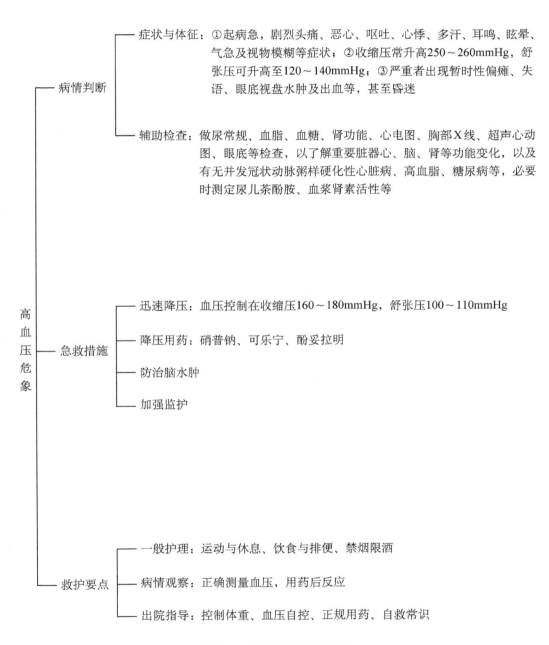

图 5-4　高血压危象救护流程

五、心源性休克救护流程

心源性休克救护流程见图 5-5。

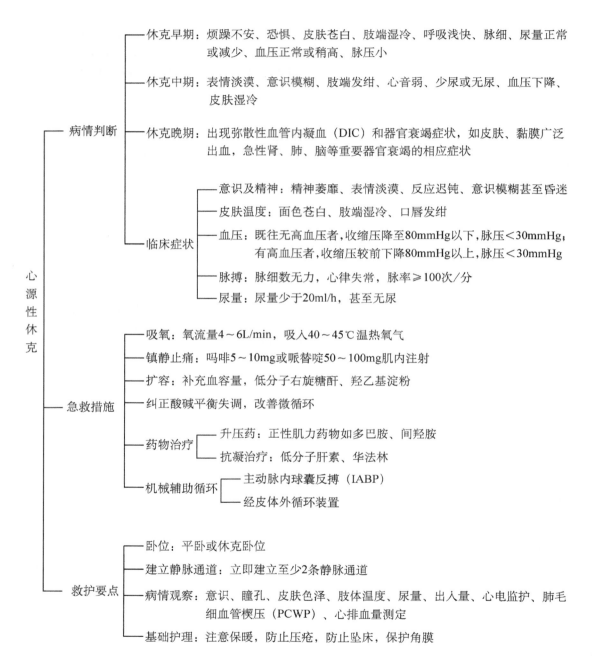

图 5-5 心源性休克救护流程

六、心脏压塞救护流程

心脏压塞救护流程见图 5-6。

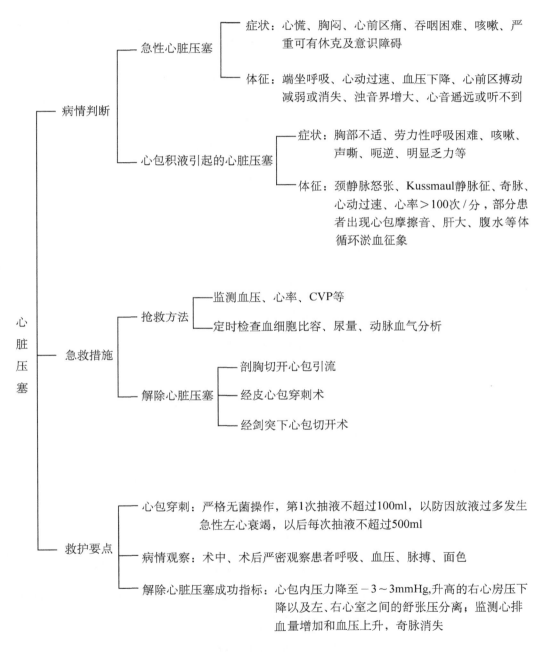

图 5-6　心脏压塞救护流程

七、心脏破裂救护流程

心脏破裂救护流程见图5-7。

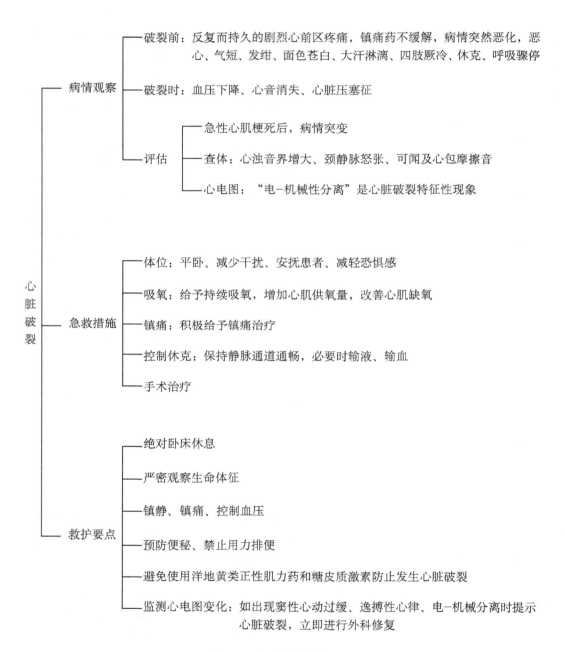

图 5-7 心脏破裂救护流程

心脏破裂

病情观察
— 破裂前：反复而持久的剧烈心前区疼痛，镇痛药不缓解，病情突然恶化，恶心、气短、发绀、面色苍白、大汗淋漓、四肢厥冷、休克、呼吸骤停
— 破裂时：血压下降、心音消失、心脏压塞征
— 评估
    — 急性心肌梗死后，病情突变
    — 查体：心浊音界增大、颈静脉怒张、可闻及心包摩擦音
    — 心电图："电-机械性分离"是心脏破裂特征性现象

急救措施
— 体位：平卧、减少干扰、安抚患者、减轻恐惧感
— 吸氧：给予持续吸氧，增加心肌供氧量，改善心肌缺氧
— 镇痛：积极给予镇痛治疗
— 控制休克：保持静脉通道通畅，必要时输液、输血
— 手术治疗

救护要点
— 绝对卧床休息
— 严密观察生命体征
— 镇静、镇痛、控制血压
— 预防便秘、禁止用力排便
— 避免使用洋地黄类正性肌力药和糖皮质激素防止发生心脏破裂
— 监测心电图变化：如出现窦性心动过缓、逸搏性心律、电-机械分离时提示心脏破裂，立即进行外科修复

八、肺血栓栓塞症救护流程

肺血栓栓塞症救护流程见图 5-8。

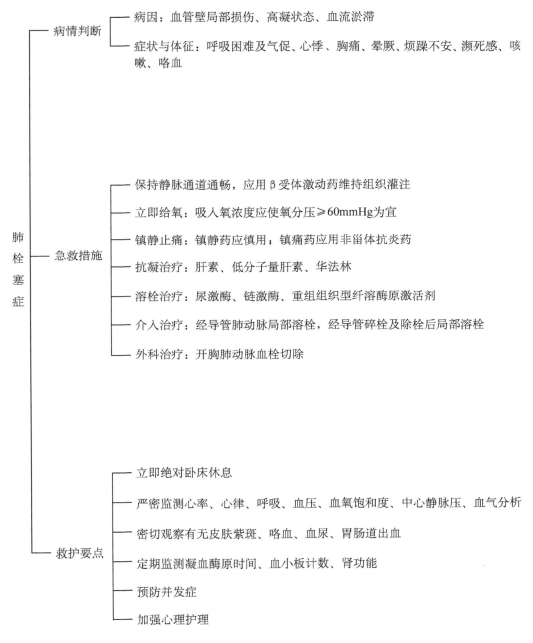

图 5-8　肺血栓栓塞症救护流程

九、低血糖危象救护流程

低血糖危象救护流程见图 5-9。

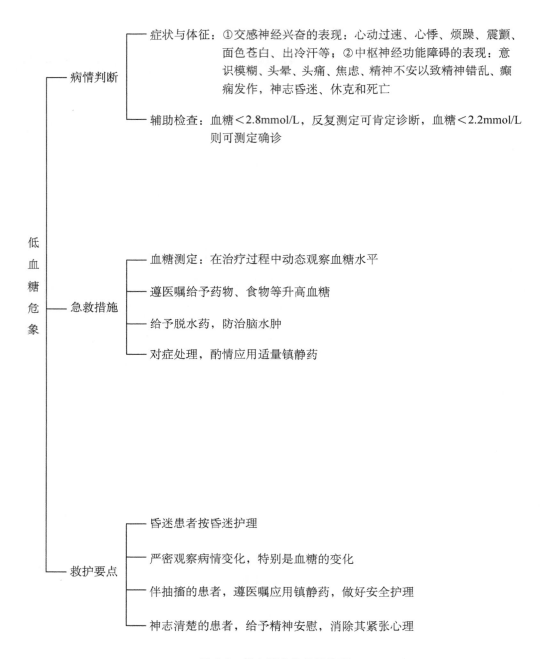

低血糖危象 —
- 病情判断 —
  - 症状与体征：①交感神经兴奋的表现：心动过速、心悸、烦躁、震颤、面色苍白、出冷汗等；②中枢神经功能障碍的表现：意识模糊、头晕、头痛、焦虑、精神不安以致精神错乱、癫痫发作，神志昏迷、休克和死亡
  - 辅助检查：血糖＜2.8mmol/L，反复测定可肯定诊断，血糖＜2.2mmol/L 则可测定确诊
- 急救措施 —
  - 血糖测定：在治疗过程中动态观察血糖水平
  - 遵医嘱给予药物、食物等升高血糖
  - 给予脱水药，防治脑水肿
  - 对症处理，酌情应用适量镇静药
- 救护要点 —
  - 昏迷患者按昏迷护理
  - 严密观察病情变化，特别是血糖的变化
  - 伴抽搐的患者，遵医嘱应用镇静药，做好安全护理
  - 神志清楚的患者，给予精神安慰，消除其紧张心理

图 5-9 低血糖危象救护流程

十、昏迷救护流程

昏迷救护流程见图 5-10。

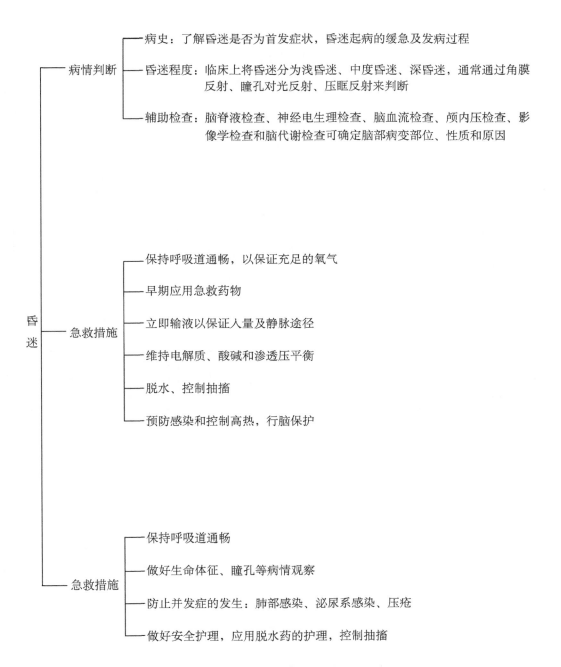

图 5-10　昏迷救护流程

十一、冠心病重症监护室护士接诊及抢救流程

(一)急诊患者入院操作流程

急诊患者入院操作流程见图 5-11。

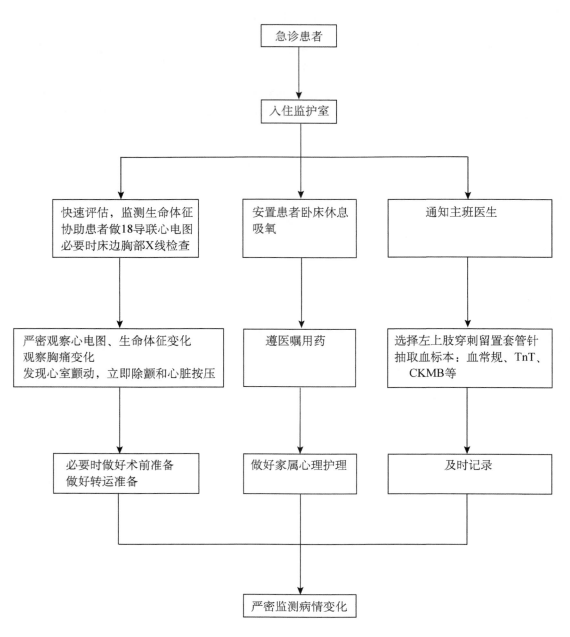

图 5-11 急诊患者入院操作流程

（二）急诊介入手术患者操作流程

急诊介入手术患者操作流程见图 5-12。

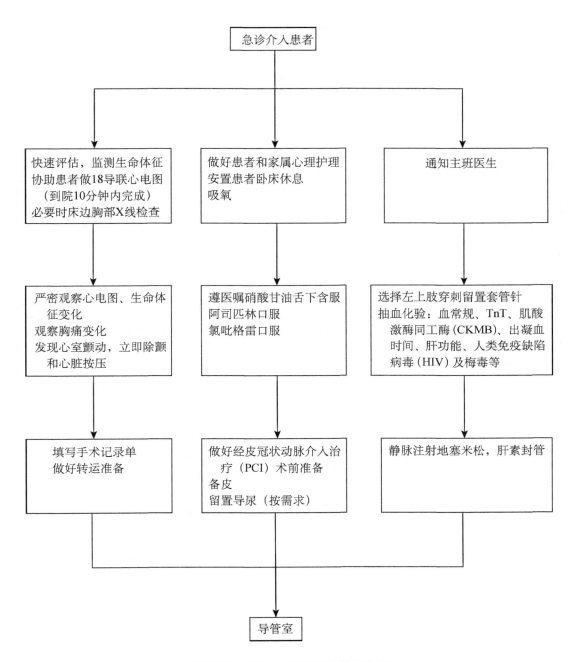

图 5-12　急诊介入手术患者操作流程

（三）急诊胸痛患者入院操作流程

急诊胸痛患者入院操作流程见图 5-13。

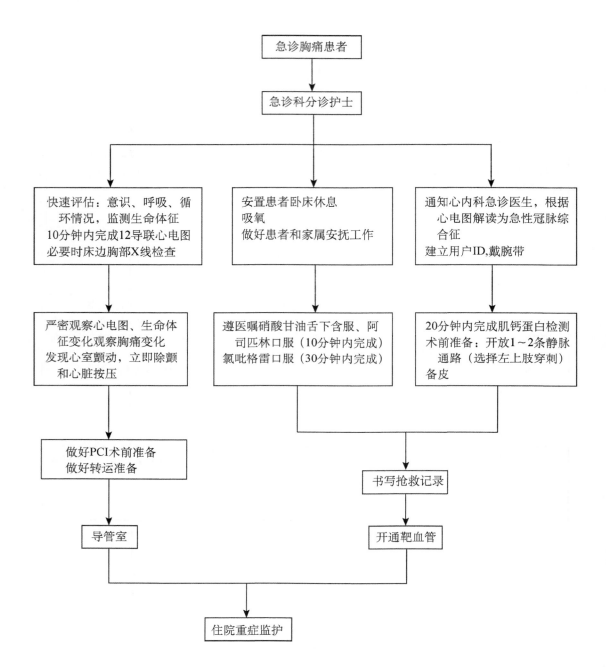

图 5-13　急诊胸痛患者入院操作流程

（四）急诊胸痛患者绿色通道

急诊胸痛患者绿色通道见图 5-14。

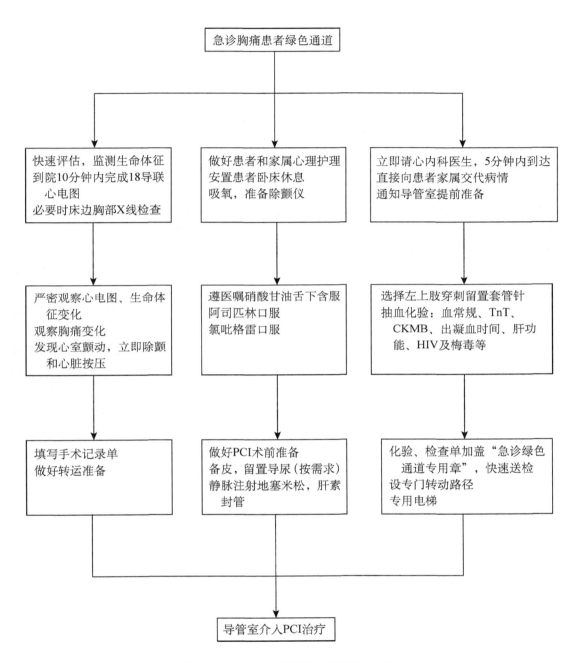

图 5-14 急诊胸痛患者绿色通道操作流程

（梁 英 彭岩松）

第 6 章

心血管病患者疼痛管理

疼痛(pain)是一种不容忽视的、复杂的临床表现,它既可以是患者的临床主诉,也可以是患者的客观体征,既可以体现在多种疾病的发生、发展过程中,也可以发生在各种医疗处置的干预中。对于心血管病患者来说,在许多情形中要承受对疼痛的不良体验,有时甚至因疼痛而危及其生命。事实上,许多心血管病患者就诊的主要原因是疼痛,但在传统护理教育中涉及疼痛的知识却很少。随着疼痛医学的发展和人们生活水平的提高,人们对疼痛的认识及应对方式发生转变。2002 年,在美国召开的第十届世界疼痛大会上,与会专家达成共识,将疼痛确定为"人类第五大生命体征"。2004 年,国际疼痛学会将每年的 10 月 11 日确定为"世界疼痛日",国际疼痛学会认为免除疼痛是患者的基本权利。近年来,我国护理界也日益关注和重视患者疼痛护理与管理工作。但我国疼痛护理起步较晚、发展较慢,疼痛护理专业人才缺乏,相关管理制度不健全、本土化的疼痛评估量表不成熟,这些因素制约了我国疼痛护理事业的发展。目前,我国亟需相应的疼痛护理规范来指导疼痛护理管理工作的开展,规范护士的疼痛护理及管理行为,提高护士疼痛管理水平。2013 年,国家卫生和计划生育委员会护理标准专业委员会提出将制定《疼痛评估规范》作为我国一项护理专业标准,该规范的出台将有利于推进我国疼痛护理专业的发展。

尽管,随着护士在疼痛控制中承担责任的增多,国内外对疼痛的研究也越来越深入,使疼痛护理在理论和实践方面有很大进展。但是,对于专科护士教育领域,疼痛管理仍然是一项值得重视的研究课题。

第一节 概　述

一、疼痛的概念

人们几乎都曾有过疼痛的体验,疼痛是主观的,是与生俱来的对损伤的防御性反应,也是疾病进展、突发感染或某种治疗并发症的信号。

北美护理诊断协会(NANDA)对疼痛的定义为"个体经受或叙述有严重不适或不舒服的感受"。

国际疼痛学会(IASP)对疼痛的定义为"一种与组织损伤、潜在损伤相关的,或以损伤来描述的不愉快的主观感受和情感体验"。

疼痛包含两重意思:痛觉与痛反应。痛觉是一种意识现象,属于个人的主观知觉体验,会受到人的心理、性格、经验、情绪和文化背景的影响,患者表现为痛苦、焦虑;痛反应是指机体对疼痛刺激产生的一系列生理病理变化,如呼吸急促、血压升高、瞳孔扩大、出汗、骨骼肌收缩等。

疼痛具有下述特征:

(1)疼痛是一种重要的生物安全机制,当出现情况时它能唤起避免损伤的行为。

(2)疼痛是一种个人的、主观的、多方面的体验,根据不同的生理、心理、社会和文化因素而变化。

二、疼痛的分类

1. **按疼痛持续的时间**　可以将其分为急性疼痛和慢性疼痛,它们之间的区别见表 6-1。

表 6-1　急性疼痛与慢性疼痛的区别

疼痛种类	特点	疼痛时间
急性疼痛	突然或渐近发作	持续几分钟、几天或几个月,如炎症、损伤、侵入性诊断或治疗性操作
慢性疼痛	治疗效果不明显	持续 3 个月以上,甚至成为生活的一部分,如癌症、AIDS 及风湿性关节炎疼痛

2. **按疼痛的原因**　可以将其分末梢性疼痛、中枢性疼痛和精神性疾病。

3. **按疼痛的性质**　可以将其分为钝痛、锐痛。

4. **按疼痛的病程**　可以将其分为短暂性疼痛、急性疼痛和慢性疼痛。

5. **疼痛的解剖部位**　可以将其分为躯体痛、内脏痛和心因痛。

6. **从狭义上讲**　又可将其分为头痛、颌面痛、颈项痛、肩背痛等。

心血管病患者常涉及的疼痛可为交叉性疼痛,有时可有典型的特征性表现(如心绞痛),有时也可无特异表现,如钝痛、放射性痛等。

三、影响疼痛的因素

1. **客观因素**　环境的变化,患者的性别、年龄、社会文化背景、宗教信仰、受教育程度、道德修养等因素都会影响疼痛的反应。

2. **主观因素**　主要是心理因素起主要作用,包括人格(如内向性格对疼痛的耐受大于外向性格的人;自尊心强的人常表现出较强的疼痛耐受力);过去的经验、应对方式、注意力的集中与分散及情绪的变化(如焦虑、烦躁不安、抑郁等)可使疼痛加重。

四、疼痛对人体各系统的影响

1. **急性疼痛**　指有明确的开始时间,持续时间较短,常用的镇痛方法可以控制疼痛。对于急性疼痛这种有害性刺激,神经-内分泌系统参与对疼痛即刻生理性反应,即它们相互结合,通过神经系统的刺激,增加某种激素水平,激素直接从内分泌器官释放到血流,以代谢调节的方式保持机体内环境的平衡,从而保证适应重要器官对氧和其他营养物质增高的需求。

若急性疼痛得不到有效缓解,将会对机体各系统产生有害的影响,见表6-2。

表6-2 未得到缓解的急性疼痛可能对机体各系统的不良影响

系 统	不良影响
交感神经系统	交感神经兴奋,增加肾上腺素和去甲肾上腺素的分泌
内分泌系统	增加促肾上腺皮质激素、血管紧张素、血管紧张素Ⅱ、抗利尿激素(ADH)、醛固酮、儿茶酚胺、皮质醇、肾上腺素、胰增高血糖素、生长激素(GH)、白介素-1及去甲肾上腺素、肾素的分泌减少胰岛素、睾丸激素的分泌
心血管系统	增强末梢血管阻力、全身血管阻力、冠状动脉阻力、心肌耗氧量,可出现心动过速、增加心排血量、血压升高、改变局部血流量、心肌缺血或梗死、深静脉栓塞
呼吸系统	增加呼吸频率、减少肺的血流量,可出现肺膨胀不全、分泌物和痰滞留、感染、血氧过低、肺栓塞
消化系统	可致胃排空减慢、胃肠蠕动紊乱、呕吐、麻痹性肠梗阻
泌尿生殖系统	可致尿量减少、尿潴留、低血钾
肌肉骨骼系统	可致肌肉骨骼痉挛、疲劳、无力、静脉淤血
免疫系统	可致免疫功能降低,易引发各种感染
心理、精神	可出现失眠、焦虑、恐惧、认知功能减弱、精神紊乱等症状和体征

2. 慢性疼痛 时间没有统一界限,多认为是无明显组织损伤,持续3个月以上的疼痛为慢性疼痛。通常认为,慢性疼痛比急性疼痛还常见,包括反应性疼痛和神经性疼痛。近年来,在慢性疼痛的诊断上,更强调慢性疼痛引起的焦虑和抑郁,丧失社会交往和工作能力,导致患者生活质量的降低。2002年第十届国际疼痛大会上提出,慢性疼痛是一种疾病,应加以重视、及早治疗,以防止疼痛的慢性化过程进展和形成疼痛记忆,造成患者不必要的伤害。

第二节 疼 痛 评 估

疼痛是一种令人不快的感觉和情绪上的感受,伴有实际的或潜在的组织损伤。疼痛是主观的感受。疼痛不像其他四项生命体征一样,有客观的评估依据,这要求医护人员对从病史采集、体格辅助检查等方面收集的全部临床资料进行分析,对疼痛的来源、程度、性质等要素做出综合的判断。护士必须学习、了解相关知识,掌握基本的疼痛评估与记录方法,以保证及时、正确地掌握疼痛发生、加重与缓解情况,调整治疗方案,落实治疗护理措施,提高患者疼痛治疗和护理水平。

一、评 估 工 具

鉴于未缓解的疼痛会给患者造成多方面的损害,国际上已将疼痛确定为"人类第五大生命体征"。即护理人员应像测量体温、脉搏、呼吸、血压一样,去评估患者的疼痛并予以记录,同时提供适当的镇痛措施并纳入整体护理计划之中。这样护士就要首先解决如何评估疼痛的问题。患者的主诉是疼痛评估的"金标准"。目前较为普遍使用的疼痛程度评估工具,详见表6-3。

表 6-3　常用疼痛程度评估工具

量表名称	评估工具	应用方法
文字描述评分量表（verbal descriptors scale，VDS）	无痛　轻度疼痛　中度疼痛　严重疼痛　剧烈疼痛　无法忍受	将一直线平均分成 5 份，在每个点用文字注明不同的疼痛程度，由患者根据自己的疼痛感受，选择合适的描述
数字评分量表（numerical rating scale，NRS）	0　1　2　3　4　5　6　7　8　9　10　无痛　剧痛	用数字代替文字表示疼痛的程度。在一条直线上分段，按 0～10 分次序评估疼痛程度，0 分表示无痛，10 分表示剧痛，由患者根据自身疼痛程度选择评分
视觉模拟评分表（visual analogue scale，VAS）	描述词量表　无痛　稍微　中度　极痛	在一条直线的两端分别用文字注明不痛和极痛，让患者根据自己的痛觉在线上标记出疼痛程度
Wong-Banker 面部表情量表	0　2　4　6　8　10	以 6 种面部简图的形式代表疼痛的不同程度，从微笑至哭泣依次为：不痛、有点痛、轻微痛、疼痛明显、疼痛严重、剧痛，由患者选定能代表自己当前疼痛水平的简图

上述疼痛评估工具共同的优点是：便于护患双方掌握和使用，尤其是因机械通气、口咽部手术等不能用语言表达疼痛的患者可用手示意。

二、评估内容

采用恰当的评估工具评估患者的疼痛程度，针对不同年龄、文化背景的患者选择不同的疼痛评估方法，以获得准确的疼痛评估结果。评估内容包括疼痛严重程度、部位、性质、持续时间、缓解或加重的因素，对日常生活功能的影响程度，既往疼痛治疗的病史，目前有无服用镇痛药物等。

疼痛评估包括以下 3 个方面：

1. 相信患者的主诉　美国疼痛学会、卫生保健政策与研究所（AHCPR）在临床实践指南中均强调：疼痛存在及其强度评估的唯一可靠指征是患者的主诉。诊断患者是否有疼痛及疼痛严重程度主要依据是患者关于疼痛的主诉。因此，护士应鼓励患者充分表述疼痛的感受和疼痛相关的病史，相信患者对疼痛感受的叙述。目前还没有对疼痛进行客观量化的手段，但许多评估方法都可帮助护士了解患者的疼痛程度。如果患者不能口头表达其疼痛，身体语言和生理状态也能提供线索。

2. 临床检查　检查患者疼痛的部位、疼痛的程度、局部肌肉的紧张度，了解疼痛的性质及持续时间。测量脉搏、呼吸、血压及动脉血气分析。

3. 了解对心理和精神方面的影响　是否对心理及精神方面产生影响，如社会活动减少、缺乏自信和自尊、过度依赖家庭、沮丧、恐惧、有自杀的念头。

三、评 估 记 录

评估疼痛并记录评估结果是护理实践的重要组成部分。采用简单易行的疼痛评估工具和记录表格来准确评估记录疼痛的强度、疼痛缓解的程度及其疼痛有关的指标。记录疼痛的方法有多种,对于住院患者,护士将采集到的患者疼痛信息简明精确记录在护理记录单上。记录内容包括疼痛部位、强度、性质、持续时间、疼痛加剧或缓解原因、疼痛的影响、现在使用的镇痛药是什么,等等。

四、评估中做好对患者及家属的教育

美国《癌症疼痛治疗临床实践指南》中指出:"在医务人员的治疗计划中,应包括对患者和家属进行疼痛及其治疗方面的教育。"护士负责患者及家属疼痛相关知识的宣教,指导他们如何应用疼痛评估工具、如何表达疼痛,让不愿意报告疼痛、害怕药物成瘾、担心出现不良反应的患者解除疑虑和担忧,保证疼痛治疗的有效性,同时加强患者的疼痛自我管理。为了帮助患者准确表达疼痛程度,在评估前需向患者及家属提供通俗易懂的信息,讲明为什么要测量疼痛、怎样测量,让患者知道忍受疼痛不但影响睡眠和食欲,还会降低自身免疫力。尤其是心血管病患者,忍受疼痛有可能失去生命,应及时就近就医。

第三节　心血管病患者疼痛护理

一、心绞痛疼痛护理

心绞痛是冠状动脉供血不足,心肌急剧、暂时的缺血、缺氧所引起临床综合征。

(一)疼痛的病因

冠状动脉粥样硬化,冠状动脉管腔狭窄可导致心肌的供氧量减少,或者情绪激动、用力运动和饱餐后,使心肌和身体的需氧量增加,都会导致心肌缺血,而心绞痛是心肌缺血的直接表现,是无氧代谢集聚物作用的结果。心绞痛引起胸痛的确切原因未明,一般认为是缺血细胞释放的缓激肽、5-羟色胺或组胺等,刺激血管周围的末梢交感神经终板及感受器,引起疼痛冲动,沿心脏神经丛上行至 T_1～T_5 交感神经,经脊髓至下丘脑而达大脑皮质,使胸骨后、心前部、颈部、左肩部、左臂尺侧或上腹部出现疼痛。因疼痛出现的部位相当于冲动上行沿途脊髓神经节所支配的区域,故又称感应性疼痛。

(二)疼痛的特征

1. **诱发因素**　常因体力劳动或情绪激动诱发,饱餐、受寒、吸烟、心动过速等也可诱发。

2. **疼痛性质**　心绞痛为深部的内脏性疼痛,常常被描述为"绞榨样""钳夹样""窒息样""挤压感"等,另一些患者心绞痛感觉比较模糊,描述为轻度压迫不适感、难受的麻木感。

3. **疼痛部位**　通常位于胸骨后,常见有放射,通常放射到左臂尺侧面,但也可放射到右臂和两臂的外侧面。偶尔可见下颌骨以上或上腹部以下。

4. **持续时间**　疼痛症状通常是渐增、渐减的过程,多为 1～5 分钟,很少超过 15 分钟。

5. **缓解方法**　典型的心绞痛通过休息或含服硝酸甘油后在几分钟内缓解。

（三）缓解疼痛的治疗原则

（1）减少冠状动脉粥样硬化易患因素，如肥胖、吸烟、高血压、高血脂、糖尿病等。

（2）确定能诱发或使心绞痛恶化的伴随疾病并治疗，如贫血、甲状腺功能亢进、心力衰竭等。

（3）缓解疼痛的药物治疗。

1）硝酸酯类药：硝酸甘油、硝酸异山梨酯。

2）β受体阻滞药：普萘洛尔、美托洛尔。

3）钙通道阻滞药：硝苯地平、地尔硫䓬。

4）其他：阿司匹林、肝素等。

（4）心肌再血管化包括经皮冠状动脉腔内成形术及冠状动脉旁路移植术等。

（四）护理

1. 一般护理

（1）避免诱发因素：评估患者的体力活动耐力，调整日常活动和工作量。避免突然的劳力动作，尤其在较长时间休息后，清晨起床后的短时间内，心绞痛阈值较低，因此起床后动作宜慢，必要时含服硝酸甘油预防。寒冷天气可诱发心绞痛发作，外出应戴口罩和围巾。湿热环境也可触发心绞痛，应避免进入这类环境。焦虑、过度兴奋、竞争性活动、饱餐后劳动均会诱发心肌缺血发作，应注意避免。

（2）饮食护理：摄取低热量、低动物脂肪、低胆固醇食物，适量摄取蛋白质，多食含维生素丰富类食物，避免刺激性食物，不饮浓茶和咖啡，并戒烟酒，减轻心脏负担，减少心绞痛发作。

2. 缓解疼痛

（1）心绞痛发作时，停止所有的活动，立即坐下或躺下，保持安静，指导患者采取放松术，如缓慢深呼吸、全身肌肉放松等。

（2）根据医嘱舌下含服 0.5mg 硝酸甘油，1～2 分钟就能缓解心绞痛。

（3）密切观察心绞痛发作的诱因、持续时间、含服药物后的效果及心电图的变化，如出现较以往加重的心绞痛，发作频繁，持续时间较长，用硝酸甘油不能缓解，或出现心率减慢、血压下降、呼吸急促，并伴有恶心、呕吐、出冷汗、烦躁不安，应警惕急性心肌梗死，立即进行心电监护，报告医生，及早处理。

3. 心理护理　心绞痛发作时，患者常会因精神上的压力而焦虑不安，甚至会感到无助与惶恐。因此，在护理患者时积极给予心理支持，对于易焦虑、紧张的患者，耐心解释病情，进行劝慰、引导，平息激动的情绪，在精神、生活各方面给予帮助，使患者神经功能得到调节，心肌耗氧减少，心绞痛发作次数减少。

4. 健康教育

（1）含服硝酸甘油注意事项：随身携带硝酸甘油，一旦胸痛发生，立即舌下含服。服药后采取平卧位，每隔 5 分钟含服等量，直到疼痛缓解，如疼痛未缓解，立即到医院就诊。告知患者服药后可能出现的不良反应，如头痛、脸部潮红、低血压、眩晕等。硝酸甘油应放在暗色瓶子里，并置于干燥处。因为 6 个月后药效消失，故应随时更换过期的硝酸甘油。

（2）活动与休息：适度而规律的活动，可促进冠状动脉的循环。最好的活动方式：走路、上下楼梯、打太极拳、骑车等，避免竞赛运动。当心动过速、呼吸困难时立刻停止运动。患者应适当休息，保持情绪稳定，减除压力，养成早睡的习惯。尤其劝导 A 型性格特征的患者改变生活和处事方式,寻求放松身心或减除紧张的方法。

(3)戒烟:吸烟不但与冠心病的发生发展密切相关,且对经皮腔内冠状动脉成形术(PTCA)和冠状动脉支架术患者再狭窄是一独立危险因素。吸烟使血液中一氧化碳浓度上升,血液携氧能力下降,血小板聚集,易患冠心病,必须戒烟。

(4)去除危险因素:积极治疗高血压病和糖尿病,降低血脂水平使胆固醇浓度降低到1.8mmol/L(70mg/dl)以下。

二、心肌梗死疼痛的护理

心肌梗死是冠心病的严重类型,是在冠状动脉病变的基础上发生冠状动脉血供急剧减少或中断,以致相应心肌发生持久而严重的心肌缺血,引起部分心肌缺血性坏死。

(一)疼痛的病因

心肌梗死的基本病因是冠状动脉粥样硬化。当部分心肌的血液供应在原来冠状动脉严重狭窄的基础上完全中断,即发生不可逆的结构上的改变——心肌细胞坏死。冠状动脉闭塞的原因是血栓形成。斑块破裂入血流时,快速形成的血栓是否发展为完全闭塞,取决于斑块破裂前冠状动脉狭窄程度与内源性溶栓效果之间的力量竞争。过于剧烈的运动及情绪激动、精神紧张等可触发斑块破裂导致急性心肌梗死。

(二)疼痛的特征

1. **先兆症状** 以频繁发作心绞痛最常见,其次是胸闷。原来稳定型或初发型心绞痛患者的运动耐力突然下降,而心绞痛发作的频度、严重程度、持续时间增加,诱发因素不明显,原来有效的硝酸甘油剂量变为无效,患者在心绞痛发作时还可能出现新的临床表现,如伴有恶心、呕吐、出汗、心律失常、心功能不全。

2. **疼痛诱因** 心肌梗死胸痛多无明显诱因,且常发生于安静时;发作后经安静休息不能使之消失,含服硝酸甘油无明显效果。

3. **疼痛时间** 较心绞痛长,可达数小时,甚至时重时轻达数日之久;疼痛程度更为剧烈,难以忍受,常需用麻醉性镇痛药才能减轻。

4. **疼痛范围** 较心绞痛更广,常包括整个心前区,可放射至下颌或颈、背等处;患者常伴有呼吸急促、出冷汗及烦躁不安,不像心绞痛时呆立不动。

(三)缓解疼痛的治疗原则

(1)应用吗啡、哌替啶等镇痛药,彻底消除疼痛,缩小梗死范围,保护心功能。

(2)立刻嚼碎阿司匹林160~325mg,而后每天服用同等剂量。

(3)静脉输入维生素C、辅酶A、肌苷及极化液等提高心肌细胞的膜稳定性,改善心肌代谢。

(4)静脉使用受体阻滞药,降低心脏耗氧量,控制患者的心肌缺血,有效缓解症状。

(5)早期进行再灌注治疗,积极进行溶栓、腔内冠状动脉成形术等,疏通冠状动脉管腔,彻底改善心肌供血。

(四)护理

1. **一般护理** 将患者安置在CCU病房,持续心电血压监护、心肌酶谱监测,绝对卧床,限制探视,保持环境安静、整洁,所有生活照料应在护士的指导和帮助下完成,保证患者充分休息。并适时进行健康指导,鼓励患者随时告知诸如疼痛等不适,以减少患者的压力,稳定情绪。

2. 氧疗护理　吸氧可改善心肌缺血,减轻疼痛,缩小梗死范围。一般患者可用双鼻孔导管低流量或中等流量持续吸氧,并发严重心力衰竭或肺水肿患者,应及时行气管内插管机械通气。

3. 饮食护理　宜进清淡、无刺激性食物,不宜过饱,可少量多餐。保持大便通畅,避免用力排便,如便秘可帮助患者做腹部按摩,促进肠蠕动,或给予缓泻药,促进排便。

4. 健康指导

(1)保持良好情绪:提供舒适的休养环境,回顾愉快的旅行和生活,避免紧张和情绪波动,防止疾病再次复发。

(2)促进身心健康:调整生活方式,缓解工作压力,保证充足的睡眠,使心脏能充分恢复。

(3)合理饮食:选择低胆固醇、低脂肪、低热量、低糖、高维生素食物。多吃蔬菜水果,避免暴饮暴食,忌烟酒。

(4)防治原发病:积极治疗高血压、糖尿病、高血脂症等原发病,避免肥胖及缺乏运动等不良因素。

(5)康复锻炼:遵医嘱适当增加运动量,并且要求做到循序渐进,运动中如出现胸痛、呼吸困难、心悸、头晕等症状时,立即停止运动或减轻活动量,切忌运动量过大,诱发疾病。

(6)药物随身带:随身携带硝酸甘油等急救药品,当出现心前区不适或疼痛,应在第一时间内含服扩张血管药。教会患者和家属如何服用和保存硝酸甘油,发现病情变化时,掌握简单的自救和急救措施。

(7)定期复诊:出院后坚持治疗,按医嘱服药,不可随意停药或改变用药剂量。按要求定期来院复查。

三、急性胸痛的区域协同救治体系

胸痛是急诊室患者就诊常见的主诉,一种不容忽视的疾病"预告"。占急诊内科患者的5%～20%。从急性冠状动脉综合征、急性肺栓塞、主动脉夹层、张力性气胸等疾病相关的高危胸痛到肺炎、带状疱疹等疾病导致的中、低危胸痛,急诊室医生快速识别、规范处置高危胸痛患者是降低胸痛病患者死亡率、改善预后的重要环节。建立胸痛中心是急性胸痛的诊疗趋势。胸痛中心作为创新的医疗急救模式,在欧美国家已非常成熟,成为衡量急性心肌梗死(AMI)救治水平的重要标志之一。继美国胸痛中心协会和德国心脏病学会认证体系之后,中国胸痛中心认证体系成为国际上第3个认证体系。2013年9月14日,中国胸痛中心自主认证体系正式启动,"胸痛中心"是为降低急性心肌梗死发病率和死亡率提出的概念,是指通过多学科包括急诊科、心血管内科、影像学科、心脏外科、胸外科、呼吸内科等相关科室合作,依据快速准确的诊断、危险评估和恰当的治疗手段,对胸痛患者进行有效的分类治疗而形成新的医学模式。2015年3月,国家卫生和计划生育委员会发布《关于加强急性心脑血管疾病急救体系建设的通知》(以下简称《通知》),首次对各级医院在心脑血管病的救治方面提出了技术标准和考核指标。《通知》强调,加强急诊急救体系建设,建立急性心脑血管病救治规范和持续质量评估机制,旨在促进各级医院建立心脑血管病的急救绿色通道,将胸痛中心建设纳入国家政策,提升各级医院心脑血管病的急救能力。规范化胸痛诊断与治疗对早期识别胸痛病因、挽救生命、改善预后、合理使用医疗资源的重要意义。目前全国已有25家医疗机构成为"胸痛中心",其中包括沈阳军区总医院。胸痛中心为急性心肌梗死、肺动脉栓塞等以急性胸痛为主要临床表现的危重症患者提供快速诊疗通道,其突出院外急救体系与院内急诊科、心血管内科、影像学科、心脏外科等学科各环节紧密衔接,可显著降低胸痛确诊时间和 ST 段抬高型心肌梗死(STEMI)再灌注治疗时间,减少了不必要的检查费用,改善了患者健康相关生活质量和就诊满意度,同时可准确筛查出心肌缺血低危患者,减少误诊、漏诊及过度治疗。

（梁　英　王　芳）

第7章

心血管病患者的心理护理

第一节　心血管病患者的心理需求

人的需要是个体活动积极的源泉,而需要的满足与否,是通过情感来体验的。所以,满足患者的心理需求与调节患者的情绪变化是紧密相连的。"患者角色"虽然来自不同阶层,但在医院这个特定的环境中,他们的心理需求有许多共同之处。

1.需要良好的住院环境　人的心理状态与环境条件是相互协调的。患者对病房的第一印象是从对环境的评价中得出的。环境的好坏不仅反映物质条件、管理水平和文明程度,也包括工作人员的责任感。病房内整洁的布局,医务人员温馨的语言和行为规范,在一定程度上能左右患者的感情,使他们有一种服从和归属感。

2.需要被接纳和有所属　病房可以说是一个流动的集体,有人出院,有人入院,患者不断更新。对新入院患者来说,通常都有一个尽快适应新环境,从情感上被病友接纳,并成为这个群体中受欢迎的一员的愿望。因此,护士在接诊时,要把新患者介绍给病室的病友,并请大家互相关照。病室内良好的人际关系会帮助新患者较快的从陌生和孤独中解脱出来。

3.需要被了解和被尊重　任何一位意识清醒的患者都希望得到尊重,患者常认为,自己能够尽快地被医务人员了解,是受到重视的象征,从而有可能得到较好的治疗和护理的待遇。一些有社会地位的患者,常常会暗示护士了解自己的社会身份,以期得到"应有"的关照;社会地位不高的患者,则通过其他方法来吸引医护人员的注意;尤其是外地的患者及农民,得到医护人员的"一视同仁"就会感到宽慰。

4.需要了解疾病知识　人们常说,当你失去健康时才会觉得它的可贵。所以,一旦生病,人就感到格外的需要了解有关的疾病知识。患者希望以最好的治疗、最高明的技术、最特效的药品、最快的速度达到最理想的效果。还希望医护人员在同情和理解的基础上多讲解疾病诊断、转归和预后,希望了解特殊检查的意义及注意事项、各项治疗的作用和药物的反应。如果需要接受手术治疗,需要了解手术的过程和效果等。他们期待着可信赖的医师和护士,希望在住院过程中不出意外事故,不发生合并症和后遗症,渴望获得安全感。

5.需要家人和亲友的探望　对住院患者来说,家人和亲友的关怀、爱护和支持是不可缺少的,也是其他人无法代替的。患者通过与家人和亲友的交谈,不仅可以从中获得过去的回味,还能由此体会到自我价值的社会意义。尤其是对于新入院的患者,这是一种稳定治疗信心的心理抚慰。对于那些无亲友探视者,护士一方面主动关心,尽量转移其注意力,减轻患者的孤独和失落感,另一方面要尽力协助患者获得更多的社会支持。

6. 需要多样化的精神生活　医院是个狭小的天地,患者的活动范围和消遣方式都在不同程度上受到了限制和干扰。所以,患者入院后对环境的茫然很快会被厌烦情绪所取代。有些医院又缺乏供患者娱乐活动的场所,确实使患者的住院生活比较单调。因此,组织病情稳定的恢复期患者进行多种多样的活动,既是帮助患者转移注意力的需要,也是满足患者精神需求的措施。特别是那些事业心较强的知识分子,要尽量创造条件鼓励他们阅读、写作或畅谈。这样,不仅可以安定患者的情绪,也有利于患者康复后能较快的适应社会生活。

第二节　心血管病患者的心理特点及护理

一、异常心理特点

1. 焦虑、忧虑心理　是心血管疾病常见的不良心理表现,它是由于患者自己不能保持自身与社会和自然界的平衡所导致的后果,心理因素在心血管疾病的发生发展中起着重要作用。由于许多患者存在着复杂的心理反应,故焦虑反应较普遍。由于疾病多次反复发作,使患者产生各种顾虑,情绪紧张、易激动、好发脾气、心胸狭窄,常常愁眉不展,寡言少语,有时唉声叹气、无精打采、多愁善感,对疾病治疗失去信心,身体呈现虚弱无力的状态。

2. 绝望心理　由于病情加重,医疗中的特殊检查、特殊护理及周围环境的刺激,患者心理承受能力低下,出现神志不安、恐惧惊慌,日常生活难以自理,依赖性大,陷入困境难以解脱,有的甚至做出后事安排。

3. 猜疑心理　表现为毫无根据地怀疑别人,对他人言行爱追根问底,心情闷闷不乐,对周围的事情非常敏感,常把病情看得比较重,超出医护人员交代的范围,怀疑猜测医生、护士、他人隐瞒病情,把一些没有关联的事情扯到自身,生套病症,并进行无故的病情联想,导致身体倦怠、神志恍惚、身心疲惫。

4. 拮抗心理　对自身的病情满不在乎,不相信医生的诊断,不遵守医嘱,尤其在病情好转后,自动放弃治疗。

二、A 型行为者的特点

A 型行为模式是由美国心脏病学家佛雷德曼(Friedman)于 1959 年提出来的。他在研究心脏病时,将人格分为两型,即 A 型行为模式和 B 型行为模式。A 型行为模式又称"A 型行为"或"A 型性格",是多见于冠心病患者并与冠心病发病有关的行为类型。

A 型行为者的主要特点如下:

(1)过分努力地工作,有雄心和强烈的竞争意识。总是处于时间压力下,从来不满足于工作的进度,总是试图在最短的时间内完成尽可能多的工作。

(2)对过去的成就总不满意,不断地为自己确立新的更高的奋斗目标,并为此不懈地努力,宁愿牺牲娱乐和家庭生活。

(3)没有耐心,对人常怀有敌意。在生活节奏不断加快的现今社会中,A 型行为者的人数逐渐增多,且那些行动迅速,办事效率高,工作认真负责,一丝不苟,对自己要求严格的个体,都是现代社会所要求的适宜行为,必然受到社会的赞许和肯定。所以这种行为在社会发展中必然进一步得到强化,最终使当今社会造就出越来越多的 A 型行为者。

与之相反,B 型行为模式的个体则表现为从容不迫,悠闲自得,稳重、现实,随遇而安,对人较随和,较少侵犯性。大量研究表明,A 型行为者其冠心病的发生率是 B 型行为者的 3 倍。佛雷德曼认为 A 型行为的心肌梗死患者接受了行为治疗后,能改善其精神状况,使复发率明显减少。

三、心 理 护 理

1. 入院时的心理护理　由于病房环境陌生和安静,患者感到焦虑、恐惧不安。因此,患者进入病房时,护士应主动热情接待患者,送到病房,帮助整理用物,亲切介绍病房环境、作息时间,介绍住院须知及同病室病友,帮助患者建立良好的人际关系,同时向家属了解患者的生活习惯、心理特征、性格、爱好等,为患者入院后的心理护理提供信息,并使患者感到受到尊重、重视,消除忧虑恐惧心理。

2. 建立良好的护患关系　密切护患关系,满足患者的感情寄托及心理需求。由于患者离开家庭、亲人,多数患者有孤独、失落感。护理人员应以热情关怀的态度,对患者进行护理,使他们得到慰藉,在感情上得到一定的满足。同时根据不同的患者采取不同的沟通技巧,使他们愿意把心里话倾诉出来,寻求护士对他们的理解和帮助,缩短患者与护理人员之间的距离,增加信赖感。同时用礼貌得体的语言,做好家属的思想工作,动员家属经常陪伴探视患者,避免产生被遗弃感。护理人员应该谅解多疑患者的异常行为,应该主动关怀体贴他们。并适时组织患者进行力所能及的文体活动,转移情绪,丰富住院生活。

3. 调节患者的心理平衡　患者住院期间易产生家庭、经济、工作、病情等方面的心理问题。在护理过程中要认真做好分析研究,积极进行心理咨询和疏导。由于病情引起的心理反应,要向患者宣传心理、生理、病情相互转化、相互作用的知识,鼓励患者正确对待疾病,树立战胜疾病的信心。对患者家庭及工作方面引起的心理问题,要做好耐心的劝导,以解脱心理上的压力。

4. 满足患者对自身疾病相关知识的需求　患病后患者最关心的是疾病的转归及预后,在遵守保护性治疗原则下,根据患者个人承受能力,向患者解释说明,同时介绍同种疾病患者恢复较好的情况,消除思想顾虑,并及时告诉患者治疗效果及身体恢复情况,使他们看到疾病治愈的希望,增强战胜疾病的信心。

5. 注重精心的生活护理　护士对患者应主动问寒问暖,在生活上提供方便,要勤快、细心、耐心、周到、不怕麻烦。对卧床的患者应加强生活护理,协助完成特殊检查和服药,日常生活用品如手纸、水杯等,放在伸手可取的地方。对能自理的患者,鼓励适当活动,提高自我护理能力,避免产生依赖心理。

6. 关注环境因素对患者心理的影响　环境是支持生命活动的重要因素,要有舒适的治疗护理环境,病房空间设置要和谐、轻松,物品摆放整齐、干净、协调,使患者心情舒畅,精神放松。医护人员举止大方,语言和蔼,耐心细致,衣貌整洁,动作轻柔。杜绝在患者面前谈论与病情有关的刺激性言论,严禁对患者传达不利于心理方面的家庭及单位工作信息。在注意病室清洁安静的基础上,注意病房的安排,尽量将同一社会层次的患者安排在同一病室,使他们之间有共同语言,心灵容易沟通,保持心情舒畅。

7. 了解患者对护理工作的满意度　注重患者对护理工作的反馈意见,修正具体措施,掌握心理状态。在病情观察中,除了认真注意躯体表现外,还要注意患者心理状态、情绪表现的掌握。有些患者心理状态难以察觉,需要护士通过患者周围进行信息反馈了解,另外,根据患者的病情变化认真做出分析,由表及里,去伪存真,从中发现和掌握患者的内心想法。对于患者的心理、情绪变化做好护理记录,及时向医生报告。同时护士应注重收集患者对护理工作的反馈信息,采用不记名问卷、听取家属意见等,找出护理工作中的不足,以及患者对护理人员的要求,进一步完善护理服务。

8. 加强出院患者心理护理　根据患者所患疾病和文化层次讲解治疗和康复保健知识,并向家属交代患者住院期间的心理活动及护理效果,以及出院后护理措施,使心理护理不间断进行,以利于患者的康复。

第三节　护患关系与沟通技巧

一、护 患 关 系

护患关系(nurse-patient relationship)是指护士在护理过程中与患者之间产生和发展的一种工作性、专业性、帮助性的关系,护患关系是健康服务过程中重要的人际关系。作为心血管病专科护士,应结合临床工作实际,针对护患关系出现的各类问题,有效运用不同的沟通技巧,以求最大化解决护患关系问题。

(一)护患关系的特征

1. 护患关系是一种专业性及帮助性的关系　建立良好的护患关系是为了使各项护理活动能够在患者的积极参与和配合下顺利地进行,而各项护理活动都是以护士运用护理专业知识和专业技能帮助解决其健康问题为目的的。因此,在护患关系中的所有活动都是以专业活动为中心的。在这一关系中,护士是帮助者,患者使被帮助者。护士运用护理程序这一工作方法来帮助患者分析、确认并满足他们自己无法满足的健康需要,从而达到最佳的健康状态。

2. 护患关系是一种工作关系　与一般的人际关系不同,建立和发展良好的护患关系是护理工作的需要,护士与患者之间的人际交往是一种职业行为。也就是说,不论面对何种身份、地位、性别、年龄、职业、素质的患者,也无论护士和患者之间有无相互吸引的基础,出于护理工作的需要,护士必须与患者建立并保持良好的护患关系。因此,要求护士平等地对待每一位患者,竭尽全力为患者提供其所需要的帮助,满足他们的健康需求。

3. 护患关系是一种多向的人际关系　护患关系不仅仅局限于护士与患者之间,患者的家属、朋友、同事及健康保健系统中的其他所有成员,如医生、药师、营养师、康复师等也是护患关系中的重要组成部分。因为这些关系会从不同角度、以不同的方式影响护患关系。

4. 护患关系是一种短暂性的人际关系　护患关系是在护理活动中建立和发展起来的,因此,护理服务是护患关系存在的前提,一旦护理服务结束,护患关系就会随之结束。

(二)护患关系的建立过程

护患关系的建立既遵循一般的人际关系建立的规律,又有不同的特点。良好的护患关系建立与发展一般分为以下三个时期。

1. **初始期**　指护士与患者第一次见面开始到护患正式合作为止。此期的主要任务是护患之间建立相互了解和信任关系。信任关系是建立良好护患关系的决定性因素之一,是后续护理工作的基础。在初始期,护士一方面需要向患者介绍病区的自然环境和人文社会环境;另一方面,收集患者生理、心理、社会、精神、文化等方面的健康资料。患者通过观察和了解护士的言行,确定对护士的信赖程度。护士在与患者交往过程中所展示的仪表、态度和言行等都将对信任关系的建立产生决定性的作用。

2. **工作期**　是指从护患开始合作起至患者康复这段时间。此期的主要任务是运用护理程序的方法解决患者所面临的各种健康问题,满足患者的需要。因此,护士需要与患者共同协商制订护理计划,与患者及有关人员合作,并根据患者的具体情况修改及完善护理计划。护士的专业知识、专业技能及良好的工作态度是保证护患关系的基础。

3. **结束期**　护患之间通过密切的合作,达到预期的目标,护患关系将进入结束期。因此,结束期是指从患者康复(护理问题解决、护理目标达到)起到患者出院这段时间。此期的主要任务是总结护理工作经验,保证护理工作的连续性,并圆满地结束护患关系。一方面,护士要征求患者意见,对所做的护理工作进行全面的评价,找出成功的经验及失败的教训,为以后的护理工作提供指导和借鉴;另一方面,要根据患者的具体情况,制订出院计划或康复计划,以保证护理的连续性,预防患者在出院后由于健康知识的缺乏而出现某些并发症。此外,在患者住院期间,由于帮助护患关系的建立,使护患双方产生了不同程度的情感基础,特别是患者往往会对护士产生某种程度的依赖,因此,护士还应了解患者对结束护患关系的感受,帮助患者恢复自信,愉快出院,从而圆满结束护患关系。

二、护患沟通

沟通是建立护患关系的必要条件,在护士与患者的互动关系中所发生的任何事件,都会有沟通的成分,没有沟通就无法进行有计划、有目标的护理活动,没有沟通也无法实现健康教育的目的。因此,沟通是护理活动中不可缺少的重要技能。

(一)护患沟通的定义

沟通是人与人之间信息交流的过程,是两人间信息的传递,它包括意见、情感、思考等的交换,借助语言、文字、表情、手势、符号等方法来传达。护患沟通是一种以治疗性沟通为重要模式的复杂的过程。在护患沟通过程中,护士作为健康照顾者,主要作用是为患者提供信息,给患者以指导和咨询,帮助患者清楚地传递信息的内容,解答患者的疑问。护患之间这种治疗性沟通被认为是帮助患者克服暂时压力,适应环境变化,与他人和睦相处,并能帮助患者克服自我实现中的精神心理障碍的一种技能。

(二)护患沟通的意义

(1)有利于维护和增进良好护患关系。沟通是改善患者症状及解决其心理问题的最佳护理方法,它有助于护士与患者建立具有治疗、护理性的人际关系。

(2)有利于收集资料。通过沟通可获得完整的患者资料,为确定护理目标、制订护理计划、评价护理效果,提供可靠依据。

(3)有利于解决患者的健康问题。通过沟通可澄清患者潜在或现存的健康问题,尤其对影响患者健康的心理问题,可通过直接疏导,解开患者情绪上的症结。

(4)有利于增进患者对护士和护理工作的理解、信任和支持,确定患者对护理工作的满意度。

(5)有利于增进患者健康教育。通过护患沟通可了解患者对健康教育的需求,为患者制订有针对性的教育计划。

三、沟 通 技 巧

(一)倾听的技巧

1. 倾听的定义　倾听(listening)是信息接收者集中注意力将信息发出者所传递的所有信息进行分类、整理、评价和证实,以能够较好地了解信息发出者所说的话的真正含义。

对护患间的沟通来说,倾听需要护士"忘掉"自己去考虑患者及患者所说的话。即倾听是把"整个人"参与进去,并且试图去了解对方想要传递的"所有信息"。倾听包括注意语言行为和非语言行为。

2. 倾听的技巧　为了做到有效地倾听,可以运用下列技巧:

(1)参与:指完全的注意对方,全神贯注地倾听。包括①准备充足的时间与患者交谈;②与患者保持适当的距离;③保持放松、舒适的姿势;④保持目光的接触;⑤避免分散注意力的动作;⑥给对方以及时的反馈和适当的鼓励。

(2)核实:是接收和给予反馈的方法,即核对个人的感觉。核实的方法有①复述:把想者的话重复说一遍,但不加任何判断;②改述:将患者的话用自己的语言重新叙述,但要保持原意,且要突出重点;③澄清:将患者一些模糊的、不完整或不明确的叙述弄清楚;④总结:用简单、概括的方式将患者的话在叙述一遍。

核实的技巧有助于建立正确的同理心,包括①仔细聆听;②观察患者的非语言行为;③试着去了解其含义;④直接询问患者以真实所理解的内容与患者想要表达的是否一致。在核实时,应注意留有一定的停顿时间,以便让患者纠正、修改或确认护士的理解。

(3)反映:指将患者所表达的语言和非语言信息展示给患者,以便患者能够重新评价沟通;或者在沟通中出现停顿时,护士可以重述患者谈话中的最后一个词或句子,以使患者确信护士在倾听,从而鼓励患者继续展开他的叙述。同样,在对患者进行反映的时候,也应注意留有一定的停顿时间,以避免患者误解为护士厌倦其叙述的内容。反映的技巧同样有助于建立正确的同理心。

(二)同理他人的技巧

1. 同理的定义　同理(empathy)是指侦察和确认他人的情绪状态并给予的反应。也就是说,同理时设身处地,以对方的立场去体会对方的心境和心理历程。

2. 同理他人的过程　同理他人分为以下两个阶段:

(1)侦察和确认阶段:这是同理的第一个层面,在护理领域里,是指识别和确认患者的感受。这一层面强调的是知觉技巧,要求护士根据患者的语言和非语言线索来确认患者的情绪状态。因为在人际沟通中有 65% 以上的社会性意义是通过非语言信息传递的,所以敏锐地察觉伴随语言行为的非语言表示是护士了解患者所传递的感受的先决条件。

(2)适当的反应:这个层面强调适当的反应。适当的反应需要运用良好的沟通技巧让患者知道:①护士了解所发生的事情;②护士了解患者的心理感受;③护士愿意听患者继续讲下去;④护士愿意给予安慰和帮助。

同理让对方觉得你虽然不是患者自己,但是,你懂患者的心,了解他的意思,知道他的感受。当一个护士具有同理心时,会让患者有一种"真正被理解"的感觉。

(三)解决问题的沟通技巧

以解决问题为目的的沟通技巧,包括收集资料、紧扣主题、总结及提供信息。

1. 收集资料　主要通过向患者提出问题来收集资料。问题一般分为以下两种:

(1)开放性问题:问题范围广,可任由患者说出自己的意见、观点和感受。如"张先生,您今天感受如何?"

(2)封闭性问题:问题范围窄,只要求患者回答"是"或"不是",或做一些简单的选择。在提问中,可交替选择上述两种类型问题提问,但注意避免问诱导性的问题,如"您是不是觉得有点恶心?"

2. 紧扣主题　将交谈的中心集中在信息的关键要素或概念上。许多患者不清楚自己健康史中哪一点或哪几点是最有意义的,这时就需要进一步提问以引导交谈的方向使其集中在主要问题上。

3. 总结　是对相互作用的主要方面进行简明的回顾。总结可以带来满足感及结束交谈,它在护患关系的终止期特别有帮助意义。

4. 提供信息　指向患者提供一些他们想知道而且也有权利知道的相关信息,这样患者可以做出决定,减少焦虑,增强安全感。通常情况下,对患者隐瞒信息是没有益处的,特别是当患者寻求这些信息的时候。

(四)沉默的技巧

语言技巧固然重要,但它并不是帮助患者的唯一方法。不必以为在沟通的整个过程中都必须说话,以温暖、关切的态度表示沉默同样会给患者舒适的感觉。

1. 使用沉默技巧的意义　恰当地使用沉默可以产生如下效果:①给患者时间考虑他的想法和回顾他所需要的信息;②使患者感到护士是真正用心在听;③给护士时间以组织更进一步的问题及记录资料;④给护士时间以观察患者的非语言行为;⑤当患者受到情绪打击时,保持沉默可以给患者提供情感支持。

2. 沉默所传递的信息　沉默可以传递下列信息:①患者可能表示很舒服,而且对护患关系感到满意,继续谈话已经没有必要;②患者可能想表明他有能力应对所有的事情而不需要护士的帮助;③患者可能在探究自己的情感,此时,跟他讲话可能会干扰他的思路。在这种情况下,患者真正想说的是"我需要时间想一想";④患者可能有些担心和害怕,用沉默作为一种对所受到威胁的逃避。

3. 使用沉默的要求　护士应学会使用沉默的技巧,能适应沉默的气氛,甚至可以通过说下面的话而允许患者保持安静状态:"如果您不想说话,您可以不必说。不过,我非常愿意能待在这里陪陪您。"

沉默是一种重要的治疗工具,然而我们不能一直保持沉默,在适当的时候,需要打破沉默。

4. 打破沉默的方法　可以通过下列问话来适时打破沉默:"您是不是还想说什么?(停一下)如果没有的话,我想我们可以讨论其他的问题了。""您是否可以告诉我您现在正在想什么?""您看起来很安静,您是否可以告诉我这个问题对您所造成的困扰?"当一个人在话说到一半时,突然停下来,护士可以说:"还有呢?"或"后来呢?"或重复其前面所说的最后一句话来帮助患者继续说下去。

（梁　英　闵　英）

第 **8** 章

护理论文撰写一般知识

科研论文是推动科学发展的信息源,是科技成果的一种表达形式,也是科研成果的一种标志。护理科研论文则是护理科技成果的一种表征,是科研活动或成果应用的书面总结,其数量与质量反映了护理学科的发展状况与研究水平。撰写护理论文是专科护士开展护理科研,提高临床护理质量,发展护理科研的重要途径和方法。要掌握护理论文的撰写方法,首先要明确护理论文的概念和特点,熟悉护理论文的写作过程,了解护理论文的分类情况,同时,还要结合专科临床护理实践,善于发现,善于总结,善于提炼撰写护理论文的有价值的题材,在不断提高自身素质的基础上,带着问题走进护理科研和论文写作的大门。

第一节 概 述

一、护理论文概念

护理论文是护理科技工作者将理论与实践中获得的相关信息进行收集、整理、分析、加工、处理,形成新的知识、新的经验,并以书面形式交流的一种成果形式。护理论文是传播精神文明、推进护理学科发展的载体,是护理科研和临床工作的书面总结,是总结、交流和提高护理技术水平的重要工具。护理论文是具有科技论文共性特征的护理科技论文,是交流、传递最新护理知识、经验,进而推进护理学科发展的最主要媒介。护理论文具有科学性、首创性、实用性、有效性等特征。一篇好的护理论文要求具备两个方面:其一是论文内容的科学性、先进性、实用性;其二是写作技巧上要文字简洁、观点鲜明、数据准确、图表恰当。

当代护理的概念已经进入一个全新的阶段,其本质特征已经发展成为一门为人类健康服务的独立的应用学科,其服务对象扩展到所有年龄的健康、亚健康人群和患者,服务范围从医院延伸到社区、家庭。由此可见,护理论文概念也必须随着护理概念的演变而更新,促进护理科技事业的繁荣和发展。

二、护理论文的特点

(一)科学性

护理科研论文的生命力在于其科学性。任何一篇论文都应该是客观事实的真实反映。科学性是指技术成果客观、真实与严谨的程度,是成果得以成立的先决条件和前提要素,是基本属性中最重要的特性。作者应以严谨的科学态度客观真实的记述自己的工作情况、体会收获、经验教训和研究成果。要求作者对于论文数据的取得必须经过周密的设计和思考,观察的方法必须可靠,记录要客观,资料要完整,分析和论证要符合逻辑。总之,反映事实的真实性、选择材料的客观性以及分析判断的合理性,是保证护理论文科学性的基本要求。

(二)创新性

创新是科研的灵魂,创新性代表着论文的先进水平,是一篇论文是否具有学术价值和应用价值的前提,是一篇论文能否产生社会效益和经济效益的关键,也是论文质量高低和能否被杂志录用的主要标准。护理论文的内容,如属于发现新现象、提出新概念、找出新方法,并经过验证和检索,证明填补了学科领域某一方面的空白,当然具有创新性。但这种创新在护理科学发展中并不是常见的。护理工作鉴于它的实用性,更多的护理论文,在内容上能对已有的研究成果或结论做出重大的或某一方面的补充、修正和发展,对现有的理论或方法做进一步的研究和讨论,或引进、消化、吸收新技术、新方法过程中的认识、体会等,均应承认其具有创新性。科学研究中允许重复和模仿他人的工作,验证他人的成果。也就是说,借别人的梯子快速登上平台去发展,要比自己做好梯子再上去更聪明。但应注意必须是"仿中有创"。在写作过程中善于归纳,综合利用文献资料,通过自己创造性的劳动,提出独到见解,注意从新的角度阐明新的观点。创新最避讳就是在低水平上重复和照搬教科书上的常规、公式、要点等。因此,应广泛阅读文献(动向),提出新的问题,总结创新点。

创新性反映了论文的学术水平和学术地位,创新还可体现在:①对通说的纠正:即对以往护理经验中不恰当的地方予以纠正;②对前说的补充:即在前人研究基础上不断地研究新的方法、技术,以进一步提高护理质量;③对空白的填补:即开创新的研究领域。

(三)应用性

护理学是一门实践性很强的应用学科。护理论文应当源于实践并能指导实践,有利于增进人类的健康和满足患者的需求,能解决护理实践过程中发生的问题,提高护理质量,促进学科发展。其实用性体现在对护理工作的实际指导意义和参考价值。如临床护理方式的改进,护理工作流程的重组,新业务、新技术开展的体会,护理器具的革新等。

(四)可读性

护理论文书写与发表的目的之一就是适应和满足读者的需求与爱好,使读者能以最短的时间和精力,获得最多且满意的信息。因此,论文可读性是护理论文的最基本要求。它要求应用科学的语言,规范的名词术语、标准化的计量和单位、以及统一的格式,以较小的篇幅,传递较多的护理科技信息。良好的可读性还可以体现在文字简洁、语法正确,表达清晰,结构严谨、层次分明、思路清晰、逻辑性强等。以此提高护理论文的可读效果,使丰富的科学内容和完美的形式相结合。

第二节　护理论文的写作程序

一、选　题

选题确定了写作的切入路径,"题好文一半"是很多作者写作经验的总结。因为确立一个好题目,就有可能写出一篇好文章。护理论文的选题,就是指确立有关护理学科问题中某一研究或探讨方向或实践中的问题。对于临床护理人员来说,选题要注意以下几点:①要结合学习与工作实际,根据自己所熟悉的专业和研究兴趣,适当选择有理论和实践意义的课题;②选题宜小不宜大,只要在学术某一领域或某一点上,有自己一得之见,或成功的经验,或失败的教训,或新的观点和认识,言之有物,读之有益,就可以作为选题;③选题时要查看文献资料,既可了解同行对这个问题的研究达到什么程度,也可以借鉴同行对这个问题的研究成果。写作者要有文献意识、信息意识、时间意识,充分利用文献资源,能够将信息资源用于工作,具有获得大量的主要信息资源技术和技能的人,才能称其为有信息素养的人;④遵守职业要求:职业道德是护理工作的基本行为准则,不遵守职业道德的科研论文是不具备传播交流的可行性的。如心理护理类文稿中常出现有无心理护理进行分组对照是不妥当的。进行心理护理是护士的基本职业要求,这样人为的剥夺患者享受心理护理权利的做法是有违于职业道德的,同时也是整体护理要求所不允许的。当然,对于采用非常规的、特殊的心理干预进行心理护理的研究应另当别论。

二、设　　计

设计是在选题确定之后,进一步提出问题并计划出解决问题的初步方案,以便使科研和写作能够顺利进行。护理论文设计应包括以下几方面:①专业设计:是根据选题的需要及现有的技术条件所提出的研究方案;②统计学设计:是运用卫生统计学的方法所提出的统计学处理方案,这种设计对含有实验对比样本的护理论文的写作尤为重要;③写作设计:是为拟写提纲与执笔写作所考虑的初步方案。总之,设计是护理科研和论文写作的蓝图,有了蓝图才可进行描绘。

三、实验与观察

从事基础或临床护理科学研究与撰写论文进行必要的动物实验或临床观察是极重要的一步,既是获得客观结果以引出正确结论的基本过程,又是积累资料准备写作的重要途径。实验是根据研究目的,利用各种物质手段(实验仪器、动物等),探索客观规律的方法;观察则是为了揭示现象背后的原因及其规律而有意识地对其自然现象加以考察。两者的主要作用都在于收集科学事实,获得科研的感性材料,发展和检验科学理论。两者的区别在于观察是收集自然现象所提供的东西,而实验则是从自然现象中提取它所期望的依据。因此不管进行动物实验还是临床观察,都要详细认真,以各种事实为依据,并在工作中做好各种记录。护理论文的撰写并不一定都要进行动物实验或临床观察,如护理管理、教育论文或护理综述等。但必要的社会实践活动仍是不可缺少的,只有将实践中得来的素材上升到理论,才有可能获得有价值的成果。

四、资料收集与处理

资料是构成论文的基础。在确定选题、进行设计及必要的观察与实验之后,做好资料的收集与处理工作,是为论文写作所做的进一步准备。论文资料可分为第一手资料与第二手资料两类。前者也称直接资料,是指作者亲自参与调查、研究或体察到的东西,如在实验或观察中所做的记录等,都属于这类资料;后者称为第二手资料或间接资料,是指有关专业或专题文献资料,主要靠平时的学习积累,在获得足够资料的基础上,进行加工处理,使之系统化和条理化,便于应用。对于论文写作来说,这两类资料都是必不可少的,要恰当地将它们运用到论文写作中去,注意区别主次,特别对于文献资料要在充分消化吸收的基础上适当引用,不要喧宾夺主。对于第一手资料的运用也要做到真实、准确、无误。

五、拟写论文提纲

拟写论文提纲也是论文写作过程中的重要一步,可以说从此进入正式的写作阶段。首先,要对学术论文的常用格式有一个概括了解,并根据自己掌握的资料考虑论文的构成形式。对于初写者可以参考杂志上发表的论文类型,做到心中有数。其次,要对掌握的资料做进一步的研究,通盘考虑众多材料的取舍和运用,做到论点突出,论据可靠,论证有力,各部分内容衔接得体。再次,要考虑论文提纲的详略程度。论文提纲可分为粗纲和细纲两种,前者只是提示各部分要点,不涉及材料和论文的展开,对于有经验的论文作者可以采用。但对初写者来说,应拟写一个比较详细的写作提纲,不但应提出论文各部分的要点,而且对论证中所涉及材料的详略及各部分之间的相互关系等都应有所安排,写作时即可得心应手。

六、落 笔 成 章

写作标志着科研工作已进入表述成果的阶段。在有了好选题、丰富材料和详细提纲的基础上,执笔写作应该是顺利的。一篇高质量的学术论文,内容要充实,形式也要讲究。文字表达要精练、确切,语法修辞要合乎规范,句子长短要适度。特别应注意的是,一定要采用医学科技语体,用陈述句来表达,减少或避免感叹、抒情等语句及俗言俚语,也不要在论文的开头或结尾联系党政领导及其言论或政治形势。论文写作也和其他文体写作一样,存在着思维的连续性。因此,在写作时要尽量排除各种干扰,使思维活动连续下去,集中精力,力求一气呵成。

七、反 复 修 改

论文撰写结束并非大功告成,修改对保证和提高论文质量起着重要作用。文章修改的目的在于保证和提高论文的综合质量,包括文字的质量、引言的质量、统计数据的质量和论据的质量等。使文章文字简练、语意通达、立论鲜明、论据充分、引文合理、论证严谨、图表规范,从而达到文笔流畅、内容充实、结构合理、言词生动。由此可见,文章的修改过程是对初稿的深加工和再创作的过程,是护理论文写作程序的一个必需的组成部分。一篇好的护理论文,往往需要反复修改多次,然后才能定稿成文。要有"几易其稿"的精神,"文章不厌百回改",有时将文章改得面目全非,这篇文章反而成了。另外,论文写完后最好请同行造诣较深者审阅,虚心征求意见,以求指正,对论文修改颇有益处,可提高文章的可读性和成功率。

八、终 审 定 稿

论文撰写完稿后,便进入稿件外投阶段。在稿件发表之前,并非最终定稿。各编辑部或出版社的收稿要求是"定、齐、清"。定,指定稿,不能将草稿寄给出版部门。论文的论点、论据及论证过程都应肯定无疑,如有拿不准的地方,应当再加研究,以求定夺;齐,是指全部文稿包括图表、照片等附件一次性交齐;清,是指清样,是将论文的全部内容按照写作要求及规定打印清晰,稿面整洁。应该指出,这里说的定稿是指作者而言。稿件寄到用稿单位后,杂志社编辑还要对其进行加工,或提出意见退给作者自己修改,形成终审定稿方可录用发表。

九、稿件外投

外投稿件是撰写论文的最后一步,应注意以下几点:①稿件确保不一稿多投,其涉及权益的责任由作者自负;②稿件必须有作为作者亲自阅读,并正式发表的参考文献;③邮稿时应附单位的推荐信或介绍信;④稿件被审理时应支付审稿费;⑤目前杂志的稿件投寄、回执与修改采用远程稿件处理系统。

第三节 护理论文的写作方法

凡是与护理理论、护理实践、护理科研、护理教学及护理管理相关的学术文献均可称为护理论文。其写作形式各有不同,如论著、综述、个案护理及护理体会等,因此,写作技巧来说,也就各有差异。一般来说,作者在选题的同时就应将所要撰写的论文定位之后才能起动写作程序。

一、护理论文的写作方法

(一)明确论文写作主题

护理科研论文写作是一项护理科研工作的最后环节,撰写论文前要对题材进行认真分析,确立写作主题。但是,有些作者往往思路不清,对所收集的数据进行罗列,统计的结果与文章主题偏离,不但自己理不清自己所写内容,甚至使编辑人员一头雾水。这样的论文即缺乏学术价值,也无法与人交流。护理科研论文应该按照护理科研设计方案,有目的、有计划、有步骤地完成某项课题而获得第一手研究资料,并通过资料整理、医学统计方法处理、分析后撰写的学术论文,其论文主题应紧紧围绕科研思路进行梳理。由于每项科研成果或科研工作都不可能一个人完成,往往需要多人合作,课题内容也会有多个分支,最终整理资料可能会产生以不同侧重面为主的内容,而每个侧重面都应有相对独立的主题,特别忌讳题目偏大,贪多求全,而致主题不突出。总之,撰写科研论文的前提是确立主题,围绕主题把握论文的总体定位,这是撰写护理科研论文的良好开端。但需要注意的是,主题不等于论文的题目,主题是论文的主线,是内容的精髓,而题目应服务于主题,读者应可以从题目看到主题,也就是写作中常提到的论点。只有主题明确,写作思路才能清晰,论文才能大而不散。

(二)设计论文写作框架

护理科研论文从结构上大致可分为五个部分,即前言、对象(材料)与方法、结果、讨论和参考文献。在确立主题后,作者首先需要对数据资料进行归纳整理,按上述五个框架结构进行布局。五个部分的核心为其中三个部分:①对象与方法:对象指的是研究对象,如患者、家属、护士等,必须交待性别、年龄、例数及入选标准;资料应注明纳入标准、年限和数量等。无论对象与资料,所入选条件均应说明是否具有可比性。研究方法若是前瞻性研究,则要说明如何分组,是否双盲或单盲,并根据资料性质(如定性还是定量)选择科学的统计方法。②结果:研究结果应为本研究者亲自观察、调查或试验所收集并进行统计的结果,要求真实、可靠、准确,可以文字、图表等不同形式表示。③讨论:要坚持以自己研究的结果为论证,从理论上对实验和观察结果进行分析和综合,引出所要阐述的观点和结论,以揭示事物的本质和内涵。切忌只围绕自己研究提出观点和研究中的数据及结果进行简单的罗列和陈述。其余两个部分,即前言和参考文献也很重要。我们经常会在来稿中发现,作者对上述五个部分划分不清,如错把"结果"写在"前言"中;错把"结论"当"结果";"讨论"与研究结果脱离等。这些问题均需要作者对论文进行整体安排,以防止论文结构松散。

(三)掌握论文写作的基本原则

护理科研论文要围绕护理科研的过程、结果及结论进行撰写,而护理科研必须遵循的随机、对照、盲法和重复四个基本原则。因此,撰写护理科研论文不能脱离这四个基本原则,这样才能保持科研论文的科学性和严谨性。如按照随机抽样的原则作者应在论文中交待抽样的总体、样本量、抽样方法、如何控制误差等,遵循随机分组的原则应交待是否随机分组、随机方法、组数、样本量、组间的可比性等。不能乱用"随机"二字,既违背了科研设计原则,也失去了读者对论文的可信度,是论文撰写中的一大忌。对照是指设立在条件相同的情况下的研究对象,接受某种护理方法或实验措施后的结果进行比较,其比较方法有多种,但无论哪种比较均需强调可比性,即组间的均衡性。在护理论文中,经常可见应设而未设对照或设对照但缺乏对照组之间的可比性,以致于使论文缺乏科学性。盲法分单盲、双盲和三盲,在护理研究中应用较少。重复的原则含两层意思,一层为重复实验的次数,另一层指样本量大小和样本重复的数量,如次数太少或样本量太少,会使研究结果走向极端,缺乏普遍性。这四个基本原则在护理科研中是相辅相成的,建议作者严格把握这四个原则,运用科学手段和科学方法指导论文写作,才能使论文具有说服力。

(四)应用科学统计方法

要想验证护理科研的结果是否可靠,必须应用科学的统计方法对研究数据进行显著性检验,只有当检验结果有显著性差异时,研究结果才有意义。因此,选择科学的统计方法是护理科研的重要步骤,缺一不可。科学的统计方法有多种,作者要根据研究数据的类型选择相应的统计方法,如计量资料应选择 t 检验,计数资料应选择 u 检验,而率的比较常选用 χ^2 检验。临床上科研论文的撰写过程中常遇到统计方法选择不当,研究结果不确切、不可信,有的论文甚至根本不介绍统计方法,而只交代 P 值,即得出自己的研究结果有统计学意义或有显著性差异。有些论文的作者,在应用表格说明研究的统计结果时,经常发生数据信息的错误,编辑在审稿时,很容易就会发现统计数据的结果对不上号。由此提示作者,应用统计学方法要注意以下几点:一是确保研究数据的真实性和可靠性;二是根据数据类型选择统计方法;三是统计数据结果要精确。同时,还建议广大的作者,要注意学习统计学知识,学会科学运用统计方法,切忌敷衍了事、东拼西凑的写作作风,要本着对自己负责,对读者负责的态度认真撰写论文,以提高论文写作的质量。

(五)查阅相关参考文献

参考文献是论文书写过程中不可缺少的重要部分。对于一篇论文或一部专著,没有前人研究的成果作为引用的依据,必将失去其科学的参考价值,也不会成为优秀的作品。一般而言,对录用的参考文献必须符合以下要求:即所引用的参考文献必须是国内外最新发表的文献,一般不超过 5 年;引用的文献观点必须与本人研究密切相关且为本人亲自阅读过的文献;引用的文献必须为公开发表在正式期刊上的原文文献,一般论著引用篇数为 6～10 篇为宜,综述引用篇数 15～30 篇。在审阅的稿件中,常发现参考文献引用不当,如引用文献观点与本文无关,参考文献在文章中无具体引用位置标注,或通篇无参考文献引用,或引用参考文献陈旧等。作为一名优秀的作者,在撰写论文前,首先应该查阅大量相关研究内容的文献,必要时可通过正式科研检索手段,检索与文中观点相关的文献。否则,当论文成稿后,投到杂志编辑部,才发现自己所述观点,已有论述或已过时,不但会浪费时间和人力,还影响投稿质量。

二、护理综述的写作方法

撰写护理综述是专科护士必须掌握的论文写作技能之一。在进行任何科学研究前,作者应首先由撰写综述为起始。撰写综述,不仅有利于作者了解动态信息、更新知识,也是锻炼作者的科学思维,进行科学性研究方法的训练步骤。很多初学者写作是从撰写护理综述起步的。

(一)护理综述的定义

护理综述论文是指作者以某一护理专题为中心,查阅、收集大量国内外近期(一般 3~5 年)的原始医学护理文献,对大量原始文献中有价值的资料信息加以归纳、整理、综合、述评写出文章的一种特殊学术论文体裁。正因为综述所用资料多取用于文献,所以又称之为文献综述,属二类文献。综述主要是对某阶段、某学科的一个领域的发展动向和信息做"综"和"述",其目的是使自己或帮助别人,概括了解某领域的历史背景、科研现状、实践水平、动向和趋势等。

(二)撰写综述的意义

信息时代要求护理学界对护理情报和需求与日俱增,护理综述性文章的作用更显得特别重要。撰写护理综述论文是对护理人员的一种综合性素质实训,特别是专科护士提高专业理论、阅读中外文献的能力、科研能力和教学能力的重要途径;是培养和提高护理学科问题的分析、综合思维能力、与时俱进创新能力。护理综述论文的撰写是收集、积累和传播护理理论与实践信息的过程,可以使读者在短时间内获得所需阐述护理问题的历史和现状,并在学术争鸣上深受启发,在实验方法上有所借鉴。由此可见,护理综述论文的书写无论是对作者本人、护理学界群体及护理专业的研究和发展都有着不可估量的意义。

(三)护理综述论文的特点与分类

目前对护理综述论文的内容和形式并无严格的规定,可以是护理学科领域中某一分支、一种理论、一种学说或专科护理中的一个专题,也可以是一种护理操作技术方法,还可以是一种新仪器的操作使用等进行论述。

1. 特点

(1)信息特点:护理综述论文属于护理情报研究范畴,具有信息量大的特点。目前国内护理综述论文的篇幅一般在 5000 字左右,也有长达数万字者。且引用的文献较多,一般为 15~30 篇。通过期刊发表,信息传播迅速。

(2)文体特点:护理综述论文文体属于记叙文、说明文类型,主要运用叙述和说明等写作方法表达科技主题的内容,体现"综"与"述"的特色。前面已经提到"综"就是指综合分析,也就是对收集的文献资料进行归纳整理,去粗取精、去伪存真,精练、明确、客观地介绍本专题的有关问题;"述"就是指作者带有自己观点的论述与评价。

(3)内容特点:传播某护理专题的新突破、新进展信息;介绍各家对某一专题的研究分歧或争论焦点,并陈述作者自己的独特见解;对临床常见或罕见疾病的护理诊断、药物疗效及其反应观察,进行综合性论述或系统介绍;某一专科护理的研究动态与进展等。

2. 分类

(1)护理专题性综述：一般是指全面系统地介绍护理专业学科领域的进展。撰写这类综述要求作者掌握丰富的文献资料和进行权威性的评论，体现作者在护理专业上有着很深的造诣。因此，这类综述通常特邀这一领域的专家担任。

(2)护理回顾性综述：是指历史的分析某一课题的发展概况。文稿书写要求按该课题进展的年代顺序进行归纳整理。

(3)护理评论性综述：是指当前护理领域中的新理论、新知识进行叙述与评论，要求迅速书写推广，有利于护理事业的发展。

(4)护理动态性综述：是指对一定时期内围绕某一护理专题的护理论文进行汇集、整理和解释，但不一定进行评论。书写时对时间顺序要求严格，其学科发展阶段必须划分准确，并着重介绍每个历史阶段的研究成果。

(5)护理新颖性综述：是指介绍某一小专题的新突破、新进展，具有护理实用价值，并有利于进一步推广。书写要求真实可靠、便于操作，且传播迅速。

(四)撰写护理综述的方法

1. 选题要点

(1)确定适宜的选题范围：综述文章的选题中最突出的问题是选题过大。初学写作的人常常认为题目越大可供查阅的文献越多，越容易使文章内容丰富，其实不然。综述的选题原则与其他类型的论文一样，选题范围也应该具体些，这样查阅文献的数量相对较小，撰写时易于归纳整理，内容也易于深入。如"护理学科的新进展""护理人员心理现状分析""艾滋病防治新进展"等几个选题范围就太大。因为要面面俱到，所以很难写得深入，因而使文章没有特色，影响了文章的创新性。因而，综述的选题可以是在工作中遇到了具体实际问题来选定，这样一般就会比较具体。如果将上述几个选题范围分别给予限定，改为"创伤护理学的新进展""ICU 护士心理健康及社会支持的研究""传染病科护士职业风险防护"，则能显现出文章的主题明确，也容易深入写作。

(2)选题要具有创新性：综述要收集最新资料，获取最新的内容，将最新的护理学信息和科研动态及时传递给读者。经常阅读相关科学领域的文献，了解其发展的趋势与现状对选题十分重要。只有平时一点一滴地积累，才能具有臻别"新"与"不新"的能力。选题要注意选择没有公认结论的问题，以保证其创新性。

2. 专业资料的阅读方式与检索文献的方法

(1)掌握阅读护理文献的四条基本原则：撰写综述的前提是大量阅读护理文献。为了提高阅读护理文献的有效性，必须了解有效的阅读基本原则，以便用较短的时间掌握目前新出版的书籍或发表的文章。①看题目：对自己工作有用的题目；②选作者：有经验的读者对作者都比较熟悉；③读摘要：从摘要中了解文章的内容；④取所需：参考文献内容应用于自己的研究。

(2)合理引用与编排参考文献：综述资料的选取需要大量的文献，要参考这么多的文献，可根据阅读的目的不同，采取不同的方法。可用浏览、快读、精读、专题阅读和批判阅读的方式。综述参考文献的取舍主要是专题阅读。检索文献可以采用查阅期刊年终索引、文摘期刊等方法，也可以在互联网上查阅，或在专业检索机构中了解有关信息。

3. 护理综述论文书写格式　护理综述论文的书写格式大致与护理一般性论文书写格式相同。通常可分为综述题目、作者署名和第一作者所在工作单位、摘要、关键词、前言、综述主体部分、总结或小结、参考文献八个部分。其中以前言、主体、总结和参考文献为主要部分。

（1）前言：又称为引言或序言，说明本文立题依据和综述目的，介绍有关概念或定义和讨论范围，并介绍综述的有关护理问题的现状、存在问题、争论焦点的发展趋势等。前言应起到概括和点明主题的作用，使读者对综述内容有一个初步了解。前言部分不宜过长，文句要简练，重点突出。

（2）主体：综述的中心部分，是护理综述论文的核心内容，其具体书写尚无统一格式，一般以能够充分表达出综述的中心内容为原则。要求从不同角度阐述有关护理问题的历史背景、现状、争论焦点或存在问题、发展方向和解决办法等。形成一个提出问题、分析问题和解决问题的过程。在写作过程中要引用各种文献资料来帮助说明问题，引用资料的选择要具有理论和实践意义，要有创新的内容，并且比较成熟可靠。

（3）总结：护理综述的总结又可称为小结或结语。这部分要对文中的主要内容扼要概括做出总结，应与前言部分相呼应。对有关论述的问题、存在的问题和今后研究方向，作者应提出自己的观点和见解，明确赞成什么，提倡什么或注意什么，对有争议的学术观点，总结时用词要恰如其分和留有余地。

（4）参考文献：是护理综述论文必不可少的一部分内容，其数量和质量均可反映综述文章的实用价值。罗列参考文献除表示该综述的资料来源外，重要的是便于读者追根溯源提供依据，有利于进一步学习和深入探讨。目前国内期刊一般要求主要参考文献为 15～30 篇。护理综述论文的参考文献除达到一定数量外，更重要的是文献质量，参考文献的质量反映在资料的内容新颖、时间新近，对综述题目具有更重要应用价值。

三、个案护理的写作方法

（一）个案护理论文的定义

个案是护理论文中比较简单的一种类型，是针对临床上的特殊病例，将其病情诊断、治疗、护理中对科研或临床有意义的部分，做详细报告、分析的一种护理论文写作载体。个案虽然简单，但和其他文体一样，同样具有学术价值。个案护理作为一例护理结果的陈述，可以是成功经验，也可是失败总结，个案要有完整的病例资料报告，病情分析和护理经验（或教训）、评价。

随着现代医学模式的转变，护理学已从疾病护理发展到以患者为中心的整体护理。因为护理工作对象是人，而人是存在个体差异的，每个人都有各自不同的生理、心理和社会背景，所以个案护理可以对一个病案个体化整体护理的经验和问题进行研究，总结护士做过的工作和亲自体验过的经验。因此，个案护理论文也是按"生物-心理-社会"新的护理模式撰写研究论文的过程。

（二）个案护理研究方法与步骤

虽然个案护理主要针对单个病例或特殊病例的护理工作进行研究和总结，然而对于一个团体和社区，甚至多个病例的研究，也同样可通过个案研究方法进行分析和探讨。

1. 选定研究对象　个案护理选择的研究对象，要求研究者至少每天都可以观察到患者，故通常选择住院患者，以便于连续观察和获得详细资料。首先是在护理过程中选定一个患者作为护理个案研究观察的对象，并且是一个新近的病例。研究者应该是该病例的责任护士，只有这样才能掌握第一手资料，才能撰写出亲身体验过的、富有护理实践经验的护理个案论文。

2. 发现健康问题　护理个案研究对象确定后，就进入有目的、有步骤、系统而全面地收集护理对象健康资料的过程,从中发现健康问题,及时做出护理诊断。以文献资料和有关护理理论或概念框架为依据,从健康问题中确定研究问题和目的。

3. 护理计划执行　针对研究问题制订和执行相应的护理计划和护理措施。在护理计划的实施过程中,以护理人员为主,医护合作、护患协作及其家属共同参与实践的具体护理活动,研究者要密切观察和详细记录护理对象的生理、心理、社会、文化、精神等各方面的变化。

4. 护理评价　就是评估护理对象朝向期望目标的进展情况,也就是评价护理效果,因此它必须贯穿于整个护理实践过程的始终,只有这样才能及时发现问题、及时解决问题并从而及时修正护理计划,以达到消除护理对象的健康问题,由此引出与发现新的观点和认识。

综上所述,护理个案研究实质上是运用整体护理程序的经验总结。个案护理必须是作者亲身经历或参与的护理体会,对临床护理有着直接指导作用,且应注意文章的时效性。心血管专科的治疗与护理技术发展均非常迅速,不断有大量的新业务和新技术被应用于临床,专科护士只要增强捕捉意识,善于总结和归纳,及时梳理思路,就能不断总结出有学术交流价值的高质量个案护理论文。

(三)个案护理论文书写格式

个案护理论文的书写格式多样,原则上是依照护理程序的步骤即护理评估、护理诊断、护理计划执行和护理评价进行材料组织和论文撰写,包括题目、正文。正文一般包括序言;健康评估;提出护理问题;护理效果评价;参考文献。

1. 序言　序言部分包括提出本文研究问题的依据和写论文的目的及所选定患者的病例简介。介绍病例的要点应与文章后面护理计划和措施所要解决的问题相呼应,不要过多叙述医疗部分,应多选与护理有关的内容介绍。

2. 健康评估,提出护理问题　扼要描述护理体检和患者的临床症状,提出要研究的护理问题,做出护理诊断、护理计划与措施,针对确定的护理问题,制订相应的护理计划,并提出具体目标。对护理措施的完成时间和内容都应有具体介绍。

3. 护理效果与评价　通过叙述报告护理效果,叙述要真实。最后对研究中护理计划的实施结果,需要结合相关护理理论进行评价,在护理计划和实际结果进行比较,通过患者健康情况的变化来判断效果,从中获得新知识、新观点,用以指导临床实践。

4. 参考文献　阅读文献内容直接关系到个案研究论文的水平,所以在论文的最后应把主要参考文献列出,供读者查阅。

（梁　英　李雪玉）

第 9 章

基 础 理 论

第一节　心脏大血管的解剖

　　人体的血液循环系统由心脏和血管组成。心脏是整个血液循环中推动血液流动的泵,通过作为中心泵的心脏不停地跳动和闭锁管路中持续不断的血液循环,机体的新陈代谢、物质运输、内环境的稳定及血液的防卫功能才能够得以实现。循环系统疾病特点是变化快,病情重,常导致较高的病残和致死率。本章的主要内容是心脏的解剖生理和功能;血管的解剖生理和功能;调节心脏血管的神经体液因素。

一、心脏的位置和毗邻

　　心脏是个形似圆锥体的肌性纤维性器官,位于胸腔的前下部、中纵隔内,外周有心包覆盖,大小与本人握拳相近。成人心脏约 1/3 在身体正中面右侧,约 2/3 在正中面左方,前方大部分为胸膜及肺覆盖,仅中间小部分邻近胸骨中、下 1/3 及第 3～6 肋软骨,后方平对第 5～8 胸椎。两侧与纵隔胸膜、胸膜腔和肺相邻;心脏后方邻近支气管、食管、迷走神经及胸主动脉;下方紧贴膈肌;上方与出入心脏的大血管,如主动脉、肺动脉干和上下腔静脉相连。

二、心脏各腔结构

　　心脏是一个由心肌组成的中空器官。正常的心脏由房间隔、室间隔分为互不相通的左右两半,每半又分为心房和心室,故心有四腔:左心房、左心室、右心房和右心室。同侧心房和心室借房室口相通。在房室口和动脉口处均有"阀门"样的瓣膜,保证了血液的定向流动(图 9-1)。

(一)右心房

　　上下腔静脉分别开口于右心房窦部的上方和下方。下腔静脉口与右心房口之间有冠状窦口,是冠状静脉血回心的入口。在上、下腔静脉口的连线中点有一指压形浅凹为房间隔的卵圆窝,是房间隔缺损的好发部位;窝的前上缘称卵圆窝缘,是行房间隔左心导管术的重要标志。右心房左上方为房室孔,血液经此进入右心室。房室之间的瓣膜由三个瓣叶构成,称为三尖瓣,孔上三尖瓣在心室收缩时关闭,使房室分隔开。

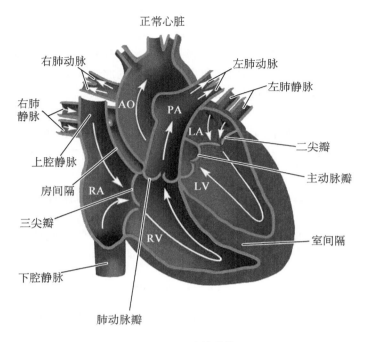

正常心脏

右肺动脉

左肺动脉

左肺静脉

右肺
静脉

AO

PA

LA

二尖瓣

上腔静脉

主动脉瓣

房间隔

RA

LV

三尖瓣

室间隔

RV

下腔静脉

肺动脉瓣

图 9-1　心脏的结构
AO. 主动脉；PA. 肺动脉；LA. 左心房；RA. 右心房；LV. 左心室；RV. 右心室

（二）右心室

右心室位于右心房的左前下方，底部即为房室口。右心室口呈卵圆形，口周缘附有三片三角形的瓣膜，称为三尖瓣。隔瓣的部位与房室结及传导束关系密切，其附近的室间隔又是缺损好发的部位，因此，修补缺损时，常把补片的一部分固定于隔瓣根部以免损伤传导束。当三尖瓣向右心室开放时，血流进入右心室；心室收缩时，乳头肌收缩拉紧腱索，将瓣口关闭，血液即不能反流回右心房。右心室通向肺动脉干的开口处附有半月瓣，即肺动脉瓣。心室收缩时，压力增大，将瓣打开，排血出心，进入肺动脉；而心室舒张时，压力下降，肺动脉内血液进入瓣窦，将瓣关闭。

（三）左心房

左心房位于右心房的左后方，是心脏四腔中最靠后的部分。左右各有上、下肺静脉从其后方进入，将经过肺氧合的血液引回左心。左心房的左前上部为左心耳，心耳内有小梁。左心房内壁光滑，出口为左心房室孔。左房室之间的瓣膜由两个瓣叶构成，称为二尖瓣。

到达左心房的五个手术途径：①左心耳：常用于二尖瓣闭式扩张分离术或心内探查；②左壁（外壁）：左侧开胸，平行左心房室沟距左冠状动脉约 1cm 处切开，前端自左心耳，后端达斜韧带；③房间沟：右侧开胸或正中开胸，在右肺静脉前方沿房间沟行纵切口；④房间隔：先切开右心房，在房间隔处后缘切开房间隔，通过房间隔切口进入左心房；⑤左心房上壁：自升主动脉切口显露二尖瓣较困难。

（四）左心室

左心室位于右心室的左后方，形似圆锥，肌壁较厚。左心房与左心室之间的房室孔由二尖瓣形成活门,二尖瓣有前、后两个瓣叶,作用与三尖瓣相同。两个瓣的前半部和前外交界部分的腱索均附着于前乳头肌,后半部和后内交界部分的腱索均附着于后乳头肌。在风湿性心脏病,乳头肌及腱索可发生粘连、融合、短而形成瓣下狭窄。左心室出口为主动脉瓣,有 3 个半月形瓣叶,即为后瓣、右瓣和左瓣。主动脉瓣和主动脉壁间的腔隙称为主动脉窦,分别称为左窦、右窦和后窦。左窦、右窦分别有左冠状动脉、右冠状动脉的开口。

(五)瓣叶

瓣叶是由心内膜构成的薄片,主要为致密的结缔组织,其功能是防止血液反流,相当一个单向的活瓣。当瓣膜发生病变而不能正常启闭时,使心脏的功能受到损害。

第二节　心脏大血管的病理解剖

心脏大血管病症包括:心瓣膜病、冠状动脉性心脏病、先天性心脏病、原发性心肌病、心肌炎、心包炎等。分述如下。

一、心瓣膜病

心瓣膜病(valvular vitium of the heart)是指心瓣膜受到各种致病因素损伤后或先天性发育异常所造成的器质性病变,表现为瓣膜口狭窄或关闭不全,最后常导致心功能不全,引起全身血液循环障碍。心瓣膜病大多为风湿性心内膜炎、感染性心内膜炎的结局。主动脉粥样硬化和梅毒性主动脉炎亦可累及主动脉瓣,引起主动脉瓣膜病,少数是由于瓣膜钙化或先天性发育异常所致。其中,二尖瓣最常受累,其次为主动脉瓣,后者常与二尖瓣病损同时存在称联合瓣膜病。

瓣膜关闭不全(valvular insufficiency)是指心瓣膜关闭时不能完全闭合,使一部分血液反流。瓣膜关闭不全是由于瓣膜增厚、变硬、卷曲、缩短,或由于瓣膜破裂穿孔,亦可因腱索增粗、缩短和与瓣膜粘连而引起。瓣膜口狭窄是指瓣膜口在开放时不能充分张开,造成血流通过障碍。

心瓣膜病早期,由于心肌代偿肥大,收缩力增强,可克服瓣膜病带来的血流异常,一般不出现明显血液循环障碍的症状,此期称为代偿期。随着瓣膜病逐渐加重,最后出现心功能不全,发生全身血液循环障碍,称为失代偿期。

(一)二尖瓣狭窄

二尖瓣狭窄(mitral stenosis)大多由风湿性心内膜炎所致,少数可由感染性心内膜炎引起。正常成人二尖瓣开口大时,其面积大约 $5cm^2$,可通过两个手指。当瓣膜口狭窄时,轻者,瓣膜轻度增厚,形如隔膜,瓣口面积为 $2.0\sim1.5\ cm^2$;重者,瓣膜极度增厚,瓣口形如鱼口,瓣口面积小于 $1.0\ cm^2$。由于二尖瓣狭窄,导致左心房扩张和肺淤血,左心房内容易形成血栓。

(二)二尖瓣关闭不全

二尖瓣关闭不全(mitral insufficiency)常是风湿性心内膜炎的后果,其次可由亚急性感染性心内膜炎等引起。同时多合并有二尖瓣狭窄。二尖瓣关闭不全时,在心收缩期,左心室一部分血液通过关闭不全的二尖瓣口反流到左心房内,加上肺静脉输入的血液,左心房血容量较正常增加,左心房充盈度和压力升高。久之,左心房代偿性肥大。在心舒张期,大量的血液涌入左心室,使左心室负担加重,因收缩加强而发生代偿性肥大。之后,左心室和左心房均可发生代偿失调(左心衰竭),从而依次出现肺淤血、肺动脉高压、右心室和右心房代偿性肥大、右心衰竭及体循环淤血。

(三)主动脉瓣关闭不全

主动脉瓣关闭不全(aortic insufficiency)主要由风湿性主动脉瓣膜炎造成,也可由感染性主动脉瓣膜炎、主动脉粥样硬化和梅毒性主动脉炎等累及主动脉瓣膜引起。此外,梅毒性主动脉炎、类风湿主动脉炎及马方综合征均可引起瓣膜环扩大而造成相对性主动脉瓣关闭不全。由于瓣膜口关闭不全,在心舒张期,主动脉部分血液反流至左心室,使左心室因血容量比正常增加而逐渐发生代偿性肥大。久之,发生失代偿性肌源性扩张,依次引起肺淤血、肺动脉高压、右心肥大、右心衰竭、大循环淤血。在临床主动脉瓣关闭不全,听诊时,在主动脉瓣区可闻舒张期杂音。由于舒张期主动脉部分血液反流,舒张压下降,故脉压差增大。患者可出现水冲脉、血管枪击音及周围毛细血管搏动现象(奎氏征)。由于舒张压降低,冠状动脉供血不足,有时可出现心绞痛。

(四)主动脉瓣狭窄

主动脉瓣狭窄(aortic stenosis)由慢性风湿性主动脉瓣膜炎引起,常与风湿性二尖瓣病变合并发生,少数由于先天性发育异常,或动脉粥样硬化引起主动脉瓣钙化所致。正常成人主动脉瓣面积为 $2.5\sim3.5cm^2$。轻度狭窄,瓣口面积小于 $1.5\ cm^2$;中度狭窄,瓣口面积小于 $1.0cm^2$;重度狭窄,瓣口面积小于 $0.4cm^2$(小于正常 1/4)。此时,在心收缩期,左心室血液排出受阻,久之,左心室出现代偿性肥大,左心室壁肥厚,但心腔不扩张(向心性肥大)。后期,左心室代偿失调而出现肌源性扩张,左心室血量增加,继之出现左心房淤血。久之,左心房衰竭,引起肺循环、右心功能和大循环障碍。听诊时,主动脉瓣听诊区可闻及吹风样收缩期杂音。严重狭窄者,心排血量极度减少,血压降低,内脏、特别是冠状动脉供血不足。晚期出现左心衰竭,引起肺淤血,常表现为夜间阵发性呼吸困难和端坐呼吸。

二、冠状动脉性心脏病

冠状动脉性心脏病(coronary heart disease),系指由各种原因造成的冠状动脉管腔狭窄,甚至完全闭塞,使冠状动脉血流不同程度地减少,心肌血氧供应与需求失去平衡而导致的心脏病,简称冠心病,亦称缺血性心脏病。冠心病绝大多数由冠状动脉粥样硬化引起,主要病变为冠状动脉内膜脂质沉着、局部结缔组织增生、纤维化和钙化,管壁形成粥样斑块。粥样硬化斑块的分布多在近侧段,且在分支口处较重;早期,斑块分散,呈节段性分布,随着疾病的进展,相邻的斑块可互相融合。在横切面上斑块多呈新月形,管腔呈不同程度的狭窄。有时可并发血栓形成,使管腔完全阻塞。根据斑块引起管腔狭窄的程度可将其分为四级:Ⅰ级,管腔狭窄在 25% 以下;Ⅱ级,狭窄在 $26\%\sim50\%$;Ⅲ级,狭窄在 $51\%\sim75\%$;Ⅳ级,管腔狭窄在 76% 以上。根据冠状动脉血管受累的支数、病变部位、范围、堵塞程度、心肌缺血的程度和病变发展的速度,临床表现和病程发展程度,一般分为无症状心肌缺血(隐匿性冠心病)、心绞痛、心肌梗死、缺血性心力衰竭(缺血性心脏病)、猝死五种临床类型。

(一)心绞痛

心绞痛是最常见的临床综合征,由于心肌耗氧量和供氧量暂时失去平衡而引起。心绞痛既可因心肌耗氧量暂时增加超出了已狭窄的冠状动脉供氧能力而发生(劳力性心绞痛),亦可因冠状动脉痉挛导致心肌供氧不足而引起(自发性心绞痛)。劳力性心绞痛分为稳定型劳力性心绞痛、初发型劳力性心绞痛、恶化型劳力性心绞痛。其中,除稳定型劳力性心绞痛外的缺血性胸痛,包括初发型劳力性心绞痛、恶化型劳力性心绞痛及自发性心绞痛都称为不稳定型心绞痛。

(二)心肌梗死

心肌梗死是指由于绝对性冠状动脉功能不全,伴有冠状动脉供血区的持续性缺血而导致的较大范围的心肌坏死。绝大多数(95%)的心肌梗死局限于左心室一定范围,并大多累及心脏壁各层(透壁性梗死),少数病例仅累及心肌的心内膜下层(心内膜下梗死)。临床表现为胸痛、血清心肌酶增高、急性循环功能障碍、心律失常、休克或心力衰竭,以及心电图反映急性损伤、缺血和坏死的一系列特征性变化。

(三)合并症及后果

1. 心脏破裂　占心肌梗死所致死亡总数的 3%~13%,常发生在心肌梗死后 1~2 周,主要由于梗死灶周围中性粒细胞和单核细胞释出的蛋白水解酶及坏死的心肌自身溶酶体酶,使坏死的心肌溶解所致。好发部位:①左心室前壁下 1/3 处,心脏破裂后血液流入心包,引起心脏压塞而致猝死;②室间隔破裂,左心室血流入右心室,引起右心功能不全;③左心室乳头肌断裂,引起急性二尖瓣关闭不全,导致急性左心衰竭。

2. 室壁瘤　10%~38% 的心肌梗死病例合并室壁瘤,可发生于心肌梗死急性期,但更常发生在愈合期。由于梗死区坏死组织或瘢痕组织在室内血液压力作用下,局部组织向外膨出而成。多发生于左心室前壁近心尖处,可引起心功能不全或继发附壁血栓。

3. 附壁血栓形成　多见于左心室。由于梗死区心内膜粗糙,室壁瘤处及心室纤维性颤动时出现涡流等原因,为血栓形成提供了条件。血栓可发生机化或脱落引起大循环动脉栓塞。

4. 心外膜炎　心肌梗死波及心外膜时,可出现无菌性纤维素性心外膜炎。

5. 心功能不全　梗死的心肌收缩力显著减弱以至丧失,可引起左心、右心或全心充血性心力衰竭,是患者死亡最常见的原因之一。

6. 心源性休克　有学者认为,当心室梗死范围达 40% 时,心室收缩力极度减弱,心排血量显著减少,低血压,心动过速,即可发生心源性休克,导致患者死亡。

7. 心律失常　见于 75%~95% 的患者,24 小时内最多见,包括室性心律失常(室性期前收缩)、房性心律失常(心房颤动)等。

8. 机化瘢痕形成　心肌梗死后,若患者仍然存活,则梗死灶被机化修复而成瘢痕。小梗死灶约需 2 周,大梗死灶 4~6 周即可机化。

三、先天性心脏病

先天性心脏病(congenital heart disease)是指胚胎时期心脏和大血管发育异常,又称先天性心脏畸形,常见类型见表 9-1。

表 9-1　先天性心血管发育畸形的常见类型

类型	疾病名称	占先天性心脏病的百分率
非发绀型	室间隔缺损	20%～30%
	动脉导管未闭	17%～20%
	房间隔缺损	10%～15%
	房室间隔缺损	4%
发绀型	法洛四联症	8%～15%
	大血管移位	8%～10%
	完全性肺静脉异位连接	1%～5%
其他	主动脉缩窄	5%～7%
	肺动脉狭窄	5%～7%
	主动脉口狭窄	4%～5%

（一）非发绀型先天性心脏病

1. **室间隔缺损**　是最常见的先天性心脏病之一,占先天性心脏病的 20%～30%。如包括合并其他畸形的室间隔缺损在内,将超过所有先天性心脏病的 50%。室间隔缺损为胚胎发育不全所形成,按其发生部位可分为膜部缺损、漏斗部缺损及肌部缺损和多发性室间隔缺损,其中以膜部缺损最常见。在心室收缩期,左心室内压力高于右心室,部分血液分流到右心室内,右心室血液容量因而增加,输入肺循环的血液量也随之增多。由肺静脉回流到左心的血量亦增加,最后可依次导致右心室、肺动脉、左心室、左心房的扩张和肥大。当缺损甚小时,向右心室分流的血液量虽然很少,但是血液通过狭窄的小孔却能发生较大的涡流,临床听诊可闻及明显的收缩期杂音。

2. **动脉导管未闭**　占先天性心脏病的 17%～20%,居第 2 位,是指导管完全未闭或仅一部分未闭。动脉导管是胎儿期连接肺动脉和主动脉的一条短的动脉管道,生理性闭锁时间一般在出生时或出生后半年左右,少数可迁延到一年后。此种畸形可单独存在或与其他心脏畸形(房间隔缺损、室间隔缺损、肺动脉狭窄等)合并发生。临床症状取决于导管粗细、分流量大小及肺血管阻力高低。单纯动脉导管开放时,由主动脉分流到肺动脉的血液甚多。因为血液是从主动脉(动脉血)流入肺动脉,故患儿无发绀。单纯动脉导管开放手术结扎可治愈。

3. **房间隔缺损**　是指原始心房间隔发生吸收和融合时出现异常,左、右心房之间仍残留未闭的房间孔,造成心房之间左向右分流。占先天性心脏病的 10%～15%。解剖分型包括继发孔型(80%)、原发孔型(10%)、静脉窦型(10%)。

（1）第二房间隔缺损:为卵圆窝内的一个或多个缺口(亦称为卵圆窝缺损),最大者为整个卵圆窝缺损。其发生是由于第一房间隔上部正常形成第二房间孔的生理性裂缝发生在错误的位置或者太大时,则不能被第二房间隔盖住,结果导致有缺陷的第二房间孔存留。因此,实际上并非第二房间隔缺损,而是第一房间隔中的第二房间孔缺损。出生后由于肺血流量增多,使左心房压力增高而导致左心房向右心房分流。患者无发绀。缺损较大者,右心因容量负荷增加而导致右心室肥大和肺动脉高压。严重者可引起继发逆向分流(右心房向左心房分流)而导致发绀。

（2）第一房间隔缺损:是指孤立的第一房间孔及第一房间隔缺损,是心房间隔在房室瓣水平上的部分缺如。孤立的第一房间隔缺损是由于第一房间隔生长障碍所致,心内膜垫并不参与。然而大多数病例往往并发房室管的心内膜垫愈合不全或不愈合,因此,二尖瓣、三尖瓣及室间隔完整者极为少见(可有部分性或完全性房室管永存)。孤立性第一房间隔缺损时血流动力障碍与第二房间孔缺损相似,预后较好。若合并心内膜垫缺损时,除在心房水平上左心向右心分流外,可有二尖瓣或三尖瓣关闭不全,以及在心室水平上的左心向右心分流。

4. **房室间隔缺损**　为一组包括房室瓣下大的室间隔缺损、近房室瓣平面上房间隔缺损、单一或共同房室瓣孔病变在内的复杂先天性心脏畸形,占先天性心脏病的4%。按病理解剖分型为部分型、过渡型和完全型房室间隔缺损。本病的临床特征取决于肺血流量和肺动脉压力。

(二)发绀型先天性心脏病

1. **法洛四联症**　最常见的发绀型先天性心脏病,约占发绀型先天性心脏病50%,占所有先天性心脏病的8%～15%。此种心脏畸形有四个特点:①肺动脉流出道狭窄;②室间隔膜部巨大缺损;③主动脉右移,骑跨于室间隔缺损上方;④右心室高度肥大及扩张。法洛四联症畸形的发生是由于肺动脉肌性圆锥发育障碍伴有狭窄,室上嵴错位和圆锥肌与肌性室间隔不能融合,导致室间隔缺损,伴有膜部缺损。右心室因血液输入肺受阻而发生代偿性肥大。室间隔有巨大缺损,心收缩期,部分血液由左心室分流入右心室,以致右心室的血液容量增加,发生代偿性扩张和肥大。此外,由于主动脉骑跨在室间隔缺损的上方,同时接受左、右心室的大量血液,结果发生管腔扩张和管壁增厚,肺动脉越狭窄,右心室注入主动脉的血液量亦越多,主动脉的扩张和肥厚也越明显。

临床上,患儿有明显发绀,肺动脉狭窄的程度越重,发绀越明显。这是因为肺动脉高度狭窄时,一方面促使右心室的静脉血更多地分流进入主动脉;另一方面是右心室的血液难以注入肺循环进行气体交换之故。本病可行手术治疗。

2. **大血管移位**　是主动脉和肺动脉在出生前发育转位过程中出现的异常,可分为:①纠正型:主动脉移位于前方,肺动脉移向后侧,两者前后平行排列,然而通常伴有左、右心室相互移位。因此,主动脉仍出自左心室,肺动脉出自右心室。血液循环正常,患者无症状,可健康存活。②非纠正型:主动脉与肺动脉互相交换位置,即主动脉出自右心室,而肺动脉出自左心室,主动脉位于肺动脉之右前侧,两者无正常形式的交叉。呈平行排列。右心室的血液不能注入肺进行气体交换,而由主动脉注入大循环中;左心室的血液则不能注入全身,而经肺动脉注入肺。非纠正型(又称完全型)大血管移位在胚胎期因有脐静脉,并有动脉导管的沟通,对出生前发育无大影响。出生后,肺开始呼吸,患儿出现发绀,若心脏无其他血液通路,出生后很快死亡。出生后尚能存活者,均有其他畸形合并存在,在大、小循环之间出现异常通路,如卵圆孔未闭、动脉导管开放、房间隔缺损和室间隔缺损等。这些异常通路可使部分血液发生混合,供给全身需要,维持生命。

3. **完全性肺静脉异位连接**　其发病率占先天性心脏病的1%～5%。通常分为四型:Ⅰ型心上型,肺静脉异位连接到心上静脉系统;Ⅱ型心内型,是在心内水平连接到右心房或冠状窦;Ⅲ型心下型,是在心下水平的异位连接;Ⅳ混合型,包括以上各种不同水平的肺静脉异位连接发生混合病变。

(三)其他类型先天性心脏病

1. **主动脉缩窄**　为非发绀型先天性心脏病中较常见的一种,本病分为幼年型及成人型。

(1)幼年型:为动脉导管前的主动脉峡部狭窄,狭窄程度较重,主动脉血液通过量减少。本型常合并动脉导管开放畸形,肺动脉内一部分静脉血液可经过开放的动脉导管注入降主动脉,因此患儿下肢动脉血液含氧量低,出现严重青紫,而上肢动脉血的含氧量则正常。

（2）成人型：为动脉导管后的主动脉峡部狭窄,狭窄程度较轻,一般动脉导管已闭锁。由于狭窄位于动脉导管闭合口的远侧,所以胸主动脉与腹主动脉之间存在较高的压差。日久即出现代偿适应现象,表现为主动脉弓部的动脉分支（胸廓的动脉、乳房内动脉及其肋间支）均逐渐扩张并与降主动脉的分支（肋间动脉、腹壁深动脉等）之间发生侧支循环以保证下肢的血液供应。

2. 肺动脉狭窄　单纯肺动脉瓣狭窄是肺动脉狭窄中最常见的,占 80%～90%,是指室间隔完整,右心室肥大,三尖瓣及远端肺动脉正常,占小儿先天性心脏病的 5%～7%。肺动脉瓣轻度狭窄,右心室收缩压<50mmHg,右心室与肺动脉之间压力阶差<35mmHg；中度狭窄,右心室收缩压≤100mmHg,压差≤80mmHg；重度狭窄,右心室收缩压>100mmHg,压差>80mmHg。

四、原发性心肌病

原因不明而又非继发于全身或其他器官系统疾病的心肌原发性损害定名为原发性心肌病,它是非风湿性、非高血压性、非冠状动脉性心肌结构和功能的病理改变。其病理过程属于代谢性而非炎症性,在发病机制上与其他已知病因引起的心脏病无关。相反,若心肌病变与已知病因有关,或继发或伴发于某种全身性疾病时,则称为继发性心肌病。原发性心肌病分为三型：扩张型、肥厚型、限制型。最常见的是扩张型心肌病。

（一）扩张型心肌病

扩张型心肌病是原因不明的各种心肌疾病的最后结果,以心腔高度扩张和明显的心搏出量降低（心力衰竭）为特征,又称充血型心肌病。大多数病例可查出抗心内膜的自身抗体,其病因尚不清楚。发病年龄为 20～50 岁,男性多于女性,多数患者常因心力衰竭进行性加重而死亡或因心律失常而发生猝死。

（二）肥厚型心肌病

肥厚型心肌病特点是室间隔不匀称肥厚,心肌细胞异常肥大,排列方向紊乱及收缩期二尖瓣向前移位等。肥厚的肌壁顺应性降低,致使心室充盈阻力增加。临床表现为不同程度的心室排空受阻而非充盈受限。根据左心室流出道有无梗阻现象可将其分为梗阻性和非梗阻性两型。右心室流出道或两心室流出道均受阻者少见。本病常导致猝死,亦可并发感染性心内膜炎。

（三）限制型心肌病

限制型心肌病是以心室充盈受限为特点。典型病变为心室内膜和内膜下心肌进行性纤维化,导致心室壁顺应性降低,心腔狭窄。因此,亦称为心内膜心肌纤维化。

五、心　肌　炎

心肌炎是指由各种原因引起的心肌局限性或弥漫性炎症。根据病因可分为五类：病毒性心肌炎、细菌性心肌炎、寄生虫性心肌炎、免疫反应性心肌炎、孤立性心肌炎。仅此介绍常见的前两类。

（一）病毒性心肌炎

病毒性心肌炎颇为常见，多种病毒都可以引起病毒性心肌炎，以肠道和上呼吸道病毒最多见，柯萨奇病毒 B、腺病毒、流感病毒、副流感病毒、麻疹病毒等。临床表现取决于病变的广泛程度和部位，轻者可无症状，重者可出现心力衰竭、心源性休克和猝死。

（二）细菌性心肌炎

细菌性心肌炎可由细菌直接感染引起，也可由细菌产生的毒素对心肌的作用或细菌产物所致的变态反应引起。

1. 心肌脓肿　常由化脓菌引起，如葡萄球菌、链球菌、肺炎双球菌、脑膜炎链球菌等。化脓菌来源于脓毒败血症时的转移性细菌菌落或来自细菌性心内膜炎的化脓性血栓栓子。肉眼观，心脏表面及切面可见多发性黄色小脓肿，周围有充血带。镜下，脓肿内心肌细胞坏死液化，脓腔内的大量脓细胞及数量不等的细菌集落，脓肿周围心肌有不同程度的变化、坏死，间质内有中性粒细胞及单核细胞浸润。

2. 白喉性心肌炎　白喉杆菌可产生外毒素，一方面可阻断心肌细胞核蛋白体的蛋白质合成；另一方面可阻断肉碱介导的长链脂肪酸运入线粒体，导致心肌细胞脂肪变性和坏死。镜下，可见灶状心肌变性坏死，心肌细胞出现嗜酸性变、肌浆凝聚、脂肪变性及肌浆溶解。病灶内可见淋巴细胞、单核细胞及少数中性粒细胞浸润。病灶多见于右心室壁，病愈后形成细网状小瘢痕。有的病例出现弥漫性心肌坏死，可导致心源性猝死。

3. 非特异性心肌炎　在上呼吸道链球菌感染（急性咽峡炎、扁桃体炎）及猩红热时，可并发急性非风湿性心肌炎。其发病机制尚未明了，可能是由链球菌毒素引起。病变呈间质性心肌炎改变。镜下，心肌间质结缔组织内及小血管周围有淋巴细胞、单核细胞浸润，心肌细胞有程度不等的变性、坏死。

六、心包炎

心包炎可由病原微生物经血道感染或其毒性代谢产物的作用而引起，心肌坏死亦可波及心外膜引起炎症反应；此外，心包炎亦可因外伤而发生。

（一）急性心包炎

急性心包炎大多为渗出性炎症，常形成心包积液，积液的性质依引起心包炎的原因而有所不同。在一定程度上，根据渗出物的性质可对其基本疾病做出判断。

1. 特发性心包炎　特发性心包炎为最常见的心包炎类型，其发病率约占所有心包炎的 1/3。此型心包炎是一种纤维素性心包炎，依病变的严重程度可形成浆液纤维素性或纤维素性出血性渗出物。镜下，心外膜充血，可见淋巴细胞、浆细胞浸润。1/3 病例可复发，可导致缩窄性心包炎。

2. 感染性心包炎

（1）病毒性心包炎：其病变与特发性心包炎颇为相似，并常发生钙化，形成钙化性缩窄性心包炎。

（2）结核性心包炎：结核性心包炎多见于青年男性，约占所有心包炎的 7%。此型心包炎多形成浆液性、出血性心包积液，由于慢性炎症使心包组织疏松，积液有时可达 1000ml 以上。有的病例可有多量纤维素渗出，心包表面充血、浑浊，擦去纤维素，可见大小不等的结核节。镜下，心外膜及心包壁层均可检出结核结节，心肌大多早期被累及。积液可全部或部分被吸收，心包两层互相粘连。

（3）化脓性心包炎：常见于败血症或脓毒血症。多为纤维素性化脓性炎症，导致心包积液，可波及心肌。肉眼可见整个心外膜表面被一层厚的纤维素性脓性渗出物覆盖。

3. 胶原病性心包炎

（1）风湿性心包炎：风湿热常侵犯心脏，而心外膜几乎总被累及，发生风湿性心包炎，但临床上仅约 15% 的病例被确诊。病理变化早期多表现为浆液纤维素性心包炎，晚期心包两层可瘢痕化。

（2）狼疮性心包炎：系统性红斑狼疮时，心包最常被累及，几乎 50% 病例发生狼疮性心包炎，最常表现为纤维性心包炎，亦可为纤维素性或浆液纤维素性心包炎，后两者特别多见于伴有狼疮性肾炎和尿毒症的患者，此种心包炎可出现或不出现症状。镜下，可见心外膜结缔组织纤维素样坏死，伴有炎性细胞浸润和肉芽组织形成，偶见苏木精小体。此类患者常伴有狼疮性心内膜炎。

4. 尿毒症性心包炎　此型心包炎为纤维素性炎症。急性期，肉眼观可见心包表面有很细的纤维素沉积，继而聚集成绒毛状。镜下，心包组织内可见稀疏的中性粒细胞及淋巴细胞浸润。约 5 天后，富含毛细血管的肉芽组织从心外膜及心包壁层长入纤维素性渗出物内。

（二）慢性心包炎

慢性心包炎指持续 3 个月以上的心包炎症，多由急性心包炎转变而来。此型心包炎又分为两型。

1. 慢性非缩窄性心包炎　多由急性心包炎演变而来，主要表现为持续性心包积液。由于炎症及瘢痕形成过程破坏了心包的吸收能力，而且富含蛋白质的渗出液由于其渗透压增高而使积液产生增多。

2. 慢性缩窄性心包炎　主要病因是结核性，约占 40%。此型心包炎多见于男性，年龄 21～40 岁。可分为两个亚型：①心包粘连：心包两层互相愈着，心包腔被瘢痕组织所闭塞，但无钙化现象。此型心包炎是抗结核治疗后的典型变化。②钙化性心包炎：慢性缩窄性心包炎中，约 50% 病例发生钙化。钙盐沉积好发于冠状沟、室间沟、右心室和靠膈部位。慢性缩窄性心包炎病理生理改变主要是心脏舒张期功能障碍。

第三节　心血管生理知识

心血管系统也称"循环系统"，由心脏、动脉、静脉和毛细血管组成。心脏是循环系统的中心器官，推动血液在血管内不断流动，它为血液循环提供势能和动能；血管是血液循环过程中的流通管道，起着输送、分配血液，并为机体提供物质交换和气体交换场所的作用。

血液循环的主要功能是完成体内的物质运输，使机体新陈代谢能不断进行；运送机体各内分泌腺的激素及其他体液因子至相应的靶细胞，实现机体的体液调节；机体内环境理化特性相对恒定和维持及血液防御功能的发挥，也都有赖于血液的不断循环流动。

一、心脏的自律和传导系统

心脏传导系统由负责正常冲动形成与传导的特殊的有较高兴奋性及传导性的心肌细胞组成，包括窦房结、房室结、房室束及其分支和浦肯野纤维。这些特殊的组织能产生激动和传导激动,从而将心房和心室在功能上连接起来。

(一)窦房结

窦房结是心脏正常窦性心律的起搏点,位于上腔静脉入口与右心房后壁的交界处。窦房结处的起搏细胞自律性最高,冲动发放频率最快,是整个心脏电活动的发源地。其他如冠状窦周围、房室结等处也有起搏细胞,但这些部位的起搏细胞自律性较低,平常为窦房结冲动所抑制,故称潜在的起搏细胞。当窦房结冲动发放功能受抑制或丧失时,这些异位起搏点就会释放冲动,引起异位搏动。窦房结发出房间束到达左心房,还发出结间束连接窦房结与房室结,从而使激动传递到左心房和房室结。

(二)房室结

房室结位于右心房冠状窦口前上方、三尖瓣隔瓣侧尖附着处之间的心内膜形成。房室结通过结间束与窦房结相连,前端发出房室束,是房、室间激动沟通的唯一渠道。房室结的主要功能是将窦房结沿结间束下传的兴奋短暂延搁后通过房室束传向心室,保证心房收缩后再开始心室收缩。

(三)房室束及左、右束支

房室束又称希氏束,由房室结前端发出,沿室间隔前行,在室间隔肌部上缘分为左、右束支。

右束支为索状纤维束,主要分布于右心室壁。其行程较长,又为单一细支,小的局灶性损伤即可损伤该支,在心电图上表现为完全或不完全的右束支传导阻滞图形。

左束支在室间隔上、中 1/3 处分为左前分支与左后分支,主要分布于室间隔和左心室壁。

(四)浦肯野纤维网

左、右束支的分支再交织成浦肯野纤维网,潜行于心内膜下和心肌内,其作用是将下传的兴奋迅速播到整个心室。

(五)房室间的传导旁路

房室间的传导,除了上述正常途径之外,可另有一些旁路(如 Kent 束,房-希束等)存在,能使心房的激动不通过房室结而直达心室。这些普通的工作心肌细胞束所组成的传导旁路是造成预激综合征的解剖学基础。

二、生物电活动的检测

心脏各部位产生的生物电活动其传播途径、方向、顺序和时间均有一定的规律,是反映心脏电生理活动状态的良好指标。由于机体是容积导体,心脏的生物电活动可通过其周围的导电组织和体液传播到机体的任何部位,使身体各部位在每一心动周期中也经历有规律的变化。因此,将测量电极安放在人体的特定部位,可记录到相应的心电变化,如体表心电图、食管心电图或希氏束电图等,但这些心电变化与心脏的机械活动并无直接关系。

体表心电图

体表心电图是心房肌细胞和心室肌细胞动作电位在体表的反映,指将测量电极安放于人体表面的一定位置所记录到的心电变化曲线。正常人典型的体表心电图由 P 波、QRS 波群和 T 波组成,有时 T 波后可出现一个小的 U 波,另外还有 P-R 间期、Q-T 间期及 ST 段。心电图记录纸由长宽均为 1mm 的小方格组成(细线),大方格间距为 5mm(粗线),每一横向小格代表 0.04 秒,每一纵格代表 0.1mV,走纸速度为 1mV/cm 和 25mm/s。因此,可在记录纸上读出心电图各波的电位数值和时程。

1. P 波　反映左、右两心房的除极波,波形小而圆,可有轻微切迹。历时 0.08～0.11 秒,超过 0.11 秒为 P 波过宽。波幅肢导联不超过 0.25mV,胸导联不超过 0.20mV;其方向在Ⅰ、Ⅱ、aVF、V_4～V_6直立,aVR 倒置,其余导联可倒置或双向。

2. P-R 间期　为 P 波起点至 QRS 开始的时间,表示窦房冲动通过心房、房室交界、房室束、左右束支、浦肯野纤维传到心室的时间。测量 P-R 间期一般在 P 波较明显的导联如Ⅱ导联。其正常值为 0.12～0.20 秒,儿童为 0.12～0.19 秒。P-R 间期与患者的年龄、心率有关。因此,在判断 P-R 间期是否正常时,应结合患者的年龄和心率的变化考虑。

3. QRS 波群　为心室除极波,代表左、右心室激动所需的时间。

(1)QRS 命名规则:第 1 个向下的波为 Q 波,第 1 个向上的波为 R 波,R 波之后向下的波为 S 波。若整个波都向下,称 QS 波。

(2)正常成人 QRS 波群:以Ⅱ导联为标准,QRS 波群时间为 0.06～0.08 秒,在肢体导联<0.10 秒,在胸导联<0.11 秒,QRS 波群≥0.12 秒,多为病理性,反映心室除极时间延长。

(3)QRS 波群在各个导联中的形态及电压:①胸导联:正常 QRS 波群在胸导联上相对恒定,V_1、V_2导联呈 rS 波,V_3、V_4呈 RS 波,V_5、V_6呈 qR 波。从 V_1、V_5,R 波逐渐变大,S 波逐渐变小,故 V_1导联的 R/S 应小于 1,V_5导联的 R/S 应大于 1。胸导联中各波的振幅:Q 波不超过同一导联 R 波的 1/4,V_5、V_6导联不超过 0.3mV,时间不超过 0.04 秒,V_3中很少有 Q 波,V_1、V_2的 r 波之前无 Q 波,但 QRS 波群可呈 QR 型。R 波:V_1中的 R 波振幅为 0.2～0.3mV,一般不超过 0.7～1.0mV,V_5不超过 2.0mV。S 波:V_1、V_2的 S 波幅约 1.2 mV,不超过 1.5 mV。②肢导联:如每个肢导联的 R＋S 波的波幅的算术和小于 0.5 mV,称低电压。Q 波:aVL、aVF 呈 qR 型,但其 q 波不超过 R 波的 1/4,时间不超过 0.04 秒。R 波:aVL 呈 R 或 qR,R 波不超过 1.2 mV;aVF 呈 qR,R 波不超过 2.0 mV;aVR 呈 Qr 或 rS,主波多向下,R 波不超过 0.5 mV。

(4)室壁激动时间:在胸导联中,从 QRS 波群起点到 R 波顶峰垂线间的时间为室壁激动时间(VAT)。V_1、V_2主要反映右心室壁激动的时间,正常不超过 0.03 秒;V_5、V_6反映左心室壁激动时间,正常不超过 0.05 秒。

4. ST 段　QRS 波群终点(J 点)至 T 波起始部的一段,代表心室各部分心肌均已处于动作电位的平台期,各部分之间无电位差异存在。正常人 ST 段压低在任何导联不应超过 0.05 mV,肢导联及 V_4～V_6导联抬高不超过 0.1 mV,V_1～V_2不超过 0.3 mV,测量时以 PR 段作为基线。

5. T 波　心室复极波,其形态是平滑、圆润,一般无切迹,上升支稍陡。位于 ST 段后的一个较低而占时较长的波。在 aVR 倒置,Ⅰ、Ⅱ、V_4～V_6直立,Ⅲ、aVL、aVF、V_1～V_3可倒置。在以 R 波为主的导联,T 波不应低于同一导联 R 波的 1/10,方向与 R 波一致。胸导联中 T 波可高达 1.2～1.5 mV,但 V_1一般不超过 0.4 mV。T 波历时 0.05～0.25 秒。

6. U 波　在 T 波后 0.02～0.04 秒有时会出现一个低而宽的电位波动,时间为 0.1～0.3 秒,其方向与 T 波一致,形成原因尚不明确。U 波明显增高常见于血钾过低。

7. Q-T 间期　从 QRS 波开始 T 波终点的时间,代表心室开始除极至完成复极所需要的时间。Q-T 间期的长短受心率的影响,故常用校正 Q-T 间期,即 QTc,正常 QTc<0.43～0.44 秒。

第四节　心脏的血管解剖、生理和功能

心脏的动脉供应主要来自冠状动脉;心脏的静脉绝大部分经冠状窦回流到右心房,少量直接进入心腔(主要是右心房)。

一、动　　脉

冠状动脉分为左冠状动脉和右冠状动脉,分别开口于主动脉窦的左窦和右窦内。左冠状动脉起于主动脉左窦,在肺动脉干和左心耳之间左行,随即分为前降支和回旋支。前降支走行弯曲,绕心尖切迹至后室间沟,途中向左侧、右侧和深面发出分支分布于左心室前壁、部分右心室前壁和室间隔前 2/3 部(其中有右束支和左束支的左前分支通过)。当前室间支闭塞时,可发生左心室前壁和室间隔前部心肌梗死,并可发生束支传导阻滞;回旋支走行于冠状沟中,绕过心左缘至左心室膈面,沿途发出分支分布于左心房、左心室侧面和膈面。回旋支闭塞时,常引起左心室侧壁或膈壁心肌梗死。

右冠状动脉起于主动脉右窦,在右心耳与肺动脉干根部之间进入冠状沟,绕行至房室交点处分为两支:后室间支和左室后支,主要分布于右心房、右心室、室间隔后 1/3 部(其中有左束支后分支通过)及部分左心室膈壁。

窦房结和房室结的血液供应大多来自右冠状动脉,少数来自左冠状动脉旋支。窦房结供血不足会引起病态窦房结综合征,房室结供血不足会引起房室传导阻滞。

二、静　　脉

心脏的静脉之间有丰富的吻合,主要经冠状窦回流,此外还有心前静脉和心最小静脉途径。冠状窦位于心脏膈面的冠状沟内,左心房和左心室之间,其右端开口于右心房。心脏的绝大部分静脉血都回流到静脉窦,其主要属支有心大静脉、心中静脉和心小静脉;心前静脉有 2~3 支,起于右心室前壁,跨右冠状沟,开口于右心房;心最小静脉是位于心壁内的小静脉,直接开口于各心腔。

三、肺循环的血管

肺接受支气管循环及肺循环的双重血液供应。支气管循环属于体循环系统,直接来自主动脉,属于肺组织的营养循环血管;肺循环接受右心室输出的血液,经肺泡进行气体交换,还对静脉血起过滤和储存的作用。

(一)肺动脉

肺动脉干位于心包内,起自右心室,在主动脉弓下方分为左肺动脉和右肺动脉,供应呼吸性小支气管以下的肺组织。肺动脉壁薄,顺应性较大且周围肺组织疏松,可以随血容量的增加有很大的伸缩范围。肺动脉沿支气管行进,分支为小叶间动脉及肺小动脉,最后分支为肺毛细血管分布于肺泡。肺小动脉受神经体液调节,肺动脉压升高可引起肺小动脉的痉挛以保护肺毛细血管防止水肿的形成,但长此以往将引起肺小动脉的血管壁中层平滑肌肥厚,从而形成慢性肺动脉高压。肺毛细血管主要分布于肺泡壁及肺泡间隔,通过肺泡-毛细血管屏障完成气体交换。肺毛细血管网的容量储备极大,正常安静状态下只有 1/10~1/15 的肺毛细血管网开放;在剧烈体力活动情况下,静脉回流血量增加,肺毛细血管网可以大量开放,甚至全部开放以保证大量静脉回流血液的气体交换。

(二)肺静脉

肺静脉起自肺门,由各级小静脉汇集成小叶间静脉,再沿支气管分支汇入左上、左下肺静脉和右上、右下肺静脉,向内行注入左心房后部,从而将含氧量高的动脉血注入左心。心包脏层的血液向肺静脉系统引流,心包壁层的血液向体静脉引流,所以左、右心力衰竭都可以引起心包积液。肺静脉的管径比相应的肺动脉分支细,能限制血液的回流及维持肺毛细血管的压力,从而保证了肺毛细血管内的血液有充分的时间进行气体交换及液体渗出。此外,当肺静脉有部分阻塞或发生肺静脉高压时,肺静脉的部分血液可以通过支气管静脉及奇静脉系统回流入上腔静脉,起到一定的代偿作用。

肺循环路程较短,肺动脉主干及分支的横截面积较主动脉大,血管顺应性较高,对血流的阻力较小,肺动脉的压力只有体循环压力的 1/6 左右。而右心的心排血量与左心大致相同,所以肺循环血流量大,流速快,呈现高排低阻的特点。

四、体循环的血管

血管是血液运输的管道,包括动脉、静脉和毛细血管。动脉血管壁坚厚,富含弹性纤维,具有可扩张性和弹性;静脉数量较多,口径较粗,管壁较薄,容量大;毛细血管在组织中呈网状分布,连接小动、静脉的末梢,在物质交换和体温调节中起重要作用。

(一)动脉

主动脉是体循环的动脉主干,自左心室发出,先斜向右上,称为升主动脉,再向左后弯曲成主动脉弓后,沿脊柱左前下行,称为胸主动脉,穿膈主动脉裂孔进入腹腔移行为腹主动脉,至第4腰椎下缘分为左髂总动脉和右髂总动脉。

左、右冠状动脉由升主动脉发出;主动脉弓移行过程中依次发出头臂干、左颈总动脉和左锁骨下动脉等主要分支,提供头颈面部、双下肢和部分胸背部的血液供应;胸主动脉发出分支主要供应肋间、膈上和心包、支气管;腹主动脉主要提供腹部、盆腔脏器和双下肢的血液供应。

(二)静脉

肺静脉分为左上、左下肺静脉和右上、右下肺静脉,起自肺门,向内行注入左心房后部。肺静脉将含氧量较高的动脉血输送到心脏。

体循环的静脉较多,分为上腔静脉系、下腔静脉系(含门静脉系)和心静脉系(如前所述)。

1. 上腔静脉 主要由颈内静脉、颈外静脉、锁骨下静脉和胸部的奇静脉等重要属支所组成,收集头颈、上肢、胸壁及部分胸腔脏器的回流血液,沿升主动脉右侧下行,至第3胸肋关节下缘处注入右心房。

2. 下腔静脉 由左、右髂总静脉汇合而成,沿脊柱右前方,腹主动脉右侧上行穿后的腔静脉孔入胸腔后穿心包注入右心房,途中接受腹腔、盆腔脏器回流静脉,如肾静脉、肝静脉、肝门静脉和睾丸(卵巢)静脉注入。髂总静脉由髂内静脉、髂外静脉汇合而成,主要收集下肢的深、浅静脉如股静脉、大隐静脉和小隐静脉的汇入。

(三)微循环

微循环是指血液从小动脉流入小静脉的通路。典型的微循环是由微动脉、后微动脉、毛细血管前括约肌、真毛细血管、通血毛细血管(或称直捷通路)、动-静脉吻合支和微静脉等部分组成。血液循环最基本的物质交换功能,就是通过微循环部分才能得以实现。通过真毛细血管网的通路又称营养通路,是血液与组织液交换物质的场所。

此外,微动脉和微静脉之间还可以通过直捷通路和动-静脉短路发生沟通。其中,直捷通路是血液从微动脉经后微动脉和通血毛细血管进入微静脉的主航道。直捷通路经常处于开放状态,血液速度比较快,其主要功能是使一部分血液迅速通过微循环进入静脉,而不是进行物质交换。在骨骼肌组织的微循环中直捷通路比较常见,而在皮肤及甲皱中较少见。动-静脉短路是吻合微动脉和微静脉之间的通道,在人体的某些皮肤及皮下组织有很多,如手指、足趾和耳郭等。动-静脉短路大多数时候都处于关闭状态,受交感神经支配,在功能上也不是进行物质交换,而是随环境温度的变化调节体温,以利于保温或散热。

微循环的生理特点如下:

1. **血压低** 血液从动脉流过小动脉及微动脉后,由于血流不断地克服阻力,因此,血液进入真毛细血管后血压明显降低。毛细血管动脉端的血压为 $30\sim40$ mmHg（$3.99\sim5.32$ kPa）,毛细血管静脉端的血压为 $10\sim15$ mmHg（$1.33\sim2.0$ kPa）,这为组织液的生成与回流提供了动力。

2. **血流慢** 毛细血管分支多,数量大,其总的横截面积很大,根据液流连续原理,管内液体的流速与横截面积成反比,则该血管段流速缓慢,这为血液与组织细胞之间进行物质交换提供了充分的时间与宽敞的场所。休克时,毛细血管大量开放,横截面积更大,血流更慢,大量血液淤滞在微循环内,从而影响物质交换。

3. **潜在血容量大** 安静状态下,一个微循环功能中在约有20%的真毛细血管处于开放状态,这时毛细血管所容纳的血量约为全身血量的10%,故微循环潜在血容量很大。

4. **灌流量易变** 微循环的迂回通路是间断轮流开放的,其开放与关闭受"总闸门"与"分闸门"控制。

(四)血压

血压是指血管内的血液对于单位面积血管壁的侧压力,一般所说的血压是指动脉血压,以mmHg 为单位（1mmHg＝0.133kPa）。血压的形成主要有两个因素,其一是心血管系统内有血液充盈,另一基本因素是心脏射血。心室肌收缩时所释放的能量除了一部分转化为动能推动血液流动外,大部分能量用于形成对血管壁的侧压,并使血管壁扩张,这部分就是势能,即压强能;在心脏的舒张期,大动脉会发生弹性回缩,又将一部分压强能转化为动能,推动血液在血管中继续向前流动。

(1)动脉血压是血流对大动脉壁的侧压力,其数值的高低取决于心脏每搏输出量和外周循环阻力的大小。心室收缩时,主动脉压力急剧升高,在收缩期的中期达到最高,形成收缩压;心室舒张时,主动脉压力下降,在心室舒张末期降至最低,形成舒张压。收缩压和舒张压的差值即为脉压。脉压则主要受动脉管壁弹性的影响,管壁弹性纤维多,血管顺应性好,则脉压小;相反,老年人由于大动脉硬化,管壁弹性纤维减少,胶原纤维增多,管壁顺应性降低,对血压的缓冲作用减少,使收缩压增高,舒张压降低,脉压增加。心率也能影响舒张压及脉压,心率增快,舒张压增高;心率减慢则舒张压降低。在一个心动周期中,每一瞬间动脉血压的平均值称为平均动脉压,其数值约等于舒张压加上1/3脉压。动脉血压的数值主要取决于心排血量和外周阻力,所以能够影响这两者的各种因素如心脏搏出量、心率、外周阻力等到都是能够影响动脉血压的相关因素。其中,收缩压的高低主要反映心脏每搏输出量的多少,而舒张压的高低则反映出外周阻力的大小。

（2）静脉在功能上不仅作为血液流入心脏的通道,还起着血液储存库的作用。静脉的舒张或收缩可以有效地调节回心血量和心排血量,从而使血液循环功能更适应机体在各种生理状态时的需要。中心静脉压(CVP)是指右心房和胸腔内大静脉的血压,其数值的高低取决于心脏射血能力和静脉回心血量之间的相互关系,是反映心血管功能的另一指标。CVP 的正常变动范围为 $4\sim12cmH_2O$,如果偏低或有下降趋势,则提示输液量不足;如果高于正常并有进行性增高的趋势,则提示输液过快或有心脏射血功能不全。

（五）临界闭合压

当血管内压力降至某一临界值时,血液将不再流动,血管可完全闭合,此临界压力值为临界闭合压,它与两方面的力有关,一种是使血管扩张的力,主要为血管内的压力;另一种是使血管回缩的力,即管壁的张力,主要取决于管壁平滑肌紧张状态。如血管壁紧张度增加,血压只要轻微下降,就可能引起血管闭合,血流中断,临界闭合压增加,故临界闭合压是血管紧张性的生理指标之一。高血压的临界闭合压明显增加,而休克时,一方面由于血压下降,另一方面由于反射性地引起外周血管收缩,导致临界闭合压也增加,造成某些血管床完全闭合。

五、心血管活动的神经体液调节

在不同的生理状况下,机体各器官组织对于血流量的灌注有不同的需求。正是通过神经体液机制使心血管活动得到调节,各器官组织的血流灌注才能得到重新分配,以适应不同情况下机体的需要。

（一）神经调节

1. 心脏和血管的神经支配　机体对心血管活动的调节是通过各种心血管反射实现的。支配心脏的传出神经是心交感神经和迷走神经。心交感神经节后神经元末梢释放的神经递质为去甲肾上腺素,与心肌细胞膜上的 β 受体结合,可导致心率加快,房室交界的传导加快,心房、心室肌的收缩力加强,称之为正性变时作用,正性变传导作用,正性变力作用。作用于血管使血管收缩;迷走神经节后神经元末梢释放的神经递质为乙酰胆碱,与心肌细胞膜上的 M 型受体结合,可导致心率减慢,房室交界的传导减慢,心房、心室肌的收缩力减弱,称之为负性变时作用,负性变传导作用,负性变力作用。作用于血管,可使血管扩张。

支配血管壁内平滑肌的神经纤维称为血管运动神经纤维,可分为缩血管神经纤维和舒血管神经纤维。缩血管神经纤维都是交感神经纤维,在皮肤血管中分布最密,骨骼肌和内脏的血管次之,冠状动脉和脑血管中分布较少。当支配某器官血管床的交感缩血管纤维兴奋时,可引起该器官血管床的血流阻力增高,血流量减少;舒血管神经纤维有交感舒血管神经纤维和副交感舒血管神经纤维。舒血管神经纤维兴奋可引起与缩血管神经纤维兴奋相反的效果。

2. 心血管反射的外周感受器和中枢　当机体所处的状态或环境发生变化如改变体位、受到攻击、睡眠或运动时,各器官的血液循环状况和心排血量都会通过心血管发生相应的改变以适应机体的需要。心血管反射的外周感受器有:颈动脉窦和主动脉弓的压力感受器,感受动脉压力的升降,通过中枢机制调节心、血管交感紧张的程度以改变心率、心排血量和外周血管阻力,最终使血压得到调节;心脏和肺循环大血管壁内的心肺感受器,又称容量感受器,感受血管壁的机械牵张来调节血压;颈动脉体和主动脉体的化学感受器反射,感受血液内某些化学成分如氢离子的浓度来调节呼吸和心血管活动。

控制心血管活动的神经元分布在从脊髓到大脑皮质的各个水平上,它们具有各不相同的功能,又互相紧密联系,使心血管活动协调一致,并与整个机体的活动相适应。最基本的心血管活动的中枢在延髓,因为延髓是心血管正常的紧张性活动的起源。保留延髓及其以下中枢部分的完整就可以维持心血管正常的紧张性活动,并完成一定的心血管反射;在延髓以上的脑干部分和大、小脑中,也存在着心血管活动相关的神经元,它们的心血管活动的调节中起到与机体活动协调整合的更高级作用。

(二)体液调节

局部组织中或血液中的某些化学物质会作用于心肌和血管平滑肌,从而调节心血管活动。如肾素、儿茶酚胺、血管升压素、内皮缩血管因子等可引起血管收缩;而前列环素、激肽、组胺等可引起血管舒张。儿茶酚胺、肾素、钠和钙可引起正性肌力和正性频率作用;而乙酰胆碱可以引起负性肌力和负性频率作用。在心血管活动的体液调节中,肾素-血管紧张素系统十分重要。

肾素是由肾近球细胞合成分泌的蛋白酶,作用于血液循环中的血管紧张素原,使之分解产生血管紧张素Ⅰ。后者在血管紧张素转化酶的作用下转变为血管紧张素Ⅱ。血管紧张素Ⅱ在血管紧张素酶A的作用下生成血管紧张素Ⅲ。在血管紧张素中,最重要的是血管紧张素Ⅱ和Ⅲ,它们可以作用于血管平滑肌,肾上腺皮质球状带细胞,以及脑、肾等器官细胞上的血管紧张素逐级体,引起外周血管阻力增加、醛固酮分泌增多、细胞外液量增加等效应,最终导致血压升高。当血浆中的钠离子浓度降低和失血、失水等原因导致肾血流灌注减少时,肾素的分泌都会增多,从而导致血管紧张素生成增多,进而引发上述效应。

第五节 心脏的神经

心脏受交感神经及副交感神经的双重支配。神经一方面直接支配心脏,另一方面通过内分泌激素间接支配心脏。前者发挥作用较快但持续时间较短,后者作用缓慢但持久。总之,交感神经对心脏的活动起兴奋作用而副交感受神经对心脏的活动起抑制作用。

一、交 感 神 经

交感受神经由脊髓胸1—5段侧角细胞发出,在神经节换元后发出节后神经纤维到达心脏分布于窦房结、房室结、冠状动脉和心房、心室肌。交感神经兴奋可加速窦房结兴奋发放,加快房室传导,增强心肌收缩力和扩张冠状动脉。其中,右侧交感神经主要分布于窦房结,受到刺激后主要作用是使心率加快;左侧交感神经纤维广泛分布于心房及心室肌,兴奋可以产生明显的增强心肌收缩作用。

二、副交感神经

副交感神经来自延髓迷走神经背核和疑核,在心内神经节内换元,节后纤维分布于窦房结、房室结、心房和心室肌及冠状动脉。刺激副交感神经可引起与交感神经相反的作用。其中,右侧副交感神经分布于窦房结及部分心房肌,受到刺激后可以出现窦性心动过缓、窦房阻滞或窦性停搏;左侧副交感神经主要支配房室结及部分心房肌,兴奋时可以引起房室传导阻滞。

传导心脏痛觉的传入纤维与交感神经同行,至脊髓胸 1—5 节段的后角,与躯体痛觉传入纤维位于同一水平,因而心肌缺血时会发生心前区、左肩和左上臂的牵涉痛。

第六节 心动周期及心排血量

一、心 动 周 期

心脏是血液循环的动力装置,其作用方式如同水泵,不同的是水泵无储水装置,射水呈连续性;而心脏有心房、心室作为储血装置,射血是间断的,呈搏动性。心脏舒张时,容积增大,内压降低,静脉血回到心脏;心脏收缩时,内压增大,容积缩小,将血液射入主动脉内。心脏一次收缩与舒张,构成一个机械活动周期,称为心动周期。心动周期的长短与心率的快慢有关,以正常成人平均心率 75 次/分计算,则每个心动周期持续 0.8 秒;一个心动周期中,两心房先收缩,持续 0.1 秒,继而心房舒张,持续 0.7 秒;心房收缩时,心室处于舒张期,心房进入舒张后,心室立即进入收缩期,后者持续 0.3 秒,随后心室进入舒张期,历时 0.5 秒;心房心室同时舒张的间期称全心舒张期。一个心动周期中,随着心房和心室肌肉有次序地收缩与舒张,心腔内的容积与压力也随之有规律地变化,瓣膜也就有规律地开闭,使血液顺着一个方向流动。现以左心室为例,说明心室射血和充盈的过程。

(一)心房收缩期

心房收缩前,心脏正处于全心舒张期,房室内压力都较低,静脉血不断回流入心房,心房内压高于心室内压,房室瓣处于开启状态,血液随压力梯度由心房进入心室。而此时心室内压远低于主动脉内压,故半月瓣是关闭的。心房开始收缩时,房内容积缩小,压力增加,将腔内的血液挤入心室,使心室内的血液充盈进一步增加,此期历时 0.1 秒,随后心房舒张。

(二)心室等容收缩期

心房舒张不久,心室开始收缩,心室内压迅速增高,当超过房内压时,心室内的血液推动房室瓣,使其关闭,而此时室内压低于主动脉内压,半月瓣仍处于关闭状态,心室成为一个密闭腔,心室内的血容量不变,心室容积及肌纤维初长度也不变,而心室肌张力或心室内压力急剧升高,故称此期为等容收缩期,此期历时 0.05 秒。

(三)心室快速射血期

心室肌继续收缩,压力继续上升,当心室内压力超过主动脉内压力时,半月瓣开启,血液被快速射入主动脉内,故称为快速射血期。此时心室容积明显缩小,室内压继续上升,达峰值,此期历时 0.11 秒。

(四)心室减慢射血期

此期心室收缩力量减小,心室内血液减少,心室容积的变化也变得缓慢,射血速度明显减慢,而动脉内的血液流至外周的相对增多,动脉血压有所降低,使心室内的部分血液继续流入主动脉。此期历时 0.14 秒,随后心室开始舒张。

(五)心室等容舒张期

心室舒张不久,室内压开始下降,当低于主动脉内压时,主动脉内的血液推动半月瓣使其关闭,而此时房内压低于室内压,房室瓣仍处于关闭状态,心室又成为一个密闭腔。从半月瓣关闭至房室瓣开放,由于心室肌的舒张,室内压快速下降,而心室容积不变,故称为等容舒张期,此期历时 0.06～0.08 秒。

(六)心室快速充盈期

当室内压继续下降低于房内压时,心房内的血液借着压力梯度冲开房室瓣,由心房及大静脉流入心室,故称快速充盈期,此期历时 0.11 秒。

(七)心室减慢充盈期

随着心室血液的充盈,心室内压逐渐增加,压力梯度减少,故大静脉经心房流入心室的血液速度减慢,故称减慢充盈期,此期历时 0.2 秒。至下一次房缩期开始又进入下一个心动周期。

整个心动周期中,左心室腔内的压力变化最大,快速射血期的室内压最高。

二、心 排 血 量

心排血量是指左心室射入主动脉内的血量,可用每搏量或每分排血量来表示。

(一)每搏量和每分排血量

每搏量是指一次心跳一侧心室射出的血液量,而每分钟一侧心室射出的血液量则为每分排血量,通常的心排血量是指每分排血量。

每分排血量(心排血量)=每搏量×心率

静息状态下成年男子平均心率为 75 次/分,每搏量约 75ml,心排血量约为 500ml,女性的心排血量比同体重男性低约 10%。运动可增加心排血量,运动员剧烈运动时的心排血量可较静息时增加 6 倍;体位变化如由卧位转为坐位时,其心排血量可减少 5%～20%。如由卧位或坐位转为直立位时,其心排血量可减少 20%～30%;另外,体温及气候因素也会影响心排血量,如气温较热及潮湿的环境可使心排血量增加 2～4 倍;其他如忧虑可使心排血量增加 67% 左右,饱餐后可增加 25% 左右,洗热水澡后增加 50%～100%;而睡眠后心排血量可减少 25%,麻醉状态下也可使心排血量降低。

(二)心排血指数

心排血量还与人的体表面积有关,通常将空腹、静息状态下每一平方米体表面积的心排血量称为心排血指数。

心排血指数[L/(min·m²)]=每分心排血量(L/min)/体表面积(m²)

中等身材成人的体表面积为 1.60～1.67 m²,静息时每分心排血量为 5～6L,则心排血指数为 3.0～3.5L/(min·m²)。不同的生理条件下,其心排血指数也不同。年龄在 10 岁左右的小儿,静息心排血指数最高,约 4 L/(min·m²),随着年龄的增长逐渐下降,80 岁的老人的静息心排血指数约为 2 L/(min·m²),新生儿的静息心排血指数也较低,约为 2.5 L/(min·m²);女性的基础代谢率一般较男性低,故其静息心排血指数也较男性低。

(三)射血分数

心室舒张末期容积最大,充盈的血液也最多,此时的心室容积称为舒张末期容积;心室射血期末,心室容积最小,所充盈的血量也最小,此时的心室容积称为收缩末期容积。舒张末期容积-收缩末期容积=每搏量。正常成人左心室舒张末期容积约为 145ml,收缩末期容积约为 75ml,每搏量为 70ml。每搏量占心室舒张末期容积的百分比称为射血分数。

射血分数=每搏量/心室舒张末期容积

1. 测量心排血量的方法 下面介绍 Fick 法测量心排血量,即通过单位时间内经过肺循

环的血量来测定心排血量。利用肺组织摄取氧几乎为理想的检查方法,因为肺部摄氧速率与膈部两侧血氧浓度都容易测定,其公式为:

$$心排血量=\frac{肺摄氧量}{动脉血含氧量-静脉血含氧量}$$

例如,现测得被测试者摄氧量为 250ml/min,又知该时间内的动脉氧含量为每毫升血 0.2ml,静脉氧含量为每毫升血 0.15ml,则流过肺循环的血量为:

$$心排血量=\frac{250}{0.2-0.15}=5000ml/min$$

2. 决定心排血量的因素　决定心排血量的最基本因素有心脏本身的射血能力、静脉回心血量及射血遇到的外周阻力,心率在一定程度上也可影响心排血量。

(1)心脏射血:健康成人静息状态下心排血量为 5～6L/min,实际上机体静息时心脏允许的最大心排血量可高达 13～15 L/min,只要有足够的外周循环血液回流入心,心排血量就会相应增加,这说明心脏射血能力的储备很大。心排血量的多少取决于右心房压力的大小,在一定范围内,随着右心房压力的增高,心排血量也增加。其原因是由于右心房压力增大,进入右心室的血量增多,心室舒张末期容积增大,即"心肌初长度"变大,心室射血力量增加,心排血量增多;当心室射血能力已达允许水平时,不管右心房压力增加多少,心排血量也不再增加。当右心房压力为 0 时,心排血量约为 5 L/min,此为正常机体静息状态所需的实际心排血量。当右心房压力为 4mmHg(0.53kPa)时,心排血量约为 9 L/min,这也大大超过机体静息时组织代谢所需的心排血量,如轻、中度心肌梗死患者的心功能情况。当曲线可见:右心房压力在一定范围内增加,心室排血量虽有所增加,但即使在其最高心排血量水平,仍难以满足机体静息状态所需的心排血量,即心力衰竭时,心排血量的允许水平已下降至低于机体组织实际所需的心排血量。

心排血量的允许水平也不是固定不变的,它受一些生理及病理因素的影响,如心交感神经兴奋时,心排血量的允许水平从正常静息时的 13～15 L/min 增加至 25L/min,剧烈运动时可达 25～30 L/min。凡能在相同右心房压力下射出较正常血量多的心脏称为"高效心脏";反之,凡能在相同右心房压力下射出较正常血量的心脏称为"低效心脏"。

(2)静脉回心血量:根据 Frank-Starling 原理,如果静脉回心血量增多,心室舒张末期容积增大,心室肌初长度增加,心肌收缩力增大,每搏量也相应增加。促使体循环血液从动脉→毛细血管→静脉→右心房的动力是体循环与右心房间的压力差。体循环压力不变时,如果右心房压力增高,则压力差变小,回心血量减少;相反,若右心房压力降低,则压力差变大,在一定范围内,静脉回心血量增多。当右心房压力为 7mmHg,静脉回流为 0,即无血液流动;当右心房压力降至 0 时,出现回心血量的平台期,即右心房压力再降低,回心血量也不再增加,这是由于右心房压低于大气压,胸腔入口处的静脉因负压而管壁陷缩,血液回流阻力增加,故回心血量不再增加。

(3)后负荷:后负荷(主要是动脉压)对左心室排血量也有影响。在心脏射血功能及回心血量不变的情况下,后负荷越大,左心室排血量越少。但在动脉压增高早期,心脏通过"等长"或"异长"调节,心排血量可维持在一定范围内,如动脉压持续增高,心室肌长期处于收缩加强状态而逐渐肥厚,最终导致射血功能减退。

(4)心率:健康成人安静状态下,心率约为 75 次/分。但在不同的生理或病理状态下,心率会有很大的变动范围,在心率<170～180 次/分,随着心率增加,心排血量增加;当心率>170～180 次/分,由于心室充盈时间缩短,充盈量减少,每搏量可减少到正常时的一半,心排血量也开始下降。但如心率<40 次/分,心排血量也会减少,这是由于心舒张期过长,心室充盈早已接近限度,再延长心室充盈时间,也不能相应增加充盈量及每搏量。

(陈朝辉　李　宁)

第七节　心血管病实验室检验

一、心肌损伤的生化检验

(一)心肌酶的检验

心肌损伤,酶可以从损伤的心肌细胞中释放出来,引起血清中相应的酶活性增高。与心肌损伤相关的酶主要有丙氨酸转氨酶(ALT)、天冬氨酸氨基转移酶(AST)、乳酸脱氢酶(LDH),α-羟丁酸脱氢酶(α-HBDH),肌酸激酶(CK)及其同工酶(CK-MB),而肌钙蛋白 I、肌钙蛋白 T 等,这些被称为心肌标志物。心肌标志物的检验有助于心绞痛、不稳定型心绞痛、心肌梗死的诊断,心肌酶可选择单项或组合检验,但组合检验可提高诊断的敏感性和特异性。急性心肌梗死时,心肌酶谱演变及其诊断的敏感性和特异性可参见表 9-2。

表 9-2　心肌梗死心肌酶谱及其诊断价值

指标	升高时间(小时)	峰值时间(小时)	持续时间(天)	敏感性(%)	特异性(%)
CK	4～8	16～36	2～4	96	94
CK-MB	4～6	12～24	2～3	96	96
AST	4～8	16～48	3～6	94	93
LDH	6～12	24～60	7～14	92	92

应同时测定 ALT,AST>ALT 方有意义。

心肌酶的正常值范围:

(1)CK:男 0～190 U/L,女 0～167 U/L。

(2)CK-MB:0～25 U/L。

(3)LDH:男 135～225 U/L,女 135～215 U/L。

(4)α-HBDH:90～220 U/L。

(5)AST:男 0～40 U/L,女 0～31 U/L。

(二)心肌蛋白测定

【肌钙蛋白 T 或肌钙蛋白 I 测定】

1. 标本采集　取静脉血 3ml,促凝剂＋分离胶,采用黄色胶盖的真空管,避免溶血采血后立即颠倒混合 5～6 次,尽快完成测定。

2. 参考值　实验室 TnT 测定方法为:ECLIA(电化学发光法),参考值范围为 0.013～0.025 ng/ml,心肌梗死的定义标准为 TnT>0.1ng/ml。

3. 临床意义　肌钙蛋白 T 或肌钙蛋白 I 在心肌纤维坏死时释放入血,是心肌特异性标志物。心肌梗死发病 3～4 小时升高,12～24 小时达高峰,升高可达 30～40 倍,7 天后在部分恢复正常,少数可持续 20 天。持续高值提示有再梗死的可能。对心肌梗死诊断的敏感性和特异性均较高,特异性高于肌蛋白(Mb);但早期诊断敏感性不及 Mb。发病期间应分别在胸痛发作后 4 小时,10 小时,16 小时和 22 小时取血检验。就诊时发病已超过 4 小时者,应在住院时和间隔 6 小时取血。

【肌红蛋白(MYO)测定】

1. 标本采集 同肌钙蛋白或肌钙蛋白 I 测定方法。

2. 参考值 ECLIA:男性 TnI＝28～72ng/ml,女性 TnI＝25～58ng/ml;EIA:TnT<22ng/ml;CLIA:TnT<70ng/ml。

3. 临床意义 MYO 是反映骨骼肌、心肌损伤及其程度的灵敏指标,升高见于急性心肌梗死(AMI)。AMI 发病早期,MYO 从缺血的心肌组织迅速释放入血,在胸痛 2 小时后开始升高,4～12 小时达到高峰,24 小时下降到正常。MYO 阴性特别有助于排除 AMI 的诊断。

二、冠心病的生化检验

【血清胆固醇(CHOL)测定】

1. 标本采集 取静脉血 3ml,促凝剂＋分离胶,采用黄色胶盖的真空管,避免溶血采血后立即颠倒混合 5～6 次,尽快完成测定。

2. 参考值 成人正常值<5.17mmol/L(或<200mg/dl);轻度增高 5.20～5.66 mmol/L(边缘水平);高胆固醇血液≥5.69 mmol/L(升高)。

3. 临床意义

(1)CHOL 增高:①甲状腺功能减低、冠状动脉粥样硬化症、高脂血症;②糖尿病;③肾病综合征、类脂性肾病、慢性肾炎肾病期;④胆总管阻塞;长期高脂饮食,妊娠期等。

(2)TC 降低:①严重肝脏疾病;②严重贫血;③甲状腺功能亢进或营养不良。

【三酰甘油(TG)测定】

1. 标本采集 同血清胆固醇(TC)测定方法。

2. 参考值 正常水平<2.3 mmol/L;边缘水平 2.3～4.5 mmol/L;高 TG 血症≥4.5 mmol/L;胰腺炎高危≥11.3 mmol/L。

3. 临床意义

(1)TG 增高:①动脉粥样硬化性心脏病;②原发性高脂血症、动脉硬化症、肥胖病、阻塞性黄疸、糖尿病、脂肪肝、肾病综合征、妊娠、高脂饮食、酗酒等。

(2)TG 降低:甲状腺功能减低症、严重肝衰竭、肾上腺功能减低等。

【高密度脂蛋白胆固醇(HDL-C)测定】

1. 标本采集 同血清胆固醇(TC)测定方法。

2. 参考值 男性 0.93～1.81 mmol/L;女性 1.29～1.55 mmol/L;降低<0.9 mmol/L。

3. 临床意义 对诊断冠心病有重要价值,已知 HDL-C 与 TG 呈负相关性,与冠心病发病呈正相关性。HDL-C<0.9 mmol/L,是冠心病危险因素。HDL-C>1.55 mmol/L 为冠心病的"负"危险因素。HDL-C 降低也可见于糖尿病、肝炎、肝硬化等。

【低密度脂蛋白胆固醇(LDL-C)测定】

1. 标本采集　同血清胆固醇(TC)测定方法。

2. 参考值　正常范围2.07～3.0 mmol/L,LDL-C 随着年龄上升。中、老年人2.7～3.1 mmol/L;合适水平<3.36 mmol/L;边缘或轻度危险3.36～4.14 mmol/L;危险水平>4.14 mmol/L。危险是指动脉粥样硬化发生的潜在危险性。

3. 临床意义　LDL-C 水平与冠心病发病呈正相关,LDL-C 每升高1mg 使冠心病危险性增加1%～2%。LDL-C 增高最多见于Ⅱ型高脂蛋白血症。

【脂蛋白 a(Lpa)测定】

1. 标本采集　同血清胆固醇(TC)测定方法。

2. 参考值　E<300mg/L。

3. 临床意义　因它与高血压、高 LDL-C(高 TC)、低 HDL-C 等因素无关,现已将高 Lpa 作为动脉粥样硬化(冠心病、脑卒中)的独立危险因素。Lpa 也可见于炎症、手术、创伤等。

【载脂蛋白 a-I(apoAI)测定】

1. 标本采集　同血清胆固醇(TC)测定方法。

2. 参考值　ELIS 法:男性(1.42±0.17)g/L,女性(1.45±0.14)g/L;免疫透射比浊法:(1.2±1.60)g/L,女性略高于男性。

3. 临床意义　血清 apoA-Ⅰ是诊断冠心病的一种比较敏感的指标,其血清水平与冠心病发病率呈负相关。AM-Ⅰ时,apoA-Ⅰ水平降低;2 型糖尿病,apoA-Ⅰ水平偏低;脑血管病、肾病综合征、肝衰竭等 apoA-Ⅰ也降低。

【载脂蛋白 B(apoB)测定】

1. 标本采集　同血清胆固醇(TC)测定方法。

2. 参考值　apoB 水平随着年龄而上升。ELISA 法:男性(1.01±0.21)g/L,女性(1.07±1.23)g/L;免疫透射比浊法:青年人(0.80±0.90)g/L,老年人(0.95±1.05)g/L。

3. 临床意义　血清 apoB 水平升高与动脉粥样硬化、冠心病发病呈正相关,apoB 的上升较 LDL-C 的上升对冠心病风险预测更有意义,有学者认为 apoB≥1.20 g/L(ELISA 法)是冠心病的危险因素。

4. 载脂蛋白 A/B(apoA/B)的意义　apoA 为 HDL 的主要成分,apoB 为 LDL 的主要成分,目前已知 LDL-C 水平升高,是导致动脉粥样硬化病变和冠心病发病的重要因素。正常水平值为1.0～2.0,应用 apoA/B<1.0 对诊断冠心病的危险度,较 TC、TG、HDL-C 和 LDL-C 更重要,其敏感度为87%,特异性为80%。

三、心血管病实验室检验项目

(一)常规检验项目

(1)全血细胞计数、血细胞比容。

(2)尿液分析。

(3)肾功能检验:尿素氮(BUN)、肌酐(Cr)测定。

(4)血电解质(钾、钠、钙、氯、镁)。

(5)空腹血糖和餐后2小时血糖。

（二）心血管病特殊检查

1．冠心病

（1）尿酸测定。

（2）葡萄糖耐量测定。

（3）血脂测定：三酰甘油、脂蛋白和载脂蛋白。

（4）凝血酶原时间、出凝血时间。

（5）心肌酶学检查：天冬氨酸酶（AST）、乳酸脱氢酶（LDH）及其同工酶、肌酸激酶（CK）及其同工酶、血清肌钙蛋白测定、肌红蛋白测定等。

2．高血压和高血压性心脏病

（1）尿微量蛋白测定。

（2）尿培养；24 小时尿量、肌酐、尿素氮、尿酸和电解质测定。

（3）血肌酐、内生肌酐清除率。

（4）葡萄糖耐量试验。

（5）血胰岛素浓度测定。

（6）血清 T、血清 I 测定。

（7）血钙、血磷的测定。

（8）血清蛋白电泳、胆红素、碱性磷酸酶、ASA 及 ALT。

（9）血脂测定：胆固醇、三酰甘油、脂蛋白和载体蛋白。

3．风湿热和风湿性心脏病

（1）红细胞沉降率（ESR）。

（2）C 反应蛋白（CRP）。

（3）抗链球菌"O"效价（ASO）、抗脱氧核糖酶、抗-DNA 酶 B 及抗透明质酸酶、抗链球菌酶（ASTZ）测定。

（4）咽拭子细菌培养。

（5）血清 LDH。

4．先天性心脏病　染色体核型分析。

5．肺心病　血气分析。

6．心包疾病

（1）病毒分离检查。

（2）结核纯化蛋白衍生物（PPD）和真菌皮肤试验。

（3）血清蛋白电泳。

（4）真菌血清学检查。

（5）红斑狼疮（SLE）细胞检查。

（6）类风湿因子（RF）。

（7）血清抗核抗体（AHA）。

（8）血培养。

（9）异嗜性试验（传染性多核细胞增多症时）。

（10）心包穿刺抽液检查、心包积液涂片。

7. 感染性心内膜炎

(1)血培养(需氧菌培养和厌氧菌培养)。

(2)真菌的特殊培养。

(3)ESR。

(4)免疫学检查:免疫复合物、类风湿因子。

8. 心肌疾病　①ESR;②CRP;③抗链球菌"O"测定;蛋白电泳;④血清硒、钙、磷测定;心肌酶测定;⑤红斑狼疮(SLE)细胞检查;⑥血清 ANA;血清补体测定;血清和尿的重金属盐鉴定(铅、汞、硫);⑦类风湿因子(类风湿关节炎);⑧血培养;⑨病毒学检查;⑩肝功能试验、血浆铁测定、血浆结合力测定等。

（孙　宁　邵　丹）

第10章

专科常用操作技术与监护知识

第一节 血流动力学监测与护理

血流动力学监测已成为急危重症患者抢救所必备的方法之一,分为无创性监测和有创性监测两大类。无创性血流动力学监测是应用对机体组织不会造成损伤的方法来获得血流动力学指标,具有安全、操作简便、可重复等优点,但是影响因素较多,结果有时会不准确。有创性血流动力学监测是指经体表插入各种导管或探头到血管腔或心腔内,直接测定心血管功能参数的监测方法。通过这种有创性检查,对患者的循环功能进行连续、重复的监测,对病情做出迅速的判断并采取及时的治疗。但是有创性监测可能会引起一些严重的并发症,因此在临床工作中要严格掌握适应证,提高临床操作技术水平,熟悉各项监测指标及其意义,从而正确指导临床救护工作。

一、有创性动脉血压监测

动脉压力直接监测是将导管置入动脉内,通过压力监测仪直接测量动脉内压力的方法。该方法能够反映每一个心动周期的血压变化情况,可直接显示收缩压、舒张压和平均动脉压,对于血管痉挛、休克、体外循环转流的患者其测量结果更为可靠。正常情况下,动脉内导管测量的血压比通过袖带测量的血压高出 $2\sim8mmHg(0.27\sim0.40kPa)$。在危重患者可以高$10\sim30\ mmHg(1.3\sim4.0kPa)$。

(一)适应证

(1)休克、外科大手术特别是心外科体外循环及心内直视手术中及术后,静脉给予血管活性药物等需要准确监测动脉血压者;严重创伤和多脏器功能衰竭,以及其他血流动力学不稳定患者的手术监测。

(2)严重高血压、危重症患者及各类休克患者的术中监测。

(3)术中可能大出血的患者,如巨大脑膜瘤切除和海绵窦瘘修复术。

(4)需要反复抽取动脉血做血气分析等检查的患者。

(二)禁忌证

(1)局部皮肤感染者。

(2)高凝血状态:有出血倾向或抗凝治疗期间。

(3)桡动脉侧支循环试验(Allen's test)阳性者。

(三)操作方法

1. **穿刺部位选择**　置管动脉有颞动脉、桡动脉、肱动脉、股动脉、足背动脉等,其中以左臂桡动脉为首选部位,新生儿则选用脐动脉,婴幼儿常选用颞动脉。

2. **物品准备**　静脉切开包、皮肤消毒液、动脉穿刺针、延长管、三通管、无菌手套、输液器、生理盐水、加压袋、压力传感器。

3. **操作前准备**

(1)行桡动脉侧支循环试验(Allen's test),阴性者方可进行桡动脉穿刺。试验方法:①嘱患者将受检侧的手举过头顶连做 3 次握拳动作,然后紧紧握拳;②术者以手指分别压迫患者桡、尺动脉,此时手掌因缺血而变得苍白;5 秒后嘱患者松开手指,并将手放回心脏水平;③术者松开尺动脉同时观察受检手的血供情况。如松开尺动脉 15 秒内,手掌转红者为 Allen's 试验阴性,表示尺动脉通畅;若 15 秒后手掌未转红者为 Allen's 试验阳性,说明尺动脉堵塞,不能在该侧桡动脉穿刺或插管。

(2)准备好测压管道:①连接一次性输液器于 500ml 肝素盐水袋(12 500U/2ml),将两个三通管对接;②持续冲洗装置的一端接三通管 B 端上,另一端与输液器相接;延长管接三通管 A 端上;③将肝素盐水袋放入压力袋中,向压力袋充气至压力在 300mmHg 左右。

(3)将持续冲洗装置的储液室内注入少量生理盐水并与传感器相接,传感器的导联线接监护仪。将传感器放在患者床旁,高度在腋中线第 4 肋间与心脏同一水平。

4. **桡动脉置管**　①体位:患者取仰卧位,左上肢外展,腕下垫高(小枕头、手纸卷),拇指外展位;②部位选择:在桡侧腕屈肌腱和桡骨下端之间纵沟中,桡骨茎突处摸到桡动脉搏动,穿刺点在搏动明显处的远端 0.5cm;③常规消毒皮肤,局部麻醉,穿刺针与皮肤呈 30°~40°进针,见针尾有鲜红色血流溢出即说明导管在血管内,退出金属芯;④将延长管接在穿刺针上,用透明敷贴固定针头。

5. **直接动脉压监测**　①调整零点:关闭通向血管导管的三通,打开输液装置及穹窿形圆盖(dome)的排气孔,让肝素盐水充满 dome,同时排出气泡。按压一次监护仪零校正键,当监护仪示波器上的读数及压力曲线回到 0 时,即调整完毕;②测压并观察结果:关闭排气孔,打开与血管导管相通的三通开关,使传感器与桡动脉相通,此时监护仪上可连续准确显示压力曲线和压力读数;③要测动脉压时,输液管用 300mmHg 的高压袋压迫,以 3ml/h 的速度注入肝素盐水。

(四)并发症及护理

1. **感染**　是最主要的并发症,与导管有关的感染通常是由于穿刺污染,可导致导管性败血症;压力监测系统的污染也是另一个原因之一。因此,在操作过程中严格遵守无菌操作原则,注意保持穿刺部位清洁,定时消毒穿刺部位。加强临床观察,有感染征象如穿刺部位红、肿、疼痛等异常情况时,应及时寻找感染源,必要时做细菌培养,一旦发现感染迹象应立即拔除插管。置管时间一般不宜超过 7 天。

2. **血栓形成**　血栓是动脉内导管最常见的并发症,常发生于拔除动脉导管以后,它的发生率与穿刺的部位、方法、导管的大小及导管置留时间有关。用肝素稀释液间断或持续冲洗测压管,以防凝血。当压力波形异常时,应查找原因,如果因管道内有凝血而发生部分堵塞的情况,应抽出凝血块加以疏通,千万不可用力推挤,以免造成血栓栓塞。如果不能疏通,应予以拔除,必要时重新置管。

3. 血小板减少症 在一些重症患者,血小板减少症很常见,通常并不是由于肝素引起的。然而当患者的血小板计数低于$(80\sim100)\times10^9/L$时,一般建议停止所有肝素的使用,包括冲洗装置中的小剂量肝素,因为也有可能会引起与肝素相关的血小板减少症。

(五)护理

1. 术前护理 ①向患者及家属做好解释工作,得到患者的充分信任,取得配合;②备好所需物品,包括消毒器械包、动脉导管、多功能心电监护仪等;③常规开放静脉通道,备好急救物品。

2. 术中配合 ①配合医生进行穿刺部位的皮肤消毒及插管等操作;②在操作过程中密切观察心电监护仪,注意观察患者面色、神志、生命体征的变化,做好记录,发现问题及时处理。

3. 术后护理 ①三通管道和穿刺针连接要紧密,防止脱落造成大出血。严密观察动脉穿刺部位远端皮肤的颜色与温度,当发现有缺血征象,如肤色苍白、发凉及有疼痛感等,应立即予以拔管。穿刺处敷料视具体情况随时更换,预防静脉炎的发生;②导管护理:注意保护导管外面的透明保护膜,以此来保护导管的无菌状态;保持各管道通畅,如证实管腔已经堵塞,切不可用力推注液体,以免发生栓子脱落造成栓塞,如发生栓塞要立即拔管;③注意导管在体外的刻度,以确定其在体内的深度;输液管、延长管及三通接头等每天更换,各项操作严格遵守无菌操作规程;④穿刺失败及拔管后要有效压迫止血,尤其对应用抗凝血药的患者,压迫止血应在5分钟以上。必要时局部用绷带加压包扎,30分钟后予以解除。

(六)注意事项

1. 监测时注意事项 注意压力及各波形变化,严密观察心率、心律变化。注意心律失常的出现,及时准确地记录生命体征;如发生异常,准确判断患者的病情变化,及时报告医生进行处理,减少各类并发症的发生。

2. 测压时注意事项 直接测压与间接测压之间及不同部位的动脉压可以存在一定的差异;肝素稀释液冲洗测压管道,防止凝血的发生;校对零点,换能器的高度应与心脏在同一水平,定期对测压仪校验。

二、中心静脉压监测及护理

中心静脉压(CVP)是指血液流经右心房及上下腔静脉胸段时产生的压力。它反映患者血容量、右心功能和血管阻力等血流动力学的综合状态,动态观察CVP的变化,并结合动脉血压之间的关系,可以判断血容量和心脏排血的能力,用以指导补血、补液及强心、利尿药的应用,是ICU患者尤其是心血管术后循环功能的重要监测项目。

(一)适应证与禁忌证

1. 适应证

(1)严重休克者,测CVP可判断血容量丢失的程度。

(2)重大手术前,预计术中有大量出血或估计术中血压不稳定者,预先做好CVP测定,在失血及血压波动过程中,可根据其反应及时准确地补充血容量。

(3)鉴别少尿或无尿的原因是血容量不足还是肾功能不全所致。

(4)作为指导输液量和速度的参考指标。

（5）紧急情况下也可作为输液通道或插入肺动脉导管、起搏导管等。

（6）协助诊断和鉴别诊断有无心脏压塞。

（7）心力衰竭时判断心功能的程度。

2. 禁忌证　有出血倾向或局部有感染者。

（二）影响因素与临床意义

1. CVP 的组成及正常值　CVP 由四部分组成：①右心室充盈压；②静脉内壁压即静脉内血容量；③静脉外壁压，即静脉收缩压和张力；④静脉毛细血管压。因此，CVP 的大小与血容量、静脉张力和右心功能有关。CVP 的正常值为 $5\sim10cmH_2O(0.5\sim1.0kPa)$，波形近似平线。

2. 引起 CVP 波动的因素　CVP 的异常具有重要临床意义，如 $<2\sim5\ cmH_2O(0.2\sim0.5kPa)$，提示右心房充盈欠佳或血容量不足，应迅速补充血容量或应用扩张血管的药物等会使中心静脉压降低。$CVP>15\sim20\ cmH_2O(1.5\sim2.0kPa)$，提示右心衰竭、三尖瓣关闭不全、心脏压塞或补液过快过多，应暂停输液或严格控制输液速度，并给予强心、利尿等处理。临床监护中应结合血压变化综合分析判断其临床意义，并进行综合分析与病情评估（表 10-1）。

表 10-1　动脉压与中心静脉压变化的临床意义及处理原则

指标	临床意义	处理原则
BP↓,CVP↓	有效血容量不足	补充血容量
BP↑,CVP↑	外周阻力增大或循环负荷过重	使用血管扩张药或利尿药
BP 正常,CVP↑	容量负荷过重或右心衰竭	使用强心药与利尿药
BP↓,CVP 正常	有效血容量不足或心排血量减少	使用强心药、升压药、小量输血
BP↓,CVP 进行性↑	有心脏压塞或严重心功能不全	使用强心药、利尿药、行心包引流

（三）测量方法

CVP 测量通常采用开放式测量方法。此法通过颈外静脉、颈内静脉或锁骨下静脉至上腔静脉，或者通过股静脉至上腔静脉，其中上腔静脉较下腔静脉测量准确。测量时，将测压管的一端保持与大气相通的状态。另外，还有一种方法为闭合式测量，即整个测量过程保持闭合状态，不与大气相通，而通过压力传感器与压力监测仪相连接测得。右心漂浮导管也可直接测得中心静脉压。开放式测压的具体要求如下。

1. 物品准备　监护仪、监测 CVP 的测压管件一套、三通管 2 个、无菌手套、刻度尺、肝素盐水、输液器、延长管及无菌消毒用物。

2. 患者准备　向患者做好解释，以取得配合；取平卧位，上腔静脉测压时要将上肢外展 $30°\sim45°$。定位零点为基准点，即平卧时，右心房在腋下的水平投影平面，一般定为平腋中线第 4 肋间处。

3. 安装测压管

（1）将一直径 $0.8\sim1.0cm$ 的玻璃管和刻有 cmH_2O 的标尺一起固定于床头的输液架上，标尺零点对准患者右侧腋中线水平。

（2）将 2 个三通管对接，延长管接在第 1 个三通前端，静脉输入的液体通过输液泵接在第 1 个三通的侧端，测压管接在第 2 个三通侧端；冲管用的肝素生理盐水接在第 3 个三通后端。

（3）用静脉输入的液体排尽输液管内空气,再用肝素生理盐水将延长管、2 个三通管内的空气排尽。

4. CVP 监测　CVP 监测分连续监测和间断监测。连续测量时需备综合监护仪与中心静脉压测压管一套;间断测量为每次连续测量后取下测压管。CVP 监测有两种方法,一种是间断手动人工测量法,另一种是连续仪器测量方法。具体操作方法如下:

（1）间断手动人工测量方法:①将生理盐水充入一次性延长管,三通管与接中心静脉置管的输液器相连,排尽管道内气体后备用;②将三通管开向一次性延长管侧,开放一次性延长管远端,保持垂直位,观察延长管内生理盐水下降幅度,当水柱保持不动时,从基点起测量水柱高度,即为中心静脉压测量值;③测量后关闭三通管与延长管的连接,开放输液器端。

（2）连续仪器测量方法:①经锁骨下静脉或颈内静脉将中心静脉导管置入上腔静脉靠近右心房处;②导管末端通过延长管接三通接头,与测压鼓、压力换能器和监护仪相连,三通接头的另一端开口连接输液器;③测压时,使压力换能器与患者的右心房同一水平（平卧位时,平腋中线水平）,压力换能器校零;④关闭输液器,使中心静脉导管与压力换能器相通,监护仪屏幕上即可显示和记录 CVP 的数据和波形;⑤测压结束时,将压力的换能器端关闭,输液器端与中心静脉导管连通,调节滴数继续输液。

（四）护理

1. 术前护理

（1）置管前向患者及家属解释置管目的、方法、安全性及注意事项,消除患者恐惧心理,取得配合。

（2）保持病室安静整洁,温度适宜。

（3）嘱患者排空膀胱。

2. 术中护理

（1）准确选择穿刺部位,正确掌握进针方向,动作轻柔,防止损伤胸膜及肺组织,避免发生气胸并发症。

（2）严格无菌操作,防止感染。

（3）锁骨下静脉、颈内静脉、颈外静脉离心脏较近,当右心舒张时其压力较低,拔出针芯时要用手指堵塞套管入口,并嘱患者屏住呼吸,防止空气进入而引起栓塞。

（4）密切观察患者的生命体征,观察有无气胸、血胸、气体栓塞、神经损伤等并发症。

3. 术后护理

（1）严格无菌操作:每天消毒穿刺点,更换透明敷贴,每天更换输液管和测压管。测压或换管时必须严格消毒各个连接部位。一旦发现感染征象或排除其他原因的高热不退,应及时拔出导管,并剪下导管近心端 2～3cm,行细菌培养。如穿刺部位出现发红等感染情况,应禁止用透明胶布,改用棉质纱布,以透气、干燥创面,并增加换药次数。

（2）妥善固定:除静脉穿刺点及管道须用透明胶布固定外,还应在距离穿刺点 5cm 处,加固胶布。固定部位应避免关节及凹陷处,对清醒患者做好解释,取得配合;对躁动患者应给予保护性约束,防止牵拉或误拔导管。要保证测压管道系统密闭及通畅的同时,还应防止管道受压、扭曲、接头松动或脱落。

（3）保持导管通畅:每日用肝素生理盐水 5～10ml（肝素浓度 2U/ml）冲洗静脉导管一次,如导管内有回血或抽取血标本后应及时冲洗。

（4）保持测压的准确性：每次测压时患者取平卧位，将测压尺的"0"点置于腋中线第4肋间右心房水平，确保静脉内导管和测压管道内无凝血、空气，管道无扭曲，以保证测压的准确性。测压应在患者平静状态下进行，患者躁动、咳嗽、腹胀或机械通气应用PEEP均可影响测量结果的准确性。因此，如有上述症状，可先给予处理，待平静10～15分钟后再行测压。如应用呼吸机治疗时，当测压管中水柱下降至基本静止状态时，可暂时断开气管插管与呼吸机的连接，观察水柱再次静止时，即为静脉压。但对于无自主呼吸的患者要慎重行事。

（5）排除干扰因素：测压过程中，测压管中的液面波动最初可快速下降，当接近静脉压时，水柱液面可随呼吸上下波动，且越来越微弱，下降速度也会越来越缓慢，直到静止不动即为静脉压高度。但须注意此时应首先排除测压管阻塞或不够通畅因素，原因可能为静脉导管堵塞、受压或尖端顶于血管壁或管道漏液等，应给予及时处理，以排除干扰。测压时，应禁止同时输入药物，特别是血管活性药物或钾溶液，防止测压时药物输入中断或输入过快发生意外。

（6）按需测量：测量CVP的频次应随病情而定，切忌过于频繁。测量后准确记录，异常改变要随时报告医生给予处理。

（7）动态观察CVP：每小时测量一次并及时记录，根据测量结果并结合患者的血压、心率、颈静脉怒张、尿量等情况综合分析指导临床治疗。

(五)健康教育

中心静脉血管粗、压力低，输液速度不易掌握。教育患者及家属绝对不可自行调节液体滴数，以免输液过快造成液体流空，导致空气栓塞。

(六)并发症的预防及护理

1. 感染　中心静脉置管感染率为2％～10％，大部分是由于携带了穿刺部位皮肤的菌群所致。其预防措施：①严格无菌操作，操作前必须进行彻底的洗手，穿戴无菌隔离衣帽；②测压管道和输液管道系统留置24小时以上时，应每日更换；③加强导管穿刺处局部的护理，每日消毒导管入口处及周围皮肤，置管处用透明敷贴密封；④病情稳定后要及时拔管，以免引起上行性感染；⑤留管期间注意预防静脉炎的发生。

2. 心律失常　导管插入过深时，其顶端会进入右心房或右心室，对心肌造成机械性刺激而诱发心律失常。在操作的过程中要确保导管顶端位于合适的位置，以减少心律失常的发生。

3. 空气栓塞　胸膜腔呈负压状态，如输液速度过快，测压管内的液体低于"0"刻度时很容易使空气进入血管或右心房造成空气栓塞。预防措施：①每次测压时应排尽管道内空气，测压完毕或在三通注射药物后，将三通拧回到输液位置，以免堵塞静脉；②适当控制输液速度；③更换导管时，确保连接紧密牢靠；④当患者平卧时感胸闷，坐起呛咳不止，面色苍白、口唇发绀，应怀疑空气栓塞的可能。立即用止血钳夹住导管近心端，速将患者置于头低足高、左侧卧位，使气体在右心室停留，以免形成肺动脉气栓。

4. 血栓形成　导管引起的血栓在临床上很常见，但有临床表现的不超过3％。血栓的发生率与导管留置的时间有关。导管的设计和材料影响血栓的发生。

5. 血管损伤　继发于导管穿刺后的大血管破裂发生率不是很高，在导管的插入过程中很少出现。多出现在插管后1～7天，患者常表现为突然发作的呼吸困难，胸部X线片出现新的胸腔积液。导管的硬度、导管顶端在血管腔内的位置及穿刺部位是引起血管损伤的重要因素。左颈内静脉和颈外静脉内的导管容易引起血管破裂。为减少血管损伤，血管腔内的导管应与血管壁平行。

（七）拔管

1. 拔管指征

（1）患者生命体征平稳，连续测量 CVP 5 次，均稳定在正常范围，并维持 48 小时以上，同时 24 小时尿量在 2000ml 以上，不需要进行 CVP 监测。

（2）置管部位感染或由于置管造成了全身感染。

（3）置管时间超过 2 个月。

2. 拔管方法　将 CVP 测压装置的三通活塞关闭，撕开透明敷料，用安尔碘消毒导管及周围皮肤，有缝针时先拆去缝线。拔管时动作要轻、缓慢，防止导管折断。同时在静脉导管末端接注射器，边抽边拔管，以防残留血块进入血管造成栓塞。拔管后压迫穿刺点 5～10 分钟，防止皮下血肿。再次消毒皮肤，用消毒敷贴覆盖。

三、漂浮导管监测及护理

1970 年 Swan-Ganz 漂浮导管问世，这是一种顶端带气囊的多腔导管，导管经皮穿刺静脉从右心房、右心室至肺动脉。可在无 X 线的条件下，在床旁对患者进行血流动力学参数的测定，能够准确地测量心排血量，右心房、右心室、肺动脉和肺毛细血管压力，并能取血行血氧饱和度的测定，能较准确地判断左、右心室泵功能的状态。已被广泛用于心脏重症的监护、心脏手术期间及手术后的监护、老年人手术及任何原因的休克等的监护。是对危重患者提供早期诊断、及时治疗以及评估治疗反应的可靠依据。

（一）监测方法

目前临床常采用四腔漂浮导管。

1. 四腔导管的结构与作用　7F 导管是标准的 Swan-Ganz 导管，导管长 110cm，从顶端开始每隔 10cm 有一黑色环形标记，作为插管深度的指示。Swan-Ganz 导管不透 X 线，每根导管有四个相互隔离的管腔分别开口于导管末端。

2. 四腔漂浮导管的测量

（1）球囊注气：球囊管腔（红色）可连接注射器，与顶端球囊相通，向球囊注入 1.2ml 气体，导管将随血流漂浮至肺小动脉。

（2）肺动脉压（PAP）和肺毛细血管楔压（PCWP）：肺动脉远端管腔（黄色）导管顶端有一肺动脉孔与末端黄色管相通，可测量 PAP 和 PCWP。

（3）右房压（RAP）和 CVP：右心房近端管腔（蓝色）距顶端 30cm 处有一侧孔与蓝色管相通，可测 RAP 和 CVP；当导管远端在肺动脉时，导管近端开口恰好位于右心房，此时导管近端孔传递出的压力是 RAP 和 CVP。

（4）心排血量（CO）：热敏电阻（白色）热敏电阻与白色导线相通，距顶端 2cm 可测定肺动脉血温，利用温度稀释原理测定 CO。还可用于测量右心房压及输液用。

（二）适应证

（1）急性心功能不全：主要用于心脏直视手术后，伴有心排血量降低或泵功能不全的患者。

（2）难治性休克。

（3）持续肺动脉高压。

（三）禁忌证

（1）凝血异常或出血倾向。

（2）胸壁畸形、胸或颈部外伤，不应经颈内静脉或锁骨下静脉穿刺，必要时做股静脉穿刺。

（四）物品准备

物品包括器械包（内有静脉切开器械）、手术衣、无菌手套、Swan-Ganz 漂浮导管、测压管、压力转换器、三通管、肝素盐水、急救药物、注射器、心电监护仪等。

（五）留置方法

1. 置管前准备

（1）配制肝素生理盐水，用 500ml 生理盐水中加入肝素 12500U。

（2）连接测压导管，测压管上的储液室接压力转换器，2 个三通管分别接测压和输液管道。

（3）心电监测：患者胸前贴心电监护电极，连接导线，启动床边心电监护仪，选择清晰的心电波形。

（4）测压输液管插入肝素生理盐水中，排尽管道内空气，将储液室内充满液体，在传感器表面滴入数滴生理盐水，并与储液室紧密相贴。将传感器固定于床头专用支架上，使传感器应与右心房同一水平，以保证测压的准确性。

（5）启动导联选择键，选择压力通道并设置 0 点，振幅速度调至 30～60mm/s，扫描速度为 12.5 mm/s。

2. 配合医生插管

（1）血管选择：选择外周较大静脉（锁骨下静脉、颈内静脉、股静脉或贵要静脉）。

（2）体位：根据选择的静脉，指导患者体位。选用右侧颈部穿刺时，嘱患者仰卧，两肩胛间及穿刺侧肩胛下放入小毛巾卷以垫高穿刺侧，头后仰 15°并转向对侧；选用右侧股静脉穿刺时，嘱患者平卧，大腿外展、外旋，膝关节微屈。

（3）皮肤消毒：测量穿刺点至胸骨角的长度，并在导管上做好标识，常规消毒局部皮肤后穿刺。

（4）充气囊送导管：穿刺成功→在静脉内缓缓推进漂浮导管至 45cm→将导管体外端与压力转换器相连监测压力波形（出现右心房压波形）→向气囊内注入规定量的气体（约 1.2ml）→在压力波形监护下借助气囊漂浮作用继续缓缓推进导管→导管顺血流进入右心室、肺动脉、肺动脉分支，分别测定；最终嵌入与气囊直径相等的肺动脉血管（此处测得肺动脉楔压）→气囊排气后测到的压力为肺动脉压→采用热稀释法测定心排血量。气囊充气时每次不应超过 30 秒，长时间充气可造成肺梗死。

（5）固定导管：固定导管并用无菌透明敷贴覆盖穿刺部位，导管留置时间不宜超过 72小时。

3. 压力测定

（1）测压前检查所设置的参数和传感器高度。

（2）测压时，先旋转测压管上的一侧三通开关，使之与大气相通进行校零，然后关闭；再旋转另一侧三通开关使压力管道与压力传感器相通，此时可测得肺动脉压并记录。

（3）向球囊内注入 1.2ml 气体后，将其开关锁住，此时测得压力为 PAWP。

（4）选择 CVP 监测管道，将测压管移至中心静脉管道上，按测肺动脉压的方法进行测压，即可测得 CVP 或 RAP。

（5）测压后应及时将测压管重新连接肺动脉测压管道上，并接通管道冲洗系统，持续肝素生理盐水冲洗，5～10 滴/分，每小时加压冲管一次，每次 2～3ml，防止管腔被血凝块阻塞。

（六）影响因素及临床意义

1. **右心房压（RAP）**　也代表 CVP，与右心室舒张末期压力相似，对评估右心室功能有价值。正常值为 1～6 mmHg，为三个向上波和与之相对的三个向下波组成的综合波。RAP 受血容量、静脉血管张力及右心室功能状态等因素的影响，RAP 常在血容量增加、右心功能不全、三尖瓣病变、限制型心包心肌病变及心脏填塞时升高。

2. **右心室压（RVP）**　在漂浮导管插入过程中，当导管进入右心室时，出现明显高大的右心室压力波形，是导管推进过程中一个重要定位标志。正常收缩压 15～28 mmHg，舒张压 0～6 mmHg，舒张末期压力与 RVP 相等。因测量 RVP 存在导管尖激惹右心室导管致室性心律失常的危险，故一般危重患者不测 RVP。

3. **肺动脉压（PAP）**　其波形包括与体动脉压同样的收缩相、重搏切迹和舒张相三部分，其特点为收缩压陡峭上升，而后缓慢下降至中段出现重搏切迹，然后逐渐降至舒张压水平。正常值为 15～28 mmHg/5～14 mmHg，平均压为 10～20 mmHg。当 PAP>30 mmHg 为轻度肺动脉高压，>60mmHg 为中度肺动脉高压，>90 mmHg 为重度肺动脉高压。当肺动脉瓣正常时，肺动脉与右心室的收缩压相等；当肺动脉瓣狭窄时，肺动脉与右心室之间有一压力阶差。

4. **肺动脉楔压（PAWP）**　又称肺毛细血管楔压（PCWP）。在正常情况下，PAWP 可代表左心室舒张末压，对判断心功能，血容量是否充足有重要意义。PAWP 的压力波形类似 RAP，但 a、c 波融合，v 波可。正常值为 8～12 mmHg。PAWP<5 mmHg 表示体循环血容量不足，>18mmHg 为即将出现肺淤血，>30mmHg 时为肺水肿（心源性）。在各瓣膜正常的条件下，PAWP 相当于左心室充盈末压，反映左心室前负荷。PAWP 升高，可见于左心功能不全、心源性休克、二尖瓣狭窄、左心室顺应性下降或血容量过多。PAWP 降低，见于血容量不足。PAWP 值与肺充血改变的关系见表 10-2。

表 10-2　PAWP 与肺充血改变的关系

PAWP(mmHg)	肺充血改变
<18	罕见发生肺充血
18～20	开始出现肺充血
21～25	轻至中度肺充血
26～30	中至重度肺充血
>30	可发生急性肺水肿

5. **心排血量（CO）**　是指每分钟由心脏泵出的血液量，是衡量心室功能的重要指标，受心肌收缩力、前后负荷、心率的影响，正常值为 4～8L/min。与心排血量有关的参数还包括：心指数（CI），即每平方米体表的心排血量，正常值为 2.8～4.3 L/min；每搏输出量（SI），即心室每次收缩所射出的血量，SI＝CO/心率。另外心排血量监测也可以用无创方法，如多普勒超声法，操作简便易行，重复性强，患者不会有危险，易被患者和医护人员接受，但准确性受到多种因素的影响。

6. **混合静脉血氧饱和度（SvO$_2$）**　可反映机体氧的供需平衡的总体情况，正常值为 60%～77%。<68%，提示影响氧输送的因素如血红蛋白、心排血量、动脉血氧含量其中之一有所下降，或组织氧耗量增加；<60% 时，提示氧的供需平衡发生失代偿；<50% 时，出现无氧

代谢和酸中毒;<40%时,意味着机体代偿能力已达到极限;<30%时,提示患者濒临死亡。

(七)护理

1. 预防感染　严格执行无菌技术操作原则,穿刺部位每日用聚维酮碘消毒并更换敷料,注意局部皮肤的温度及颜色。

2. 保持导管通畅　由于管腔细长易发生管内栓塞,持续用肝素液冲洗(生理盐水500ml＋肝素12 500U)3～5ml/h。并准确的记录输入的液体量。固定好管道,防止导管移位、打折。

3. 观察生命体征　术后应严密监测脉搏、呼吸、血压及体温变化,如术后出现持续高热,应查明原因及时处理。测压时嘱患者平静呼吸,以免影响测压结果。

4. 保证数字准确　密切观察监护仪上的心电波形与心脏内各部压力波形的变化,以确定导管尖端在心脏内的位置。注意检查压力传感器是否在零点,导管及传感器内是否有回血、气泡,是否通畅等。

5. 气囊充气　测量 PCWP 时,应将气囊缓慢充气(充气时<1.5ml),待出现嵌压图形后,记录数字并放掉气囊内气体。如气囊充气后不出现嵌顿压图形,多因导管退出肺动脉或气囊破裂。将气囊充气后放松注射器,如无弹性回缩说明气囊已破裂,不可再将气囊充气。

6. 心电监护　持续心电监护,严密监测心律变化,拔除导管时,应在监测心率、心律的条件下进行。拔管后穿刺的局部应压迫止血。

(八)并发症及预防

1. 心律失常　导管在置入过程中如远端接触心肌或心瓣膜,会出现各种室性心律失常。应持续监测 ECG,备用利多卡因及镇静药。

2. 气囊破裂　由于导管反复使用或导管放置时间过长,气囊弹性丧失所致。置导管前检查气囊。测量 PCWP 时不要过度充气,气囊最大充气量应小于 1.5ml。

3. 血栓形成和栓塞　导管表面和穿刺血管局部形成血栓,引起血栓性静脉炎和肺栓塞。血管栓塞可由血栓脱落引起。也可由气囊破裂注入大量空气所致。管腔内定时肝素生理盐水冲洗,可减少血栓形成。每次测完 PCWP 后,应将气囊内气体放出。

4. 感染　包括局部和全身感染,表现为穿刺局部的静脉炎或脓肿。也可表现为全身脓毒血症,但非常少见。主要原因是缺乏严格的无菌操作或导管的体内保留时间过长。因此,置管的局部要保持清洁、干燥,皮肤穿刺处用聚维酮碘液(有效碘含量 0.5%聚维酮碘溶液)消毒,2次/日。导管保留时间不宜超过 72 小时。

5. 导管折叠、打结　导管进入右心室超过 15cm 还未到肺动脉时,导管可能打结折叠,将导管后退,重新插入。必要时做床旁胸部 X 线检查,确定导管插入位置。

(陈朝辉　张　怡)

第二节　血液酸碱与动脉血气分析

血液、血气和酸碱平衡正常是体液内环境稳定,机体赖以健康生存的一个重要方面。

一、动脉血气和酸碱分析指标

1. 动脉血氧分压(PaO_2)　是血液中物理溶解的氧分子所产生的压力。PaO_2正常范围80～100mmHg(10.7～13.3kPa),正常值随年龄增长而下降,PaO_2的年龄预计值＝[13.75

kPa一年龄(岁)×0.057]±0.5kPa 或[13.5 mmHg一年龄(岁)×0.42]±4 mmHg,PaO_2 低于同龄人正常范围下限者,称为低氧血症。PaO_2 降至 60mmHg(8.0 kPa)以下时,是诊断呼吸衰竭的标准。

2. 动脉血氧饱和度(SaO_2) 指血红蛋白实际结合的氧含量与全部血红蛋白能够结合的氧含量比值的百分率。其计算公式:SO_2=氧合血红蛋白/全部血红蛋白×100%,正常范围为 95%~98%。

3. 氧合指数=(PaO_2/FiO_2) 正常值为 400~500mmHg(53.3~66.6 kPa)。ALI 时存在严重肺内分流,PaO_2 降低明显,提示高吸入氧浓度并不能提高 PaO_2 或提高 PaO_2 不明显,故氧合指数常低于 300mmHg(40 kPa)。

4. 肺泡-动脉血氧分压差(PA-aO_2) 在正常生理情况下,吸入空气时 PA-aO_2 为 10mmHg(1.33 kPa)左右。吸纯氧时 PA-aO_2 正常不超过 60mmHg(8.0 kPa)。急性呼吸窘迫综合征(ARDS)时 PA-aO_2 增大,吸空气时常可增至 50mmHg(6.7kPa);而吸纯氧时 PA-aO_2 常可超过 100mmHg(13.3 kPa)。但该指标为计算值,结果仅供临床参考。

5. 肺内分流量(Qs/Qt) 正常人可存在小量解剖分流,一般低于 3%。ARDS 时,由于 V/Q 严重降低,Qs/Qt 可明显增加,达 10%以上,严重者可高达 20%~30%。

6. 动脉血二氧化碳分压($PaCO_2$) 是动脉血中物理溶解的 CO_2 分子所产生的压力。正常范围为 35~45mmHg(4.7~6.0 kPa)。测定 $PaCO_2$ 是结合 PaO_2 判断呼吸衰竭的类型与程度,是反映酸碱平衡呼吸因素的唯一指标。当 $PaCO_2$>45mmHg(6.0kPa)时,应考虑为呼吸性酸中毒或代谢性碱中毒的呼吸代偿;当 $PaCO_2$<35mmHg(4.7kPa)时,应考虑为呼吸性碱中毒或代谢性酸中毒的呼吸代偿。①PaO_2<60mmHg(8.0 kPa)、$PaCO_2$<50mmHg(6.7 kPa)或在正常范围,为Ⅰ型呼吸衰竭;②PaO_2<60mmHg(8.0 kPa)、$PaCO_2$≥50mmHg(6.67 kPa),为Ⅱ型呼吸衰竭。

7. 碳酸氢盐(HCO_3^-) 是反映机体酸碱代谢状况的指标。HCO_3^- 包括实际碳酸氢(AB)和标准碳酸氢(SB)。SB 和 AB 的正常范围均为 22~27mmol/L,平均 24 mmol/L。AB 是指隔离空气的血液标本在实验条件下所测得的血浆 HCO_3^- 值,是反映酸碱平衡代谢因素的指标,HCO_3^-<22mmol/L 时,可见于代谢性酸中毒或呼吸性碱中毒代偿;HCO_3^->27mmol/L 时,可见于代谢性碱中毒或呼吸性酸中毒代偿。SB 是指在标准条件下[即 $PaCO_2$=40 mmHg(5.3 kPa)、Hb 完全饱和、温度37℃]测得的 HCO_3^- 值。它是反映酸碱平衡代谢因素的指标。正常情况下,AB= SB;AB↑>SB↑见于代谢性碱中毒或呼吸性酸中毒代偿;AB↓<SB↓见于代谢性酸中毒或呼吸性碱中毒代偿。

8. pH 是表示体液氢离子浓度的指标或酸碱度。由于细胞内和与细胞直接接触的内环境的 pH 测定技术上的困难,故常由血液 pH 测定来间接了解 pH=1/H^+,它是反映体液总酸度的指标,受呼吸和代谢因素的影响。正常范围:动脉血为 7.35~7.45;混合静脉血比动脉血低 0.03~0.05。pH<7.35 为失代偿性酸中毒[呼吸性和(或)代谢性],pH>7.45 为失代偿的碱中毒[呼吸性和(或)代谢性]。

9. 缓冲碱(BB) 是血液(全血或血浆)中一切具有缓冲作用的碱(负离子)的总和,包括 HCO_3^- 及血红蛋白、血浆蛋白和 HPO_4^{2-},正常范围为 45~55mmol/L,平均 50 mmol/L。仅 BB 一项降低时,应考虑为贫血。

10. 剩余碱(BE) 是在38℃、$PaCO_2$ 40mmHg(5.3 kPa)、SaO_2 唯一的条件下,将血液标

本滴定至 pH7.40 时所消耗酸或碱的量,表示全血或血浆中碱储备增加或减少的情况。正常范围为 ±3 mmol/L,平均为 0。其正值时表示缓冲碱量增加;负值时表示缓冲碱减少或缺失。

11. 总 CO_2 量(TCO_2)　反映化学结合的 CO_2 量(24 mmol/L)和物理溶解的 CO_2 量(1.2 mmol/L)。正常值 $=24+1.2=25.2$ mmol/L。其意义同 HCO_3^- 值。

12. CO_2-CP　是血浆中呈化合状态的 CO_2 量,理论上应与 HCO_3^- 大致相同,但因有 $NaHCO_3^-$ 等因素干扰,比 HCO_3^- 偏高。其意义 HCO_3^- 值。

以上 6~12 项指标常用来判断酸碱平衡情况,其各类酸碱失衡 pH、BE(或 HCO_3^-)及 $PaCO_2$ 改变见表 10-3。

表 10-3　酸碱平衡失调的血气改变

项目		pH	BE	$PaCO_2$	HCO_3^-
单纯型					
呼酸	代偿	=或≈	↑	(↑)	↑
	失代偿	↓	≈	(↑)	=或≈↑
呼碱	代偿	=或≈	↓	(↓)	↓
	失代偿	↑	≈	(↓)	=或≈↓
代酸	代偿	=或≈	(↓)	↓	(↓)
	失代偿	↓	(↓)	≈	(↓)
代碱	代偿	=或≈	(↑)	↑	(↑)
	失代偿	↑	(↑)	≈	(↑)
复合型					
呼酸及代酸		↓↓	↓	↑	↓
呼酸及代碱		≈或↓或↑	↑	↑	↑↑
呼碱及代酸		≈或↑或↓	↓	↓	↓↓
呼碱及代碱		↑↑	↑	↓	↑

注:"="为正常范围;"≈"为接近正常;"↑"为升高;"↑↑"为明显升高;"↓"为降低;"↓↓"为明显降低;"( )"为原发改变

二、酸碱平衡的调节

人的酸碱平衡是由三套完整调节系统进行调节的,即缓冲系统、肺和肾的调节。人体正是由于有了这些完善的酸碱平衡调节机制,才确保了机体处于一个稳定的内环境的平衡状态。机体每天产生固定酸 120~160 mmol(60~80mEq)和挥发酸 15 000 mmol(7500 mEq),但体液能允许的 H^+ 浓度变动范围很小,正常时 pH 在 7.35~7.45 内波动,以保证人体组织细胞赖以生存的内环境稳定,这正是由于体内有一系列复杂的酸碱平衡调节。

(一)缓冲系统

人体缓冲系统主要有四组缓冲对,即碳酸-碳酸氢盐(H_2CO_3-HCO_3^-)、磷酸二氢钠-磷酸氢二钠系统(NaH_2PO_4-Na_2HPO_4)、血浆蛋白系统(HP_r-P_r^-)、血红蛋白系统。这四组缓冲对构成了人体对酸碱失衡的第一道防线,它能使强酸变成弱酸,强碱变成弱碱,或变成中性盐。但是,由于缓冲系统容量有限,缓冲系统调节酸碱失衡的作用也是有限的。碳酸-碳酸氢盐是人体中缓冲容量最大的缓冲对,在细胞内外液中起重要作用,占全血缓冲能力的 53%,其中血浆占 35％,红细胞占 18％。磷酸二氢钠-磷酸氢二钠在细胞外液中含量不多,缓冲作用小,只占全血缓冲能力的 3％,主要在肾排 H^+ 过程中起较大的作用。血浆蛋白系统主要在血液中起缓冲作用,占全血缓冲能力的 7％,血红蛋白系统可分为氧合血红蛋白缓冲对($HHbO_2$-Hob_2^-)和还原血红蛋白缓冲对(HHb-Hb^-),占全血缓冲能力的 35％。

(二)肺的调节

肺在酸碱平衡中的作用是通过增加或减少肺泡通气量、控制排出 CO_2 量使血浆中 HCO_3^-/H_2CO_3 比值维持在 20∶1 水平。正常情况下,当体内产生酸增加,H^+ 升高,肺代偿性过度通气,CO_2 排出增多,使 pH 维持在正常范围;当体内碱过多时,H^+ 降低,则呼吸浅慢,CO_2 排出减少,使 pH 维持在正常范围。但是当增高>80 mmHg(10.7kPa)时,呼吸中枢反而受到抑制,这是由呼吸中枢产生 CO_2 麻醉状态而造成的结果。肺脏调节的特点是作用发生快,但调节的范围小,当机体出现代谢性酸碱失衡时,肺在数分钟内即可代偿性增快或减慢呼吸频率或幅度,以增加或减少 CO_2 排出。

(三)肾调节

肾在酸碱平衡调节中是通过改变排酸或保碱量来发挥作用的。其主要调节方式是排出 H^+ 和重吸收肾小球滤出液中的 HCO_3^-,以维持血浆中 HCO_3^- 浓度在正常范围内,使血浆中的 pH 保持不变。肾排 H^+ 保 HCO_3^- 的途径有三条,即 HCO_3^- 重吸收、尿液酸化和远端肾小管泌氨与 NH_4^+ 生成。与肺的调节方式相比,肾的调节酸碱平衡的特点是功能完善但作用缓慢,常需 72 小时才能完成;其次是肾调节酸的能力大于调节碱的能力。

三、动脉血气监测

动脉血气分析可以准确反映机体的呼吸功能,是诊断呼吸衰竭和酸碱平衡紊乱最可靠的指标和依据,对各种急、危、重症,尤其是呼吸衰竭诊断、抢救和治疗及对低氧血症的判断,指导氧气治疗和机械通气等具有重要意义。因此,动脉采血技术是护士工作中重要的操作。

(一)采血部位

血气分析采血部位可用桡动脉、肱动脉、足背动脉及股动脉穿刺抽血较常见,目前桡动脉穿刺已被广泛使用。对于长期规律进行血液透析的患者,穿刺前应检查尺、桡动脉间的吻合支功能。穿刺点应选择动脉搏动最明显处,婴幼儿有时可采用动脉化末梢血如足跟部,局部需用 42~45℃ 热水袋 5 分钟左右,使其轻度充血,便于取血。

(二)采血前准备

1. 患者准备　向患者解释采血的目的、操作方法及简要步骤,建立信任及安全感,如为婴幼儿抽血,则需助手固定肢体,但勿用力过猛,以免损伤组织。

2. 物品准备　消毒皮肤的溶液如安尔碘、无菌棉签、干燥注射器、肝素 1250U、橡皮塞、无菌手套。

3. 抽血注射器的准备　常规使用专用动脉采血器,将专用基动脉采血器的针栓向外拉出至 1ml 的刻度即可备用。使用普通注射器时,用干燥无菌注射器吸取肝素溶液 1ml(内含肝素 1250U),转动针栓使肝素均匀附于管壁,针尖向上排出气体或所有气泡及肝素液后待用。

(三)操作步骤

1. 选择部位　向患者解释动脉采血的目的及穿刺方法,取得患者配合。协助患者取适当的卧位,桡动脉、肱动脉穿刺者可取平卧位;如穿刺股动脉则取仰卧位,下肢稍屈膝外展外旋,以充分暴露穿刺部位。

2. 皮肤消毒　操作者立于穿刺侧,用安尔碘消毒穿刺部位皮肤 2 次,直径>6cm,待干,然后操作者戴手套或用安尔碘消毒触摸动脉的左手示指与中指。

3. 穿刺　操作者用左手示指与中指触摸到动脉搏动的最明显处,并固定于两指之间,右手持准备好的注射器,在两指间垂直或与动脉走向呈 30°~45°针尖斜面向上刺入动脉,待血随脉搏搏动自动涌入针管,取血至 1ml。

4. 防出血及血肿　取血完毕拔出针头后用无菌棉球按压穿刺部位 5 分钟,以防出血及血肿形成,并立即将针尖斜面刺入橡皮塞封住针头后轻轻搓动,使血液与肝素充分混匀,避免凝血,立即送检。

5. 采末梢血　采血部位充分热敷,局部消毒,用特制三棱针快速刺入皮内 3mm,使血液自溢,勿用力挤压,随即接上毛细玻璃管,使其远端略微向下形成倾斜状,使血液虹吸入管,动作要快,尽量使空气及标本血液接触时间缩短,管内不能进入气泡。

6. 标本存放　动脉血采集后如不能及时送验,应放入 2~4℃的冰箱中冷藏存放,以免血细胞耗氧,使 PaO_2 下降、pH 下降、$PaCO_2$ 升高。同时为得到精确的血气分析结果,尽量避免采用末梢血。

(四)注意事项

(1)指导患者抽取血时尽量放松,平静呼吸,避免影响血气分析结果。

(2)消毒面积应较静脉穿刺大,严格执行无菌操作技术,预防感染。

(3)告知患者正确按压穿刺点,并保持穿刺局部清洁、干燥,穿刺部位应当压迫 5 分钟或不出血为止。

(4)若患者饮热水、洗澡、运动,需休息 20~30 分钟后再采血,避免影响检查结果。

(5)做血气分析时注意注射器内勿有空气。有出血倾向的患者慎用。

(6)不能立即在穿刺部位侧肢体测量血压。

(五)护理

1. 心理护理　动脉采血不同于静脉采血,患者易产生恐惧和紧张的心理。操作前护士需向患者详细说明采血意义、方法和注意事项,使患者有充分的心理准备,密切配合,增加一次采血成功率。

2. 动脉采血时机　严格掌握动脉采血时机,一般情况下,需在患者平静状态下采集动脉血标本。当患者吸氧或机械通气时,需标明吸入氧浓度、吸氧或机械通气时间、监护仪显示的指尖脉氧值和患者体温。尽量避免在患者剧烈咳嗽、躁动不安、翻身、叩背、吸痰等强刺激后进行血气分析,以免影响检测结果。

3. 避免影响因素　可能影响血气分析结果的常见因素包括:①肝素浓度不当,一般肝素浓度应为 1250U/ml;②采血时肝素湿润注射器管壁未排尽,剩余过量可造成 pH 下降和 PO_2 升高;③标本放置过久,可导致 PO_2 和 pH 下降;④未对体温进行校正,pH 与温度呈负相关,PCO_2 和 PO_2 与温度呈正相关;⑤标本中进入气泡,抽取标本时未排尽标本中的气泡,对低氧血症者影响较大;⑥误入静脉,一旦误抽静脉血,须及时发现,正确判断,以免影响医生对检查结果的判定。对上述影响因素,要尽量避免。如选择一次性动脉专用注射器,标本现抽现送,立即检验。

(张绍敏　张俊丽)

第三节　心电监护与护理

心电监护是指对被监护者进行持续或间断的心电监测。心电监护仪是监测危重患者各种生命体征的最重要、最必要的设备之一。心电监护仪通过 24 小时对患者心率、心律、血压等项目的监测与分析,准确评估患者的生理状态,在参数超出某一范围时发出警报,提醒医护人员寻找原因,及时抢救患者,为临床诊断及救治提供了重要的参考指标。随着科学技术的发展,心电监护仪在心血管内外科病房、老年病房、急诊科、ICU、CCU 等发挥着越来越大的作用。

一、心电监护的应用范围

1. 急诊 ICU　不少急诊危重患者由于病情重不宜转送,或病因一时无法确定,转送科室难以决定;另有少数患者为避免转送过程中失去宝贵的抢救时机,而必须在急诊进行抢救后才能安全送转。

2. 综合性 ICU　下列情况需采用心电监护:外科手术后的监护,特别是全身麻醉术后复苏期的监护;重症外科的抢救;器官移植术后的特殊监护;危重患者或衰竭患者急诊手术前的抢救;心、肺、脑术后的常规监护;休克、不明原因的昏迷、脑血管意外、支气管哮喘急性发作及哮喘持续状态、气胸、原因不明的消化道大出血、急性过敏反应及过敏性休克、各种药物中毒及各器官急性危象的紧急救治;不稳定型心绞痛者、急性心肌梗死及可能心肌梗死的患者、急性心功能不全及严重心律失常;心搏骤停、心肺复苏成功者;起搏器置入术后的监测;心脏介入术后的监护;电复律术后的患者等。

3. CCU　常规进行心电监护。

二、心电监护的意义

临床心电监护的直接目的是及时发现、识别和确诊各种心律失常,最终目的是对各种致命性心律失常进行及时有效的处理。临床心电监护的目的如下:

(1)及时发现和诊断致死性心律失常及其先兆。

(2)指导临床心律失常治疗,通过心电监护可确定心律失常的类型和程度,有助于选择抗心律失常治疗的方法和时机,同时还能有效评价这些治疗措施的疗效和不良反应。

(3)指导其他可能影响心电活动的治疗,当其他非抗心律失常治疗措施可能影响到患者的心电活动时,可采用心电监护的方法加以指导。

(4)监测和处理电解质紊乱,电解质紊乱可诱发各种心律失常,通过心电监护可及时发现并观察处理结果。

(5)协助涉及临床心电活动的研究工作,包括评价各种心血管疾病的治疗对患者心电活动的影响等。

(6)手术患者的监护。

三、心电监护仪的使用

1. 基本功能与结构

(1)显示、记录和打印心电图(ECG)波形和心率(HR)数字。

（2）HR 报警上下限。

（3）图像冻结供仔细观察和分析。

（4）数小时到 24 小时以上的趋势显示和记录。较高级的心电监护仪还可提供心律失常分析功能,如室性期前收缩次数报警和记录;ST 段分析,诊断心肌缺血;ECG 与除颤起搏器相结合。

2. 心电监护仪的基本组成

（1）心电信号输入:心电信号输入分有线及无线两种方式。有线信号输入是通过导线直接将与患者皮肤接触电极的心电信号引入监护仪内,称为"有线监测",是临床上最常用的方法。无线信号输入是将与患者皮肤接触电极的心电信号,通过导线引入一个小型携带式无线电心电信号发射装置盒,再通过无线电波将心电信号传到心电监护仪或中心监护站的接收器,通过解码、放大、还原为心电波,称为"遥控监测"。

（2）显示器:目前采用较多的是存储显示器,其特点是可以处理并储存信息。

（3）记录器:除简易的床旁监护仪不带记录器外,多数监护仪都带有记录装置。

（4）报警装置:最初的心电监护报警仅限于心率,由于电脑技术的推广应用,目前已能对某些心律失常进行报警,并能自动将心律失常进行分类,将心电图冻结、储存和记录。

（5）其他附属装置:由于电子技术的快速发展,心电监护仪已能根据临床的需要扩展他们的功能。包括呼吸频率及呼吸波形的监测,血氧饱和度的监测等。

3. 心电监护仪的种类 根据监护仪的功能和监测的目的不同,心电监护仪可以划分为不同的类型。

（1）中心监护仪:包括系统控制器、中心显示器、记录器三部分。系统控制器是核心部分,不仅控制床旁监护仪和中心监护仪之间的信号传输、交换过程,而且对中心显示器的显示状态进行调控。中心显示器集中显示床旁监护仪获取的波形和信号,包括心电、呼吸、血压等项目。记录器用于记录床旁与中心监护仪监测到的各种波形。中心监护仪集中监测床旁监护仪所获得的信息,当监测的项目超出或低于预设的范围时,能够发出中心报警信号。

（2）床旁监护仪:直接监测患者的生命体征等项目,对获得的信号进行处理、分析。①显示、记录:床旁监护仪能够持续以数字和图像的形式显示患者的心电、血压、呼吸等监测内容,随时打印出心电图形的记录。②计数用报警:床旁监护仪有设置各种监测项目上、下限报警的装置,报警方式主要包括发声、指示灯和屏幕符号指示,可以自动计数心率、呼吸等,并在屏幕上显示。③图像冻结:当心电图波形出现异常时,床旁监护仪能够使其显示处于静止状态,供仔细观察和分析。④趋势显示、记录与分析:床旁监护仪能够显示、记录数小时至 24 小时的心率、血压等趋势图,并对其进行综合分析。⑤心律失常检测、分析:床旁心电监护仪配有心律失常自动分析装置,能对患者的心电进行自动分析,显示异常心律,提供报警。

（3）动态心电监护仪:①主要结构:动态心电监护仪包括记录仪和分析仪两部分,前者由患者随身携带,属于小型心电图磁带记录仪,通过胸部皮肤电极 24 小时记录心电图波形,显示心脏不同负荷状态的心电图变化,有利于动态观察;后者为磁带回放扫描集编系统,可应用微机进行识别、分析。②临床应用:可长时间连续记录,能捕捉到常规心电图记录瞬间未出现的、间歇发生的心电现象,也能获得大量连贯性的心电图资料;记录时受检者活动不受限制;它是无创性检查方法,利于多次重复进行;能观察心绞痛自然发作的心电图变化过程。发现无症状的心肌缺血及心律失常;评价可能与心脏有关的各种症状(如晕厥、胸闷、心悸、猝死等);客观地评价抗心律失常药物的疗效,帮助选择药物;提供安装心脏起搏器的指征及评价和监测起搏器的功能。

(4)遥控心电监护仪:该监护仪采用遥控的方式,不需要用导线连接,遥控半径一般为30m。中心监护台可同时监护多个患者,患者身旁携带一个发射仪器,便于中心监护台的监护。遥控心电监护仪设有高限和低限心率报警装置,能够 24 小时回顾心率、心律 ST 段改变情况,可以自动检出心律失常,对危重患者进行心电监护及协助诊断。

四、监 护 项 目

1. 心电监测

(1)心电图:心肌细胞去极和复极而产生的电信号变化是一种重要的参考指标,其表现形式为心电图,描记了心肌细胞的电生理活动。心脏活动时,心肌细胞产生的生物电信号,通过仪器将其记录下来的综合性曲线称心电图。通过监测心电图,观察各波形,分析各段有无可疑情况,以便及时进行 12 导联常规心电图检查,进行完整综合的判断,协助疾病诊断,指导心脏相关治疗的进行。

(2)心率:是监护患者的最基本的指标之一。心率计数的方法分为平均计数和瞬时计数两种,平均计数是计算一定时间内(如 5 秒或 6 秒)心跳的次数,然后推算出 1 分钟心跳次数的方法;瞬时计数是计算两个相邻 QRS 波群的时间间隔,然后再除以 60 秒的方法。监护中通常使用瞬时心率。心率计数带有报警装置,监护时根据临床需要设定心率的上限、下限,当心率超过预置范围时,触发报警装置产生报警信号。

(3)心律:是监护患者的另一个最基本的指标。观察患者有无心律失常,具备心律失常分析程序的仪器可自动分析报警。

2. 呼吸　呼吸功能的监测主要包括呼吸的频率、节律,如观察有无潮式呼吸、呼吸暂停、浅慢呼吸,以维持患者良好的呼吸状态。

3. 血压　是手术后监护危重患者的重要项目之一,及时、准确地监测血压的动态变化,有助于判断患者体内血容量、心肌收缩力及外周血管压力等病情变化。

4. 温度　患者的体温能够提供生理状态的重要信息。严重感染、创伤和大手术后,体温多有上升;临终患者体温常有下降。体温过高或过低均对疾病的防治不利,因此,危重症患者及外科大手术后,温度作为常规监测项目之一,以便及时发现病情变化,采取有效措施。体温监测包括中心体温监测和外周体温监测两个方面,中心体温监测选择直肠、鼻咽部、食管等部位;外周体温监测的部位在指、趾端。

5. 血氧饱和度　即氧合血红蛋白总数的百分比,能够有效地反映血液中血红蛋白与氧结合的水平。通过对血氧饱和度的连续监测,不仅可以间接判断患者的供氧情况,及时发现有无低氧血症的发生,而且可以作为患者是否能够离开手术室以及脱离氧疗的一个参考指标。动脉血氧饱和度的正常值≥95%。当血氧饱和度为 85%～90% 时,患者可有轻度缺氧症状;当血氧饱和度＜85% 时,患者可出现严重的缺氧症状,应及时给予有效处理。

五、电极与导联的选择

1. 电极选择与安置方法　电极的主要作用是准确、及时地传递仪器对患者的监护信息,为医护人员分析和诊断病情提供可靠的保证。电极选择的原则是便于固定、对皮肤刺激性小。

目前临床上使用的电极有两种类型,一种是一次性贴附电极,该电极的优点是对皮肤无污染、无刺激、对交流电阻抗低、传递信息准确、长时间置于空气中保湿性能较好,使用时揭去后盖,直接粘贴于局部皮肤,接上导联线后使用;另一种是可重复使用的电极,呈圆形,使用时将导电膏填充于电极中央的洼坑内后,用双面胶粘胶圈固定,然后接上导联线使用。

安置电极时应清洁皮肤,有胸毛者要剃毛,再用乙醇涂抹脱脂后再粘贴电极片,尽可能降低皮肤电阻抗,避免 QRS 波群振幅过低或干扰变形,这样可减少伪差和假报警。电极放置的位置可以改变,但要尽力避免因为肌肉活动引起的干扰,尽量避开骨骼突起的地方。在术中监护的患者,特别是胸腹部的手术中,可将电极移至后肩和背部,这样不仅避开了手术区域,还能借助患者的重量将电极紧紧地压近皮肤,需要注意的是在有高频电刀使用的手术中,电极的安放一定要避开电刀的电流回路,几个电极应放在大约和连接电刀与电刀接地板的等轴距离,否则容易产生严重干扰,甚至将监护仪损坏。为了不影响常规心电图复查,胸电极不宜放在 $V_1 \sim V_6$ 的位置,可取下一肋间位置,为了不影响心脏检查及应急抢救措施实施,如心脏听诊、电击复律等,对需要采取这些措施者避开左胸导联。电击复律不会对多功能监护仪造成损害,故在复律时不必断开监护仪和电极之间的连接或切断监护仪的电源;除颤电击后监护仪可有短暂的波形显示的紊乱,如果电极安放位置正确,很快就可以恢复正常显示。

2. 导联的选择与安置方法 心电监护导联的选择应根据监测的目的,结合患者的具体情况而定。选择的原则是能够进行长期监护,不影响其他抢救、治疗措施,不需要过多限制患者活动的导联体系。一般心电图机使用的 5 个端线的导联线,包括左手(L)、右手(R)、右脚(地线)、左脚(F)、胸导(C)。

(1)胸壁综合监护导联:在重症监护病房,由于患者的肢体常用于输液或监测动脉压、静脉压等,因此一般采用胸壁综合监护导联进行心电监护。这种导联能清楚地显示心电图波形及节律,可以比较完整地反映心脏的电活动状态及心脏的应激状态,不影响肢体活动,肌电干扰小,电极可以较长时间留置;但是所描记的心电图不能按常规心电图的标准去分析 ST-T 改变和 QRS 波群形态。

胸壁综合监护导联有 3 个电极,连接方式有别于常规心电图使用的 12 个导联(表 10-4)。

表 10-4　胸壁综合监护导联电极的连接方法

连接方法	正电极	负电极	接地电极	特点
综合 I 导联	左锁骨中点下缘	右锁骨中点下缘	右胸大肌下方	电极不易脱落,振幅低
综合 II 导联	左胸大肌下方	右锁大肌下方	右胸大肌下方	电极容易脱落,振幅高
综合 III 导联	左胸大肌下方	左锁骨下方	右胸大肌下方	
改良监护胸导联（MCL$_1$）	胸骨右缘第 4 肋间	左锁骨下外 1/3 处	右胸大肌下方或右锁骨下方	电极容易脱落,P 波清楚

使用胸壁综合监护导联时,如存在规则有心房活动,应选择 P 波显示较好的导联,并注意监护电极的放置部位,使 QRS 波群振幅大于 0.5mV,以便触发心率计数,取得清晰的心电图波形。心前区必须留出一定的范围,必要时用于做常规导联心电图,在患者病情发生紧急变化需要做急救除颤放置电极板。胸壁综合监护导联的 3 个电极——正电极(+)、负电极(-)、接

地电极(G),在不同的导联中放置位置不同。

(2)肢体导联:在心血管疾病、心脏外科手术患者的监护过程中,电极的连接方法可以选用肢体导联。3 极系统是将电极片放置在右上肢、左上肢和左下肢,检查Ⅰ导、Ⅱ导和Ⅲ导等导联。这些是双极导联,用来测量两个电极即正负电极之间的电位。

(3)装有起搏器的导联:起搏器导联应当给予起搏患者最佳的波形。

(4)外科手术中心电监护导联:外科手术中,心电监护电极放置由所进行的手术类型而定,其原则是空开手术视野,避免外科电设备的干扰。例如,开胸手术中,电极可以放于胸的两侧腋中线部位,或者放在背部肩胛骨下方;为了防止外科电刀设备等引起的伪差,也可将电极放于左、右肩部以及左下腹或右下腹部。

六、心电图监护仪的操作步骤

(1)用物准备包括心电监护仪、监测导线、配套血压袖带、导电膏或电极胶、皮肤准备用物等。

(2)核对患者床号、姓名,向患者解释,消除患者的顾虑,取得合作;协助患者取平卧位,常规做 12 导联的心电图记录。

(3)接好地线,再连接心电监护仪电源线,打开主机开关。

(4)将监护模块插入模块框架中;将电缆插入 ECG 模块中。

(5)选择电极放置位置,用温水擦拭清洁放置电极的局部皮肤,再用纱布或面巾纸擦拭干净。增加组织毛细血管血流并去除皮肤的角质层和油脂,尽可能降低皮肤电阻抗。

(6)放置电极,应避开骨隆突、关节以及皮肤皱褶部位,保证电极与皮肤的紧贴。电极应每 2～3 天更换一次,减少对皮肤的刺激。

(7)固定导线,确认监护仪电源接通,电极导联线从颈部引出后连接显示器。电极导联不宜从腋下、剑突下引出,以免导联线脱落、打折、相互缠绕在一起,以及与其他的监测导线接触。

(8)依次启动 ECG(心电图)、LEAD(选择导联)、ALARM(报警)等键,调整心电监护基线,开启报警参数。根据患者的基线变换报警参数,调整心率或脉搏报警上限、下限,一般为患者基础心率的 20% 左右。

(9)根据临床需要选择其他监护模块。严密观察各参数的变化,认真填写监护记录。

(10)心电监护仪的撤离。撤离的指征:患者已度过病程急性期,病情稳定,因心律失常猝死的危险性降低。其撤离步骤为:①评估患者的病情,向患者解释,消除患者对心电监护仪的依赖心理;②切断电源;③去除患者身上的电极,清洁放置电极的局部皮肤;④整理用物与床单位,观察病情,记录撤离监护仪的时间。

七、注　意　事　项

(1)放置监护导联的电极时,应不影响心电导联心电图,也不能影响电除颤时放置电极板,因此,必须留出暴露一定范围的心前区。

(2)放置电极前,应清洁局部皮肤,电极导线应从颈后引出后连接示波器,不要从腋下引出,以免翻身时拉脱电极,折断导线,影响心电监护。

(3)为获得清晰的心电图波形,要选择最佳的监护导联放置位置。应选择 P 波清晰的导联,通常为Ⅱ导联。QRS 波群的振幅应有一定的幅度,足以触发心率计数。

(4)注意避免各种干扰(交流电干扰、肌电干扰)所致的伪差。

(5)操作过程中注意患者保暖。监护时间超过 72 小时应更换电极位置,以防皮肤过久刺激而发生损伤。对于皮肤过敏者,应选择透气性较好的低敏电极,且每天清洁局部皮肤,更换电极贴膜,注意观察局部皮肤有无皮疹。

八、常见问题与维护

1. 常见问题的预防　心电监护时,环境与人为两方面的因素都可能影响监护的效果。

(1)交流电干扰:是指波形中夹杂着振幅 50~60 秒的细密规则的杂波。常见于接地不良、电极脱落、导线断裂、导电糊干涸、其他电磁设备的干扰等,动力电是最广泛和最强的电场干扰。为消除这种干扰,可以选用新的电极,将电极片紧密地粘贴于皮肤处,减少皮肤电阻;连接好监护仪的地线,妥善放置电线和设备装置,勿放于靠近带电外科设备的接地板上;监护仪使用时,拔掉附近的各种电插头。

(2)肌电干扰:又称为肌肉颤颤波,指细小不规则的波动掺杂在心电波内。常见于患者过分紧张、肌肉未能松弛而发生颤动,肌肉痉挛、寒战、呃逆、呼吸影响,或电极放于胸壁肌肉较多的部位时。

(3)基线漂移:是指心电图的基线发生上下大幅度的摆动,常见于患者抽搐、躁动、剧烈胸痛、呼吸困难或电极固定不良。为了避免基线漂浮,操作前常规检查导线与电极,充分做好皮肤准备,清除患者过多的油脂和汗液,保持电极片与皮肤的紧密接触;应用放大器,监视器选用 0.5~40Hz 的监护滤波,以便有效地滤去电源干扰,抑制心电图的基线漂浮。

(4)心电图振幅低:常见于以下情况。正负电极间的距离过近,或是两个电极之一正好放在心肌梗死的部位的体表投影区,或发报机电池耗竭等。操作时如发现心电图振幅低,应首先查明原因,然后采取针对性的措施进行处理。

2. 心电监护仪的维护　良好的维护与保养能够维持心电监护仪处于良好的状态、延长使用寿命、确保安全使用。心电监护仪的清洁方法是否妥善、维护与保养工作是否及时,直接影响心电监护仪的工作性能。心电监护仪的维护不仅需要专业人员定期进行检修,还需要护理人员以对其进行日常性的保养。

(1)定期校对:定期校对心电图的输出,1mV 电压相当于条纹记录纸上的 10mm,纸速应设置为 25mm/s,以保证心电监护的记录符合常规、用精确的数据清晰描述。

(2)保持仪器清洁:清洗监护仪各部件之前,必须关掉电源、断开交流电源。①仪器的外壳、监护导线和参数模板:主要用软布及时去除表面的污物与尘土,必要时用肥皂、清水或 75% 乙醇等无腐蚀性清洁剂擦拭。清洁过程中,禁忌使用磨损性材料(如钢丝绒)擦拭,不要将液体倾倒在系统上,也不可以让液体进入监护仪内部,以免损坏监护仪或造成电路故障。清洁结束后,仪器的表面必须擦拭干净,不能留有任何清洁液。②电缆:用海绵浸湿肥皂水擦去污垢,再用海绵蘸温水反复擦净、揩干,将电缆悬挂或平行放置。注意不能将电缆浸入水中或用乙醇等溶液擦洗,防止损坏电缆。③血压袖带:定期用肥皂水清洗,注意清洗前必须取下乳胶橡皮袋。④传感器:可用棉球蘸 70% 乙醇溶液轻轻擦拭干净,不能用水冲洗或将传感器浸泡于消毒液内,避免影响传感器的准确性或造成传感器损坏。

(3)建立登记制度:心电监护仪应建立检修、使用登记。在使用过程中,如果发现监护仪不能正常工作,需要立即请厂商认可的专业人员开机检修。即使监护仪无严重故障,仍然需要定期请专业人员进行全面的预防性的检查与维护,以便发现问题,及时处理,保证临床的使用。

(4)防止断电对仪器的损害:在电压变化范围过大或经常停电的区域,需要配备稳压装置与备用电源,当出现突然断电现象后,应先拔掉监护仪的电源线,避免突然来电后对仪器造成损害。

(5)防止交叉感染:传染病患者接触过的电极、袖带等物品,按消毒、隔离的原则处理,以防止交叉感染。

(彭岩松　李　菲)

第四节　电除颤及护理

心脏电除颤又称心脏电复律,是指用高能电脉冲直接或经胸壁作用于心脏,治疗多种快速心律失常,使之转为窦性心律的方法。具体地说,用除颤器释放高能电脉冲,作用于胸壁,再通过心肌,人为使所有心肌纤维同时除极,异位心律也被消除,此时如心脏起搏传导系统中自律性最高的窦房结,能恢复其心脏起搏点的作用而控制心搏,即转复为窦性心律。电击除颤是心脏复苏最有效的手段,主要用于治疗心室颤动、心室扑动。

(一)适应证

(1)药物治疗无效的各种异位性快速心律失常,如心房颤动、心房扑动、室性心动过速、阵发性室上性心动过速。

(2)伴有血流动力学改变、性质不明或并发预激综合征的各种异位性快速心律失常。

(二)禁忌证

(1)心脏明显扩大、心功能不全、年龄过高。

(2)心房颤动伴有完全性房室传导阻滞。

(3)洋地黄中毒引起的心房颤动,或心房颤动同时伴洋地黄中毒。

(4)心房颤动伴病态窦房结综合征。

(5)未纠正的电解质紊乱、未控制的甲状腺功能亢进、心肌的急性炎症。

(6)不能排除心房附壁血栓。

(7)不能耐受服用的抗心律失常药物。

(8)曾经有过多次电复律均不能维持窦性心律者。

(三)操作前准备

1. **物品及药物准备**　电除颤器、抢救车、导电糊、生理盐水、纱布垫、镇静药物急救药物及急救器材、复苏设备等。

2. **患者准备**

(1)术前应细致、全面了解患者的全身状况,给氧5~10分钟(可用面罩加压吸氧),电击时停止用氧(因氧气助燃),避免事故;连接心电监护监测心率、心律、心电图,严格掌握电复律的适应证同时给予静脉留置针。

(2)向患者及家属解释电击的目的、大致过程和操作中可能出现的不适,让患者有心理准备,并签署治疗同意书。

(3)对于慢性房性心律失常的患者,不宜立即行电击复律,应做以下准备:①先用洋地黄控制心室率。电击前2天停用洋地黄、利尿药,并纠正低血钾。既往有栓塞史,电击前口服抗凝

115

血药 2 周;②术前做奎尼丁过敏试验,无过敏者可服用奎尼丁 0.2g,1 次/6 小时,持续 2 天,第 3 天电击;③电击时须空腹,排空小大便。吸氧,地西泮 20mg 或硫喷妥钠 5~100mg 静脉注射,并保持静脉通道;④猝死后心室颤动者,若室颤波幅小,频率高时可先静脉注射肾上腺素 2mg,必要时每 5 分钟重复 1 次,以增加心脏按压时产生的灌注压,增加心肌收缩力,刺激自发的心肌收缩并增大室颤波,提高再次除颤的成功率。

(四)操作方法

(1)患者平卧于绝缘的硬板床上,取下义齿,检查并除去金属及导电物质,建立静脉通道(选择上肢血管),连接心电图机,确认患者存在的心律失常后,暴露前胸。

(2)连接电源,打开除颤器开关,并检查选择按钮所在的位置。如为心室颤动,则选择"非同步",其他则用"同步",连接电极板插头与除颤器插孔。

(3)按下"充电"按钮,将除颤器充电至所需水平(心室颤动一般为 300J,心房扑动为 50J,如不成功可再调高)。

(4)选择电击部位。左右位:两电极板分别置于胸骨右缘第 2 及第 3 肋间及左侧心尖处。将标有 Sternum 的电极板放置在患者胸部右侧锁骨中线第 2~3 肋间,标有 Apex 的电极板放置在患者胸部左侧心尖处;前后位:两电极分别置于左肩胛下区及胸骨左缘第 3~4 肋间水平。两个电极之间的距离不应小于 10cm。

(5)患者皮肤用乙醇去油脂、灰尘,减少阻力,范围同电极板大小,避开监护导联线及电极膜,用干纱布擦干。

(6)涂导电糊于电极板上,不可涂于到手柄上。将两只电极板相互轻轻地摩擦将导电糊涂抹均匀或包上生理盐水纱布垫。

(7)放电除颤:两电极板紧压患者胸部,使电极板与皮肤紧密连接,用两拇指持续按压除颤手柄上的放电键迅速电除颤(电击前要确定非同步状态,警告所有在场人员离开患者;电击时,严禁接触患者、病床以及其他连在患者身上的任何设备,以免出现意外电击)。从启用手控除颤电极板至第一次除颤完毕,全过程不超过 20 秒。

(8)放电后立即观察患者并记录心电图,了解除颤是否成功并决定是否需要再次除颤。若需重复程序,两次电击需间隔 10~15 分钟。

(9)除颤完毕,关闭电源,用纱布擦净患者皮肤,清洁除颤电极板,正确归位,整理用物。

(五)注意事项

(1)电极板与皮肤之间涂导电糊或覆盖盐水纱布,胸毛多者备皮,防止电灼伤。

(2)确定患者不与金属接触。

(3)两电极板之间的距离不能太大,也不能少于 10cm,以免引起短路。

(4)在准备除颤的同时,给予持续胸外心脏按压。

(5)电除颤前后的心电图除示波观察外应加以记录以供日后参考。

(6)转复过程中与转复成功后,均须严密监测并记录心率、呼吸、血压、神志等病情变化。

(六)并发症及预防

1. **心律失常** 电复律后常见房性期前收缩、室性期前收缩、房室交界性逸搏,多数属于暂时性,不必特殊处理。如窦房结功能低下,可出现窦性停搏、窦房阻滞或窦性心动过缓。部分患者可能出现房室传导阻滞。如持续时间长,可以静脉注射阿托品或静脉滴注异丙肾上腺素,必要时给予临时性心脏起搏。偶见频发室性期前收缩、二联律、短阵室性心动过速,一般在高能量电复律时,尤其是洋地黄过量者多见。静脉注射利多卡因可使之消失。极少数患者出现严重的室性心律失常,如持续性室性心动过速、心室扑动、心室颤动,可能见于洋地黄中毒、低血钾、酸中毒、对奎尼丁高敏者、心肌严重病变及电复律除颤器的同步功能不良。一旦出现心室扑动或颤动,应立即给予非同步电复律,静脉注射利多卡因。若发生心搏骤停时,立即进行心肺复苏抢救。为预防发生严重的室性心律失常,应严格掌握电复律的适应证,尽可能选用低能量,必要时预防性静脉使用利多卡因。

2. 心肌损伤　高能量的电复律可使心肌受到一定程度的损害,表现为血清心肌酶[如血清肌酸激酶(CK)、血清乳酸脱氢酶(LDH)、血清天冬氨酸氨基转移酶(AST)]轻度升高,可持续数小时至数天。心电图可有 ST-T 改变,个别可有心肌梗死心电图改变。

3. 低血压　常见为暂时性轻度低血压,发生率约 3.1%,多见于高能量电复律,可能与心肌损害有关。一般在 1～2 小时即可恢复,若血压在 2 小时后无上升趋势,继续下降,考虑可能是心源性休克,应及时救治。

4. 栓塞　栓塞的发生率为 1%～3%,多发生于心房颤动持续时间较长、左心房显著扩大、二尖瓣狭窄、新近或反复栓塞病史、已置换人工二尖瓣或心力衰竭的患者,尤其多见于术前未接受抗凝治疗者。栓塞可发生在电复律 2 周以内,多见于复律后 24～48 小时。

5. 急性肺水肿　急性肺水肿常在电复律后 1～3 小时发生,发生率约为 3.0%,可能与左心房、左心室功能不良及肺栓塞有关。应立即按急性左心衰竭处理,给予强心、利尿、扩血管治疗。

6. 呼吸抑制　呼吸抑制见于使用硫喷妥钠麻醉的患者,电复律后可有 1～2 分钟的呼吸抑制。应及时给予面罩加压吸氧及人工呼吸,并备用气管插管。

7. 皮肤灼伤　皮肤灼伤几乎见于所有的患者,可见局部红斑,严重者出现水疱。主要原因为电复律操作时电极板按压皮肤过紧,或导电糊过少。轻者一般不必特殊处理。

(七)观察与护理

(1)密切观察患者心率、心律、血压、神志、面色及心电图改变,发现异常及时报告医生给予处理。

(2)观察患者呼吸频率、深浅度及有无呼吸困难。

(3)注意倾听患者主诉,注意观察全身血液循环情况,若发现偏瘫、四肢运动障碍,应考虑脑栓塞及周围动脉栓塞;若突然有胸痛、咯血、呼吸困难,可能为肺梗死。观察尿量,若发现尿少、血尿,可能为肾动脉栓塞,一旦发现,应及时救治。

(4)注意皮肤灼伤的护理。一旦发生皮肤灼伤,局部可用紫草油涂擦,并应保持局部干燥,防止感染发生。

(闵　英　张　丹)

第五节　心肺复苏与功能辅助技术

心肺复苏(CPR)是针对呼吸、心跳停止的患者所采取的抢救措施,即用心脏按压或其他方法形成暂时的人工循环,恢复心脏自主搏动和血液循环,用人工呼吸代替自主呼吸并恢复自主呼吸,达到恢复苏醒和挽救生命的目的。现代心肺复苏技术包括基础生命支持(BLS)和高级生命支持(ALS)。

一、心肺复苏的相关概念

(一)心搏骤停

心搏骤停是指任何心脏或非心脏患者,在未能预料到的短时间内,受各种强烈刺激而突然发生有效的心搏停止,引起全身严重缺血、缺氧,为意外性非预期死亡,亦称猝死。但它不同于任何慢性疾病晚期或癌症患者因消耗至死亡的"心脏停搏"。在正常情况下,意识突然丧失、颈动脉搏动消失即可诊断心搏骤停。心跳停止 3 秒发生头晕,10~20 秒发生晕厥,40 秒出现抽搐,30~40 秒后瞳孔散大,呼吸停止 1 分钟后大小便失禁,4~6 分钟后脑组织细胞发生不可逆转的损伤。心搏骤停即刻经有效的心肺复苏,患者可以恢复。

(二)死亡的概念

1. 临床死亡 心搏及呼吸停止和意识丧失,是可以防止和逆转的。

2. 生物学死亡 极端缺氧致组织器官功能丧失,细胞自溶,永久性脑死亡,不可逆。

3. 脑死亡 是指以脑干或脑干以上中枢神经系统永久性地丧失功能。死亡的实质应当是指机体作为一个在中枢神经系统控制下的整体功能已经永久性消失,其标志就是脑死亡。

4. 心搏骤停 是指心脏在出乎预料的情况下突然停止搏动,在瞬间丧失了有效的泵血功能,从而引发的一系列临床综合征。其直接后果是临床死亡。若得不到及时正确的抢救,将进展到不可逆的生物死亡。心搏骤停的心电图表现分为以下三类:心搏停止、心室颤动(VF)、无脉电活动(PEA)。无脉电活动包括电-机械分离及室性自搏心律两种形式。

5. 猝死 是指外表健康或非预期死亡的人在外因或无外因作用下,突然或意外发生的非暴力性死亡。有的规定从出现症状后 24 小时内死亡;1976 年 WHO 规定出现症状后 6 小时内死亡;近年来较多学者主张发病后 1 小时内死亡。导致猝死的原因很多,包括心血管疾病、呼吸系统疾病、中枢神经系统疾病、药物或毒物中毒、过敏、精神应激、水电解质代谢紊乱、严重感染等,还有一些原因不明的猝死,分为心源性猝死(约占 75%)及非心源性猝死(约占 25%)。

6. 心源性猝死 是难以预防的心血管事件。指患者在瞬间发生或在产生症状后 1 小时内发生的、由于心脏原因所致的自然死亡。患者可以有或无已知的或早已存在的心脏病病史,但死亡的发生或其发生的具体时间必须是不可预知的。在导致心源性猝死的原因中,心室颤动占 62%~75%,室性心动过速约占 7%,其余是由缓慢性心律失常如窦性停搏、完全房室传导阻滞、室性自搏心律等所致。

(三)心肺复苏的时间概念

人体各器官对缺血、缺氧的耐受时间各不相同。一般来讲,心搏呼吸停止 4~6min,抢救复苏成功的概率较高。由于脑细胞对缺氧十分敏感,心搏呼吸停止在 4~6 分钟后脑细胞将发生严重的不可逆损害。超过 10 分钟,脑组织基本死亡。因此,心搏停止时间越长,进行复苏的困难越大,复苏成功的希望越小。而大多数心搏呼吸停止常突然发生在意外场合,故现场急救是非常重要的环节。实践表明,复苏越早,存活率越高,4 分钟内复苏者有 50%存活;4~6 分钟开始复苏者,仅 10%可以存活;超过 6 分钟者存活率仅为 4%;10 分钟以上者几乎无存活的机会。因此,抢救的关键在于争取时间,以 4 分钟内作为"黄金时间",使患者心搏呼吸骤停后在最短的时间内得到正确有效的复苏,提高心肺复苏的成功率。

二、呼吸心搏骤停病因

引起呼吸心搏骤停的原因很多,主要有以下方面。

1. 社会性意外事故

(1)溺水、电击、中毒、自缢等。

(2)创伤、道路交通事故伤及建筑、矿山事故伤发生的呼吸心搏骤停占大多数(可导致大量失血、失液或窒息)。

2. 医疗意外

(1)治疗意外:见于药物变态反应、药物中毒(如洋地黄中毒)、水电解质酸碱平衡失调(如低钾血症、高钾血症、重度酸中毒等)、误型输血、用药不当(如 10%KCl 直接静脉注射)。

(2)麻醉意外:见于麻醉药物变态反应、麻醉深度控制不好、麻醉部位不当(如硬膜外阻滞麻醉麻药误入蛛网膜下隙导致的全脊麻)、麻药过量。

(3)手术意外:如术中牵位内脏引起的迷走神经反射、术中失血过多等原因。

3. 原有疾病的发展结果

(1)冠心病、心肌炎、心瓣膜病、严重的心动过速及各种可导致心肌缺血缺氧的疾病。

(2)电休克、心导管操作和心脏造影可以直接导致心室颤动心搏骤停。

(3)呼吸衰竭、原发性肺动脉高压、肺动脉栓塞等。

(4)脑血管意外并发的神经血管性休克。

在上述诸多因素中,以冠心病为主的心血管疾病为最主要的病因,其疾病过程中发生心室纤维性颤动(VF)者约占 2/3,为心源性猝死的主要原因。

三、心搏骤停的临床表现及诊断

(一)临床表现

心搏骤停以神经和循环系统的症状最为明显。

1. 意识　突然丧失,可发生在任何场合。

2. 大动脉搏动　颈动脉或股动脉搏动消失,血压测不到,心音消失。

3. 呼吸　微弱,呈叹息样,继而停止,多发生在心搏骤停后 30 秒内。

4. 瞳孔　散大,在心搏骤停 30~40 秒出现瞳孔散大。

5. 肤色　面色苍白兼有青紫。

其中意识突然丧失、大动脉搏动消失是最重要的体征,是诊断心搏骤停的主要依据。

(二)诊断

心搏骤停的诊断并不困难,但必须迅速做出判断。否则将增加复苏的难度,亦影响患者的预后,甚至使患者失去抢救的最佳时机。在实际工作中不要求上述临床表现都具备才确立诊断,如患者意识突然丧失、呼吸停止,即可诊断心搏骤停,应立即进行心肺复苏。

四、心肺复苏程序

根据《心脏紧急救治和 2005 年心肺复苏国际指南》和我国急救学界的意见,心肺复苏(CPR)的程序可分为基础生命支持和高级生命支持。

1. 基础生命支持(BLS)　又称初期复苏或现场急救,是指专业或非专业人员(第一目击者)在事发现场对患者所实施的徒手救治,其目的是迅速建立人工的呼吸和循环,赢得抢救生命的黄金时间。

2. 高级生命支持(ALS)　又称进一步生命支持,是在 BLS 基础上,由专业救护人员运用专业救护设备和技术,建立并维持更有效的通气和血液循环。ALS 也可以是专业人员一开始就采用的技术。

CPR 成功与否的关键因素是患者心跳停止后能否及时进行 BLS。美国心脏协会(AHA)提出心血管急救成人生存链的五个环节:①立即识别、求救;②早期 CPR,强调胸外按压;③快速除颤;④有效 ALS;⑤综合的心搏骤停后治疗(图 10-1)。

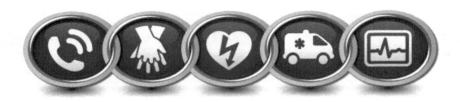

图 10-1 AHA 成人生存链

五、基础生命支持

BLS 是心肺脑复苏最初而且也是最关键的方法和阶段。BLS 的主要内容包括快速识别呼吸或循环停止,对呼吸停止的患者迅速采用呼吸支持,对心脏停搏者胸外心脏按压建立有效循环。目的是尽快给患者脑、心脏及全身重要器官供氧,直至在第二阶段给患者以医疗方面的 ALS,使呼吸和循环得到支持,心肺功能恢复。快速采取 BLS 是心肺复苏成功的关键。

《2010 美国心脏协会心肺复苏及心血管急救指南》中,建议将成人、儿童和婴儿的基础生命支持程序从 A-B-C(开放气道、人工呼吸、胸外按压)调整为 C-A-B(胸外按压、开放气道、人工呼吸)。

(一)BLS 步骤

1. 现场评估与安全 急救者必须是在判断和避免各种存在和潜在的危险之后,判断患者有无意识和反应。①轻拍患者的肩膀,并大声呼唤"喂!你还好吗?";②检查患者有否呼吸。如果没有呼吸或没有正常呼吸(即只有喘息),必须启动应急反应系统、检查脉搏并开始 CPR。

2. 专业人员诊断 最可靠而出现较早的临床征象是意识突然丧失伴有大动脉搏动消失。此两个征象存在,心搏骤停的诊断即可成立,立即进行初步急救。

(二)启动应急反应系统并获得自动体外除颤仪(AED 或除颤器)

1. 现场有 2 人时 立即由"第一目击者"(专业或非专业人员)实施 CPR。由现场的第二人寻求救援。①院外现场应快速接通急救电话"120",通知急救机构,打电话者应尽可能报告完整信息,如事发地点(街道名称)、正在使用的电话号码、发生了什么事件、多少人需要救治、发病者的情况、正给予什么样的处置等;②院内的患者则应在救治的同时,接通院内紧急呼救系统,或大声呼叫以寻求帮助;③寻找自动体外除颤仪(AED 或除颤器)。

2. 现场只有 1 人时 立即检查患者的反应和呼吸,拨打 120 寻求救护;就近寻找 AED(或除颤器),然后返回患者身边检查脉搏并开始 CPR(C-A-B 程序)。

(三)脉搏检查

为成人检查脉搏时,触摸颈动脉搏动。具体方法:①使用 2 个或 3 个手指找到气管;②将这 2 个或 3 个手指滑到气管和颈侧肌肉之间的沟内,即可触摸到颈动脉的搏动;③感触脉搏至少 5 秒,但不要超过 10 秒。如果没有感受到脉搏,从胸外按压开始 CPR(C-A-B 程序)。

(四)开始 CPR

1. 胸部按压 在对各个年龄的患者进行心肺复苏时,单个施救者应当采用"30 次按压:2 次人工呼吸"的按压-通气比例。胸部按压方法:①到患者的一侧,确保患者仰卧在坚固的平坦表面上。如果患者俯卧,小心将他翻过来。如果怀疑患者有头部或颈部损伤,将患者翻转为仰卧位时应尽量使其头部、颈部和躯干保持在一条直线上;②将一只手掌根放在患者胸部正中、胸骨下半部上,将另一只手的掌根置于第一只手上;③伸直双臂,使双肩位于双手的正上方,用力快速按压。每次按压深度至少达到 5cm。在每次按压时,确保垂直向下按压患者的胸骨,以至少 100 次/分的速率进行按压。每次按压后,让胸廓完全回弹;④使用 30:2 的按压-通气比例;⑤尽量减少中断;⑥胸外按压有效指标:可以扪及大动脉的搏动,血压维持在 60mmHg(8.0kPa)以上,皮肤颜色转红,眼睑毛反射恢复,瞳孔变小,自主呼吸恢复。

2. 开放气道 有两种方法可以开放气道提供人工呼吸:仰头-提颏法和推举下颌法。

(1)仰头-提颏法:如果患者没有颈部的创伤,施救者可用仰头-提颏法开放气道。迅速清除患者口鼻内的异物及分泌物,有义齿者取下。松开患者的衣领、裤带。术者一只手置于患者的前额,然后用手掌推动使头部后仰,将另一只手指置于颏骨附近的下颌下方,提起下颌,使颏骨上抬。注意手指不要压迫颈部软组织,以防压迫气道造成气道梗阻。推荐使用仰头-抬颏法,它多可满足气道开放要求。也是非专业人员唯一适用方法。

(2)推举下颌法:急救者将双手放置在患者的头部两侧,肘部支撑在患者平躺的平面上,双手握紧下颌角,用力向上托下颌,带动舌体前移使气道开放。如果怀疑患者颈椎损伤,不推荐采用此方法。

3. 呼吸支持 人工呼吸法包括口对口、口对呼吸面罩、口咽通气管或鼻咽通气管吹气及专业的气管插管、呼吸机等。除专业的气管插管和呼吸机外,上述这些人工呼吸方法简便易学,"第一目击者"在事发现场可以用这些方法实施紧急救护。

(1)口对口人工呼吸:是一种快捷有效的通气方法。急救者用口对口的呼吸支持技术,每次可提供 800~1000ml 的潮气量,能快速、有效地给患者提供足够的氧需求。急救者用拇指与示指捏住患者鼻子,正常吸气后双唇包住患者口部,吹气并观察胸部有无起伏,然后松开捏鼻翼的手。连续吹气 2 次,每次吹气超过 1 秒。

(2)口对面罩人工呼吸:通过口对面罩吹气,可保护术者不受感染,透明的面罩以利于观察,应双手固定面罩和维持气道通畅。①口对面罩通气法:使用面罩时,单人施救者在患者身体一侧。以鼻梁作为参照,把面罩放在患者脸上,使用靠近患者头顶的手,将示指和拇指放在面罩的边缘。将另一只手的拇指放在面罩的下缘,其余手指放在下颌骨缘放并提起下颌。进行仰头提颏,以开放气道。当提起下颌时,用力完全按住面罩的外缘,使面罩边缘密封于面部,施以 1 秒的吹气,使使者的胸廓隆起。②球囊-面罩通气法:施救者位于患者头部正上方位置,将面罩放在患者脸上,面罩狭窄处位于患者鼻梁处。将一只手的拇指和示指放在面罩两边形成"C"形,并将面罩边缘压向患者面部。使用余下的手指提起下颌角(3 个手指形成"E"形),开放气道。挤压气囊给予人工呼吸(每次 1 秒),同时观察胸廓是否隆起。所有的专业急救者都应该掌握的操作。2 人实施球囊-面罩通气较一人操作有更好的效果。一人扣紧面罩;另一人挤压球囊。每次挤压的容量在 1L 的球囊为 1/2~2/3;2L 的球囊为 2/3,防止气量过大导致胃膨胀及其他并发症。

（3）口咽或鼻咽通气管吹气：可以使舌根离开咽后壁，解除舌后坠所致的气道梗阻，在一定程度上减少了口腔部的呼吸道无效腔。将口咽通气管由舌面上方开口朝上压入后做180°反转，置于口腔中央位置，其前端开口刚好对着声门。鼻咽通气管长15cm，管外涂润滑剂后，从鼻孔插入下行直达下咽部。复苏人员可以使用接管对通气管吹气，不必和患者直接接触。

4.电击除颤　见第四节电除颤及护理。

5.并发症及其预防

（1）胃膨胀和误吸：通气量过大和通气流速过快容易引起。胃膨胀明显者可以引起膈肌升高，压迫肺，影响其容量，还可以引起胃反流导致误吸，复苏后可能会引起吸入性肺炎或急性肺损伤。预防的方法是及时将患者的头偏向一侧，清除口腔的分泌物后再摆正头部，继续CPR。注意不可因胃膨胀在腹部加压，这样可造成胃内容物反流和损伤肝。

（2）按压所致并发症：主要有肋骨骨折、胸骨骨折、血气胸、肺损伤、肝脾损伤和脂肪栓塞，这些并发症多由于按压不当或用力不当所致。预防的方法是首先要掌握方法和要领，复苏后常规做X线检查及加强监护，以及时了解有无此类并发症，如有则给予相应的处理。但是，有时即使正确按压也不可能完全避免这些并发症，因此术后监护非常必要。

六、婴幼儿心肺复苏

小儿心肺复苏术的处理原则与成人心肺复苏相同，包括胸外按压、开通气道、人工呼吸三部分，但复苏的方法和效果与成人存在着重要差别。这主要由于小儿有其独特的生理解剖所决定。1岁以内的小儿称为婴儿，1~3岁的小儿称为幼儿。婴幼儿心搏、呼吸骤停，常为先天性心脏病（儿科）危重急症，虽然复苏水平在逐步提高，但其成功率仍不满意。因此，婴幼儿心脏、呼吸骤停应尽快实施有效复苏，提高心肺复苏的成功率。

1.心搏、呼吸骤停的原因　引起婴幼儿心搏、呼吸骤停的原因较多，但直接的原因往往与上、下呼吸道急性梗阻（意外、异物等）所致的窒息、严重肺内病变及脑疾病或颅内压增高等引起的严重呼吸衰竭、药物中毒等有关。而呼吸衰竭造成严重的低氧血症多为患儿心脏骤停的直接原因，与痰阻、肺出血、窒息等呼吸因素有关，而成人主要是心室颤动。

小儿心、脑对氧的耐受性比成人好，人工呼吸给氧以后心脏较容易复跳。在临床抢救中，仅给人工呼吸心跳自然恢复的情况不占少数。因此心肺复苏抢救程序更适合小儿。

2.临床表现及诊断　关于婴幼儿心搏、呼吸骤停的临床诊断基本上与成年人相同。患儿突然意识丧失、心音及大动脉搏动消失、呼吸停止或呈喘息样、面色苍白、口唇发绀、瞳孔散大固定；心电图呈等电位线或心室颤动，有心电-机械分离的患儿预后不良。实际工作中只要患儿突然意识丧失和大动脉搏动消失即可确诊，应立即实施心肺复苏术，以免延误抢救。

3.操作步骤

（1）判断意识：可通过患儿对声音的反应或用刺激（拍击或弹击）足跟或捏掐合谷穴，观察其反应。

（2）检查大动脉搏动：颈动脉或股动脉，用时至少为5秒但不应超过10秒。

（3）畅通呼吸道：①开放气道：用仰头-举颏法，使气道开放，头部略高于床面，可用一手托颈，以保持气道平直；②清除气道内异物；③背部敲击法：患儿取坐立位或俯卧位，操作者站立于患儿左后侧，左手按住患儿的前胸，另一手的手掌跟部用力敲击背部两肩胛间的脊柱；④其他：同成人心肺复苏。

（4）胸外心脏按压术：①环抱法：又称后托法，双手拇指并排放置按压胸骨中 1/3 处（对于较小的婴儿双手拇指可重叠），其余四指置患儿背部；②双指按压法：较小的婴儿可采用此方法，操作者用一手的中指和示指两个指尖放在婴儿胸部中央，乳线正下方，不要按压胸骨末端，用力快速按压；③按压深度：应将婴儿的胸骨按下大约其胸部厚度的 1/4（大约 4cm）；④按压频率：以至少每分钟 100 次的平稳方式进行按压。每次按压之后，让胸壁完全回弹，采用 15∶2 的按压-通气比。

（5）人工呼吸：①口对口或口对口鼻人工呼吸：口对口鼻人工呼吸是操作者的口同时把患儿的口鼻包住，将气体吹入，吹气后立即稍微离开患儿的口鼻部；②简易呼吸器人工呼吸：操作者一手固定口罩使其紧贴患儿的面部，同时托举患儿下颌，另一手有节律地挤压、放松气囊。

4. 注意事项

（1）拍打时动作应轻，用力不可过猛，以防足跟部受损。

（2）下颌骨上抬不要过高，防止舌压到软腭上；婴幼儿韧带、肌肉松弛，气管缺乏坚固的软骨组织支持，故头位不可过度后仰，以免气管塌陷引起或加重气道阻塞。

（3）人工呼吸：口对口吹气时要缓慢均匀，使患儿胸部轻轻抬起，婴幼儿腹部轻轻隆起即可。用力不可过大、过猛，防止肺泡破裂引起气胸、纵隔气肿及胃扩张等并发症的发生。

（4）简易呼吸器：每次挤入空气 150～400ml，挤压时间应等于或大于呼吸周期的 1/3，以保证肺泡的充分扩张。

（5）检查大动脉搏动：①婴幼儿因颈部短而肥胖，颈动脉不易触及，触摸压力较大，容易压迫呼吸道造成喉部痉挛。因此，最好检查肱动脉或股动脉；②确定股动脉搏动：将 2 根手指放置大腿内侧，髋骨和耻骨之间，正好在腹部和大腿交汇处的折痕以下。

【知识链接】

《美国心脏协会心肺复苏及心血管急救指南》更新

	2005 年	2010 年	2015 年
评估步骤	看、听、感觉呼吸	观察反应和呼吸	观察反应和呼吸
支持程序	A-B-C	C-A-B	C-A-B
	（开放气道-人工呼吸-胸外按压）	（胸外按压-开放气道-人工呼吸）	（胸外按压-开放气道-人工呼吸）
按压速率	大约 100 次/分	至少 100 次/分	100～120 次/分
按压深度	4～5cm	至少 5 cm	至少 5 cm，而不超过 6 cm
胸廓回弹	每次按压后，确保胸廓回弹	每次按压后，让胸廓完全回弹	避免按压间隙倚靠在患者胸上，以使每次按压后使胸廓充分回弹
中断次数	按压中尽量减少中断，如中断尽量少于 10 秒	应尽可能减少胸外按压中断次数和时间，尽可能增加每分钟胸外按压次数	重申

BLS 医护人员成年人心搏骤停流程图 (2015 年更新)

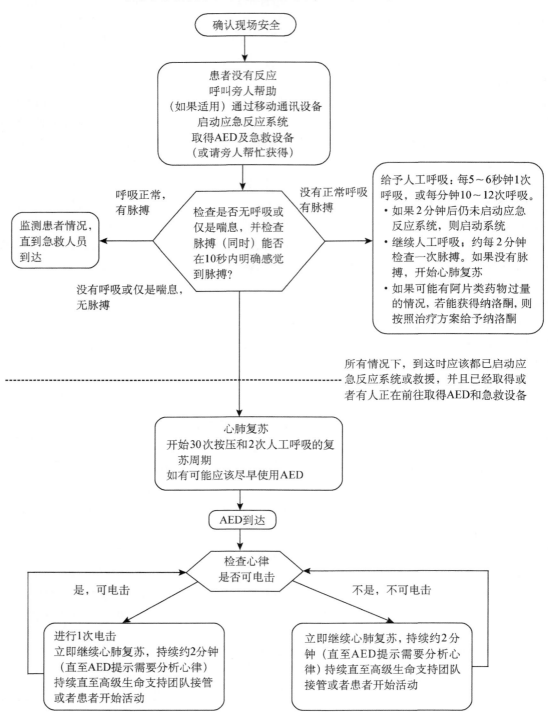

医护人员进行成年人、儿童和婴儿 CPR 的要点总结

内容	成人和青少年	儿童 (1岁至青春期)	婴儿 (不足1岁,除新生儿以外)
现场安全	确保现场对施救者和患者均是安全的		
识别心搏骤停	检查患者有无反应 无呼吸或仅是喘息(即呼吸不正常) 不能在 10 秒内明确感觉到脉搏 (10 秒内同时检查呼吸和脉搏)		
启动应急反应系统	如果您是独自一人且没有手机,则离开患者 启动应急反应系统并取得 AED,然后开始心肺复苏 或者请其他人去,自己则立即开始心肺复苏;在 AED 可用后尽快使用	有人目击的猝倒 对于成人和青少年,遵照左侧的步骤 无人目击的猝倒 给予 2 分钟的心肺复苏离开患者去启动应急反应系统并获取 AED,回到该儿童身边并继续心肺复苏;在 AED 可用后尽快使用	
没有高级气道的按压-通气比	1 或 2 名施救者 30∶2	1 名施救者 30∶2 2 名以上施救者 15∶2	
有高级气道的按压-通气比	以 100~120 次/分的速率持续按压 每 6 秒给予一次呼吸(每分钟 10 次呼吸)		
按压速率	100~120 次/分		
按压深度	至少 5 cm*	至少为胸部前后径的 1/3 大约 5 cm	至少为胸部前后径的 1/3 大约 4 cm
手的位置	将双手放在胸骨的下半部	将双手或一只手(对于很小的儿童可用)放在胸骨的下半部	1 名施救者 将 2 根手指放在婴儿胸部中央,乳线正下方 2 名以上施救者 将双手拇指环绕放在婴儿胸部中央,乳线正下方
胸廓回弹	每次按压后使胸廓充分回弹;不可在每次按压后倚靠在患者胸上		
尽量减少中断	中断时间限制在 10 秒以内		

*对于成年人的按压深度不应超过 6cm。AED:自动体外除颤器;CPR:心肺复苏

七、高级生命支持

　　高级生命支持(ALS)是在 BLS 的基础上,应用辅助设备和特殊技术(如心电监护、除颤器、人工呼吸器和药物等)建立与坚持更有效的通气和血液循环。ALS 根据患者所处的场景不同,可以是救护车到达现场后的院前急救的继续,也可以是急救室内或 ICU 内一开始即采用的措施。

　　ALS 的程序也分为 ABCD 4 个步骤:A 进一步的气道控制,建立人工气道;B 用辅助器械和特殊技术建立和维持有效的通气;C 维持有效循环,包括建立静脉通路输注液体和使用药物、心电监测和除颤;D 鉴别诊断,尽快明确心脏或呼吸停止患者的致病原因,做出鉴别诊断,

以确定有特殊治疗或可逆转的病因。

(一)进一步的气道控制

1. 气管内插管　在缺乏气道保护的心肺复苏时,应尽早做气管插管,因其能保持呼吸道通畅,防止肺部异物和呕吐物,便于清除气道分泌物,并可与简易呼吸器、麻醉机或呼吸机相接以行机械人工呼吸,可使患者获得最佳肺泡通气或供氧。

2. 环甲膜穿刺　严重窒息而气管插管困难者,可用粗针头做环甲膜穿刺并接上"T"形管输氧,暂时缓解患者的严重缺氧情况后,然后再考虑做气管插管或气管切开。

3. 气管切开　对于不适合做气管内插管者及心肺复苏后仍长时间需要机械通气,应行气管切开。

4. 喉罩及结合管　喉罩(LMA)于1983年由英国医生发明,是依据人体喉部解剖形态设计、采用医用硅胶制成的、维持呼吸道通气的工具。它适用于各年龄组,与气管内插管相比,具有操作简单、插入容易、可迅速建立呼吸通道等优点。在气管插管困难时,可用于紧急的气道处理,如仍需气管插管,也可通过喉罩置入气管插管导管。喉罩不能防止胃内容物反流与误吸,导致肺炎是LMA可能发生的严重并发症之一。

(二)维持有效的通气

1. 给氧　只要具备条件,CPR时要尽快充分供氧。由于患者存在呼吸系统疾病或低心排血量(导致动脉和静脉氧差增大),肺内分流和通气/灌流异常;而且低氧血症导致无氧代谢和代谢性酸中毒常常减弱了药物和除颤的治疗效果。因此,推荐在BLS和ALS中使用100%浓度氧气,给氧的速度为$8\sim10L/min$。但是在有慢阻肺的患者和有CO_2潴留者,应给予低流量吸氧$(1\sim2L/min)$。

2. 通气器械　①简易呼吸器:简单有效的人工呼吸器由气囊-单向活瓣-呼吸面罩构成,因携带方便而广泛应用于临床。呼吸气囊处于松开状态时空气经进气活瓣存入囊内,挤压气囊时囊内气体经活瓣-衔接管-呼吸面罩进入患者气道,气体进入肺内时胸廓被动升起;气囊挤压间歇期,胸廓弹性复原,因活瓣的单向作用,患者"呼"出的气体不会回到囊内。使用时一手将面罩紧扣于患者口鼻部,另一手以一定频率挤压气囊即可。呼吸气囊上附有供氧入口,可以连接氧气源,以提高患者吸入气体的含氧浓度。②呼吸机:如果需要持续人工通气,应使用呼吸机进行机械辅助通气(参见本章第七节),通气方式根据患者的呼吸障碍情况而定,有肺水肿征兆时,可加用呼气末正压通气(PEEP)模式。

(三)维持有效循环

1. 心电监测　心电监测可以明确心搏骤停的类型和心律失常的性质,为治疗提供依据。

2. 建立静脉通路　迅速建立两条以上静脉通路,既可以补充血容量,又可以进行药物治疗。在心跳停止的情况下,周围静脉穿刺不易成功,可以果断地做锁骨下静脉等中心静脉穿刺置管,以保证输液通畅和药物治疗。

3. 药物治疗　心搏骤停复苏时药物治疗非常重要,其目的是:①激发心脏复跳,增强心脏收缩力,防治心律失常;增加心肌血灌流量(MBF)、脑血流量和提高脑灌注压(CPP)、心肌灌注压(MPP);②提高心室颤动阈值和心肌张力,为电击除颤创造条件;③纠正水、电解质和酸碱平衡失调,使其他心血管药物更能发挥作用。

(1)给药途径:①静脉给药:静脉给药安全、可靠,作为首选的给药途径;应该经上腔静脉系统给药;复苏时静脉穿刺困难,可以采用中心静脉插管的方法;如果经周围静脉给药,应该在注完药液后,再注入生理盐水,以便把药物冲入中心静脉,有利于发挥药物的作用。②气管内给药:开放静脉有困难时,可以采用气管内给药或经环甲膜穿刺给药。气管内给药的效果不佳,因为药物经气管吸收入血液的浓度很低,而且会产生不良反应。③心室内给药:不良反应较多,如注药需中断 CPR,有造成气胸、血胸、心包积血、心肌或冠状动脉撕裂等,目前已不主张使用;但是在其他措施无效或在基层医疗单位可以选择使用。方法是选取 10cm 长的穿刺针,抽取药液后在胸骨左侧第 4 肋间,距胸 1.5～2.0cm 处垂直进针;刺入心室有落空感,回抽活塞有回血后将药物注入。④另外亦可经骨髓内给药。

(2)给药的时机:心脏停搏时,复苏药物应在脉搏检查后、除颤器充电时或除颤后尽早给药,给药时不应中断 CPR。抢救人员应该在下一次检查脉搏前准备下一剂药物,以便在脉搏检查后尽快使用,这些都需要有效地组织和配合。

(3)主要急救药物:适应证及使用剂量见表 10-5。研究表明,肾上腺素与加压素在药效上没有明显的差别,可应用于无脉室性心动过速(VT)、室性心动过速(VF)、心脏停搏、无脉心电活动(PEA)。抗心律失常处理 VF 首选胺碘酮,较多研究证明胺碘酮比利多卡因更有效;抗心率迟缓药用阿托品;抗室上性心动过速的药物是腺苷。

表 10-5　主要急救药物的适应证及其使用剂量

药物名称	适应证	剂　量
肾上腺素	无脉 VT、VF、心脏停搏、PEA	静脉注射,1mg/3～5min
胺碘酮	无脉 VT 及 VF	静脉注射,首次 300mg,接着 150mg,最大剂量不超 2.2 g/d。复苏后 1mg/min 静脉滴注,接着 0.5mg/min 静脉滴注,连续滴注 18 小时,最大剂量不超过 2.2g/d
	有脉 VT 及 VF	150mg 静脉注射,必要时重复,最大剂量不超 2.2g/d;复苏后 1mg/min 静脉滴注,连续 6 小时,接着 0.5mg/min 静脉滴注,连续 18 小时,最大剂量不超过 2.2g/d
利多卡因	无脉 VT 及 VF	1～1.5mg/kg,接着 0.5～0.75mg/kg,最大剂量超过 3 剂或 3mg/kg
	有脉 VT 及各类心动过速	复苏后静脉滴注,1～4mg/min
硫酸镁	尖端扭转型 VT	1～2g 静脉注射
阿托品	心脏停搏、PEA 心率迟缓、房室传导阻滞	静脉注射 1mg/min,最大剂量不超过 3 剂或 3m g/kg
		静脉注射 0.5mg/3～5min,最大剂量不超过 3mg
肌苷	阵发性室上性心动过速	静脉注射,先给予 65mg,然后给予 12 mg,再给予 12 mg

（梁　英　张　丹）

第六节　呼吸系统的功能监测

呼吸系统的主要功能是为机体提供氧和排出二氧化碳,该系统任何环节的功能障碍均会影响气体交换,引起缺氧和二氧化碳潴留导致机体内环境紊乱,从而使全身功能减退。因此,临床上应重视呼吸系统功能的监测。

一、常用呼吸功能监测方法

(一)呼吸功能监测的基本方法

1. 呼吸频率　最简单的方法是观察胸廓的活动度,记录每分钟呼吸次数,也可以通过听诊呼吸频率及两肺呼吸音或对使用呼吸机的患者通过呼吸机节律的声响,了解控制辅助通气的频率。正常成人的呼吸频率为16～18次/分,儿童为20～30次/分,新生儿44次/分。呼吸频率过快多见于通气或换气功能障碍的早中期,如肺部感染、肺水肿、哮喘、液(气)胸、充血性心力衰竭、呼吸窘迫综合征(ARDS)等,严重贫血、发热也可引起呼吸增快;呼吸频率过慢多为呼吸衰竭晚期表现,如重症肺炎、严重气道梗阻、哮喘及合并颅内病变所致中枢性呼吸衰竭。

2. 呼吸幅度、节律和呼吸比率　可通过对胸廓活动度的观察获得直观的了解。呼吸幅度是指呼吸运动时患者胸腹部的起伏大小。呼吸浅而快见于重症肺炎、间质性肺水肿等;呼吸深而大以代谢性酸中毒及休克早期的过度换气为多见。呼吸节律是指呼吸的规律性,呼吸周期比率是指呼吸周期中吸气时间与呼气时间之比(吸呼比)。吸呼比正常为1:1.5～1:2。

3. 胸廓运动的对称性　可通过观察胸廓运动并结合胸部叩诊进行。一侧塌陷,多见于大片肺不张或慢性炎症病变的牵拉;一侧饱满多见于单侧液(气)胸。

4. 发绀　通过观察皮肤、黏膜或血液的色泽,了解是否有气体交换功能紊乱。但发绀的观察受周围循环状况、血红蛋白含量及室内光线、个人临床经验等因素影响。因此,发绀仅作为参考。

(二)辅助通气的监测方法

辅助通气的监测方法是通过仪器对辅助通气效果的正确判断,为更符合生理、更及时地治疗和护理提供依据。

1. 血气分析　血液气体分析包括酸碱度、二氧化碳分压、氧分压、标准碳酸氢盐、氧饱和度等监测指标,其中氧饱和度应用较为普遍。需经动、静脉穿刺取得标本,检测血气的各正常值见本章第二节。

2. 经皮血氧饱和度监测　是通过脉搏血氧测定仪(脉氧仪)动态测定搏动的血管内血红蛋白饱和度及脉率。脉氧仪探头可为指套形、夹耳垂夹子和扁平片(贴在额头)。在低氧状态下,血氧饱和度变化比二氧化碳分压更敏感,但当低体温、循环不良时,局部皮肤血流量减少,所测值往往偏低。由于高氧血症时,二氧化碳分压升高明显而血氧饱和度变化却很小,为防止患者受到高氧性损害,监测时血氧饱和度指标应为0.9。

3. 混合静脉血氧饱和度(SvO_2)监测　是通过右心漂浮导管抽取动脉的静脉血检查。正常值为0.68～0.77,是客观反映机体氧输送和组织对氧需求情况的指标。当低于0.68时,提示组织氧耗量增加;如低于0.5,则出现无氧代谢和酸中毒;如低于0.3,则患者濒临死亡。

二、气 道 管 理

建立人工气道是抢救呼吸衰竭患者的重要手段,也是呼吸停止患者最急需的救治措施。对应用呼吸机治疗的患者,能否迅速而有效地提供呼吸支持,与人工气道的选择和建立有着至关重要的关系。合理、及时、有效地建立人工气功道,并提供妥善的监护措施对保障呼吸机功能,防止呼吸系统并发症起着关键的作用。

(一)人工气道的建立

人工气道是经口、鼻或直接经气管置入导管而形成的呼吸通道,以辅助患者通气及进行肺部疾病的治疗。人工气道包括两种形式:气管外人工气道和气管内人工气道。面罩、口咽通气管是气管外人工气道形式,气管插管和气管切开为气管内人工气道,而气管插管又分经口或经鼻气管插管。无论哪种人工气道都要注意解决气道阻塞,保持气道通畅。

(二)人工气道建立对机体的影响

建立人工气道改变了正常的气体通道,可能出现以下不良影响:①干冷气体直接吸入会损伤气道黏膜上皮细胞,影响黏膜液分泌和纤毛活动,气道自净能力降低或消失;②咳嗽功能受限,影响咳痰;③气道失水增多,由正常成人呼吸道失水 400～500ml/d 增加至 800～1000ml/d,分泌物易变黏稠而形成痰栓阻塞气道;④肺泡表面活性物质受破坏,肺顺应性下降,引起或加重炎症和缺氧;⑤干冷气体直接吸入易诱发支气管痉挛或哮喘发作;⑥管理不善易出现气管黏膜出血、肺不张、气管食管瘘、气管切开瘘等并发症。

(三)人工气道的建立方法与护理

1. **口咽通气管**　属于非气道导管性通气道。侧面观呈"S"形,为方形中空导管,便于通气和插管,是最简单的气道辅助物,其作用在于限制舌后坠,维持开放气道,可以和面罩通气结合使用。与气管导管相比,具有操作简便,数秒内即可迅速获得有效的通气方式,特别适用于紧急情况下应用。

(1)适应证:适用于昏迷或意识不清,有完全性或部分上呼吸道梗阻,但呼吸尚平稳,血气分析正常的患者,应用口咽通气道以利通气。同时也有助于患者口咽部痰液的吸引。

(2)禁忌证:清醒患者或口腔内前 4 颗牙有折断或脱落危险者。

(3)物品准备:口咽通气管、开口器、压舌板。

(4)方法与配合:①体位:患者取仰卧位,颈肩部垫软枕使头部过度伸展,有助于保持气道开放。②口咽通气管的选择:选择大小合适的口咽通气管,长度为门齿至下颌角的长度。③开通气道:用开口器将患者口腔打开,吸尽口腔及咽部分泌物。将口咽通气管的咽弯曲面向腭部插入口腔,当头端通过悬雍垂接近口咽部后壁时,再将管道旋转180°,向下推管道至口咽部后壁,口咽通气管的末端突出门齿 1～2cm。

(5)护理:①患者放置口咽通气管后,就已经丧失了主动吐痰的功能,因此必须保持口咽通气管的畅通,及时清除气道内与口咽腔内分泌物,防止其阻塞气道和误吸;②固定好口咽通气管的外端,防止脱出,同时也要防止口腔压伤,每隔 3～4 小时更换一次口咽通气管的位置;③加强口腔护理,使用口咽通气管的患者,极易造成口咽部细菌定植。因此,要定时清洁口腔,保持口腔清洁,尤其要注意双颊及口咽部两个易残留细菌的部位,要根据口腔 pH 选择漱口液,口腔护理至少每天 3 次,以防止口腔感染;④定时湿化气道,用无菌湿纱布覆盖口腔,保持口腔的湿润;⑤对于特殊牙关紧闭的患者放置口咽通气管时先使用开口器从臼齿处打开,将口咽通气管放入,操作过程中动作轻柔;⑥预防并发症,应用口咽通气管最主要的并发症是口咽部创伤、气道高度敏感和气道梗阻等。插管时动作要轻柔,定时吸痰。

2. **气管插管**　是建立人工气道的一种手段,也是患者与呼吸机连接最常见的方式。在麻醉和心肺复苏等危急情况下,气管插管方法简便、易行,常常为呼吸支持提供有力保障。根据气管插管的路径不同,可将其分为经口和经鼻气管插管两种形式。

(1)经口气管插管:是临床上应用较为普遍的人工气道方法。此法是经口将气管插管置入气道内,再由气囊将上下呼吸道隔离,保持呼吸道的相对封闭,防止误吸。其方法较为简单,易于操作和掌握。

适应证:除有经口气管插管禁忌证的患者外,几乎所有需要机械通气治疗的患者均可应用经口气管插管建立人工气道。

禁忌证:气管上 1/3 以上部位(喉、声带、口腔等)病变,无法插入气管插管者;预期较长时间(如超过 1 周)应用呼吸机治疗、经口气管插管难以维持足够时间的患者。

物品准备:气管导管、管芯、喉镜及喉镜片、牙垫、压舌板、胶布、注射器、给氧及通气装置、听诊器、插管钳、喉头喷雾器、无菌液状石蜡、麻醉药(1%丁卡因、2%利多卡因)、急救药和肌肉松弛药、吸引器、生理盐水、心电监护仪等。

方法与配合:①根据患者年龄选择导管型号。气管导管的型号代表内径大小,一般成人选择 8～9 号导管,小儿可根据公式选择:导管内径＝4＋年龄/4(mm)。②患者准备:向患者与家属解释,取后仰平卧位,肩部垫高、头向后仰与脊柱成直角。清除口、鼻、咽分泌物,有义齿者取下义齿。清醒患者须给予咽喉部表面喷雾麻醉剂或经环甲膜注射利多卡因气管内麻醉。先用面罩给纯氧 2～5 分钟。③置入气管插管:术者立于患者头端,左手将喉镜从患者左侧口角插入,使喉镜叶片抵达咽后壁或舌根部→充分上翘喉镜,以挑起会厌(以充分暴露声门或声带为原则)→插入气管插管→调整导管弯度(以能顺利抵达声门为好)→插入深度为过声门5～6cm 为宜→最好在气管中、下 1/3 处(此处不宜滑出,也不宜过深)进入左右支气管或抵达隆突。④导管固定与连接:当导管插入气管后,立即置入牙垫于上、下齿之间,以免患者牙齿将导管压扁,拔出管芯,接简易呼吸器,听诊肺呼吸音是否对称、清晰。确认插入气管且位置得当后,充气囊,并用胶布固定导管和牙垫。同时,彻底吸引气管和口腔内分泌物,将气管插管与调试好的呼吸机相连,进行机械通气支持。

护理:①插管动作要轻柔:插管时,可于气管导管前端涂少量丁卡因或普鲁卡因软膏,能减轻插管后的咳嗽、血压升高及心率加快等反应。插管动作要求稳、准、快,避免缺氧时间过长。②气囊充气要适当:气囊充气压力不宜过大或过小,过大易造成血管壁黏膜损伤,过小易导致导管脱出气道。气囊压力以＜25cmH$_2$O(2.45kPa)为宜。但目前,气管导管气囊多采取低压力、高容积气囊,充气气囊呈圆柱形,因与气管壁接触面积大而压强小,因此损伤较小。此种气囊充气不宜过大,压力适中。③妥善固定:剪一条长 35cm×2cm 宽的胶布,从一端剪开 32cm,末剪开的一端固定在一侧颊部,将气管导管靠向口腔的一侧,剪开的一端胶布以气管导管外露部分为中心,缠绕后交叉固定在另一颊部。④选择牙垫:选择硬度和长度适中的牙垫放置于口腔内,防止患者双齿咬合时,夹闭气管导管。牙垫太软会被患者咬扁而阻塞气道;太硬会伤害牙齿;牙垫太短,不利于固定,当患者吞咽、咀嚼、躁动时容易将牙垫吐出,致上呼吸道阻塞。⑤口腔护理要彻底:经口插管时口腔护理难度大,如护理不当,极易发生口腔黏膜糜烂,或有口腔异味、口腔炎等并发症。因此要仔细、及时,彻底的清洁口腔,口腔护理时,要有双人配合,取下牙垫,清洗消毒并及时更换。对不能配合或烦躁的患者取牙垫要慎重,避免导管脱出。口腔护理后再次固定牙垫时,要确认插管深度保持不变。⑥有义齿或牙齿松动要摘除:插管前要检查患者是否有义齿及口腔异物,并及时取出或处理,防止义齿脱落掉入气道。⑦导管留置时间不宜过长:一般不超过 1 周,以免引起喉头损伤或水肿。1 周症状不改善应改为经鼻气管插管。但目前有插管时间大于 1 周的报道。

(2)经鼻气管插管:易用于保持口腔清洁,维持时间长,更适用于新生儿,但操作难度比较大。经鼻插管要经过鼻腔狭窄部位,即鼻后孔,稍有不慎极易导致鼻腔出血或插管失败。

指征:选择经鼻气管插管主要考虑三方面因素:一是应用呼吸机时间较长,一般如呼吸机治疗时间需要超过 1 周,又不宜于过早进行气管切开时,多选经鼻插管;二是病情变化,不需要紧急进行气管插管,且允许进行选择时,考虑进行经鼻气管插管;三是慢性病程,反复发作需要反复进行插管时,且每次应用呼吸机治疗时间较长,又无需进行气管切开而经口腔气管插管又难以耐受的情况下,最合适的选择是经鼻气管插管。

方法与配合:经鼻气管插管分三种形式,即盲插、明插和经纤维支气管镜引导的气管插管。盲插最难,经纤维支气管镜引导插管最容易,损伤小、操作安全。经纤维支气管镜引导插管需要时间准备,故在病情急重需要紧急插管时不适合。经鼻气管插管的物品准备与经口气管插管大致相同,不同的是需要准备导管钳,而不需要牙垫,插管方法的第 1 步需要将导管送入鼻腔,经鼻后孔插入咽后部或鼻咽部。明插需借助喉镜挑起会厌、暴露声门或声带,使用导管钳夹住气管导管插入气道,其余要求与经口插管相同。盲插则无需用喉镜,插管时凭借气流的声音,在患者吸气时插入导管。很多情况下不易抵达声门需要反复调整导管弯度方可入导管。

3. 纤维支气管镜导入经鼻气管插管法

(1)插管前准备:按常规准备便携式支纤维支气管镜。应用前导管气囊部全部浸入无菌生理盐水中检查气囊是否漏气。将纤维支气管镜软管及气管导管外涂无菌液状石蜡,套在纤维支气管镜软管上段 1/3 处。备好简易呼吸器,开启呼吸机,调整呼吸机各参数为正常运转状态备用。监测各项生命体征,插管前抽取动脉血气分析,连接心电监护仪。备齐各种抢救用药及用物等,如麻醉药、肌肉松弛药及镇静药、吸引器、吸痰管、胶布、封气囊用注射器及布带等。

(2)患者准备:对清醒的患者做必要的解释和心理护理;2%盐酸利多卡因注射喷雾麻醉咽喉部和双侧鼻腔,如情况紧急或昏迷患者可不局部麻醉。插管前尽量给予高浓度吸氧。

4. 气管切开　气管切开操作是指切开颈段气管,放入气管套管,用以解除喉源性呼吸困难、呼吸功能失常或下呼吸道分泌物潴留所致呼吸困难的一种常见手术。此章节重点介绍以接呼吸机辅助呼吸为主要目的的气管切开置管。

(1)适应证:①上呼吸道梗阻所致呼吸困难,如喉部急性炎症、喉头水肿、喉部肿物等;②各种原因所致的呼吸衰竭,需心肺复苏及气管内麻醉者;③呼吸道烧伤、严重肺部感染、急性呼吸窘迫综合征等,痰多且不易咳出或吸出,有发生窒息危险者;④气道堵塞的抢救;复苏术中及抢救新生儿窒息等。

(2)禁忌证:有凝血机制障碍者,正在行抗凝或溶栓治疗者。

(3)方法与配合:①术前准备,无菌物品准备:气管切开手术包、手术衣、无菌手套;其他物品:套管固定带、手术照明灯等;气管套管准备:如不与呼吸机连接可备银合金气管套管,否则应根据患者情况备不同型号的气管套管,且需为低压高容量气囊,应为聚氯乙烯导管。②操作方法,摆体位:患者取仰卧位,肩下垫 5～10cm 高的软枕,头向后仰,以暴露气管轮廓。选切口:以欲切开的部位为中心行颈部皮肤消毒,取颈正中横切口,起点位于环状软骨下 1～2cm,切口长度以能置入气管套管的最短切口为宜。如为昏迷患者则无需麻醉,清醒患者以 2%利多因局部浸润麻醉。③造口置管:切开皮肤及颈前筋膜暴露舌下肌群,自中线向两侧牵拉,向上推开甲状腺峡部显露气管,选择第 3 及 4 两个软骨环为切开点,用尖刀切开气管,气管撑开钳撑开气管,将带气囊的气管导管置入气管内。拔出气管导管芯。如为金属套管,置入导管芯;如为聚乙烯导管接呼吸机时,则无内套管,可直接接呼吸机导管。用导管固定寸带固定导管于颈部,松紧适当,以能容一指为宜。

(4)护理:①加强气道湿化:保持环境清洁,室内温度在 22~25℃,湿度在 60%~70%。用生理盐水湿纱布覆盖气管套管口,目前临床上多采用 0.45% 的氯化钠溶液进行气道湿化,痰液黏稠不易吸出时,行雾化吸入。②保持气道通畅:定时或按需吸痰,吸痰持续时间一次不应超过 10 秒,必要时于吸痰前给予 100% 氧气吸入。经导管吸入气体必须注意湿化,防止气管内分泌物稠厚结痂,阻塞导管。③使用机械通气时,气管外套管的气囊充气 7~10ml,以往主张每 3~4 小时放气一次,防止气管黏膜受压、水肿、坏死。但是由于目前所使用的气囊均为低压高容气囊,对气管壁的侧压力明显减小,如定期放气囊可增加患者误吸概率,因此,不主张定期放气囊。如需放气囊必须在放气前先进行声门下吸引,吸尽气囊上方分泌物,防止痰液进入下呼吸道造成呼吸道梗阻或窒息。④脱管处理:脱管指征为患者出现呼吸困难,血氧饱合度下降,突然发出声音,或呼吸机报警。一旦发生脱管,可试行将气管套管按原窦道送回。如有阻力时,应将套管拔出,取床旁血管钳沿创口插入气道,撑开气管,缓解呼吸困难,同时报告医生,重新更换气管套管。⑤预防感染:切口每天换药。每天更换纱布垫 2 次,切口分泌物多时随时更换;吸痰操作时,必须严格无菌操作,定期进行痰细菌学检查及药敏试验,密切观察切口感染迹象,有分泌物增多应行分泌物培养,以便对症治疗。⑥拔管护理:当原发病治愈,脱离呼吸机治疗,可正常呼吸和咳嗽、咳痰者即可考虑拔管。拔管前需堵管 24~48 小时,患者呼吸平稳,能自主咳嗽、咳痰,血气分析在正常范围内,即可拔除气管插管。

(张绍敏　张俊丽)

第七节　机械通气与气道护理

正常情况下,人的正常呼吸动作是在呼吸中枢支配下,由呼吸肌、胸廓、气管、支气管、肺和肺泡等组织器官参与下协调同步完成的一项复杂的生理过程。当呼吸运动中的任何环节出现功能障碍均可导致呼吸衰竭。此时只有在呼吸机机械通气的辅助下才能满足机体呼吸功能有需要。机械通气是提供呼吸支持的重要方式。可以代替、控制或改善自主呼吸,起到增加肺容量和肺泡通气量,改善换气功能,减少呼吸肌做功等作用。

(一)适应证

(1)各种原因所致的呼吸衰竭:如脑外伤、感染、脑血管意外及中毒所致中枢性呼吸衰竭;支气管、肺部疾病所致周围性呼吸衰竭。

(2)呼吸肌无力或麻痹状态。

(3)用于预防目的的机械通气治疗:在开胸手术后、败血症、休克、严重外伤情况下,估计患者在短时间内有的发生呼吸功能不全可能时,可预防性应用机械通气以防止呼吸衰竭的发生。

(4)呼吸系统的急危重症,如成人型呼吸窘迫综合征、重度哮喘等疾病的呼吸支持。

(二)相对禁忌证

(1)大咯血或严重误吸引起的窒息性呼吸衰竭者,应尽量清除血液或误吸物后,再实施机械通气,否则正压通气只会加重血块或分泌物对气道的阻塞。

(2)气胸与纵隔气肿未行引流者、肺大疱、急性心肌梗死伴心功能不全者。

(3)肺组织功能完全丧失,尤其是换气功能严重障碍者,呼吸机治疗没有效果。

（三）呼吸机的临床分类

呼吸机是通过预设的压力或容量,对患者进行通气支持的一种多功能仪器。当前临床上使用呼吸机有数百种,设计、构造、功能及操作方法各不相同,随着电子技术的发展,现代呼吸机功能日趋完善,智能化、操作简便化。呼吸机有多种分类方法,通常依据吸气向呼气转换、呼气向吸气转换、通气频率、使用对象等进行分类见表 10-6。

表 10-6　呼吸机分类

分类依据	类别
吸气向呼气转换	定压型——压力切换
	定容型——容量切换
	定时型——时间切换
	流速控制型——流速切换
	混合多功能型
呼气向吸气转换	控制型
	辅助或同步型
	辅助/控制型（A/C）
通气频率	常频呼吸机
	高频呼吸机（通气频率＞60 次/分）
应用对象	成人用呼吸机
	小儿用呼吸机
	成人/小儿用呼吸机

（四）机械通气模式与选择

1. 控制通气（CV）　控制通气方式是指呼吸机通过特定的方式,有节律地、周期性、强制性为患者通气,而不考虑患者的自身呼吸状态,即完全由呼吸机控制患者的呼吸。该方式适用于有严重呼吸抑制或呼吸暂停的患者,但对存在自主呼吸的患者可因人-机对抗而增加患者的呼吸做功。使用不当可出现失用性呼吸肌萎缩。由于呼吸机种类的不同,可采用单纯频率调节、呼吸气时间分别调节或呼气时间固定调节的方式对呼吸机通气的频率进行调节。

2. 辅助通气（AV）　该通气方式为呼吸机根据患者吸气的频率进行通气,而不是由呼吸机控制通气频率。这种情况下,要求患者的吸气达到一定的程度,形成一定的回路内压力变化而触发呼吸机进行通气。触发辅助通气所需的压力大小,称为触发辅助通气的敏感度。大多数呼吸机,触发辅助通气的敏感度可以调节,其值越小,说明呼吸机敏感度越高。

3. 辅助/控制通气（A/C）　该方式是将上述两种通气方式结合在一起的通气方式,是机械通气中最常用的一种通气方式。使用该通气方式时,一般预先根据潮气量的大小及患者所需的通气量,设定其最小的通气频率或每分通气量,如患者自主呼吸的频率小于最小通气频率或其每分钟通气量低于最小每分通气量时,则呼吸机转换为控制通气,保证了在患者自主呼吸减弱时提供足够的通气量。

4. 间歇强制通气（IMV）　该通气方式为控制呼吸和自主呼吸相结合的一种通气方式。

即预先设定一较低的强制通气频率,呼吸机按此频率定期强制向气道内输入新鲜气体,在强制通气的间歇期内,患者以自主方式进行呼吸。

5. 同步间歇指令通气(SIMV) 该通气方式为一种类似于IMV的通气方式,它们之间的差异在于IMV的强制通气由呼吸机控制,而SIMV的强制通气由患者的自主呼吸触发。使用不当或患者病情突然发生变化,可出现通气不足、缺氧、二氧化碳潴留及呼吸肌疲劳。

6. 呼吸末正压(PEEP) 该通气方式是指呼吸结束时保持气道内压力为正压,即高于大气压。PEEP可以提高气道压力,增加功能残气量、逆转肺泡萎陷、促进肺内液体排出和改善通气/血流比值等。由于该通气方式规定了呼气时气道压力为正压,对吸气时气道压力未做明确规定,故PEEP又可分为以下四种情况:

(1)连续气道正压通气:即自主呼吸时,吸气与呼气时气道压力均为正压。

(2)呼气气道正压通气:即自主呼吸时,吸气气道压力负压或零,而呼气时保持气道压力为正压。

(3)连续正压呼吸:即在机械通气辅助呼吸时加用PEEP,吸气和呼气均保持气道内正压。

(4)连续正压通气:在机械通气控制呼吸时加用PEEP,吸气和呼气均保持气道内正压。PEEP过高可降低心脏负荷,使心排血量降低,出现低血压。

7. 反比呼吸方式(IRV) 正常通气过程中,一般吸气时间短于呼气时间,吸、呼比<1[通常为(1:1.5)~(1:2.5)]。如果吸气时间大于呼气时间,吸、呼比>1[通常为(1.5:1)~(4:1)],即为反比呼吸。IRV具有改善氧合的作用,但目前临床上很少应用。

8. 压力支持通气(PSV) 患者触发呼吸后,呼吸机按预设的压力给患者提供吸气帮助,气道内压迅速上升至设定的压力水平,当吸气流降低至起始最大流速的25%或低于5L/min时,吸气转为呼气。患者自主控制吸气时间、呼气时间及呼吸频率。随压力支持水平及患者的自主呼吸努力程度不同,每次呼吸的吸气流速和潮气量都不相同。该方式可与SIMV联合,支持患者的自主呼吸。也可加用CPAP/PEEP。

(五)机械通气参数与选择

1. 呼吸频率 根据患者自主呼吸频率设置呼吸次数。通常呼吸频率设定为12~15次/分。另外,还可根据不同疾病的病理生理特点设置呼吸次数。如限制肺疾病的患者呼吸次数可稍高,18~20次/分。如为呼吸中枢受影响,呼吸麻痹或瘫痪时,呼吸频率可偏低,如12~15次/分。成人一般为14~18次/分。潮气量及呼吸频率决定了通气量。应定时测定动脉血$PaCO_2$以调节适当的通气量,避免通气过度。

2. 潮气量(TV) 目前认为,潮气量设为较低水平对存在严重气道阻塞或顺应性降低的患者,可以避免或减少肺损伤,降低病死率。正常成人自主呼吸的潮气量为8~10ml/kg,小儿10~12ml/kg,保护性低通气时潮气量为5~8ml/kg。如有肺大疱、可疑性气胸、血容量减少、血压下降等情况时,可设置较低水平。潮气量设置还需兼顾呼吸频率,如呼吸频率较快,则潮气量设置应较低,否则应设置较高的潮气量。

3. 吸入氧浓度(FiO_2) 吸氧浓度设置原则为:在维持PaO_2为60mmHg(8.0kPa)以上的前提下,使用最低吸氧浓度。一般要根据PaO_2调节氧浓度,且尽量使吸氧浓度在40%以下。长期吸入<60%的氧,会导致氧中毒引起肺损伤,如氧浓度必须大于60%时,PaO_2才能维持在60mmHg(8.0kPa)以上时,应考虑应用PEEP等方法增加氧合。在吸痰前后或应用呼吸机的早期使用较高浓度的氧,最高可达100%,但时间应控制在30~60分钟。

4. 每分通气量(MV)　设置 MV 参数,一般为 $3.5\sim4.5L/(m^2\cdot min)$,且需考虑呼吸频率和不同呼吸机与连接方式的无效腔量设置 MV。初始 MV 设置完成,要根据血气分析值随时进行调整。

5. 吸/呼时间比　吸/呼时间比是指吸、呼气时间各占呼吸周期中的比例。根据病情在1:(1.5~3)内选择、调节。呼吸功能基本正常者,吸/呼时间比应选择1:(1.5~2)。如阻塞性通气功能障碍的患者,可选择1:(2~2.5)的吸/呼时间比;而限制性通气功能障碍的患者,多选择1:(1~1.5)的吸/呼时间比。值得注意的是,吸/呼时间比的设置需要根据呼吸机类型,采取不同的设置方式,如直接设置法、吸气时间设置法、流速调节设置法,方法很多,需要不断地根据吸气时间进行检查和核实。

6. 通气压力(吸气压力)　大多数机械通气是正压吸气,能抵消胸、肺的弹性阻力使肺膨胀。一般以满意的最低通气压力 $15\sim20cmH_2O(1.5\sim2.0kPa)$ 为宜。对通气压力的影响因素很多,如肺水肿、成人型呼吸窘迫综合征等需适当提高吸气压,才能达到满意的通气效果。但必须严密观察气压伤的出现,对有心脏负担者,可缩短吸气时间进行补偿,以保证足够潮气量,且对循环功能无明显影响为宜。

7. 呼气末正压(PEEP)　因为 PEEP 可能加重心脏负担,减少静脉回心血量,易导致气压伤。因此,在可能的情况下尽量不使用 PEEP。

(六)监测与护理

1. 一般指标监测

(1)监测生命体征:在应用机械通气的过程中,生命体征的变化是监测的重要内容。一般情况下,如果呼吸机通气参数设置合理,呼吸机工作平稳,不会对生命体征有太大的影响。但是,如果发生通气指标设置不合适,通气不足或通气过度都会对呼吸、血压、脉搏和心律产生影响。尤其是初期,机械通气产生的压力,使胸腔内负压变为正压,血流动力学指标也会发生相应的变化,如血压下降,心排血量减少,心率过快或心律失常。因此,在机械通气时,密切观察生命体征指标的变化对机械通气指标的调整具有重要意义。

(2)呼吸机运转的监测:有效的机械通气效果体现在患者通气指标改善,缺氧及二氧化碳潴留症状得以缓解,患者神志转好,发绀消失,周围循环改善。但是,如果呼吸机不能正常运转,将使患者出现相反的结果。因此,在应用呼吸机过程中,要密切观察呼吸机各管道连接是否正确,导管是否与患者连接紧密,各管道连接部位是否有漏气,气道湿化壶内积水是否已满,呼吸机是否报警,是否与患者自主呼吸同步,听诊患者双肺呼吸是否正常,观察患者双侧胸廓起伏是否对称。只有确保呼吸机的正常运转,才能有效通气,尽早撤机。

2. 通气指标监测

(1)血气分析:血气分析主要从三个方面反映机械通气效果,即 PaO_2、$PaCO_2$、SaO_2,其中 $PaCO_2$ 的测定尤其重要。通气量不足或过度直接由 $PaCO_2$ 的数值来反应。如 $PaCO_2$ 下降太快,表示通气过度,下降太慢或不降则表示通气不足,均需调整通气指标。但对于慢性呼吸衰竭患者,一般不要求 $PaCO_2$ 下降太快,而对急性呼吸衰竭可在数小时内使 $PaCO_2$ 恢复正常。通常机械通气前、通气后 30 分钟、1 小时或 2 小时酌情行动脉血气分析。要注意动脉血气分析的时机,如患者躁动、吸痰、调整通气指标后,不宜立即行血气分析。机械通气平稳后,可每天 1 次。经皮血氧饱和度监测为无创监测指标,可直接、便捷地作为通气效果的监测指标。

(2)通气压力:密切监测机械通气时的通气压力变化,可以及时发现影响通气压力的因素,避免发生肺损伤。如正确设置潮气量和吸气末压力,在保证足够通气量的前提下尽量缩短吸气时间,减少通气压力,选择最佳的呼气末压力,可以建立满意的呼吸时间比值。另外患者分泌物过多、气道阻塞和咳嗽频繁等都会影响通气压力。

(3)自主呼吸与通气指标协调 呼吸机与自主呼吸的协调是保障呼吸机机械通气效果的重要内容。所谓的呼吸机与自主呼吸不协调就是人们常说的人机对抗。人机对抗常见的原因包括:①患者呼吸急促、精神烦躁:常见于机械通气早期患者不适引起,可适当应用镇静药或对清醒患者做好心理护理,取得患者理解和配合;②通气不足:主要见于呼吸机因各种原因引起的运转不正常,可以进行相应的调整;③气道不畅:主要见于痰液阻塞、呛咳、支气管痉挛等,应给予及时吸痰等对症处理;④触发敏感度调节不当:见于触发敏感度设置过度,患者吸气费力,呼吸做功增加,或触发敏感度设置过低,患者稍吸气,就可触发呼吸动作。监护时应及时发现并查找原因,对症处理,确保呼吸机与自主呼吸的同步进行。

3. 人工气道的湿化 正常的上呼吸道黏膜有加温、加湿、滤过和清除呼吸道内异物的功能。呼吸道只有保持湿润,维持分泌物的适当黏度,才能保持呼吸道黏液-纤毛系统的正常生理功能和防御功能。建立人工气道后,患者在吸气过程中,呼吸道丧失了对吸入气体的加温、加湿及过滤功能,纤毛运动功能减弱,造成气道失水,黏膜干燥,分泌物排出不畅。因此,做好气道湿化是所有人工气道护理的关键。

(1)人工气道湿化的方法:气道湿化的方法有两种,一种是雾化湿化法:即应用雾化装置将湿化液分散成细小的雾滴以气雾状喷出经鼻或口腔吸入达到气道湿化的效果。雾化装置有很多种,临床上常用的有超声雾化、氧气驱动雾化、压缩式雾化和手压式雾化。此外,还有借助护理人员,应用人工的方法,间断或持续地向气道内滴入湿化液的方法,但此法只能起到气道湿化的作用,吸入气体的加温还得靠呼吸机的加温湿化装置。另一种是呼吸机上配备的加温和湿化装置:常见类型有加热性湿化器、主动式吸湿型热湿交换器及人工鼻等。呼吸机上的加温和加湿装置已是呼吸机上重要的组成部分,可以调节吸入管道中气体的温度和湿度,对维持纤毛正常摆动、预防呼吸道水分丢失过多、排痰不畅、堵塞气道等问题起到重要作用。人工气道湿化应从以下几个方面加强管理。

①保证充足的液体入量:呼吸道湿化必须以全身不失水为前提,如果机体液体入量不足,即使呼吸道进行湿化,呼吸道的水分会因进入到失水的组织而仍然处于失水状态。因此,机械通气时,应根据病情,维持液体出入时的平衡,并及时发现液体摄入量与排出量对人工气道湿化效果的影响。

②呼吸机的温、湿化器:现代多功能呼吸机上都附有电热恒温蒸汽发生器。呼吸机的加温湿化器是利用将水加温至一定水平后产生蒸气的原理,使吸入的气体被加温,并利用水蒸气的作用达到呼吸道湿化的目的。机械通气的患者,一般送入气的温度宜控制在 32~37℃,无创机械通气湿化器调节温度为 33℃,有创机械通气湿化器调节温度为 37℃。另外,在应用呼吸机时单凭机器的加温湿化装置做气道湿化效果有时可能不甚理想,必要时配合应用其他方法。

③气道内持续滴注湿化液:此方法适用于脱机的患者。方法为将装有湿化液的注射器连接延长管安装在微量注射泵上持续滴入气道。人工气道的湿化量和速度取决于室温、体温、空气湿度、通气量、痰液的量和性质。成人每日最少湿化量为 200 ml。国内多数研究学者认为,湿化量可根据痰液黏稠度来定。目前普遍得到认同的是将痰液黏稠度分为三度:Ⅰ度(稀痰)为痰液如米汤或白色泡沫样,能容易咳出或吸出,吸痰后玻璃接管内无痰液滞留。湿化量为每

次 2 ml,间隔 2～3 小时。Ⅱ度(中度黏痰)为痰的外观较Ⅰ度黏稠,需用力才能咳出或吸出。吸痰后有少量痰液在玻璃管内壁滞留,但易用水冲洗干净。湿化量为每次 2～4ml,间隔 1 小时。Ⅲ度(重度黏稠)为痰的外观明显黏稠,常呈黄色并伴有血痂,不易咳出或吸出,吸痰时吸管因负压过大而塌陷,玻璃管内壁上滞留大量痰液且不易用水冲净。湿化量每次 4～8ml,间隔 0.5 小时。

④气道冲洗:每次吸痰前抽吸 2ml 冲洗液于患者吸气时注入气道。注意对于呼吸机治疗期间患者,在操作前先吸纯氧 1 分钟,以免因脱机注液造成低氧血症;注入冲洗液后应给予吸痰与拍背,使冲洗液和黏稠的痰液混合震动后利于吸出。对于痰液黏稠患者,可以间断反复多次冲洗。

⑤雾化吸入:可用于稀释分泌物,刺激痰液咳出及治疗某些肺部疾病。雾化液一般选择蒸馏水或生理盐水,根据病情还可加入化痰药。经人工气道口进行雾化吸入,在吸入过程中可能会出现吸入雾化气体的氧浓度下降、药物刺激导致气管痉挛、分泌物湿化后膨胀使气道管腔变窄等导致患者气道阻力增加。这些因素可使患者出现憋气、咳嗽、呼吸困难、发绀、烦躁等临床表现,因此在雾化操作前及操作时,应密切观察患者生命体征变化,注意及时吸出气道分泌物,氧分压低的患者雾化应与吸氧同时进行。由于潮湿环境易引起细菌繁殖,使雾化器及管道被污染,因此每次使用后应清洗全套容器,长期使用的患者每周将管道用消毒液浸泡 30 分钟后用无菌注射用水冲净再使用。雾化液现用现配,除人工气道湿化外,病房可采用地面洒水、空气加湿等方法使室内相对湿度达到 60%～70%。

⑥湿化液的选择:一般情况下主张应用 0.45% 氯化钠溶液。0.45% 氯化钠溶液对降低呼吸机相关肺炎的发生和湿化效果方面均优于生理盐水。分泌物多且黏稠的患者,选用灭菌注射用水。有研究认为,在分泌物多且黏稠的患者中应用无菌注射用水是一种比生理盐水具有优势的湿化剂,量控制在 200ml。痰痂、血痂形成的患者,选用 1.25% 碳酸氢钠溶液。有学者研究发现,碳酸氢钠可以改善气道酸性环境,降低痰液的吸附力,促进痰液的排出,湿化效果优于常规生理盐水。目前临床上常在湿化液中加入药物达到治疗的目的,如气管内滴入庆大霉素溶液,可以维持较高的血药浓度,呼吸道感染发生率低。滴入氨溴索溶液,气道湿化效果更好,且痰栓堵塞、肺部感染的情况较少。因此,应根据不同患者的个体情况,尤其是其痰液性状,选用更安全有效的湿化液促进呼吸道湿化。

(2)人工气道湿化的标准:人工气道患者为湿化气道所滴入湿化液的量应根据气道湿化的标准来调整。判断气道湿化的标准为:①湿化满意,分泌物稀薄,能顺利通过吸引管,导管内没有结痂,患者安静,呼吸道通畅;②湿化不足,分泌物黏稠(有结痂或黏液块咳出),吸引困难,可有突然的呼吸困难,发绀加重;③湿化过度,分泌物过分稀薄,咳嗽频繁,需要不断吸引,听诊肺部和气管内痰鸣音多,患者烦躁不安,发绀加重。湿化不足的患者,应加强湿化,如适当增加湿化液滴入的量或缩短间隔时间等。对于湿化过度的患者,每次滴入液体量应酌情减少,以免因呼吸道水分过多而影响患者的呼吸功能。

(3)吸痰:机械通气时,由于建立了人工气道,一旦发生分泌物堵塞气道,就会直接影响机械通气的治疗效果。由于机械通气患者多数病情重,神志不清,反应迟钝,并且声门失去作用,不能形成咳嗽前的气道高压,因而不能达到有效咳嗽,呼吸道分泌物易于淤积阻塞而出现气道阻力增高、通气不足,进而导致呼吸功能障碍,加重缺氧和二氧化碳潴留,所以必须积极清除呼吸道内的分泌物。

①吸痰的注意事项:吸痰应由两名护士操作,一人负责管理气道,另一名护士专做吸痰操作。具体操作步骤:a.吸痰时动要轻、稳、准、快,一次吸痰,吸痰管在气道内停留的时间不能超过10秒,以免发生低氧血症;b.为防止吸痰时造成的低氧血症,可以在吸痰前、后给予100%氧吸入1~2分钟;c.吸痰时注意患者心率、血压和血氧饱和度等参数的变化,观察痰液的性质、颜色和量,判断痰液黏度;d.吸痰时吸痰管进入插管内会引起呼吸困难,故吸痰前最好将气管导管外气囊内气体排尽;e.气管插管患者,应注意吸痰顺序,先吸净口咽部分泌物,再吸引气管内分泌物,定期检查气囊充盈度,无特殊情况不放松气囊,以免口咽分泌物在放松气囊时下行进入气管而发生感染(现在已经有三腔气管导管,其中一腔在气囊上方开口,专供吸引此处积存的分泌物);f.危重和分泌物较多的患者,吸痰时不宜一次吸净,应将吸痰与吸氧交替进行;g.对于痰液黏稠不易吸出患者,在吸痰前可给予生理盐水2ml,冲洗气道,待几次通气后立即吸痰。

②防止气道阻塞:人工气道阻塞可严重影响通气的效果,而气道湿化不足或吸引不充分是引起气道阻塞的主要原因。患者一般因通气不足和二氧化碳潴留表现为烦躁不安、呼吸困难、发绀,甚至意识丧失等。预防方法一是主要做到采取适当措施进行人工气道湿化,防止发生湿化不足或过度。二是定时(每30分钟)彻底有效吸痰一次,判断痰液黏度,痰黏稠时注意加强湿化,稀痰时加强吸引。三是每次吸痰时,注意吸痰管要插到有效深度以便将气管内导管口外以下的痰液吸净。四是对于气管插管和气管切开造口置管者,注意有无套管脱落和异物堵塞,一次性套管扭转是机械通气护理不当的严重并发症,易引起患者窒息,应引起高度重视。五是气管切开造口置管患者如改用金属套管,要注意定时清洗消毒内套管,最好采用流水冲洗内套管以防止异物存留在套管内。六是对于气管切开造口置管患者,如果遇到翻身时,能脱离呼吸机的患者,尽量卸下呼吸机后翻身;不能脱离呼吸机的患者,要在移动患者头颈部与气管内导管的同时,将呼吸机连接管一起移动,避免气管导管过度的牵拉扭曲而导致气道阻塞。气道阻塞除上述原因外,还有其他因素,如气道大出血、呕吐物误吸,或由气管食管瘘引起的误吸、针头的坠入等,在护理过程中,应注意避免发生。

③防止气道黏膜损伤:气管内导管和气囊压迫气管壁造成气管黏膜水肿、糜烂、溃疡以致狭窄,是机械通气的并发症。为减轻气囊对局部黏膜的压迫,宜尽量采用高容低压套囊,避免过度充气,或采用带有双套囊的导管,交替使用减少气管黏膜局部压迫。气囊充气时,最好能用测压装置测量其内压力,把压力控制在18mmHg以下为宜。没有条件测定气囊内压力时,临床通常以注入气体刚能封闭气道,听不到漏气声后再注入0.5ml为宜,一般注气8~10ml。在不使用呼吸机时气囊不必充气,有利于呼吸,而使用机械通气时必须充气以保证潮气量。进食时,气囊要充气,以防吞咽的食物或液体误入气管引起阻塞或吸入性肺炎。

(七)注意事项

(1)呼吸机管道使用前应经灭菌处理。每套管道独立包装。

(2)呼吸机的操作者,应熟练掌握机械性能、使用方法、故障排除等,以免影响治疗效果或损坏机器。

(3)呼吸机管道连接处要连接紧密,以免漏气。长期使用者每天更换湿化液、湿化纸,安装湿化纸应紧贴湿化器管芯内壁。

(4)呼吸机使用过程中确保储水罐低于人工气道接头位置,储水罐内冷凝水应及时倾倒,防止堵塞管道引起患者呛咳或窒息。

（5）使用呼吸机的患者应有专人监护,按时填写机械通气治疗记录单。

（6）呼吸机应有专人负责管理,定期维修保养。每日进行呼吸机表面擦拭消毒,消毒液可选择 75％乙醇或酸化水。

（7）使用一次性呼吸机管道,每周更换一次,管道中如有痰液、血液应及时更换。

(八)呼吸机常见报警原因与处理

当呼吸机监测到的实际参数超过设置报警限或呼吸机出现故障时,呼吸机将以声、光和文字等方式提示。根据监测值偏离报警限的大小和对患者生命威胁的严重程度,呼吸机可显示不同的报警级别。美国呼吸治疗协会(the american association for respiratory care,AARC)推荐将呼吸机的报警按其优先和紧迫程度分为三等级:第一等级是立即危及生命的情况;第二等级是可能危及生命的情况;第三等级是不危及生命的情况。在机械通气过程中,气道压力高限报警十分常见,这与报警阈值范围与患者的通气参数设置有关。如呼吸机在吸气相气道压力过高报警,通常与患者气路异常、操作人员设计错误及呼吸机本身故障有关。

处理呼吸机报警的方法,是一个果断判断、综合分析、及时处理的过程,护理人员只有在全面监护各项指标的基础上,加强患者气道管理、提供心理支持、做好基础护理和营养评估,同时,还要有呼吸机专业人员干预才能杜绝因处理呼吸机报警错误而导致的异常结果。呼吸机常见报警与处理见表 10-7。

表 10-7　呼吸机常见报警原因及处理方法

报警项目	常见原因	处理方法
气源报警	空气或氧气压力不足或不平衡	请维修人员处理
	压缩机故障	
	空氧混合器等故障	
电源报警	墙上电源和后备电池不足或插座故障	请维修人员处理
	保险管或机内电源故障	更换保险管或做对因处理
氧浓度报警	空氧混合器故障或某个气体模块损坏	请维修人员处理
	氧电池消耗	更换氧电池或拔除接头
压力上限报警	气道痉挛或呼吸道分泌物增加	给予肌肉松弛药或吸痰
	呼吸机管道折曲	检查并调整管道位置
	人机对抗或肺顺应性下降或呛咳	肌肉松弛药或镇静药处理
	管路内积水未及时倾倒	及时倾倒管路和积水罐中积水
压力下限报警	呼气回路或温度探头脱落	重新连接使之牢固
	气管导管套囊或呼吸管路漏气	更换套囊和呼吸管路
	湿化罐加水后未盖按钮	加水后及时盖按钮
MV 上限报警	呼气监测传感器进水	擦净、烘干,勿损坏传感器敏感处
	患者通气过度	适当降低潮气量或触发灵敏度
MV 下限报警	套囊、管路、湿化器等漏气	逐段检查,排除原因或换管
	自主呼吸减弱	适当增加通气量或用呼吸兴奋剂
温度上限报警	湿化器失控或传感器损坏	及时更换,请维修人员处理
	湿化器内液体减少	添加蒸馏水
温度下限报警	加热盘损坏	请维修人员处理

续表

报警项目	常见原因	处理方法
FiO₂水平报警	管道或导管套囊漏气或传感器未接好	对因处理
	实际给氧浓度高或低于设置参数	及时调整给氧浓度或报警水平
	供氧装置故障	请维修人员处理

(九)并发症监护

1. **导管阻塞**　常见于气道分泌物干涩或气管插管末端有气管黏膜息肉生长,引起气管套管完全堵塞。如对此发现或处理不及时,可导致气管阻塞,甚至造成患者死亡。因此,应及时发现可致导管堵塞的危险因素,给予妥善处理。如吸痰时进入或退出吸痰管感到有阻力,则应予以高度重视;对痰液干涩者应及早加强气道湿化;如怀疑有气管息肉生长,应尽早行气管导管纤维支气管镜检查。

2. **气道损伤**　可因气管插管时间过长,导管末端对气管壁摩擦,引起气管损伤,严重者可导致气管-食管瘘。另一种是因为气管导管气囊压力过高,对气管壁形成侧压力导致气管壁损伤,但由于目前气管导管气囊多为低压容量气囊,对气管壁损伤明显减少。气管壁损伤可出现气管黏膜缺血、坏死,严重时可累及胸腔大动脉损伤,引起大出血。因此,应密切观察出血体征,选择低压高容量气囊,注入气囊压力勿过高,防止气管壁损伤。

3. **脱管**　常见于气管导管气囊或气管切开系带固定过松,患者出现躁动、呛咳,或为患者进行翻身、叩背等动作较大的操作或气管切开纱布垫过厚等情况。少数因患者双手束缚不紧,自行将管拔出。脱管后,患者可表现出呼吸困难加重、发绀明显、躁动不安,呼吸机可出现低气压或低通气量报警,血氧饱和度明显下降至90%以下。此时应首先检查是否有脱管,必要时立即拔出气管插管,重新置管,或沿瘘道送回导管,监测生命体征和血氧饱和度。

4. **呼吸机相关肺炎(VAP)**　主要原因为呼吸道分泌物引流不畅,胃内容物及口腔分泌物误吸入气道引起细菌下呼吸道移植,频繁吸痰、气道内滴液湿化、雾化等;无菌操作不严,呼吸机管道消毒不严格,患者机体抵抗力低下;不合理使用抗生素。因此,监护人员必须严格消毒隔离制度,加强气道痰液湿化作用,及时清除呼吸道分泌物,定时更换和消毒呼吸机管道,以减少和避免呼吸道肺部感染。对呼吸机相关肺炎的预防与护理的研究报道较多,主要有以下几个方面:加强对VAP的早期判定。文献报道,急性生理学及慢性健康状况评分Ⅱ(Acute physiology and chronic healtll evalualion Ⅱ,APACHEⅡ)和临床肺部感染评分(clinical pulmonary infecion score。CPIS),对VAP的病情检测、疗效评价及预后预测方面都有较好的应用价值。构建VAP集束化干预方法,较多的文献推荐方法有,抬高床头30°～45°;对护理人员进行适当教育与培训;按标准和要求严格洗手;冷凝水的定时倾倒;使用氯己定(洗必泰)进行口腔冲洗;呼吸机管道可见污染时更换,不主张常规更换。除此之外,还包括鼻饲方法的管理、导管气囊的管理、声门下持续吸引、镇静镇痛、定时唤醒技术等。

5. **肺不张**　主要原因是气管导管插入过深,进入一侧气道,或吸痰不彻底,导致痰液阻塞一侧气道。处理方法:密切观察气管导管深度,定时听诊双肺呼吸音,以判断导管的位置,必要时插管后行床旁胸部X线检查,确定导管位置;一旦导管位置确定,严格导管插入深度;排除导管位置因素,加强吸痰护理,对呼吸音减弱侧胸部加强湿化,增加翻身、叩背及吸痰频次,并注意体位对痰液引流的影响,定时监测床旁胸部X线片,以判断吸痰护理的效果。

6. 肺气压伤　主要指呼吸机输入气压过高而引起的肺泡破裂所出现的气胸或纵隔气肿。肺气压伤的直接原因是吸气压峰值增高。其表现可有多种形式,轻者仅为间质性水肿,重者可出现纵隔气肿、心包气肿、皮下气肿、气胸及静脉空气栓塞等。肺气压伤的发生率为 0.5%～39%。发生气压伤的患者表现为烦躁不安、心率增快、血压下降。当呼吸音降低或消失、纵隔移位及呼吸机显示气道压力明显增高时,应考虑有气胸的可能。一旦发生气胸,应按气胸处理原则,对症采取胸腔穿刺或胸腔闭式引流等措施,同时,调低气道压力,限制潮气量,鼓励患者自主呼吸。护士在吸痰时,应注意用力均匀,避免刺激患者剧烈咳嗽,从而导致气道压力突然升高。

7. 上消化道出血　是插管后经常出现的并发症,主要原因是插管刺激患者出现的应激反应。如出血量较少,对机体不会造成太大的影响,但如出血量较大,可导致误吸,加重肺内感染。预防措施是在插管前后及时应用胃黏膜保护剂,插管后立即留置胃管,抽取胃液送检,同时,给予负压吸引,如引出胃内容物为正常颜色时,再经胃管进食。

8. 通气不足与通气过度　机械通气效果的监测是应用呼吸机治疗的重要监测指标。影响通气指标的参数包括潮气量、呼吸次数和吸气压力等的设置。对于患者出现通气不足或过度,除调整上述指标的设置外,还要观察患者是否存在气道痉挛、分泌物阻塞或肺顺应性差等情况。通气不足时,患者的呼吸性酸中毒不能得到及时纠正,二氧化碳潴留症状不能得到缓解;通气过度时,患者可出现呼吸性碱中毒。因此,监护过程中,应注意通气情况改善的程度,及时发现和报告患者的症状和体征,适时进行动脉血气分析,监测呼吸机指标调整效果。

9. 心排血量下降或低血压　心排血量下降与低血压是机械通气过程中引起血流动力学改变的主要表现。其主要原因有:①胸腔内压力升高,外周静脉血回心血量减少;②肺泡压升高,肺血管床受压,左心充盈度下降;③肺循环阻力增高,右心室负荷增大导致右心室扩张,压迫室间隔向左心室腔凸出,引起左心室流出道狭窄,心排血量下降;④血容量不足,心脏代偿功能减退。肺顺应性越好,通气对循环的影响越大。因此,对机械通气血压偏低的患者,应谨慎调节潮气量、吸呼比和输入压力,保持收缩压在 80mmHg(10.7kPa)以上,以减轻循环负荷。有条件时,可应用 Swan-Canz 导管进行肺血管内压血流动力学指标监测。如血压下降的幅度较大,舒张压下降大于 30～40mmHg(4.0～5.3 kPa),持续时间较长,应对呼吸机参数进行调整,以维持血流动力学的稳定。

(十)人机对抗原因与监护

人机对抗原因较多,主要是患者和机器方面的原因。人机对抗患者的危害较大,可以导致患者分钟通气量(MV)和潮气量(TV)下降,使患者呼吸肌做功增强,耗氧量增加,从而加重低氧血症。另外还可因呼吸机与患者自主呼吸不协调而导致患者的胸膜腔内压增加,加重患者的循环负荷。因此,如出现人机对抗应及时查找原因,给予处理。

1. 患者方面原因　能引起患者与呼吸机发生人机对抗的因素很多,其中包括使用呼吸机前未采取简易呼吸器过滤措施,使患者的自主呼吸过强;患者的缺氧状态未得到及时纠正,代偿性呼吸加快;患者存在急性左心衰竭,以至于难以配合呼吸机辅助通气;患者咳嗽、咳痰、分泌物堵塞或体位不当等;患者的精神心理因素如焦虑和恐惧导致呼吸加深加快;患者存在代谢性酸中毒;以及患者有发热、抽搐、肌肉痉挛等产生过度通气与呼吸机对抗。

2. 机械方面原因　呼吸机本身的因素也是导致人机对抗的主要因素。如呼吸机同步性和协调性较差;呼吸机同步功能的触发灵敏度设置不合理,患者极易触发;呼吸机管道漏气导致的通气不足等均可出现人机对抗。

3. 人机对抗监护　当出现人机对抗时,应首先查找原因,主要是患者的原因,排除患者因素后再查找机械原因,不能一出现人机对抗就用药物对抗,而应首先祛除病因。在人机对抗时,护士应注意患者的安全护理。束手带固定牢固,防止因患者躁动而致的脱管等并发症。在采取措施后至患者解除人机对抗期间,需严密观察生命体征,专人守护,尤其注意血氧饱和度的变化。应注意尽量不要在此期间采集动脉血气分析,以免造成医生错误地判断。

4. 镇静镇痛的监护　对入住 ICU 给予机械通气治疗的患者,持续镇静镇痛是帮助患者在发生人机对抗时,减轻痛苦和焦虑,降低谵妄发生率,保证机械通气效果,促进身体功能恢复,改善预后的常用治疗手段。有文献推荐"ABSDE"镇静镇痛集束化干预措施,有助于帮助医务人员为患者提供尽可能优化的、基于证据的医疗服务,以提高对患者的服务质量。其中ABC--The awakening and breathing coordination,指每日唤醒和呼吸同步;D-delirium monitoriong/management,是谵妄的评估和管理;E-early exercise/mobiliy 的含义为早期活动或移动,该集束是一个多元素的集合,每项措施相互依赖。在患者人机对抗时,护士镇静镇痛的监护尤其重要。因此,需要与医生配合在患者镇静镇痛期间进行有效监护,掌握科学、正确的镇静镇痛的评估手段,以确保患者安全。

(十一)呼吸机连接与撤离

1. 连接呼吸机

(1)用物准备:呼吸机一台;湿化器滤一组;氧气一筒/中心供氧;牙垫、气管插管导管或面罩各一套;人工简易呼吸器一个;模拟肺一个;蒸馏水 300～500ml;吸引器一台/中心吸引;万向(多功能)支架一个;气道护理盘(按需准备)一套;吸痰管若干根;呼吸机使用记录单一套。

(2)准备工作:因呼吸机种类不同,需安装的物件不同,可参阅各呼吸机的说明书进行安装。常用物件安装如下:①将湿化器安装在湿化器架上,倒无菌蒸馏水至所需刻度;②呼吸机管道安装按送气-呼气的顺序连接好后,悬挂于呼吸机的支架上;③温度传感器接头安装在吸气管道端,将导线沿吸气管路用夹子夹好;④测呼气末二氧化碳浓度探头接在呼气管端;⑤使用前检查安装是否正确,包括电源供应部分、气源供应部分、校对流量传感器、氧电极情况,检测呼吸机管路有无漏气,监测呼吸机送气功能。

(3)连接步骤:①接好呼吸机主机、空气压缩泵、湿化器电源并开机;②连接高压氧及压缩空气(或开压缩机开关);③根据病情调节好呼吸机的叹气方式及参数;④确定报警限和气道压安全阈值;⑤调节湿化器;⑥用模拟肺与呼吸机连接试行通气,并确认呼吸机工作状态;⑦随时监测心率、心律、血压、血氧饱和度、潮气量、每分钟通气量、呼吸频率、气道压力、吸入气体温度等变化;⑧听诊双肺呼吸音,检查通气效果;⑨人工通气 30 分钟后行血气分析检查,根据结果调整限定的通气参数。

2. 呼吸机的撤机　有研究建议,要根据患者对自主呼吸试验的耐受及上呼吸道情况认真评估后撤机,避免重复插管及患者自行拔管。重复插管可能使口咽部分泌物中微生物以及胃内容物直接吸入下呼吸道,为感染 VAP 的危险因素。因此,待自主呼吸恢复后,神志清楚,咳嗽吞咽反射存在,肺部感染基本控制,痰量明显减少,血气分析正常或接近正常(某些慢性呼吸衰竭患者);肺活量恢复到 10～15ml/kg,可考虑停用呼吸机。停机开始时间最好选择上午,患者精神、体力和情绪较好的时刻。要彻底进行口腔护理,充分吸出呼吸道分泌物,尤其是吸净咽后壁口腔残留物。继续机械通气一段时间,待呼吸及心律平稳后,撤去通气机,给予导管或面罩氧疗,氧浓度 35%~45%,或略高于机械通气时的吸氧浓度。停用机械通气呼吸机锻炼自主呼吸时,医护人员必须在床旁严密监护,观察患者的呼吸频率、节律及呼吸方式,心率、血压,以及有无出汗、发绀、呼吸窘迫等情况,给予心电监护。开始时停机时间可短些,每日停机 3~5 次。如无异常,再逐渐延长停机时间和增加停机次数,每次停机以患者不发生呼吸疲劳,心率增加不超过 20 次/分,无严重心律失常出现,动脉收缩压变化不超过 20mmHg (2.7kPa),舒张压变化不超过 10 mmHg (1.3kPa)为宜。情绪紧张的患者,每次停用时间可短些,以增强患者的信心。停机时间逐渐延长至 1 小时后,逐步增加每天停机次数。随着停机次数增加,用机时间不断缩短,最后当停机时间多于用机时间后,患者往往会主动提出不必再用通气机。初始时,主要在白天停机,直至白天完全停机 3~5 天后,再在严密监护下夜间停机,直至 24 小时完全停机。拔管时,需双人配合,一人吸痰,一人拔管,拔管同时吸痰,边拔边吸痰。停机 30 分钟后监测患者血气,以协助观察患者的氧合和通气功能。现代呼吸机均有 SIMV 及 PSV 功能,可利用该功能帮助撤机。

(十二)呼吸机的维护与管理

正确的维修和管理可延长呼吸机的使用寿命,保证其安全、有效地发挥临床作用。同时更重要的是可以避免交叉感染,提高抢救成功率,有条件的科室要设有专人管理呼吸机及各种仪器设备,不能设专人负责的由护士负责。

1. 目的

(1)排除故障,以确保呼吸机正常运转。

(2)及时发现问题,有效解决问题,延长其使用寿命。

(3)保证临床使用呼吸机质量的安全和附件的齐全。

(4)降低因设备问题而引发的医疗纠纷。

2. 呼吸机的管理

(1)确定专业的管理人员:由专职人员负责对呼吸机各部进行清洁、消毒、调试和校正,排除故障,确保呼吸机正常运转,及时发现问题,有效解决,延长其使用寿命。

(2)建立方便的维修联系方式:可将维修公司或厂家的联系方式如电话号码抄写在呼吸机上,以便其他人发现问题能及时联系、维修。

(3)集中统一培训:培训范围包括所有操作呼吸机的人员。

(4)做好使用和维修记录:将各种维修、更换、校正记录详细备案,消耗品需定期更换,主机也要定期保养。

3. 呼吸机的维护保养　维护保养工作主要根据呼吸机的性能及附件使用寿命的要求,定期清洗,消毒管道,更换消耗品,检测主机功能等。由于呼吸机种类繁多,结构复杂,各自的性能及保养要求不同,加之呼吸机的价格昂贵,故应该由接受过专门训练的人员负责。

(1)定期更换消耗品:定期检查更换氧电池、活瓣、皮垫、细菌过滤器及过滤网等,呼吸机每工作 1000 小时,应由工程师进行保养及检修,并将每一次更换消耗品名称及时间进行详细登记,建立档案,以备检查。

(2)使用前检测:经过以下步骤检测后的呼吸机已处于完好的备用状态,需用布罩好,并且在显著位置挂上标明"备用状态"字样的标牌,放置在清洁、整齐、通风的房间内,备用。①电源检测:检查有无漏电、接触电不良,检查蓄电池的蓄电能力。②气密性检测:检查呼吸机的气路系统,各管道、湿化罐、接水瓶接口有无漏气。由于呼吸机的型号及工作原理不同,检测的方法也不同。通常情况下可采用潮气量测定、压力表检测和耳听手摸等方法检测。③设置项目检测:检测呼吸机模式和参数能否准确设置。④报警系统检测:使用模拟肺模拟呼吸机的工作状态,改变呼吸机的设置参数;增加气道阻力;调节各种报警上、下限,通过呼吸机上的声、光报警来检测报警系统的性能是否完好。⑤监测系统的检测:如 VT、FiO$_2$、压力表、每分通气量等。⑥呼吸机附加仪器功能的检测:如湿化器、雾化器等功能是否完好。

(3)使用中维护:①管道的气密性:检查管道有无脱落、漏气等。②管道的通畅性:检查管道有无积水、扭曲、打折、压闭等。③主机防水:禁止在主机表面上放置治疗盘、护理盘、液体瓶、水杯等,防止主机进水影响功能。④防止人为暴力损伤:在推动呼吸机时,要稳妥用力,防止摔倒。⑤主机散热:使用中的呼吸机应放在相对较大的空间,以利于散热,防止主机因散热不好而工作异常,甚至停止工作。

4. 呼吸机的消毒 呼吸机应先彻底清洗,尤其是接触患者的呼出气体部分,如管道、加温湿器和呼气阀等,可先用清洗剂冲洗,将其中的分泌物、痰痂、血渍和其他残留物彻底清除,然后消毒。消毒时各种连接部件应脱开,以化学消毒剂消毒后的呼吸机管路应用蒸馏水清洗。整个处理过程中要避免物品的再次污染。

(1)主机清洁:①管路清洁:多为合成材料、橡胶、金属,要仔细检查管道内有无痰痂、血渍、油污及其他脏物残留,若不冲干净则难以达到彻底消毒的目的。②传感器的清洗:由于传感器属精密的电子产品,价格昂贵,并且有各自的性能特点,必须根据各自呼吸机的说明书或操作指南进行清洗。③主机内部的清洁:呼吸机内部主机多为电子元件,不能使用常规方法清洁,需由工程师定期保养。④呼吸机外壳的清洁:呼吸机外壳可用温水纱布轻轻擦净。

(2)外部管路消毒:①浸泡消毒法:常用化学消毒液体如:过氧乙酸、戊二醛、酸性水等,应注意监测浓度及污染情况,正确储存并及时更换。②气体熏蒸消毒方法:环氧乙烷气体消毒可杀死真菌、孢子及较大的病毒,但对肝炎病毒的作用尚不清楚。环氧乙烷可穿透橡胶、塑料、玻璃纸等,无腐蚀性和破坏性,是比较理想的消毒方法。目前医院也使用分解蛋白质及血液的酶制剂以管道清洗机清洗呼吸机管道,在清洗过程中应用 160~165℃高温自动烘干消毒,效果更快捷可靠。③高压蒸气消毒方法:呼吸机需消毒部件的金属部分和耐高温的部件,可根据具体情况,送供应室高压蒸气消毒。

(3)湿化器的消毒:①每位患者更换,长期使用呼吸机者每周消毒更换一次;②湿化器采用浸泡或高压蒸气消毒方法;③湿化器内注入无菌蒸馏水,并每日更换。

(4)其他日常清洁消毒:①每日清洁呼吸机表面一次;②管道每人更换,长期带机者每周更换;③每日清洗空气过滤网,以防止灰尘堆积,影响机器内部散热。

(5)呼吸机终末消毒:患者停用呼吸机后将呼吸机过滤网、湿化器等彻底消毒,一次性呼吸机管道放入医用垃圾。呼吸机外壳擦拭消毒,使呼吸机处于备用状态。

(张绍敏 张俊丽)

第八节 简易呼吸器的应用

简易人工呼吸器又称加压给氧气囊(AMBU),它是进行人工通气的简易工具。

一、适　应　证

(1)用于窒息复苏,以达到人工通气的目的。

(2)危重患者的抢救、转运及呼吸机的过渡性急救器械。

二、用 物 准 备

用物包括吸氧面罩、呼吸囊、呼吸活瓣、储气袋、接头、连接管。

三、操作方法与配合

(1)呼叫患者,准确判断病情,观察患者意识和呼吸。

(2)开通气道:清除口、鼻、咽腔分泌物,开放气道,松解患者衣领、裤带等。操作者站于患者头侧,使患者头后仰,托起下颌。

(3)连接简易呼吸器:连接面罩、呼吸囊和氧气,调节氧气流量 10L/min(氧浓度为 40%～60%),使储气袋充盈。

(4)将面罩罩住患者口鼻,按紧不漏气。固定面罩手法正确(EC 手法),按压深度适宜(单手操作送气量为 600～800ml,双手操作送气量为 800～1200ml)→按压频率正确(与胸外按压比率 2:30 或 8～10 次/分)。

(5)严密监测患者病情变化,及时报告医生。操作结束后,做好护理记录,整理用物。

(6)做好清洁消毒工作,检查呼吸器性能良好、标识清晰、备用。

四、简易呼吸器功能

(1)通过挤压储气囊打开位于患者端的单项唇瓣,气流通过面罩进入患者肺部。

(2)患者吸入气体后唇瓣关闭从而使患者排出的气体不能返回球囊中。呼出气流通过出气阀排出。

(3)当储气囊膨胀起来时,由于真空效应球体后端的单项进气阀会使氧气或新鲜空气进入储气囊。

(4)当氧气流量太高时,储气阀可释放多余的氧气;当氧气流量太低时,用吸入的空气补充氧气缺少的容量。

五、简易呼吸器功能检查

1. 检查单项唇瓣密闭性　将模拟肺连接在患者端的通气阀上,挤压和放松储气囊数次,使模拟肺充满气体。当挤压储气囊不再放松时,模拟肺内的压力应保持不变,直至放松挤压。由此来检查给患者供气的单项唇瓣是否漏气。

2. 检查整个装置密闭性　用拇指或手掌堵住患者端的通气阀,同时锁住压力释放阀(按下并转动转换钮将 Lock 指向患者端),然后用力挤压储气囊,以检查阀的安装是否正确及整个装置是否密闭。

3. 检查压力释放阀　打开压力释放阀(按下并转动换钮将 $40cmH_2O$ 指向患者端)并重复以上挤压步骤。患者端的排气阀应在 $40cmH_2O$ 时打开,释放过多压力。

4. 患者气道开放方法　可采用平卧位充分抬高下颌的压额抬颏法,也可采用双颊抬举法即将双手按放在患者的双颊,以中指和示指顶住下颌角,在将其上举的同时以手腕用力将头后仰。

5. 固定面罩方法(EC手法)　EC手法便于将面罩紧密固定于患者脸上,并确保患者头部向上的位置,保持气道通畅。C:指拇指和示指呈"字形"用于紧扣面罩;E:指中指、环指和小指呈"E"字形。用于提拉下颌。

六、注 意 事 项

(1)通过挤压和释放储气囊中的气体来维持患者呼吸,要确认患者胸部因此而上下起伏。

(2)如果在呼吸过程中阻力太大,应当清除口腔和咽喉的分泌物或异物,并确定患者气道是否充分开放。

(3)密切注意患者自主呼吸情况及生命体征变化。

(4)为保证呼吸过程中供给的氧浓度相对恒定(最高可达到100%),应先连接氧气并使储氧袋充分充盈,再连接患者。

(5)每次使用前要检查压力释放的位置与功能,依患者情况合理选择输送气体压力。

(6)简易呼吸器使用后,应严格消毒。污垢处先用清水冲洗,各接口及外表用1‰含氯消毒剂擦拭消毒,氧气管用0.2%含氯消毒净浸泡30分钟。严禁将储气囊两头的接口拆除,以防漏气。

(7)简易呼吸器每周保养并检测一次。检查各部件是否齐全、有无老化、衔接口有无松动、面罩气囊弹性适中,各阀门检查同上。干燥并单独放置,避免长期挤压或被利器扎破,保证能正常使用。

(闵　英　李　菲)

第11章

心血管常见介入诊疗技术及护理

第一节　人工心脏起搏器安置术及护理

人工心脏起搏器由电子脉冲发放器和电子脉冲传导器组成。它通过电子脉冲发放器模拟心脏电激动和传导等电生理功能,用低能量电脉冲暂时或长期地刺激心肌,使心肌产生兴奋、传导和收缩,完成一次有效的心脏跳动,从而治疗缓慢性心律失常。现代的起搏器不仅能起搏心脏,而且还能记录心脏的活动情况,供诊断疾病和根据具体情况调整起搏参数时作为参考。由于起搏工程技术的不断发展,起搏治疗的适应证不断拓宽,已逐步探索成为快速心律失常、心力衰竭及肥厚型心肌病等疾病的辅助治疗手段之一。

心脏起搏根据应用时间可分为:临时起搏、永久起搏;根据置入部位分为:心内膜起搏、心外膜起搏、心肌起搏;根据置入心腔位置可分为:右心室起搏、右心房起搏、房室起搏。随着起搏适应证的拓宽,近年来又发展了双房起搏、三腔起搏、四腔起搏等。

一、人工心脏起搏器的基本知识

(一)人工心脏起搏器的组成

1. 脉冲发生系统(起搏器)

(1)能源:常为锂电池,由于配有低功耗电路及低阈值电极,电池寿命可达 8～10 年,甚至更长时间。

(2)集成电路。

(3)附件:由外壳、插孔、电极固定装置组成。

2. 能量传输系统(电极)　由电插头、螺旋导线和电极头组成。为了使电极在心内膜固定,不易脱位,尖端有翼状、锚状或可旋入心肌的螺旋电极等,由于所置放的位置不同,心房电极一般为 J 形,以利于插固在右心耳。临时起搏用的电极都为双极电极,且电极头部为柱状,目的是以后取出方便,但稳定性差,容易移位。

(二)起搏器的编码和结构类型

1. 起搏器的编码　根据 1987 年北美心脏起搏与电生理学会(NASPE)与美国起搏器生理学组(BPEG)建议用的 NBG 代码(表 11-1):第一个英文字母代表起搏心腔;第二个英文字

母代表感知心腔;第三个字母代表反应方式;第四个英文字母代表程控功能;第五个英文字母代表抗心动过速功能。

表 11-1 NBG 起搏器编码

代码位置	1	2	3	4	5
作用部位/功能	起搏心腔	感知心腔	反应方式	程控/频率应答功能	抗心动过速及除颤功能
编码字母意义	V	V	I	P	P_1
	A	A		M	S_1
	D	D	T	C	D_2
	O	O	D_1	R	O
	S	S			

注:V. 心室;A. 心房;D. 房、室双心腔;O. 无此项功能;S. 单心腔;R. 频率应答;I. 抑制;T. 触发;P. 简单程控;C. 通讯;M. 多功能程控;P_1. 抗心动过速;S_1. 电转复;D_1.(I＋T);D_2(P＋S)

2. 起搏器类型

(1)单腔起搏器:分为非同步型、抑制型、触发型三种。非同步型心室起搏器(VOO)、非同步型心房起搏器(AOO);抑制型按需心室起搏器(VVI)、抑制型按需心房起搏器(AAI);触发型按需心室起搏器(VVT)、触发型按需心房起搏器(AAT)。目前广泛应用于临床的是 VVI 和 AAI。

(2)双腔起搏器:房室全能型(DDD)起搏器是具有双腔起搏、双腔感知及触发和抑制双重反应方式的起搏器,也是当前临床上最常用的双腔起搏器。DDD 起搏器具备多种工作模式,适应不同的需要,实现房室顺序收缩,有效提高心功能,防止发生起搏器综合征。

(3)频率反应性起搏器:如频率适应性心室起搏器(VVIR)、频率适应性心房起搏器(AAIR)、频率适应性心房同步心室抑制型起搏器(VDDR)、双传感器频率适应性单腔起搏器(SSIR)、双传感器频率适应性双腔起搏器(VDDR 和 DDDR)。

(4)抗心动过速型起搏器。

(5)置入型心律转复除颤器(ICD)。

(三)电脉冲特征及起搏阈值

1. 电脉冲　是矩形波,为负脉冲,接触心内膜的电极应接在起搏器输出的负极端,埋藏起搏器表面的金属即为正极,构成回路。

(1)脉冲频率(f):指起搏器每分钟发放的脉冲次数。基础频率一般为 72 次/分,如起搏器电池耗竭,则脉冲频率变慢,大多数起搏器采用比原来频率下降 10% 的脉冲数作为更换频率,提示起搏器需要更换。

(2)脉冲间期(T):指两个连续脉冲之间的时间间隔,脉冲间期与脉冲频率呈反比关系。基础间期为 833ms,基础 f＝72 次/分。

(3)脉冲的宽度与幅度:起搏脉冲持续的时间称脉宽。脉冲的强度即脉冲的幅度。一般起搏器的预置值:脉冲幅度为 5V,脉宽为 0.5 ms。

2. 阈值　指能夺获心脏的最小电能,受多种因素的影响。首先阈值的大小与起搏电极局部心内膜的急性或慢性变化有一定关系。一般电极刚插入时测得的阈值为起始阈值,由于心内膜的急性损伤,电刺激引起的炎性反应及纤维化的影响,在埋藏后 1～3 周阈值可明显增加数倍,3～4 周后逐渐下降,至 6 周可下降至接近原来水平。激素电极的阈值则比较稳定。起搏阈值还受其他因素,如电极位置、脉宽、电极面积与形状的影响,当电极头与心肌距离加大、脉宽过窄、电极面积加大或过小,可使起搏阈值增加。

二、临时起搏器安置术及护理

临时起搏为非永久性置入起搏电极的一种起搏方法,是治疗严重心律失常的一种应急和有效的措施,也是心肺复苏的急救手段。起搏电极置入通常在 1～2 周,最长不超过 1 个月,达到诊断或治疗目的后即撤出。脉冲发生器置于体外。

临时性心脏起搏一般分为非侵入性心脏起搏和侵入性心脏起搏。

(一)适应证

1. 一般应用

(1)频率缓慢的心室逸搏、有症状的二度或三度房室传导阻滞。

(2)可逆性因素所致的缓慢性心律失常,如急性心肌梗死、急性心肌炎、高钾血症、药物中毒、电解质紊乱等所致的心动过缓。

(3)患者反复出现阿-斯综合征,有永久起搏器的适应证,但因其他原因暂时不能安置永久起搏器的过渡治疗。

(4)在安置永久起搏器前或在更换永久起搏器时做紧急过渡性起搏。

(5)外科心脏手术后,留置临时起搏导线可帮助复苏,改善心脏血流动力学障碍。控制心动过速,处理手术所致房室传导阻滞。

(6)心脏外伤性二度或三度房室传导阻滞。

(7)具有心律失常潜在危险的患者,要施行外科手术时作为保护性措施。

2. 在急性心肌梗死时的应用　急性心肌梗死时,由于心肌的缺血,可导致窦房结、房室结功能障碍或传导阻滞,患者可出现血流动力学改变。此时置入临时起搏器,可防止晕厥的发生,改变血流动力学,避免心肌缺血的进一步加重。

3. 其他方面的应用

(1)电生理检查。

(2)对疑有窦房结功能障碍的患者,药物治疗后需要进行电复律者。

(3)心脏血管的诊断及介入治疗时的保护性应用。

(4)某些心脏电生理的研究。

(5)快速性心律失常需行射频消融治疗时的定位标测及消融终点的判定。

(6)快速性心律失常行超速抑制。

(二)禁忌证

临时性一般用于抢救,故无绝对禁忌证。若不在抢救时应用,禁忌证主要是尚未控制的感染。

(三)物品准备

紧急情况下可在床边进行临时起搏器的置入。有条件时,应在心导管室进行。

1. 仪器与设备准备　X 线设备、心电监护仪、除颤器、电生理检查、血流动力学监测装置等。

2. 药物与物品准备　无菌敷料包、急救药品、起搏电极、临时起搏器、治疗车等。

(四)操作方法

1. 方法选择　根据插管途径分为经皮起搏、经静脉起搏、经食管心脏起搏和经心胸心脏起搏。临时起搏方式的选择通常取决于当时的情况,如情况紧急,需要进行临时起搏治疗患者的血流动力学不稳定,常需要迅速对心血管系统衰竭进行预防和干预治疗。下面仅介绍经静脉心内膜单极导管起搏。

2. 操作方法

(1)静脉选择:大隐静脉、股静脉、锁骨下静脉、颈内静脉、颈外静脉、肘静脉、肱静脉。

(2)协助患者取平卧位,常规消毒皮肤,铺无菌布,暴露穿刺部位,通常选用大隐静脉或肘静脉穿刺。

(3)局部麻醉,以手术刀尖划开皮肤,用 16G 或 18G 穿刺针刺入静脉,回血通畅后拔出内芯,向穿刺针内送入导引丝至下腔静脉或上腔静脉,然后拔出穿刺针,保留导引钢丝在血管内。

(4)沿导引钢丝插入血管扩张管及静脉鞘管至大隐静脉或肘静脉,撤出导引钢丝及血管扩张管,保留静脉鞘管在血管内。

(5)将起搏电极从静脉鞘管内插入大隐静脉或肘静脉,经上腔静脉或下腔静脉到右心房,通过三尖瓣到达右心室中部,使电极紧贴心内膜。

(6)将起搏器电极与临时起搏器连接。调节输出电压至能起搏时(即起搏阈值),一般为 4V 左右。设定起搏频率。调节感知灵敏度(即起搏器感知 P 波或 R 波的能力),心室感知灵敏度一般为 1～3mV。

(7)当深呼吸、改变体位时能有效起搏,则固定起搏电极和鞘管于穿刺部位皮肤处。

(8)消毒局部皮肤用无菌纱布覆盖,并在体外妥善固定临时起搏器。

(五)护理

(1)置入前向患者解释操作过程,可先给患者镇静药以减轻焦虑不安。

(2)置入后应持续心电监测,密切监测生命体征及血电解质的变化。监测 12 导联心电图及胸部 X 线片,确定电极位置。

(3)起搏频率、起搏阈值异常、起搏导线撕裂、电极脱位、电极异常应及时处理。

(4)经下肢静脉置入临时起搏器者,需绝对卧床休息,避免手术侧肢体屈曲和过度活动,防止电极移位、脱落或刺破右心室。术侧肢体应按时按摩,促进血液循环,防止静脉血栓的发生。

(5)观察穿刺部位,适时更换敷料。

(6)观察有无出现呃逆或腹肌抽动现象。

三、永久起搏器安置术及护理

(一)适应证

(1)房室传导阻滞:包括有症状的房室传导阻滞和窦房传导阻滞,心室率<40 次/分,传导阻滞伴心室静止>4 秒,需要长期使用药物维持心率者。

(2)病态窦房结综合征:心室率<40 次/分,窦性停搏≥3 秒。

(3)动脉窦过敏和恶性迷走反射综合征。

(4)缓慢性心律失常。

(5)肥厚型心肌病:安装双腔起搏器,可降低左心室流出道压力阶差。对于少数终末期特发性的扩张型心肌病的患者,可改善左心室收缩功能。

(6)其他:治疗无效的长 Q-T 间期综合征的患者,β受体阻滞药永久起搏器联合应用。

(二)禁忌证

无绝对禁忌证,其相对禁忌证如下:

(1)尚未控制的感染。

(2)严重的肝、肾功能及心功能不全。

(3)电解质紊乱及酸碱平衡失调尚未被纠正。

(4)出血性疾病及有出血倾向者。

(5)糖尿病血糖未控制者。

(三)术前准备

1. 物品准备　起搏器、与起搏器相匹配的电极、眼科用小剪刀、电刀、圆头刀片、静脉鞘(做颈内静脉或锁骨下静脉穿刺用)、穿刺针。另外还需配备电生理记录仪起搏器测试仪、程控仪、测试线、双头夹、除颤仪。无菌敷料包内含手术衣 2 件、小洞巾 1 块、心导管特制大单 1 条、不锈钢中盆 1 只、小碗 1~2 只、小药杯 2 只、蚊式钳 2 把、大小纱布数块。

2. 药物准备　阿托品、1%利多卡因、1%异丙肾上腺素、硝酸甘油和生理盐水 500ml 数瓶。

3. 完善各项检查　血常规、血型、凝血全项、乙肝、多普勒超声心动图、胸部 X 线片、测量体重;术日晨常规描记 12 导联心电图,监测生命体征等。

4. 知情同意　术前向患者和家属解释起搏器安装相关事项,并在病历上签字,证明同意手术,完善必要的法律程序。

(四)安置方法

1. 静脉插管前准备　患者取平卧位,两臂置于身体两侧或双肩平展。常规消毒,铺无菌巾,暴露穿刺部位。用 0.5%~1%利多卡因局部麻醉。

2. 起搏电极的静脉入路

(1)锁骨下静脉入路:是临床上最常用的方法。穿刺点取锁骨下缘 1~2cm,锁骨中线或中线外 1cm 处,穿刺针指向胸骨上凹和下颌之间,紧贴皮肤,在锁骨肋间隙中探找静脉。去枕平卧,抬高下肢和垫高肩胛有助于穿刺成功,但不可随意改变穿刺方向。可以先在锁骨下方做起搏器囊袋,填入纱布止血,在切口内穿刺,成功率高。

(2)右颈内静脉入路:与锁骨下静脉入路一样,右颈内静脉入路是相当安全的,只是需要制造皮下隧道。患者取仰卧位,用左手中指于颈部下 1/3 处(胸锁乳突肌的胸骨头和锁骨头之间)触摸右颈总动脉,其外侧示指下方即为右颈内静脉;针尖与皮肤夹角可以成 90°(最好不低于 60°,可以避免刺入胸腔),穿入静脉后再倾斜针体以利导丝进入。穿刺成功后,于穿刺点下外侧做一小切口,并在锁骨下方做第二个切口作为起搏器囊袋。然后用穿刺针(带芯钝头)从囊袋切口经过锁骨上方或下方到达颈内静脉穿刺点的切口,引入导丝,再沿导丝通过鞘管,拔出内鞘和导丝,即可沿外鞘穿过起搏电极。

(3)腋静脉入路:为了避免"锁骨下压迫现象",可以采用腋静脉入路。腋静脉是锁骨下静脉的直接延续,从锁骨间隙跨越第 1 肋骨,向前外横跨胸壁进入腋窝。穿刺点位于胸骨角和喙突连线的中点附近,在 X 线下定位第 1 肋骨,穿刺针沿平行胸三角沟方向刺向第 1 肋骨,然后向外向后移换穿刺点,直到刺入腋静脉。

（4）其他入路：还有头静脉、颈外静脉等。

3. 电极的安置、测试固定

（1）心室电极在 X 线透视下，将电极送入右心房中部，根据患者心房的大小在体外将导引导丝前端数厘米弯成 128°～150°的弧度，再插进电极导管至顶端，然后对准三尖瓣口，旋转导丝操纵电极进右心室，再将导引丝后撤 1～2cm，推送电极使顶端的伞部钩住右心室肌小梁。到位后的心室电极的前端应是指向心尖，头向下或水平。嘱患者咳嗽及深呼吸等动作，前端随心脏的舒缩而无移位。

（2）心房电极前端一般为 J 形翼状。先用直导丝将电极送入右心房中下部，后撤导引导丝约 5cm，恢复前端的 J 形。一般在透视下轻柔地撤退，电极头将自行进入右心耳。电极头右心耳到位后的良好标志是右前斜位时电极头指向前方，随心房收缩横向摆动，深吸气时呈 L 形，咳嗽、转动导管而尖端位置不变。

4. 电极到位后的测试

（1）测试电极前端与心肌面成接触部分的功能状况，即 PSA 功能。主要参数为：阈电压：心室为 0.3～1V，心房为 0.5～1.5V；阈电流：心室一般低于 1.5mA，心房一般低于 3mA；阻抗：一般在 400～1000Ω；R/P 波幅：心室在 5mV 以上，心房在 1.5mV 以上；斜率：心室在 1V/s，心房在 0.5V/s。

（2）测试起搏器内部功能参数，如输出电压、电流能量、内部电阻、感知等。

5. 血管切开处固定　在血管切开处前方予以松紧适度的结扎，如结扎不紧，电极导管有可能滑脱，太紧则易勒断电极。结扎后再"∞"字形缝合一针，且应结扎紧。

6. 起搏器安置　将起搏器有字的一面向外，较长的电极导线顺其自然方向在起搏器后面盘绕 1～2 圈，放入囊袋内，缝合封闭囊袋口，再逐层缝合皮下组织，最后缝合皮肤，覆盖无菌纱布后用盐袋局部压迫 6 小时。

7. 起搏器及电极的更换　因起搏器能量耗竭或电路故障常需更换患者的起搏器。更换前应了解原生产厂家、型号、螺丝、电极插孔及原电极插头的大小，还需了解新安装起搏器的电极的各种情况，准备适宜的适配连接器。原电极测试结果参数正常可以，如果测试结果不符合安装标准，起搏器依赖的患者在更换起搏器或电极时应预先安置临时起搏器，以防止永久起搏器取出时心脏停搏而危及生命。

（五）护理

1. 术前护理

（1）知识宣教：根据患者年龄、文化程度、心理素质等，采用适当形式向患者及家属讲解安装起搏器的目的、意义及大致过程；术中所出现的不适及术后注意事项，如注射局部麻醉药及分离起搏器囊袋时会出现疼痛，安放电极时可能出现心律失常，让患者有一定的思想准备，从而消除因知识缺乏所引起的紧张心理。同时根据患者的血管条件、家庭经济状况选择最适合的起搏器，并让家属在手术通知书上签字。

（2）备皮：术前 1 天备皮，上起颌下，下至剑突，左右至腋后线，包括双侧上臂（如右侧头静脉充盈良好，只备一侧即可）双侧腹股沟。清洁术区，更换修养服。

（3）患者准备：训练患者床上排尿、排便。安装 ICD 起搏器，术前禁食、禁水 4～6 小时。

（4）其他：遵医嘱停用抗血小板凝集药物，予以抗生素皮试，建立静脉通道。

2．术中护理

(1)心率、心律、呼吸及血压的监测：由于起搏电极在心腔内的移动及刺激,可诱发房性期前收缩、室性期前收缩、短阵室性心动过速等心律失常,电极阈值的测试也会给患者带来一些心悸不适,故应做好安慰解释工作,使患者配合手术而尽快顺利完成。如测试时患者主诉膈肌或腹肌抽动,应调整其输出能量,必要时更换起搏部位。应用锁骨下穿刺应密切观察患者有无空气栓塞症状。了解患者手术过程中的疼痛情况,必要时告诉手术医生追加局部麻醉醉药,以减少患者的痛苦。

(2)注意电极与起搏器的衔接情况：防止两者间接触不良或脱位,同时注意囊袋大小,切勿过大,以防起搏器翻转;也不能过小,以防起搏器压迫周围皮肤,引起组织坏死、穿孔。

3．术后护理

(1)术后卧床休息 24 小时,手术侧肢体不宜过度活动,以免导管脱落。局部伤口用 1kg 盐袋压迫 6～8 小时,观察伤口有无渗血、渗液及皮下血肿,定期更换敷料。

(2)密切观察病情变化,注意起搏器的起搏功能和感知功能是否正常,患者原有症状是否消失,对起搏器是否适应等。监测心律、心率及心电图变化,注意有无心律失常、电极移位等并发症,发现异常立即报告医生对症处理。

(六)注意事项

(1)术后心电监护 24～48 小时,观察起搏器的工作状况及起搏器与心脏的磨合是否和谐。

(2)术后患者如有胸闷、胸痛、出冷汗等症状,可能为心肌穿孔,应及时报告医生,配合抢救。

(3)术后 1 个月内,避免大幅度的转体活动及上臂向上、向后大幅度运动(如举过头动作、梳头等)。

(4)不要将移动电话放在离起搏器很近的衣袋里。通过机场安检时,请向安检工作人员出示安装起搏器的有关证明。安检不影响起搏器的正常工作。

(5)安装永久起搏器后,一般不会影响使用常用家用电器,如电热器、微波炉等。CT 对起搏器无影响。除抗 MRI 起搏器,经工程师指导下可行 MRI 检查,其余起搏器患者应避免MRI 检查。体外震波碎石可干扰甚至造成起搏器的永久损坏。

(七)术后并发症的预防与护理

1．起搏电极移位

(1)电极脱位的判断：心电图显示心脏起搏功能障碍、患者的临床表现、胸部 X 线检查及起搏器程控的结果是判断起搏器电极脱位的有效指标。电极脱位时,起搏器程控表现为起搏阀值升高(升高到术后早期的 3～5 倍)、阻抗降低和感知不良,心电图表现为起搏夺获丧失而感知正常(微脱位)或感知不良(显著脱位)。患者伴有眩晕、头晕,甚至反复晕厥等临床症状,严重者可引起恶性心血管事件。疑诊电极脱位后,应立即进行起搏器程控确诊。有学者研究建议术后 1 周内应隔日进行常规的起搏器程控检测,以便及时发现无临床症状的起搏电极脱位,避免出院后发生心血管事件。

(2)电极脱位的原因：电极脱位可能与电极的物理性能、患者的年龄、基础心血管疾病对心肌和心腔结构的影响及术中的操作经验(包括电极在心腔内的定位、电极预留曲度及电极和起搏器囊袋的结扎固定方式)有关。

(3)预防及护理：①动态监测：给予心电监护,观察心率、心律及起搏信号,注意有无间歇期波或起搏失败,观察患者有无头晕、胸闷等症状;触摸脉搏是最简单的系统检测方法之一,可以间接检查起搏器的功能,尤其是在安装起搏器初期及电池即将耗竭时。术后有效控制患者可能存在的咳嗽、室性期前收缩等现象,减少电极脱位的诱因。②合理制动:指导患者术后平卧或左侧卧位 24 小时,半年内特别注意睡眠姿势,选择仰卧位或左侧卧位。由于起搏电极常规置于右心房及右心室,若向右侧翻身,可导致电极前端浮动或脱离,影响起搏功能。应告知患者,安装起搏器 3 个月内术侧肢体避免过度上举或过伸动作,术后 6 周内避免抬举超过 5kg 的重物。一般术后 4 周电极以固定于周围组织,术侧肢体活动不受限制以防肩周炎(冻结肩)。③避免剧烈咳嗽、便秘及膈肌痉挛,必要时给予止咳药及通便药。

2. 起搏器囊袋出血或血肿　常发生在术后早期。若术中未彻底止血,术前或术后未停用抗血小板聚集药或压迫伤口盐袋移位,均可造成囊袋出血或血肿。患者主诉局部疼痛,皮肤变暗发绀,有波动感。预防:术中重视每一个止血环节,尽量钝性分离,以免损伤细小血管,同时根据医嘱酌情停用阿司匹林等药物,并在术后密切观察盐袋是否移位,有无血肿形成迹象,必要时及时处理。一旦血肿形成,可考虑穿刺抽吸,在严格无菌技术操作下,用 7 号针头抽出局部积血,穿刺时斜向进针。若血肿张力不大,可非手术治疗,如红外线灯照烤,以促进吸收。

3. 局部感染或坏死　常发生在术后早期。可能由于术前皮肤准备或消毒不彻底;手术中未遵循无菌技术操作或手术时间过长;导管室未定时消毒,空气中含过量细菌;以及起搏器与囊袋不适配;囊袋在脂肪层内,这些均是引起囊袋感染或坏死的原因。患者主诉伤口疼痛,局部红、肿、热等炎症表现。预防措施:定时消毒导管室并做空气培养,如菌落计数不合乎规范要求应采取相应措施。手术时严格执行无菌操作,如手术时间过长,可在术后应用抗生素 3 天。如局部严重感染,原则上应取出起搏器,并处理电极导管。

4. 电极导线断裂及绝缘层破损　表现为部分起搏甚至完全不能起搏,多见于锁骨下静脉穿刺置入起搏器。由于上肢经常摆动及呼吸动作,在锁骨下及第 1 肋处常可引起电极导线断裂使绝缘层破损,以致产生局部肌肉的抽动(漏电引起)或起搏失效。故应做好出院宣教。一旦发生电极导线断裂或绝缘层破损,需重新调整电极位置或更换电极。

5. 起搏阈值增高　表现为原来的输出电压不能带动心脏起搏,多出现在起搏器置入术后 2～3 天,7～10 天达高峰,以后逐渐下降,至 1 个月趋于稳定。通过调高输出电压或给予氯化钾或肾上腺皮质激素来降低起搏阈值,应用激素电极更有避免起搏阈值增大的优点。若起搏阈值持续增高,多为电极接触不良或接触部位纤维化,应考虑更换电极。

6. 起搏综合征　安装 VVI 等心室起搏的患者,由于房室收缩不同步,可使心室充盈量减少,心排血量减少,血压下降,脉搏减弱,患者可出现如头晕、乏力、胸闷、活动时气急,甚至心力衰竭、晕厥等。处理措施为尽可能减少起搏心率,以自身心率为主,患者经济条件许可,应尽量安装生理起搏器。

7. 患者术后持续呃逆　呃逆的发生与脉冲刺激膈神经、横膈膜痉挛有关,一般在术后不久发生。呃逆次数与起搏频率相同,患者十分痛苦。首先应常规调低起搏电压,如仍无效则需在 X 线监视下调整电极位置,远离膈神经即可消除呃逆症状。

(八)健康教育

1. 指导患者自我监测　教会患者正确测量脉搏的方法,了解固定频率,发现心率过快、过慢,不规则或出现头晕、胸闷、心悸、晕厥等症状应及时到医院就诊。

2. 指导患者重视术后随访　开始 2 个月内应每 2～3 周门诊随访一次,2 个月后至 1 年每

1～2 个月复查一次,此后 3 个月复查一次。如有起搏失灵或电池耗竭征象应每月甚至每周一次。随访时测定 ICD 的充电时间及发放电击累积次数。

3. 避免起搏器受到干扰　起搏器局部 10cm 以内,避免电疗、透热、照光等;绝对禁止出入强磁场、高压线、电视台射站、雷达区、电焊的场地,以免干扰起搏器正常工作。一般家用电器不影响起搏器的工作,但需与之保持一定距离。

4. 日常生活指导　可适当做家务和正常工作;装有起搏器的一侧上肢应避免过度用力或幅度过大的动作,如打网球、举重物等。衣服不可过紧,女性勿用过紧的胸罩,避免使用挂肩背包;平日生活要有规律,戒烟酒、严禁饱餐;保持情绪稳定和睡眠质量,防止感冒;保持起搏器置入处的皮肤清洁,避免撞击,洗澡时勿用力揉搓。

5. 起搏登记卡的使用　嘱患者外出时随身携带急救药和起搏器登记卡,卡片注有患者姓名、年龄,安装起搏器的类型、型号、安装日期等,以便发生意外时为诊治提供信息。

6. 更换起搏器的指征　遇有以下情形应更换起搏器:

(1)安装起搏器前的症状再度出现。

(2)起搏器程控中发现监测指标正常,电池电量达到了 ERI 状态,择期更换(3 个月内)。

(3)起搏频率减慢,低于原定频率的 10% 以上。

7. 日常生活中常见设备对起搏器的影响

(1)没有影响:电视机、电热毯、电烤箱、吸尘器、电吹风、电熨斗、微波炉、电炉、冰箱、按摩器、洗衣机、助听器、电话、计算机。

(2)靠近时有影响:手机、电焊机、大功率对讲机、金属探测仪、手持电钻机、电磁炉、磁性治疗设备。

(3)严重影响,不可靠近:高压电设备、大型电动机、发电机、雷达、广播天线、有强磁场的设备。

8. 医疗设备对起搏器的影响

(1)没有影响:超声检查、肺灌注/通气扫描、核医学检查、CT、X 线检查、心电图。

(2)有影响,但可采取保护措施:电针治疗仪、体外震荡碎石机、电休克治疗、超声洗牙机。

(3)有影响,应避免:磁共振(MRI)、电除颤、电刀、短波/微波透热治疗、放射治疗、高/低频治疗仪。

(彭岩松　邵　丹)

第二节　射频消融术及护理

射频消融术(RFCA)是一种新兴的介入性治疗技术,是经外周血管插管,将射频消融导管送至心脏内的特定部位,在局部产生阻抗性热效应,使局部心肌细胞干燥性坏死,从而达到治疗各种快速性心律失常的目的。随着导管的改进及技术的进步,射频消融的应用范围不断扩大,是目前最常见、最安全、最有效、最理想的心律失常根治方法,特别在治疗室上性心动过速方面获得令人满意的效果。

(一)适应证

1. 旁路消融的适应证

(1)伴有症状的房室折返性心动过速,药物治疗无效或不能耐受药物者。

(2)心房颤动伴有预激综合征且不能耐受药物治疗。

2.**房室结折返性心动过速的消融适应证**

(1)伴有症状的房室结折返性心动过速。

(2)电生理检查发现房室结呈双通道生理特征。

3.**快速性房性心律失常的消融指征**

(1)伴有症状的房性心动过速、心房扑动、心房颤动。

(2)心室率控制不理想或不能耐受控制其心室率药物的快速心房扑动、心房颤动。

4.**其他适应证**

(1)窦房结折返。

(2)频率过快的窦性心动过速。

(3)伴有症状的非阵发性交界区心动过速,患者又不能接受药物治疗。

(4)室性心动过速。

(二)禁忌证

(1)严重出血性疾病。

(2)外周静脉血栓性静脉炎。

(3)严重肝肾功能不全。

(三)术前准备

1.**物品准备**

(1)穿刺针、尖刀片1个,7～8F动脉鞘管4～5根,6F多极电极导管3根,以及根据心脏大小、靶点部位选择不同的消融导管(大头电极)。

(2)射频发生仪、心内程序刺激仪、多导电生理仪、C形臂X线机。

(3)无菌敷料包内含手术衣2件、小洞巾1块、心导管特制大单1条、不锈钢中盆1只、小碗2只、小药杯2只、蚊式钳2把、大小纱布数块。

2.**药物准备**

(1)与RFCA相关的药物:利多卡因、生理盐水500ml数瓶、异丙肾上腺素、三磷酸腺苷(ATP)及肝素。

(2)与RFCA相关的抢救药物:利多卡因、肾上腺素、阿托品、多巴胺、碳酸氢钠、低分子右旋糖酐、硝苯地平、呋塞米、地塞米松或氢化可的松等。

(四)操作方法与配合

1.**消融前准备** 协助患者躺在特制橡胶床垫上,以防患者与周围金属直接接触,造成短路。护士将监护仪的导线连接到患者的肢体及胸前,监护患者心率、心律、心电图、血压等。

2.**消毒铺巾** 患者取平卧位,用安尔碘常规消毒双侧腹股沟上至脐部,下至大腿中部,左右至两大腿侧面包括会阴部,同时消毒右侧颈部皮肤。然后铺洞巾有心内导管特制大单于双侧腹股沟、右侧颈部,暴露相应部位皮肤。

3.**穿刺动、静脉,插入动脉鞘** 局部麻醉后分别穿刺左右侧股静脉、右颈内静脉或锁骨下静脉、右股动脉(左侧旁道消融时)。并分别置入动脉鞘管,肝素盐水冲洗鞘管,一次注入肝素2000U,每隔1小时补注肝素1000U,以防血栓形成。

4.**电极到位** 将一根普通多极电极导管的顶端送到左心室心尖,另一根电极顶端送至希氏束,记录到希氏束电位,另外自颈内动脉的动脉鞘内送入冠状窦电极,动作尽量轻柔,以免损伤冠状窦。

5. 消融　上述三根电极到位后,首先进行心腔内电生理检查(EPS),初步确定靶点位置;再插入大头导管,并将其送至相应心腔内(房室结双径改良术、右侧旁道和心房颤动消融时大头导管从股静脉插入;左侧旁道和室性心动过速时大头导管从股动脉内插入),再用大头导管证实电生理检查的结果,并找到更精确靶点位置。定位后将消融导管尾端与射频消融仪输出端相连,打开射频仪放电,记录每次的电功、时间及阻抗。

6. 拔管及压迫止血　由旁道引起的房室折返性心动过速,经检查证实旁道已被阻断;房室结折返性心动过速的房室结双径的慢径已改良,则可拔管压迫止血。静脉拔出鞘管后,加压包扎,平卧 4 小时。动脉鞘管拔出后压迫止血时间为 15～20 分钟,在穿刺点上放置纱布并加压包扎,盐袋压迫 6～8 小时。

(五)消融成功的判断标准

(1)房室旁路的前传被阻断。

(2)窦性心律失常时 delta 波消失,各种频率起搏刺激和心房程控刺激无旁路前传的证据。

(3)室旁路逆向传导被阻滞。

(六)护理要点

1. 术前护理

(1)心理护理:根据患者的年龄、文化程度、心理素质不同,采用适当形式向患者及其家属说明所治疾病的发病机制、RFCA 治疗目的、意义及大致过程、术中术后注意事项和术中配合,使患者心中有数,从而解除其紧张心理。对精神过度紧张的患者,术前遵医嘱可给予地西泮 10mg 肌内注射。

(2)术前检查:常规检查血型、血小板、凝血酶原时间、肝肾功能、电解质、血糖、血脂、心电图等,必要时行电生理检查。

(3)术前停药:术前要求患者停用抗心律失常药物,对于依赖抗心律失常药物控制症状的患者可收入院后监护下停药。

(4)皮肤准备:术前 1 天备皮,清洁双侧腹股沟、欲穿刺的锁骨下静脉及同侧的颈部和腋下部位。

(5)其他准备:术前 1～2 天训练床上大小便。心房颤动术前 6 小时禁食水,术前 1 小时遵医嘱预防性使用抗生素。

(6)做好解释:使患者了解导管室环境,如导管室有很多电子设备,以及工作人员身着手术衣、X 线防护铅衣、铅脖套等,可向患者说明各种设备的用途。另外由于 RFCA 手术时间偏长,接触 X 线偏多,常常成为患者关心的另一问题。患者如有疑问,可向其说明电极到位及大头电极找精确靶点均需要在透视下进行,短时、小量的 X 线对身体危害极微,并告知患者导管室监护设备先进可靠,抢救措施及时高效,以赢得患者的最佳配合。

(7)知情同意:患者及家属应签署知情同意书及介入治疗同意单。

2. 术中护理

(1)严密监护,预防并发症:术中监测生命体征及血氧饱和度的变化,尤其是心率的变化。重视患者的主诉,如出现恶心、呕吐、胸闷、出冷汗、血压下降、心率增快、奇脉、心音低应高度怀疑心脏压塞、心脏穿孔或心律失常。立即报告医生,及时撤出导管,更换导管位置。房室结折返性心动过速在发放射频电波过程中,应非常小心,严防房室传导阻滞的发生。

(2)可能出现的不适症状:告知患者术中可能出现的不适,如ATP应用后出现的一过性胸闷、头晕、黑矇、恶心;阿托品应用后会出现口干、头痛、心悸等症状;以及电生理检查时,由于调搏而出现的心悸等。可与患者交谈,缓解患者的紧张与不适。

3. 术后护理

(1)密切观察生命体征:严密监测生命体征并做好护理记录。术后前2小时每15分钟测血压、脉搏、呼吸1次,以后每30~60分钟监测1次;测体温4次/天,连续3天;查心电图1次/日,连续3~5天;密切观察有无心脏压塞及心律失常的发生。

(2)饮食护理:患者因卧床,肠蠕动减弱,易出现腹胀。给予低盐、低脂、清淡易消化吸收的饮食,补充适量纤维素、新鲜水果蔬菜。进食不宜过饱,同时保持大便通畅,切忌排便屏气用力,以免加重心脏负担。为避免患者发生便秘,必要时可给予通便药。

(3)穿刺局部护理:静脉拔出鞘管后,加压包扎,平卧4小时。动脉鞘管拔出后压迫止血15~20分钟,在穿刺点上放置纱布并加压包扎,盐袋压迫6~8小时,平卧12~24小时。患者咳嗽、用力排尿时压紧穿刺部位。严密观察局部有无出血、血肿,及时更换敷料。卧床期间保持大腿伸直,切勿屈腿,为减轻局部僵硬、麻木感,指导患者活动足趾关节,避免长时间卧床,以防发生深静脉血栓。同时嘱患者1周内避免抬重物及特殊劳动,如给自行车打气,这样可有效预防出血的发生。嘱患者勿用手触摸穿刺处,密切观察体温变化及伤口处有无红、肿、热、痛,以监测有无伤口感染的发生。

(4)预防栓塞的护理:观察足背动脉搏动及肢体末梢循环状况。若出现足背动脉搏动减弱或消失,肢体皮肤颜色发绀或苍白,两侧肢体温度不一致,感觉麻木或疼痛,提示下肢动脉或静脉栓塞,血管超声检查可确诊。

(5)拔管综合征的预防及护理:由于RFCA手术时需要插鞘管较多,术毕拔除动、静脉内的鞘管。局部压迫止血时,有些患者会因心理过度紧张或疼痛反射引起迷走神经兴奋,而出现心率减慢、血压下降、恶心、呕吐、出冷汗,甚至低血压休克。拔管前对紧张患者给予心理安慰,按压伤口的力度不宜过大,以触摸到足背动脉的搏动为准。多根鞘管最好不要同时拔除,同时准备好阿托品、多巴胺及抢救用药等。

(七)注意事项

(1)电生理检查和射频消融可同时进行,不必在消融前单独进行电生理检查。

(2)检测时可用单级标测或双极标测。

(3)电流能量选择左侧旁路消融选择15~30W,右侧旁路选择25~40W。

(4)放电时可先实验性放电5~10秒,如5秒内阻断旁路,应继续放电30~60秒。10秒内未阻断旁路说明定位不准确,应重新标测。

(八)并发症的预防及护理

1. 房室传导阻滞 早期房室结改良快径消融,房室传导阻滞的发生率高达10%,严重者需置入永久性心脏起搏器。改用房室结改良慢径消融后,放电时密切监护心电图变化,及时终止放电,大大降低了房室传导阻滞的发生率。一旦发生较严重的房室传导阻滞,则视病情轻重给予异丙肾上腺或临时起搏,以防阿-斯综合征的发生。术后如有心包腔内积液增多,观察患者的主观感受及积液增加的速度,轻者无须处理,重者应立即行心包穿刺。观察有无气胸的发生,如患者胸闷不适、胸痛经透视检查确诊后,准备胸腔穿刺包,行胸腔穿刺抽血抽气。

2. 心包积液 应严密观察患者有无呼吸困难、烦躁不安等症状;听诊有无心音低钝、遥远;监测生命体征,尤其是血压的变化。怀疑心包积液时,取半卧位、给氧,开放静脉通道,行床旁超声心动图检查,必要时配合医生行心包穿刺引流术。

3. 周围血管损伤和血栓形成 多发生于穿刺部位,表现为股静脉血栓和股动脉内血栓形成。

4. 其他少见并发症 感染、局部出血、误穿锁骨下动脉、冠状动脉损伤与急性闭塞、心房内血栓形成、主动脉瓣损伤等。

(九)健康教育

(1)消融成功后停用所有抗心律失常药物;需遵医嘱服用抗凝血药。

(2)如有心悸、胸闷等症状时,应行动态心电图监测,以确定是原有疾病复发,还是存在不同机制的心动过速。

(3)术后数日可能发生严重房室传导阻滞,应严密观察,防止意外情况发生。

(4)出院后 1~2 周即可进行相对正常生活和工作,但避免负重或剧烈运动,如有心悸、头晕、气短,及时在当地医院做心电图检查。如有复发,来院就诊,必要时可重新手术。

(彭岩松　刘　莹)

第三节　冠状动脉造影术及护理

冠状动脉造影(CAG)是应用影像学的方法,将冠状动脉正常或异常的形态学直观地显示出来,为临床医师的诊断与治疗提供直接可靠的证据,是诊断冠状动脉粥样硬化性心脏病的一种常用且有效的方法,现已广泛应用于临床,被认为是诊断冠心病的“金标准”。CAG 还被广泛地应用于冠心病患者预后评价。CAG 简单易行,成功率高,并发症少,实用且可靠,并可重复进行。

(一)适应证

(1)已知或怀疑冠心病的情况,包括稳定型心绞痛、冠状动脉综合征等。

(2)非心脏手术者无创检查提示冠心病老年高危患者。

(3)已确诊为冠心病者,判断其严重程度与预后,并决定治疗方案。

(4)主动脉-冠状动脉旁路移植术后观察吻合口通畅程度。

(二)禁忌证

(1)不明原因的发热及未被控制的感染。

(2)主要脏器功能衰竭。

(3)严重贫血及出血性疾病者。

(4)精神病患者及不能配合手术者。

(5)严重过敏反应的患者。

(三)物品准备

1. 治疗盘 包括注射器、输液器、环柄注射器、多极三通管、高压连接管 2 根、动脉鞘管、冠状动脉导丝、冠状动脉造影管。

2. 手术包 包括手术衣、弯盘、手术刀片、刀柄、小洞巾 1 块、特制大单 1 条、不锈钢中盆 1 只、小碗 2 只、小药杯 2 只、蚊式钳 1 把、纱布数块。

3. 药物准备　硝酸甘油、阿托品、肾上腺素、多巴胺、利多卡因、肝素钙、肝素盐水、造影剂等。

（四）操作方法与配合

CAG 的途径：目前动脉穿刺常选用股动脉、桡动脉，也可取肱动脉（表 11-2）。

表 11-2　股动脉、桡动脉插管优缺点比较

部位	优点	缺点
桡动脉	容易触摸	管径小，阻塞危险性高
	侧支循环丰富，部位表浅	穿刺成功率差别大，对手术要求高
	易于压迫，并发症少	
	术后无心功能不全等情况，无需卧床	
股动脉	易插管，管腔大	活动受限，保持卧位 12 小时
	不易发生痉挛	肥胖患者不易压迫止血
	体表投影清楚且易于成功穿刺	使用造影剂量相对大

由于桡动脉与股动脉途径各有优缺点，选择时需结合患者具体情况。重点介绍股动脉路径。

1. 选择穿刺点　在右腹股沟韧带下 1cm 处或腹股沟韧带处股动脉搏动最强点为穿刺点。

2. 消毒铺巾　用碘伏常规消毒双侧腹股沟，上至脐部，下至大腿中部。铺洞巾及心导管特制大单，暴露腹股沟。

3. 动脉鞘插入　确定右侧腹股沟动脉搏动最明显处，用 2％利多卡因做股动脉两侧局部麻醉。用刀尖切开穿刺点皮肤 2mm 长，持直血管钳自穿刺点方向扩张皮下组织和筋膜。用示指、中指确定股动脉走行方向及长轴中线，右手持穿刺针与皮肤成 30°～45°斜行刺向股动脉搏动最强点，可见动脉血液呈搏动性射出。左手示指和拇指固定穿刺针，右手将软头导丝插入穿刺针内 15～20cm，拔出穿刺针，用左手压迫股动脉以防止血肿形成，助手用湿纱布轻擦导引丝，再沿导引丝插入动脉鞘管和扩张管，术者左手在穿刺点下部固定股动脉，右手拿动脉鞘与扩张管并左右转动插入动脉。最后退出扩张管的导引丝，动脉鞘则留在动脉内，用肝素盐水冲洗动脉鞘内腔。

4. 造影导管的插入与连接　将长导丝放入冠状动脉造影管内，并使导丝尖端与冠状动脉造影导管顶端平齐，一起进入动脉外鞘管内，然后用软头 J 形导丝引路，在荧光屏监视下经降主动脉逆行将导管送到升主动脉后退出导丝，在加压输液下迅速将导管与三通加压注射系统连接，将三通保持在压力监护状态持续观察动脉压力。注入少量造影剂充盈导管，轻轻将导管向前推送至主动脉窦鞘上方约 2cm 处。

5. 选择造影方位

（1）左冠状动脉插管和造影，常采用右前斜位 5°～20°和左前斜位 45°加头位 30°，或左前斜位 45°加足位 25°～50°，此方位可观察到冠状动脉主干、左回旋支及左前降支的开口处。左前降支近、中端以及角支和室间隔穿支病变时，常采用较小角度的右前斜位加头位和左前斜位加头位。左回旋支病变时常采用右前斜位或左前斜位加头位。

（2）右冠状动脉插管和造影常采用较大角度的左前斜位或右前斜位加头位，而对右冠状动

脉远端,则常采用左前斜位或右前斜位加头位。

6. 注射造影剂 根据患者冠状动脉直径的大小及血流速度决定注射造影剂的剂量与力量。当冠状动脉直径粗大,血流较快时,造影时常需较大力量注射较大剂量的造影剂(8~10ml);反之,当冠状动脉直径<1.5mm 时,注射造影剂的力量宜减少。

7. 拔管与压迫止血 冠状动脉造影结束后,即可从动脉鞘内拔出导管和动脉鞘管,用左手的示指和中指压迫止血 15~20 分钟。如无出血,则在穿刺点上放置纱布加压包扎,盐袋压迫 6~8 小时。患者平卧 24 小时,手术肢体制动 6~8 小时。

(五)护理要点

1. 术前护理

(1)心理护理:充分了解患者的心理状态,向患者及家属讲解 CAG 检查的目的、必要性和简单的操作过程、注意事项,可能发生的并发症等情况,解除患者及家属的恐惧心理。签署知情同意书。

(2)完善检查:协助完善各项常规和相关检查,如血常规、出血时间、凝血时间、血型、凝血酶原时间、心电图、心脏超声、正侧位胸部 X 线片等。检查穿刺部位及双下肢足背动脉搏动情况,了解患者下肢血液循环及术后对比足背动脉搏动。

(3)用药准备:术前口服氯吡格雷(波立维),首次 300mg,以后 1 次/日,每次 75mg;阿司匹林 100~200mg/d,急诊手术者一次顿服氯吡格雷及阿司匹林各 300 mg。术前晚入睡困难者遵医嘱口服地西泮 5~10 mg。

(4)皮肤准备:术前 1 天行双侧腹股沟及会阴部备皮。

(5)配合训练:训练患者深吸气、憋气和咳嗽动作以及卧位大、小便。术前排空大小便,取下活动义齿。

(6)饮食护理:手术当日清淡饮食,不宜过饱,不进食难消化、生冷食物。术前进食五六成饱为宜。

(7)特殊准备:心力衰竭患者去导管室前应监测心律、心率,使心率≤80 次/分;高血压患者血压应控制在≤160/100mmHg (21.3/13.3kPa)。肾功能异常(尤其是肌酐清除率每分钟<30ml)的患者,术前和术后 12 小时持续静脉输入生理盐水 1~1.5ml/(kg·h)水化治疗。

2. 术中护理

(1)体位:患者平卧 X 线诊断床上,暴露穿刺部位。连接心电监护仪,建立静脉输液通道,并保持肝素化状态。

(2)心导管的选择:根据患者年龄、血管情况及不同检查部位选择不同的导管。左心导管检查选用猪尾巴导管,右心导管检查选用 Cournand 导管。选择性冠状动脉造影最常用 Judkins 冠状动脉导管。常用导管分为 3.5、4.0、4.5、5.0 型号。根据导管的粗细,每一型号又分为 5F、6F 为常用。

(3)观察与配合:术中应密切观察患者生命体征,尤其是在导管通过瓣膜口时,极易发生各种心律失常,应密切观察,发现异常及时报告术者对症处理。配合医生供给术中所需物品,确保检查顺畅、安全地进行。注射造影剂时可出现全身发热、恶心、心悸等症状,应提前告知和安抚患者。

3. 术后护理

(1)严密心电监护和观察:严密心电、血压监测,有无心绞痛、腹痛等主述。观察穿刺局部有无出血、淤血、血肿，足背动脉搏动情况，并详细记录。外周血管并发症较为常见，总发生率为6%，包括血管损伤、出血及血肿、动静脉瘘及血栓性并发症等。血管并发症可能导致永久的损伤和致残，甚至发生死亡，因此，应引起临床的重视。血栓脱落造成的周围血管栓塞常会出现神志及瞳孔的改变（脑梗死）或不明原因的相关部位剧烈疼痛。护士要严密观察患者的精神意识状态及相关症状。

（2）拔管后按压穿刺部位：经股动脉途径的患者取平卧位，穿刺术肢自然伸直或微外展制动12小时，局部弹性绷带加压包扎，盐袋压迫6～8小时。观察局部伤口有无渗血或血肿和足背动脉搏动情况，以及远端肢体皮肤颜色、温度和感觉变化。避免增加腹压，如咳嗽、打喷嚏、用力大便，恶心、呕吐时协助按压穿刺部位，以防穿刺点出血，发生血肿。注意保护局部皮肤，防止张力性水疱的发生。经股动脉封堵器的患者，肢体制动2小时，卧床4小时方可下床活动。经桡动脉封堵器的患者术后即可下床活动，术侧肢体上举，防止静脉回流受阻。

（3）适量补充液体：根据造影剂剂量，适当补液，既可以减少因血容量不足引起的低血压或迷走神经反射，又可防止因造影剂的高渗作用而出现尿潴留。鼓励患者多饮水，以促进造影剂的排出。一般术后24小时饮水量1500～2000 ml，术后4小时内尿量最好能达到800ml。排尿困难者，给予诱导排尿，必要时给予导尿。

（4）加强基础护理

1）舒适卧位：经股动脉造影患者术后给予舒适卧位，床头抬高20°～30°，术侧下肢自然伸直或外展，避免暴力性屈伸动作。为防止下肢静脉血栓形成，我院自编了冠状动脉造影术后下肢活动操。具体方法：足部正勾绷运动6～8次；足部侧勾绷运动6～8次；踝部旋转运动6～8次；被动下肢屈伸4～8次，2～3次/日；下肢被动按摩，有静脉曲张者切勿用力捏挤下肢。经桡动脉路径，术后无需严格卧床，术侧手臂自然放置，适当做手指活动，但切忌用力过大。

2）饮食指导：给予低盐、低脂，进食不可过饱。卧床期间应进易消化的食物，少食或不食产气食物如奶制品，以免引起腹胀。有糖尿病者应进糖尿病饮食。

3）防止便秘：卧床消化功能减退及不习惯床上排便等造成排便困难者，可反射性影响心率和动脉血流量而引起意外，因此，术后对于便秘者应用缓泻药。急性心肌梗死患者排便时护士要在床旁观察心率、血压的变化，还要为患者创造一个安静、舒适、整洁的休养环境，满足患者的生理需求。

（六）并发症的预防及护理

1. 心律失常　是冠状动脉造影检查中最常见的并发症，多与导管在冠状动脉口反复刺激导致冠状动脉痉挛，或一次注射造影剂的量过大或2次注射造影剂的间隔时间过短，导致造影剂在血管内滞留有关，以室性期前收缩最为常见。护理：冠状动脉造影时，造影剂注射后，嘱患者用力有效的咳嗽，可加快造影剂从冠状动脉内排出，从而缓解症状。术中尽量减少造影剂的用量，尤其是老年患者。术中应密切观察心电示波，出现异常情况，立即报告医生，迅速将导管撤出瓣膜口或冠状动脉口，并做好除颤及急救的准备。

2. 心肌梗死　是冠状动脉造影的严重并发症，多与导管堵塞冠状动脉时间较长、冠状动脉痉挛、血栓形成或栓塞及导管直接造成冠状动脉内膜撕裂和夹层形成有关。护理：术前肝素化。一般穿刺股动脉后，立即从动脉外鞘管注入肝素2500～3000U。操作务必轻柔，尽量降低冠状动脉内注射造影剂的次数。术中、术后出现心前区疼痛立即记录心电图，并与术前心电图比较，及时发现异常变化，立即给予抗凝、溶栓、镇痛、镇静治疗或紧急行经皮穿刺冠状动脉腔内成形术(PTCA)。

3. 栓塞　血栓脱落造成周围血管栓塞,栓子主要源于导管、导丝表面的血栓或因操作不当致粥样斑块脱落,或因股动脉较细加上外在因素的刺激引起动脉痉挛所致。护理:如果在拔管后观察该侧足背动脉搏动消失、皮肤苍白、远端肢体发冷或不明原因的局部剧烈疼痛,立即报告医生,给予抗凝、溶栓等处理,必要时请血管外科会诊急诊手术治疗。

4. 造影剂反应　造影剂引起反应的原因尚不清楚,其反应过程与过敏性疾病相似,如荨麻疹、咳嗽、打喷嚏、喉头水肿等。造影剂过敏所致的过敏性休克,也可能在应用造影剂数分钟发生。护理:术前口服异丙嗪 12.5mg,预防过敏和镇静。注意观察患者心电、血压、呼吸等,如出现低血压应考虑过敏性休克的可能性,立即静脉注射氢化可的松 100 mg 或地塞米松 5mg,皮下注射肾上腺素。对因害怕排尿多而不愿多饮水的患者,护士做好解释工作,定期帮助饮水与排尿。对于糖尿病和肾功能不全的患者,必要时给予利尿药,以利于造影剂的排出。应用造影剂在 300ml 以上者,可有不同程度的恶心、呕吐、腹胀、食欲缺乏等胃肠道反应,可给予肌内注射甲氧氯普胺 10mg,及时清理呕吐物,并给予心理安慰。

5. 尿潴留　术后患者不习惯床上排尿引起。护理:术前训练患者床上排尿,并做好心理疏导,消除患者床上排尿的紧张心理。可给予温水冲洗会阴部,听流水声,按摩膀胱区,必要时行无菌导尿术。

(七)健康教育

1. 休息与活动　术后 1 周内注意休息,穿刺点未愈合前禁止洗澡,保持穿刺部位清洁、干燥,必要时及时换药。起床、下蹲时动作要缓慢,避免抬重物或剧烈运动。1 周后可逐渐恢复日常生活及轻体力劳动,活动量逐渐增加,如散步、做广播体操等。

2. 履行告知　告知患者冠状动脉造影检查仅是解决诊断问题,不能起治疗作用,应正确理解其适应证和检查目的。根据冠状动脉造影检查结果建议患者选择恰当的治疗措施,如介入治疗、手术治疗等。

3. 改变不良生活习惯　控制引起冠心病的危险因素,限制动物脂肪的摄入量,低盐、低脂饮食,增加植物蛋白的摄入量,少吃甜食,多吃蔬菜、水果,保持大便通畅。戒烟限酒,避免情绪激动。

4. 定期随访　遵医嘱按时服药。定期复查凝血功能、血脂、心电图、心脏超声检查,如有不适症状,及时来院复诊。

(彭岩松　李　菲)

第四节　经皮冠状动脉介入治疗及护理

经皮冠状动脉介入治疗(PCI),是指经心导管技术疏通狭窄甚至闭塞的冠状动脉管腔,从而改善心肌的血流灌注的治疗方法。因其治疗效果比药物可靠且较理想,又比心外科冠状动脉旁路移植术(CABG)安全、创伤小,可重复性好而成为当今冠心病的主要治疗技术之一,在临床上广泛应用。

(一)适应证

(1)各种类型心绞痛(包括稳定型心绞痛和不稳定型心绞痛)。

(2)心肌梗死(包括急性心肌梗死和陈旧性心肌梗死)、旁路术后的再狭窄。

（3）PTCA 或支架术后再狭窄。

（4）冠状动脉旁路移植术后心绞痛。

（5）新近完全阻塞（＜3～6 个月），经核医学证实有存活心肌，冠状动脉造影显示远端血管侧支循环充盈者或病变等。

（二）禁忌证

1. 绝对禁忌证　冠状动脉狭窄＜50％，无心肌缺血症状者。

2. 相对禁忌证

（1）多支血管严重钙化、弥漫性粥样硬化。

（2）左主干狭窄伴多支病变。

（3）严重心功能不全、患者存在尚未控制的感染，有凝血机制障碍。

（三）物品准备

除冠状动脉造影所需物品外，还需准备以下物品：

1. 导引导管　6～8F 导引导管，与冠状动脉造影导管形状相同，但内径较大，导引导管应能容纳拟使用的球囊导管。

2. 导引钢丝　根据其尖端的形状分为直端和 J 形两种，直端钢丝较常用。根据钢丝前端的柔软性分为标准、极软、中等硬度、超支撑导丝四种类型，标准导丝最常用。

3. 球囊导管　球囊充气后直径有 1.5mm、2.0mm、2.5mm、3.0mm、3.5mm、4.0mm、4.5mm 和 5.0mm 几种规格，可根据冠状动脉造影结果来选择恰当的球囊导管，一般以球囊与血管内径的比例为（0.9～1.1）：1 为宜。

4. 支架　各品牌支架的直径、长度均有不同，术者根据患者病变性质及长度，选择适宜支架。

5. 其他　导引钢丝操作钮、Y 形接头带压力表的注射器；造影剂及肝素、硝酸甘油、1％利多卡因及抢救用药。

（四）操作方法与配合

PCI 可经外周动脉途径插管，本节仅介绍经股动脉插管的置管方法。

1. 消毒铺巾　协助患者取平卧位，用安尔碘常规消毒双侧腹股沟上至脐部，下至大腿中部，铺洞巾及心内导管特制大单，暴露腹股沟。

2. 穿刺股动脉并置入鞘管　采用与 CAG 检查方法相同（见本章第三节）进行股动脉穿刺，并插入动脉鞘，注意尽量不要穿破股动脉后壁，以免血肿形成。穿刺成功后向动脉或静脉内推注肝素 5000～10 000U，以后每小时追加 1250～2500U，送入导引导管。

3. 插入导引导管后进行 CAG 检查　在导引导丝的引导下，采用 CAG 操作技术，将导引导管顶端送至冠状动脉口处，注入造影剂予以证实。

4. 球囊导管与导丝的预备　球囊导管中心腔用肝素液冲洗后，紧密连接在与球囊相通的导管接头上，持续负压吸引，将囊内气体吸尽。然后与球囊加压装置连接，将其抽成负压状态。导引导丝根据病变特点及严重程度恰当选择，将导引导丝轻柔地插入球囊导管中心腔内。

5. 插入导丝　将已准备好的球囊导管和导导引丝一起，经 Y 形连接器上的止血活瓣插入导引导管内。

6. 球囊充盈　在 X 线透视及压力监测下，导引导管将球囊导管推送至病变部位，一旦球囊到达狭窄处，即可开始扩张。压力自低到高，第一次球囊充盈一般以 30～60 秒为宜，通常球囊扩张总时间以患者耐受程度及病变特性灵活选择。

7. 效果评价　狭窄部位扩张后,可将球囊撤至导引导管内,导引导丝留置数分钟,观察造影血管情况,如无血管并发症,扩张效果满意,则在冠状动脉内注入 0.1～0.2mg 硝酸甘油,退出导引导丝及球囊导管。重复冠状动脉造影证实效果无误后,小心退出导引导管,鞘管留置血管内,固定包扎,将患者返回 CCU 观察 24 小时。

8. 撤出球囊导管后　根据病变特点选择合适支架,沿导引钢丝将支架送至靶病变处,准确定位后扩张释放支架。

9. 拔管止血　观察 4～6 小时无异常情况即可拔出鞘管,压迫止血 20 分钟,如无出血,则在穿刺点上覆盖纱布加压包扎,盐袋压迫 4～6 小时。

(五)护理要点

1. 术前护理

(1)术前宣教:告知患者及家属 PCI 的目的、简要手术过程、注意事项及可能发生的并发症等情况,消除患者紧张、恐惧心理,避免情绪激动,解除思想顾虑,使患者以最佳的心态接受手术,保证手术的顺利进行。签署知情同意书。

(2)术前常规检查:血常规、血小板、血型、凝血酶原时间、肝肾功能、电解质、血糖、血脂、心脏负荷试验、描记 12 导联心电图等。

(3)适应性训练:术前 1～2 天指导患者在平卧位时进行深吸气-屏气-猛烈咳嗽动作。同时训练患者床上排尿,避免术后尿潴留。

(4)遵医嘱术前口服硝酸异山梨酯和钙拮抗药、抗凝血药物等。

(5)术前 1 天备皮。

2. 术中护理

(1)心理护理:PCI 手术所需时间较冠状动脉造影时间长,患者处于清醒状态,面对陌生环境及医疗器械,易产生紧张、恐惧心理,导管室护士应及做好安慰解释工作,经常询问患者的不适反应,给予语言与非语言的鼓励。

(2)密切观察生命体征:密切观察心电图、心率、心律、血压的变化,注意有无心绞痛发作。如出现心律失常或血流动力学改变,立即报告医生,给予相应处理,持续性的室性心动过速或心室颤动应立即电转复治疗。

(3)遵医嘱及时、准确给药,如肝素、硝酸甘油、阿托品等。

(4)随时检查各种连接管固定是否完好、通畅。

3. 术后护理

(1)心电监护:PCI 术后由医生护送患者入 CCU 病房进行观察和监护,绝对卧床休息。立即行心电监护,严密观察患者有无频发期前收缩、室性心动过速、心室颤动、房室传导阻滞等,有无 T 波及 ST 段等心肌缺血的改变,做好急救准备,及时发现并处理。心律失常是 PCI 术后死亡的重要原因,而持续的心电监护是预防和早期发现术后并发症的重要措施。

(2)术侧肢体观察:严密观察术侧肢体血液循环及足背动脉搏动情况,术后第 1 小时,应每 15 分钟观察一次心率、血压、足背动脉搏动及皮温、皮肤颜色情况;术后第 2 小时每 30 分钟观察一次,以后每小时观察一次,直至术后 6 小时。

(3)穿刺部位的护理:观察穿刺部位有无红、肿、热、痛,及时更换敷料。一般术后 4～6 小时后拔管,局部按压 20 分钟后,无菌敷料加压包扎,盐袋压迫止血。手术肢体制动 8 小时,绝对卧床12小时,24小时即可下地活动。

(4)服用抗凝血药护理:术后继续服用抗凝血药物2个月,注意观察有无皮肤或输液穿刺部位瘀斑、牙龈出血等,监测凝血酶原激活时间,注意尿液的颜色,尽早发现可能的出血并发症,早期采取有效的治疗措施。

4. 并发症及处理

(1)急性血管闭塞:是最严重也是最常见的并发症。多发生在术中或术后短时间内,由冠状动脉痉挛、血栓形成、内膜撕裂或三者合并存在而引起。处理:硝酸甘油0.1~0.3mg,冠状动脉内直接推入,可缓解痉挛所致急性闭塞。如为血栓形成引起的急性闭塞,在球囊扩张后,可于冠状动脉内注入适量尿激酶。如由内膜撕裂所致,迅速送入原球囊到闭塞段重新进行PCI。必要时请心外科会诊急诊手术抢救。

(2)冠状动脉痉挛:是PCI常见并发症,可引起急性血管闭塞。冠状动脉痉挛可以自发,也可以因为对比剂或器械操作诱发。可无明显症状,也可出现明显的缺血症状,如胸痛、心肌梗死、心律失常,严重时可导致死亡。处理:术前给予硝酸甘油和钙拮抗药,术中在导引导丝及球囊导管送入冠状动脉前给予硝酸甘油0.2mg注入冠状动脉内。必要时舌下含服硝苯地平。

(3)内膜撕裂:是一种急性血管并发症,其发生率为25%~60%,且与病变的复杂程度有关。可由各种器械引起,可发生在球囊扩张节段即病变处,也可发生在病变近端或远端的血管。选用球囊直径避免过大;术中在冠状动脉内推送导引导丝时应保持尖端呈游离状态。一旦发生内膜撕裂,如为轻度,则无需特殊处理,但应密切观察患者有无胸闷、出汗、心悸等,并给予适宜的抗凝治疗。严重者紧急行冠状动脉旁路移植手术。

(4)冠状动脉穿孔或破裂:此并发症较为少见,常因导引导丝操作不当而造成穿孔,或因球囊过大、加压过高过快而造成血管破裂。这是极严重的并发症,一旦发生,应给予鱼精蛋白中和肝素,用灌注球囊导管持续加压扩张,阻塞破裂或穿孔部位。若无效应立即行急诊冠状动脉旁路移植术并修复破裂血管。

(六)健康教育

1. 合理用药　遵医嘱坚持服用抗凝血药物,可有效防止术后支架内血栓形成。防治高血压、糖尿病,减轻心脏负担的药物等。应积极预防和治疗动脉粥样硬化。

2. 定期复查　告知患者在术后1个月、3个月、6个月和1年来院复查。

3. 劳逸结合　PCI术后注意休息,逐渐增加活动量,切不可操之过急。多数PCI成功的患者可恢复工作。

4. 健康的四大基石　《维多利亚宣言》中提出的健康四大基石,即合理膳食、适量运动、戒烟限酒、心理平衡。

(1)合理膳食:心脏病患者在日常饮食中应做到"三多三少"。总的饮食原则是低盐、低脂,也就是清淡饮食。①"三多":即多吃新鲜蔬菜和水果、粗粮、糙米等;多吃豆制品;多吃不饱和脂肪酸(鱼类、核桃等);②"三少":即少脂、少食、少盐。

(2)适量运动:为维持支架不出现再堵塞,防止冠状动脉不再发生新病变,健康的生活方式,其中重要的一条就是坚持规律的运动。①运动时间和方式:一般支架置入术后1~2周就可恢复正常运动。选择缓慢、柔和的运动,如步行、慢跑、太极拳等有氧运动;②运动注意事项:运动量要适当,以运动结束后不感到疲劳为宜。运动量从小到大、循序渐进、适量而止、长久坚持。"三、五、七原则":"三"指每次步行30分钟或3km以上;"五"指每周至少有5次的运动时间；"七"指中等强度运动，即运动量：年龄＋心率＝170。

（3）戒烟限酒：不吸烟，拒绝二手烟。在心脏病致病的病因中有 21％是由吸烟造成的。每天吸烟 1～14 支烟者，死于冠心病的危险性比不吸烟者高 67％；每日吸 25 支烟以上者，则死亡的危险性比不吸烟者高出 3 倍。男性每日饮乙醇量不超过 25g，即葡萄酒少于 100～150ml 或啤酒少于 250～500ml 或白酒少于 25～50ml。女性减半量。

（4）心理平衡：树立健康的人生观，保持心境平和，乐观开朗，避免情绪激动。学会自我调控稳定情绪，需要时可求助心理医师。

（彭岩松　李　菲）

第五节　主动脉内球囊反搏监护及护理

主动脉内球囊反搏（IABP）是一种以左心室功能辅助为主的循环辅助方式。通过放置在胸主动脉内的充气气囊，使动脉压在舒张期获得增益，增加心肌血流灌注；在下一个心动周期，心脏排血前，气囊放气形成的负压作用，使左心室排血阻力（后负荷）降低，左心室排血更充分，进而降低左心室收缩末期容量（前负荷）。经过上述两方面连续交替作用，使低心排血量导致的心肌低灌注和心脏负荷、心肌氧供及氧耗的失衡得以纠正，心功能得以恢复。IABP 现在已经成为公认的抢救心力衰竭的重要方法之一，是医院内急诊科、手术室、监护病房内的必备装置。

（一）适应证

（1）心脏外科直视手术后发生低心排血量综合征经常规药物治疗效不佳者。

（2）急性心肌梗死合并下列情况者：

①合并心源性休克：纠正了心律失常，试用内科常规治疗 1 小时后，收缩压低于 100mmHg，周围循环很差，尿量＜25ml/h，有左心房或右心房压力增高（肺淤血、肺水肿）者。

②合并严重左心功能不全，LVEF＜0.3，左心室舒张末压＞20 mmHg。

③合并室间隔穿孔：乳头肌或腱索断裂引起急性二尖瓣关闭不全或室壁瘤形成，拟行紧急修补术和 CABG。

④持续缺血性胸痛，梗死范围继续扩大。

（3）心脏手术前心功能差，血流动力学不稳定，心功能 Ⅳ 级，左心室射血分数（EF）＜30％者。

（4）多支、广泛的冠状动脉狭窄合并心瓣膜病变拟行换瓣术的围术期辅助循环。

（5）难治性心力衰竭。

（6）严重不稳定型心绞痛。

（二）禁忌证

1. 绝对禁忌证

（1）主动脉瓣关闭不全。

（2）主动脉夹层动脉瘤或主动脉窦瘤，包括已做过手术或有主动脉损伤者。

（3）主动脉或股动脉有严重病理变化如严重的动脉粥样硬化或钙化狭窄者。

（4）严重的凝血功能障碍者。

（5）脑出血急性期及不可逆的脑损伤。

(6)严重周围血管病使气囊插入困难者。

2.相对禁忌证

(1)心率过快＞160次/分以上或期前收缩频发者,宜先纠正心律失常。

(2)血压过高,收缩压＞180 mmHg或舒张压＞120 mmHg者,宜先控制血压然后反搏。

(3)严重贫血,血红蛋白＜80g/L,血小板＜$50×10^9$/L。

(4)双侧股动脉旁路移植术后。

(三)物品准备

1.球囊导管 由高分子材料聚氨酯制成,囊壁薄而透明,但弹性好且牢固。细导管由球囊内通过,导管上有多个小孔与球囊相通,以利于气体进出的均匀分布。球囊导管有不同型号,从儿童到成人有不同容积的球囊,应按照年龄和体重挑选适当型号的导管应用。成年男性多选40ml,成年女性多选30～35ml,儿童根据体重酌情选择。

2.反搏泵 包括电源系统、驱动系统、监测系统、调节系统和触发系统。检查气体是否充足,连接好电源,遵医嘱确定触发模式(心电触发、压力触发和内触发)、触发频率、反搏时相,在反搏泵运行时也可根据病情遵医嘱进行调节,部分反搏泵可跟踪心电图自动调节反搏时相。

3.其他 氦气瓶、除颤仪、呼吸机、急救药品、无菌手术包等反搏手术器械。导引钢丝、扩张导管、穿刺针等。

(四)操作方法与配合

(1)连接心电及动脉压监测系统,将信号输入反搏机。启动反搏机,使其处于反搏状态。

(2)协助患者取平卧位,将腹股沟皮肤消毒后铺无菌巾。经穿刺沿一侧股动脉置入IABP导管,动脉穿刺成功后,采用包装内提供的扩张装置对穿刺部位进行预扩张。然后沿钢丝置入IABP鞘管或直接沿钢丝送入IABP气囊,在X线透视下,使IABP气囊远端标记达左锁骨下动脉开口远端1～2cm的胸降主动脉内。

(3)将气囊系统连接管内空气以抽负压方式吸出,连接反搏机。

(4)触发反搏,采用心电触发模式,应使用气囊在R波高突,T波低平的导联,也可选择压力触发模式,但当脉压小于是20mmHg（2.67kPa）时,不能触发反搏系统。

(5)调整反搏时相,采用心电触发,应使囊在T波后充气,Q波前放气。采用压力触发,应使球囊在舒张期,相当于主动脉重波切迹处充气,使冠状动脉血流增加,改善心肌的供血和供氧。在左心室收缩期气囊放气,主动脉内压力骤降,使左心室射血阻力降低,减轻左心室的后负荷,减少心脏做功,从而改善心室功能。

(6)根据大小适量充气,以免影响辅助效果。

(7)测量股动脉穿刺点到胸骨角的长度作为导管插入深度并做好记录。

(五)血流动力学变化与监测

在IABP过程中,最常见的血流动力学变化是主动脉压、心排血量和总血管阻力的变化。收缩早期球囊充气,后负荷降低,使左心室舒张末压降低,舒张期球囊充气,使舒张压和平均压升高。因此,各种血流动力学指标可用于IABP的疗效观察,包括收缩压、舒张压、平均压、左心室舒张末压、左心室后负荷、射血分数、心排血量、张力-时间指数、舒张压-时间指数和外周血管阻力等。主要通过漂浮导管和主动脉内球囊上的压力传感器进行,必须在IABP开始和参数调节后进行测定,以保证理想的血流动力学效果。

（六）参数设置

理想的 IABP 效果有赖于充气和放气时间点的设定。在治疗过程中,应不断检查球囊中心腔的压力曲线,并与非辅助压力曲线比较。

不恰当的时间点设定严重影响 IABP 效果,并能通过血流动力学和压力监测来识别。常见的不恰当设置包括以下几种。

1. 充气过晚　充气发生在舒张中期,明显晚于主动脉瓣关闭,主动脉压力曲线上重搏点显露,导致舒张期增压过低,降低左心室后负荷的作用减弱。在主动脉压力曲线上可以观察到重搏点和其后的舒张期增压曲线,应逐步提前充气点,使其恰好位于重搏点。

2. 充气过早　充气位于主动脉瓣关闭前,舒张期增压重叠在压力曲线的收缩相内,促使主动脉瓣提前关闭,阻碍左心室排空,减少心排血量,增加左心室负荷和耗氧量。典型表现为主动脉压力峰值和重搏点消失。应逐步延后充气点,使其恰好位于重搏点。

3. 排气过晚　球囊排气位于心脏收缩开始和主动脉瓣开放后,其血流动力学效应类似于充气过早的情况,心排血量降低,左心室负荷和耗氧量增加。典型表现为压力曲线上代表舒张末压的特征性波消失。应逐步提前排气点,使其恰好位于心脏收缩开始前。

4. 排气过早　主要引起舒张期增压不足,负效应相对小于其他的时间间期设置不当。典型表现为心脏收缩开始前出现宽 U 形的舒张增压波,可以通过调整排气时间点获得理想的舒张期增压。

（七）护理要点

1. 术前护理

(1)心理护理:了解患者心理状况,向患者和家属简单、概括地介绍 IABP 治疗的目的、原理和功能,手术的大致过程、注意事项、配合要点,消除患者的恐惧心理。配合医生客观交代手术所能达到的治疗效果,使患者及其家属对治疗方法和预后有正确认识,以取得合作。

(2)术前准备:①术前给予泛影葡胺试敏,建立静脉通道;②了解双侧股动脉及足背动脉搏动状态,听诊股动脉区有无血管杂音,双侧足背动脉标记;③ 清洁穿刺部位周围皮肤并备皮;④急诊患者不准进食,择期患者可根据情况进流食或不进食;⑤必要给予留置导尿。

(3)镇静镇痛:遵医嘱应用镇静、镇痛药物。

2. 术中护理

(1)密切监测生命体征:连接心电监护仪,全程监测插管过程,协助医生选择合适导联触发反搏,使之与心动周期同步。测量记录患者的血压、心率、心律,关注患者主诉,如有无胸痛、胸闷、呼吸困难等症状,及时发现缺血、心律失常及栓塞表现,若发生上述症状,通知医生停止操作,对症处理症状消失后继续进行。

(2)固定导管及三通外连接管:导管沿大腿部用宽胶布纵向固定,妥善固定三通外连接管,术侧下肢保持伸直,弯曲不超过 30°,勿坐位,以防导管脱位、打折或扭曲,保持气囊管道通畅。

(3)密切观察并发症:在置管过程中可能会发生因操作不当引发如血栓形成、髂动脉内膜剥脱、循环梗阻、主动脉穿通等并发症。发现异常停止治疗并报告医生处理。

3. 术后护理

(1)心理护理:由于患者入住 CCU,进行多功能心电监护,限制探视和陪护。对周围环境陌生,无家属陪护,复杂的仪器、各种管道的连接,加之医疗限制,如术侧肢体制动,担心预后等,患者常感到孤独而表现恐惧、焦虑和紧张。因此,护士的护理操作要轻、快、稳、准,以娴熟的护理技术取得患者的信任,同时用亲切的语言安慰和鼓励患者,向患者介绍 IABP 治疗的重要性,并简要介绍置管操作过程、工作原理,心电监护仪的作用,妥善固定各种管道。及时与家属沟通,使患者增强战胜疾病的信心,保持情绪稳定。

(2)病情监测:严密观察心率、心律及 QRS 波群变化,理想心率为 80～100 次/分,出现恶性心律失常,立即对症处理。心率过快或过慢,应积极查找原因并及时处理。严密观察动脉收缩压、舒张压、平均压、反搏压与波型,使反搏压维持高于血压 10～20mmHg(1.33～2.66kPa),才能起到循环辅助的效果。根据各项压力的动态变化,结合心率、尿量等数值,调整反搏压大小及反搏频率。长期采用 IABP 治疗的患者应防止感染的发生,密切监测患者体温和白细胞的变化。在更换局部敷料时,严格无菌操作,检查穿刺点有无渗血、渗液及红肿,保持清洁、干燥,避免穿刺部位感染的发生。遵医嘱每 4～6 小时监测活化凝血时间(ACT)一次,使 ACT 值保持在 150～180 秒,根据 ACT 值遵医嘱调整肝素的剂量。监测血小板计数,注意观察有无出血及血栓形成的征象。

(3)末梢循环状态的监测:注意观察外周血管远端的体征和症状,重点观察双侧足背动脉及胫后动脉搏动情况,并在皮肤上做一标志,每小时记录一次动脉搏动强弱、双下肢皮肤温度、色泽、感觉及毛细血管充盈情况,必要时可用多普勒探测血流量。尤其应观察有无因大血管受压、缺血等原因造成的骨筋膜室综合征,如出现下肢肿胀,应定时定位测量腿围,小腿从髌骨下缘 15cm、大腿从髌骨上缘 20cm 处测量腿围。一旦发现下肢缺血及时报告医生处理。

(4)维持理想反搏效果:反搏有效的征兆包括循环改善(皮肤面色可见红润,额头和肢体末端转暖)、CVP、肺动脉压下降、尿量增多、心跳有力、舒张压及收缩回升。观察 IABP 反搏时相及反搏效果配合医生逐渐调整 IABP 的各种参数,以获得最佳辅助效果[血压稳定,收缩压>90mmHg、CL>2.5L/(min·m²)、尿量>1ml/(kg·h)]正性肌力药物用量逐渐减少,末梢循环温暖。

(5)导管的固定与护理:术后绝对卧床,床头抬高 30°,插管一侧肢体保持伸直位,严格制动,不能屈曲。穿刺点局部给予无菌敷料固定,用长 20～30cm、宽 5cm 的弹性绷带沿大腿纵向固定,运用固定技巧,紧贴管道下缘的胶布与胶布之间需粘紧,再以蝶形胶布固定于大腿上,防止管路意外被拉出。翻身及整理床单元时防止导管打折、移位、脱落、受压。为确保管道通畅及压力稳定,每班护士交接班前后将连接 IABP 导管的压力转换装置重新校零、调节压力并记录。传感器位置需与患者的腋中线呈水平位。随时观察导管连接处有无血液反流,应用肝素盐水(无菌生理盐水 500ml+肝素钠 12 500U)冲管每小时一次确保管内无回血,以免形成血栓。每日用乙醇棉球消毒导管穿刺部位周围皮肤,更换敷料并检查穿刺处有无红、肿、渗血情况,保持局部清洁干燥。每班护士在反搏过程中保持球囊导管中心腔的通畅,持续使用肝素稀释液抗凝治疗。

(6)基础护理:保持室内安静,限制探视。患者绝对卧床制动,保持床铺清洁,及时更换湿污的被服。加强基础护理,将呼叫器及常用物品放置于患者伸手可及的地方,并教会其使用,协助患者进食、床上大小便,不能刷牙漱口的患者可给予口腔护理,保持口腔清洁。协助患者翻身,按摩受压部位,预防压疮,防止坠积性肺炎的发生。被动肢体活动以减少血栓的产生。保持半卧位<30°,尽量避免屈髋卧位,以防止球囊导管打折。同时加强营养支持,给予低盐、低脂、高蛋白、易消化的食物,进食新鲜水果,少量多餐,保持大便通畅。

(7)观察足背动脉搏动情况:触诊球囊导管置入部位远端股动脉搏动,确定远端血流是否通畅。术后每 15～30 分钟观察并记录双下肢皮温、皮色、痛觉、足背动脉波动次数、强弱情况。必要时可经皮血氧饱和度监测,以早期发现下肢缺血和血栓形成,发现异常及时报告医生对症处理。

(8)拔管护理:反搏至循环稳定后可拔除导管。当拔除 IABP 导管及鞘管用手指按压穿刺点上方 1 cm 处 15～30 分钟后,再用纱布、弹性绷带包扎,穿刺点处放置 1kg 盐袋压迫 8 小时,制动体位 24 小时后撤除。应注意被压侧足背动脉搏动情况,拔管后局部无出血、血肿、足背动脉搏动良好、皮肤温度、颜色正常、血流动力学稳定,说明拔管成功。

(八)并发症的预防及护理

1. **下肢缺血及动脉栓塞**　为 IABP 术后主要的并发症。缺血发生的原因有动脉硬化、血管痉挛、导管粗细不适宜、股动脉细小、血栓形成或粥样硬化斑块阻塞股动脉、低血压等。术后抗凝不力、留管时间过长、下肢活动受限、下肢护理欠缺等有关。预防:术后每 1～2 小时评估足背动脉搏动,观察比较双侧足背动脉搏动的强弱、温湿度、皮肤颜色、体表痛觉及血管充盈情况,被动按摩肢体和增加局部保暖。如出现波形下降,颜色青紫,足背动脉搏动减弱,要考虑肢体缺血,应及时报告医生。

2. **局部出血及血肿**　出血的原因是由于在置管过程中与置管后常采用肝素稀释液抗凝治疗。反搏过程中需持续应用肝素抗凝,同时由于气囊的反复充气与放气,对血液中的血细胞和血小板有一定的破坏。预防:每 2～4 小时监测活化凝血时间(ACT)一次。密切观察患者有无出血倾向,如注意有无血管穿刺点、皮肤、牙龈及口腔黏膜出血、瘀斑、血尿等,监测凝血酶原时间。

3. **感染**　可表现为穿刺点局部红、肿、热、痛,也可以表现为发热及全身感染。患者应安置在 CCU 病房,严格限制探视,保持病室内安静整洁,定期监测室内菌落数的情况。在执行各项操作时应严格遵守无菌操作规程,预防感染。护士每日行动脉穿刺部位换药,更换无菌透明贴膜,随时了解伤口情况。严格遵医嘱按时给予输注抗生素。

4. **球囊破裂**　是较少见的并发症。根据患者身高选择合适的气囊,一般身高 185 cm 者选择 50ml(9.5F)、163～184 cm 者选择 40ml(9.0F)、163 cm 以下者选择 34ml(8.0F)。治疗过程中密切观察反搏泵工作是否正常,当球囊漏气达到 5ml 时,反搏泵会立即快速抽吸球囊的剩余气体并报警,停止工作。此时可观察到导管有血液回流,立即报告医生,根据病情更换或拔除导管。

(九)撤管及护理

1. **撤管指征**

(1)反搏时主动脉舒张压>100 mmHg;平均动脉压>70 mmHg,心率<110 次/分。

(2)心脏指数>2L/(min·m²)。

(3)尿量>30～40ml/h。

(4)血管活性药用量减少,周围循环改善,肢体温暖。

(5)停止反搏后,带管观察时间不可超过 2～3 小时,应立即撤管。

2. **护理**

(1)逐步降低辅助条件,并在每一次变动后对血流动力学结果进行评估。当患者各项血流动力学指标稳定,多巴胺用量<4μg/(kg·min),心脏指数>2.5L/(min·m²),平均动脉压>80mmHg,尿量>30ml/h,四肢温暖,末梢循环良好,即可拔管撤机。撤除 IABP 导管时应先逐步递减正性肌力药物剂量,减少 IABP 反搏频率,为 1:1、1:2、1:3。

(2)撤管前气囊停止充气,使气囊安全排放,在排尽球囊内气体后,手指按压穿刺处上方,将气囊尽可能撤入鞘管,将气囊与鞘管一同撤出,并让动脉血冲出数秒,将可能附着在管壁上的血栓轻轻带出,局部人工按压止血 30 分钟,同时观察动脉及肢端皮肤的颜色,以保证下肢血供。

(3)局部用弹性绷带加压包扎 24 小时,盐袋压迫 6～8 小时,同时观察动脉及肢体皮肤温度、颜色以保证下肢血供,并注意保护皮肤,防止张力性水疱发生。24 小时拆除绷带,听诊有无血管杂音,触摸有无搏动性包块。

(陈朝辉　刘　彤)

第六节　经皮二尖瓣球囊成形术及护理

二尖瓣由位于前内侧的前瓣和后内侧的后瓣构成,两个瓣叶之间为相应的前外及后内交界。二尖瓣主要由纤维结缔组织构成,其游离缘借腱索和乳头肌与左心室壁相连。正常二尖瓣开口呈椭圆形,瓣口面积为 $4\sim6cm^2$,周长为 $9\sim11cm$。

二尖瓣狭窄的主要病理改变是风湿性病变,左瓣叶交界处的相互粘连和融合,但瓣叶的增厚、粗糙、瘢痕、收缩、硬化,以及腱索的短缩和相互粘连也是造成二尖瓣口狭窄的主要因素。

经皮二尖瓣球囊成形术(PBMV)是治疗单纯二尖瓣狭窄的风湿性心脏病的一种非外科手术方法。PBMV 借助于 X 线应用 Inove 尼龙网球囊导管,经外周静脉穿刺到达二尖瓣口进行扩张,达到减少左心房血流阻力的目的。Inove 球囊技术是目前进行 PBMV 的最常用技术,其技术操作相对简单,容易掌握,球囊直径可调,可逐步递增扩张,可直接进行血流动力学监测,相对安全,并发症少。但必须明确的是 PBMV 与外科开胸二尖瓣闭锁或分离术一样,并非根治性治疗而是减轻症状的治疗,提高患者生活质量。PBMV 不可能使患者的二尖瓣口面积扩大到正常水平,患病的瓣膜仍存在,术后还有可能发生再狭窄。

(一)适应证

(1)单纯二尖瓣狭窄或伴轻度二尖瓣反流及主动脉瓣病变;二尖瓣口面积 $<1.5cm^2$,瓣膜柔韧性好,无明显钙化或纤维化。

(2)心功能Ⅱ～Ⅲ级(NYHA 分级)。

(3)无风湿活动。

(4)外科手术危险性大或拒绝外科施行二尖瓣手术者。

(5)二尖瓣分离术后二尖瓣再度狭窄。

(6)心导管检查左心房平均压＞11mmHg(1.5kPa),二尖瓣跨瓣压差＞8mmHg(1.1kPa)。

(7)其他手术(如肿瘤切除术、腹部手术)术前需治疗二尖瓣狭窄,以保证手术的安全。

(二)禁忌证

(1)风湿活动,中、重度主动脉瓣病变或二尖瓣反流。

(2)急性心力衰竭;肺动脉高压;严重室性心律失常。

(3)明显主动脉瓣关闭不全,升主动脉明显扩大。

(4)左心房有血栓或半年内有体循环栓塞史。

(5)严重的瓣下结构病变,二尖瓣有明显钙化为相对禁忌证。

(三)成功标准

(1)PBMV 后瓣口面积≥1.5cm² 或比术前增加 50%。

(2)心尖部舒张期杂音消失或明显减弱。心功能提高一级以上。

(3)允许出现二尖瓣收缩期杂音增加 1/6 级。

(4)心功能即血流动力学改善。

(5)无重要并发症发生。二尖瓣球囊扩张术的技术成功率一般在 95% 以上。

(6)心导管测量左心房平均压<11mmHg,二尖瓣平均跨瓣压差≤6mmHg。

(四)物品准备

1. **房间隔穿刺包**　6～9 动脉鞘管、5F 猪尾管(用于监测动脉压)、Swan-Ganz 漂浮导管、房间隔穿刺针及房间隔穿刺套管、扩张管 14F 及环形长导丝、Inoue 尼龙网球囊导管(根据患者身高选择球囊大小,也可按体表面积选择球囊)、无菌液状石蜡、卡尺等。

2. **无菌敷料包**　手术衣、洞巾、心导管特制大单、不锈钢弯盘、小药杯、蚊式钳、大小纱布数块。

3. **药物准备**　硝酸甘油、阿托品、肾上腺素、多巴胺、利多卡因、造影剂、肝素、生理盐水等。

(五)操作方法与配合

1. **消毒铺巾**　用安尔碘常规消毒腹股沟上至脐部,下至大腿中部,铺巾暴露腹股沟。

2. **股动脉、静脉穿刺**　在右侧腹股沟韧带下方 2～3cm 股动脉搏动处及其内侧 0.5cm 处利多卡因局部麻醉,用手术刀切开 2～3cm 小口,血管钳剥离达皮下组织,插入 6～7F 动脉鞘管至股动脉中,8～9F 动脉鞘管至股静脉中。

3. **测压**　将 Swan-Ganz 漂浮导管自股静脉送入右心室、肺动脉,测肺毛细血管嵌压和心排血量;自股动脉插入猪尾导管,测主动脉压、右心室压,以评估二尖瓣狭窄严重程度。

4. **房间隔穿刺**　经右股动脉插入房间隔套管及房间隔套管针至右心房上部,注意勿使针尖超出套管,将针和套管转向左后方,回撤套管,接近左心房影下缘,当针尖突然向左摆动后,轻推套管,顶住房间隔,推送穿刺针有落空感,注射造影剂,测血压或血氧含量证实针尖在左心房后推送套管至左心房,立即给予肝素 2500～5000U。

5. **扩张狭窄部**　用液状石蜡润滑腹股沟穿刺部皮肤,将 Inove 尼龙网球囊导管沿导丝推送至房间隔部位,当球囊进入左心房时,球囊延伸器应从内管中后退 2～3cm,使球囊前端有较好的弯曲度,利于推进并避免损伤心房壁。待整个球囊进入左心房后,慢慢逆时针转动,将球囊送入左心室,注入造影剂,使球囊头部、尾部、腰部相继充盈,嵌于二尖瓣口,使二尖瓣融合的交界处撕裂,随即快速抽空球囊,将球囊退至左心房测压。

6. **撤管**　球囊扩张疗效满意后,即可拔出球囊导管,局部压迫止血 20 分钟,再用盐袋压迫 6 小时,卧床 24 小时。

(六)护理要点

1. **术前护理**

(1)做好心理护理:主动向患者家属介绍 PBMV 治疗目的和意义,术中、术后注意事项、配合要点及可能出现的并发症,克服不良情绪,积极配合手术。并让家属签署手术知情同意书。

(2)完善各项检查:术前需完成的检查项目,如血常规、出凝血时间、肝肾功能、电解质、传染病筛查、风湿活动指标、血型、心电图、心脏多普勒超声心动图、胸部 X 线片等。

（3）用药护理：术前 3 天停用洋地黄及 β 受体阻滞药,抗凝治疗者术前 4 天停用华法林等抗凝血药物。术前 3 天开始给予肝素至术前 8 小时停用,将肝素 500～800U/小时静脉滴注,使用试管法凝血时间在 20～30 分钟。女性患者避开月经期。

（4）其他准备：清洁局部皮肤,做抗生素及碘过敏试验。精神紧张者术前晚可给予催眠镇静药。禁食 6 小时。

（5）建立静脉通道：左侧肢体置入留置针。

2. 术中护理

（1）患者护理：协助患者摆好手术体位,消毒手术野时注意患者保暖,协助医生铺巾,备好急救药品,抢救设备处于完好备用状态。动、静脉穿刺成功后鞘管内给予肝素 2000U,房间隔穿刺成功后静脉注射肝素 3000U。

（2）生命体征监测：注意心率、心律的变化,准确记录前后左心房、右心室、肺动脉及主动脉压力曲线。密切观察患者有无呼吸增快、心率加速、大汗、面色苍白及血压下降等症状,必要时抗心力衰竭或给予对症处理。告知患者术中会出现不适感,安慰患者,缓解紧张情绪,使手术过程顺利进行。

（3）预防一过性脑缺血：Inove 尼龙网球囊导管扩张充盈二尖瓣的时间过长,则可能会出现一过性脑缺血,患者会有表情淡漠、血压下降、心率减慢、黑矇、晕厥、抽搐等症状。应掌握适宜的球囊扩张持续时间,及时对症处理。

（4）对比剂过敏反应：术中常规应用地塞米松 10mg 静脉注射,如术中患者出现恶心、呕吐、荨麻疹等情况,应考虑对比剂过敏,立即报告医生,停止手术,对症处理并给予抗过敏药物。

（5）严格控制输液速度：术中静脉输液速度控制在 30 滴/分,切忌短时间内输入大量液体,加重心脏负担。

3. 术后护理

（1）穿刺局部护理：穿刺侧肢体制动 24 小时,沙袋压迫 6 小时,嘱患者穿刺侧肢体不宜弯曲,以免穿刺部位出血。注意观察穿刺侧足背动脉搏动,有无血肿、渗血及下肢水肿等情况。保持穿刺部位的清洁无菌。

（2）病情观察：注意观察生命体征,如血压、心率、心律及尿量等,还应注意心音、杂音及肺部啰音的听诊。术后患者一般体温均偏高,主要是导管对组织的刺激,引起组织损伤所产生的组织致热原引起发热。若有高热应积极采取降温措施或遵医嘱给予药物治疗,或应用抗生素预防继发感染。

（3）饮食护理：术后患者因活动受限,导致胃肠蠕动减弱,消化功能低下,故应加强饮食护理。宜选用低脂、低胆固醇、清淡易消化的膳食,少量多餐,避免刺激性酸、辣食物,以减少便秘和腹胀。嘱患者多喝水,以促进造影剂的排出。

（4）用药护理

1）术后常规给予阿司匹林及双嘧达莫,以防止创面发生血栓及粘连。

2）对于房颤患者,PBMV 术后继续应用洋地黄或 β 受体阻滞药控制心室率。心房颤动若不复律者应长期口服阿司匹林或华法林抗凝,以减少血栓栓塞的危险。

3）术后常规静脉应用抗生素 3 天。

（5）定期复查：PBMV 术后应于 48～72 小时后复查超声心动图、胸部 X 线片及心电图,若无症状,应于术后 3 个月、1 年进行复诊,此后应每年复诊 1 次。

(七)并发症的预防及护理

1. 心律失常

(1)原因:①机械刺激心脏产生房性或室性心律失常,通常调整器械位置或撤除器械后心律失常即消失;②房间隔穿刺,可导致二度或三度房室传导阻滞,此多由于穿刺点过低、偏前而损伤房室交界区所致;③迷走神经反射,通常引起缓慢性心律失常。

(2)防治:①操作轻柔,房间隔穿刺点准确;②快速性室上性心律失常如持续存在,可给予药物兴奋迷走神经或行电复律;③迷走神经反射引起的缓慢心律失常则可静脉给予阿托品;④术中发生心房颤动,则可在术中给予洋地黄类药物控制心率,然后再择期复律。

2. 栓塞

(1)原因:①气体栓塞;②手术过程中抗凝不充分而造成血栓栓塞;③左心房内固有血栓脱落。

(2)防治:①每次冲洗导管时注意排气;②充分抗凝,并应用肝素盐水冲洗器械及导管;③PBMV过程中,球囊导管尽量远离左心耳;④心房颤动患者应先行食管超声检查,若无血栓,则以华法林抗凝 4~6 周。

3. 心脏压塞

(1)原因:①房间隔穿刺时穿破右心房壁;②扩张房间隔时穿破左心房壁;③球囊导管操作过程中穿破左心房壁。

(2)防治:①穿刺房间隔时准确定位,穿刺后应先回吸,若抽出鲜红色血液则提示已穿入左心房,然后注射少量对比剂,以进一步核实是否穿入左心房;②若已发生心脏压塞,应立即行心包穿刺,置引流管,并根据情况决定是否行外科修补术;③球囊导管到位以后再给予肝素进行全身抗凝,可减少心脏压塞的发生率及其严重程度;④送入穿刺针鞘管、导丝、扩张管及球囊导管时一定要轻柔,切忌硬推硬送。

4. 二尖瓣关闭不全

(1)原因:①瓣叶撕裂;②瓣叶穿孔;③腱索断裂;④乳头肌损伤而出现暂时的乳头肌功能失调。

(2)防治:①尽量避免扩张瓣下;②在瓣膜条件差,尤其钙化明显时,扩张应遵守逐渐递增球囊直径的方法;③一旦发生严重二尖瓣关闭不全,应注意保护心功能,给予减轻后负荷药物,减少二尖瓣反流量,根据病情发展情况再决定是否换瓣。

5. 出血　因 PBMV 操作全过程均在肝素化下进行,因此注意患者全身及穿刺部位有无出血倾向。患者术后取平卧位 24 小时,术侧肢体制动。穿刺部位用 1kg 盐袋压迫 6~8 小时,局部渗血较多时,应加压包扎。

（吕　欣　刘　莹）

第七节　房间隔缺损封堵术及护理

房间隔缺损(ASD)是一种较常见的先天性心脏病,在先天性心脏病中占 8%~13%,男女之比为(1:1.5)~(1:3),传统的治疗方法是体外循环下房间隔缺损直视关闭术。外科关闭术治疗房间隔缺损安全、有效,多年的临床实践表明手术死亡率低,但外科手术仍有一定的风险、并发症、死亡率及术后瘢痕等问题。1976年King和Miller等首次采用静脉双伞堵塞装置封堵房间隔缺损取得成功,开创了新的介入治疗方法。近年来,随着Amplatzer双盘膨性房间隔装置问世,因其封堵率高,并发症少,操作方便等优点而广泛使用,目前这种方式已成为房间隔缺损标准介入方式。我国每年有近万人次进行房间隔缺损封堵治疗。

(一)适应证

(1)通常年龄≥3岁。

(2)继发孔型房间隔缺损,缺损直径≥5mm,伴右心容量负荷增加,≤36mm的左向右分流房间隔缺损。

(3)缺损边缘至冠状静脉窦,上、下腔静脉及肺静脉的距离≥5mm,至房室瓣≥7mm。

(4)房间隔的直径大于所选用封堵伞左房侧的直径。

(5)外科手术后的残余分流的ASD。

(二)禁忌证

(1)原发孔型房间隔缺损及静脉窦型房间隔缺损。

(2)感染性心内膜炎及出血性疾病。

(3)严重肺动脉高压已导致右向左分流。

(4)封堵器安置处有血栓存在,导管插入处有静脉血栓形成。

(5)伴有与房间隔缺损无关的严重心肌疾病或瓣膜疾病。

(6)近1个月内患感染性疾病或感染性疾病未能控制者。

(7)患有出血性疾病及未治愈的胃、十二指肠溃疡。

(8)左心房或左心耳血栓,部分或全部肺静脉异位引流,左心房内隔膜,左心房或左心室发育不良。

(三)物品准备

1. 备齐器械 Amplatzer堵塞器、输送器、扩张管、测量球囊、0.035~0.038 J形交换导丝、游标卡尺、彩色多普勒超声心动仪、食管探头等。

2. 准备敷料 无菌辅料包内有手术衣、洞巾、心导管特制大单、不锈钢弯盘、小药杯、换药碗、蚊式钳,大小纱布数块。

3. 准备药物 硝酸甘油、阿托品、肾上腺素、多巴胺、硝苯地平、利多卡因、造影剂、肝素、生理盐水等。

(四)操作方法与配合

1. 消毒铺巾 用安尔碘常规消毒腹股沟上至脐部下至大腿中部,铺巾,暴露腹股沟。

2. 股静脉插管 在右侧腹股沟韧带下方2~3cm股动脉搏动处及其内侧0.5cm处利多卡因局部麻醉后切开2~3cm小口,用小血管钳分离达皮下组织。

3. 动脉压监测及右心测压 经股动脉的鞘管连接压力管做连续压力监测,然后将带有导引导丝的端孔导管自股静脉鞘管送入右心行右心导管术。

4. 送导引导丝至左肺动脉 将端孔导管经房间隔缺损处送入左上肺静脉内,经导管插入0.035~0.038 J形交换导丝至左上肺静脉,退出导管及外鞘管,保留交换导丝前端于左上肺静脉内。

5. 操作方法 选择适宜的ASD封堵器经输送鞘管送至左心房内,注入20%泛影葡胺,充胀球囊后轻轻回撤,塞住房间隔缺损,用多普勒超声心动图和X线透视同时监测下,先打开封堵器的左心房侧伞,回撤至 ASD 的左心房侧,然后固定输送导丝,继续回撤鞘管打开封堵器的右主房推拉输送鞘管,重复超声及透视,当封堵器固定不变,可操纵旋转柄释放封堵器。撤出导管、鞘管,压迫穿刺部位,加压包扎止血。

(五)护理要点

1. 术前护理

(1)心理护理:由于 ASD 介入治疗是一项全新技术,其利弊关系对患者及家属都很陌生。针对患者及家属对疾病的认识程度和态度,采用不同的心理疏导方法,护士应采取通俗易懂的语言主动介绍手术的方法、优点、安全性及疗效,交待手术注意事项、可能出现的反应等,增强信心,稳定情绪,使患者主动配合治疗。并让家属在手术同意书上签字。

(2)相关的化验检查:多普勒超声心动图和食管超声、胸部 X 线片、血常规、出凝血时间、电解质、肝肾功能等。

(3)皮肤准备:术前 1 天清洁皮肤,插管部位用肥皂水冲洗,双侧腹股沟区域备皮,术前更换清洁的衣裤。

(4)过敏试验:术前需常规行抗生素、普鲁卡因、碘过敏试验。

(5)肠道准备:术晨禁食水 4 小时,排空大小便。行全身麻醉者禁食水 6 小时。训练床上大小便。

(6)药物准备:术前 1 日口服阿司匹林;术前晚口服地西泮等镇静药,以保证充足睡眠;患者入导管室前 20～30 分钟根据医嘱给予镇静药。

2. 术中护理

(1)手术体位:协助患者取平卧位,双臂伸直于躯体两侧,双下肢外展 45°,固定肢体。全身麻醉患儿应确认麻醉药生效后,方可将其抱到手术台上取平卧位,并有专人看护,防止坠床。

(2)严密心电监测:连接多功能心电监护仪,监护心电图、心率、心律、呼吸、血压等并记录。心电监护导联应放于患者手臂或肩上,以消除医生胸部视野障碍;还应有一个标准基线的心电图记录对比,用来区分导管诱发的暂时性的节律障碍。

(3)病情观察:护士应熟知介入手术的配合程序和操作方法,加强术中巡视,密切观察患者有无气急、胸痛、发绀及意识变化,发现异常立即报告医生停止导管刺激,仍不缓解者,按医嘱紧急处理。

(4)配合抢救:施行心脏介入手术的患者多有器质性心脏病,术中常有意外情况出现,因此应备齐抢救物品和药品,保证除颤器处于良好备用状态,保持静脉通道顺畅,以便及时准确给药,防止意外的发生。

3. 术后护理

(1)安全护送入监护病房:手术结束后,由医生陪同用平车将患者送入监护病房,移动患者时轻挪轻放,避免产生振动导致栓子脱落和局部渗血、血肿。全身麻醉及神志不清者应将头偏向一侧,保持呼吸道通畅,防止分泌物过多阻塞气道,避免误吸而导致吸入性肺炎或窒息,必要时给予氧气吸入。

(2)生命体征监护:术后每 15～30 分钟测体温、脉搏、呼吸、血压 1 次并记录,有条件的可施行心电监护 6～12 小时,严密监测血氧饱和度,如血氧饱和度低于 95% 应查找原因,及时报告医生对症处理。

(3)加强穿刺伤口及肢体护理:术后平卧 12～24 小时,术侧肢体伸直制动 6～12 小时,静脉穿刺局部盐袋压迫 4 小时,动脉穿刺局部盐袋压迫 6 小时。密切观察伤口有无出血、渗血、红肿及感染判断,有无皮下活动性出血等情况,保持伤口干燥、避免潮湿。保持舒适卧位,指导家属为患者进行按摩。24 小时拆除绷带查看伤口,无出血时逐渐增加活动量。

(4)防止血管痉挛和血栓形成:先天性心脏病介入治疗技术经静脉插入引导丝、球囊、伞状闭合器等操作,易造成血管内膜损伤而致血栓形成。加之封堵器不像心内膜一样光滑,是网状结构,亦容易形成血栓,血栓脱落随血流运行阻塞血管,可导致重要脏器栓塞。因此,术后要密切观察患者的瞳孔、神志、意识、足背动脉搏动情况及下肢皮肤温度和颜色的变化;为防止血栓形成在介入治疗的术中、术后给予肝素抗凝治疗 24 小时,然后改为口服阿司匹林 6 个月。在抗凝治疗期间注意检查凝血酶原时间,观察穿刺部位的伤口、皮肤黏膜有无出血征兆,如有异常应立即通知医生,进行相应处理。术后 24 小时鼓励患者下床活动。

(5)饮食护理:术后嘱患者多饮水,一般在 6～8 小时饮水 1000～2000ml,以促进造影剂尽快排泄;同时术后给予高蛋白、高维生素、易消化食物,忌食油煎、辛辣、肉类等难消化食物,避免食用产酸、产气的食物,如牛奶、豆制品,以免引起患者腹胀和便秘。

(6)假性动脉瘤的防治:术后发现穿刺处出现肿物,局部有波动,可闻及血管杂音,即为假性动脉瘤形成。较小的动脉瘤且时间短者加压包扎可自愈,否则需手术治疗。对假性动脉瘤的婴幼儿,尽量避免哭闹、咳嗽、打喷嚏、用力排便,防止腹压增高而使肿物增大。患儿哭闹不止,可遵医嘱适当使用镇静药。加强皮肤护理,防止因皮肤感染而导致动脉瘤破裂。

(六)并发症的预防及护理

1. 封堵器脱落及异位栓塞　由于封堵器型号选择不当或放置位置不合适所致,封堵器脱落常常进入肺循环,患者可出现胸痛、呼吸困难、发绀等。预防:选择合适的封堵器,精确测量 ASD。封堵器移位或脱落如发生在术中可通过鹅颈状的圈套或网篮器将封堵器打捞,重新收回至输送系统。若失败急需急诊行外科手术。术后嘱患者 24 小时严格卧床休息,翻身时动作轻缓,密切观察患者有无胸闷、气促、胸痛、发绀等症状,注意心脏杂音的变化。术后 3 个月内避免剧烈活动。

2. 心律失常　由于封堵器还未完全固定,心脏跳动过程中与房间隔摩擦,使部分患者会在术后早期出现心律失常的症状,但通常可在术后 1～2 个月后消失。因此房间隔缺损介入治疗后 2 个月内应注意避免剧烈咳嗽和活动,减少封堵器对周围阻滞的刺激。对于频发者应密切观察,必要时遵医嘱给予药物治疗。

3. 头痛或偏头痛　发生率约为 7%,疼痛的部位、性质、程度及持续时间因人而异,最长时间持续 6 个月,有的伴呕吐、恶心、肢体麻木、耳鸣、听力下降。原因可能为封堵器选择过大使表面不能形成完整的内皮化,或为术后抗血小板治疗不够或存在阿司匹林抵抗,导致微小血栓形成脱落阻塞脑血管所致。因此,尽量避免封堵器选择过大,同时房间隔缺损介入术后抗血小板治疗最少 6 个月,如有头痛史可延长至 1 年。

4. 感染性心内膜炎　患者由于存在先天性心血管畸形,易出现心内膜感染,加上导管在心腔内操作,患者更易并发感染性心内膜炎。预防:术中应严格执行无菌操作,注意保暖,防止受凉。术后按医嘱使用抗生素 3～5 天,并注意体温变化,介入治疗术后 3 天患者体温可能会有升高,常为手术的反应,通常不超过 38℃。如果体温过高或术后 4～6 天仍有体温升高,应及时处理,避免感染性心内膜炎的发生。

（吕　欣　任　红）

第八节　室间隔缺损封堵术及护理

室间隔缺损(VSD)是指左右心室间隔的完整性遭受破坏,导致了左右心室的异常交通,绝大多数为先天性,少数为后天性。它可单独存在,也可与其他畸形合并发生。其发生率约占成活新生儿的 0.3%,占先天性心血管疾病的 25%～30%。后天性室间隔缺损包括外伤引起的室间隔破裂及急性心肌梗死伴发的室间隔穿孔,常因缺损口较大引起急性血流动力学障碍,死亡率很高。自 1988 年,Lock 等首次应用双面伞关闭室间隔缺损以来,已有多种装置应用于经导管室间隔缺损的介入治疗。随着封堵器的不断改进,适应证范围不断扩大,有效提升了治疗的成功率,其并发症的发生也远低于外科手术治疗,已被临床广泛应用。

(一)适应证

1. 明确适应证

(1)膜周部室间隔缺损

①年龄通常≥3 岁,体重≥10kg。

②有血流动力学异常的单纯性室间隔缺损,3mm<直径<14mm。

③室间隔缺损上缘距主动脉右冠状瓣≥2mm,距三尖瓣隔瓣≥2mm,无主动脉右冠状瓣脱入室间隔缺损及主动脉瓣反流。

④超声在大血管短轴五腔心切面 9～12 点钟位置。

(2)肌部室间隔缺损,通常直径>3mm。

(3)外科术后残余分流。

(4)外伤性或急性心肌梗死后室间隔穿孔。

2. 相对适应证

(1)直径<3mm,无明显血流动力学异常的小室间隔缺损。封堵治疗可避免或减少患者因小室间隔缺损并发感染性心内膜炎。

(2)嵴内型室间隔缺损,尽管缺损靠近主动脉,但如缺损距离肺动脉瓣 2mm 以上,直径<5mm,随着介入经验的不断丰富,大多可成功封堵,但长期疗效尚需随访观察。

(3)感染性心内膜炎治愈后 3 个月,心腔内无赘生物。

(4)室间隔缺损上缘距主动脉右冠状瓣≤2mm,无主动脉右冠窦脱垂,不合并主动脉瓣反流,或合并轻度主动脉瓣反流。

(5)室间隔缺损合并一度房室传导阻滞或二度Ⅰ型房室传导阻滞。

(6)室间隔缺损合并动脉导管未闭,动脉导管未闭有介入治疗的适应证。

(7)伴有膨出瘤的多孔型室间隔缺损,缺损上缘距离主动脉瓣 2mm 以上,出口相对集中,封堵器的左心室面可完全覆盖全部入口。

(二)禁忌证

(1)室间隔缺损有自然闭合趋势者。

(2)室间隔缺损合并严重的肺动脉高压和右向左分流而有发绀者。

(3)室间隔缺损局部解剖结构不适合进行介入治疗,封堵器放置后可能影响主动脉瓣或房室瓣功能,巨大室间隔缺损。

(4)室间隔缺损合并其他先天性心脏畸形不能进行介入治疗者。

(5)封堵器安置处有血栓存在，导管插入径路中有静脉血栓形成。

(6)活动性心内膜炎，心内有赘生物，或引起菌血症的其他感染。

(7)合并出血性疾病和血小板减少。

(8)合并明显肝肾功能异常，心功能不全不能耐受操作者。

(三)物品准备

1. **器械、仪器准备** 敷料包、器械包、直钳、备除颤仪、监护仪、氧气设备，若全身麻醉患者需备麻醉机。

2. **封堵器材准备** 6F、7F 或 8F 动脉鞘各 1 个、10ml 注射器×2、20ml 注射器×2、0.035×145 钢丝×1、0.032×260 超滑导丝×1、压力延长管×1、5F MPA 造影管×1、11 号刀片×1、VSD 封堵器、输送系统×1、塑料布×2、铅屏罩×1、球管罩×1、6F 猪尾导管×1、三通×2、Y 接头×1、4F 猪尾导管×1、6FJR3.5 或 6F JR4 造影管×1、圈套器×1、高压注射筒×1。

3. **常用及急救药品准备** 地塞米松、肾上腺素、利多卡因、阿托品、多巴胺、硝酸甘油、吗啡、鱼精蛋白、呋塞米、稀释肝素 1000U/ml，对比剂 100ml、肝素盐水（0.9%氯化钠注射液 500ml＋肝素 1250U）。若需麻醉遵医嘱备好全身麻醉及麻醉急救药品。

(四)操作方法与配合

1. **消毒铺巾** 患者取平卧位，用安尔碘常规消毒腹股沟上至脐部下至大腿中部，铺巾，暴露腹股沟。

2. **心导管检查和心血管造影检查** 年幼儿选择全身麻醉，能配合的儿童及成人在局部麻醉下穿刺股动静脉，常规给予肝素 100U/kg，先行右心导管检查，抽取各室腔血氧标本并测量压力。取左前斜位 45°～60°＋头位 20°～25°造影，必要时增加右前斜位造影，以清晰显示缺损的形态与大小，同时应行升主动脉造影，观察有无主动脉窦脱垂及反流。

3. **建立动、静脉轨道** 将导管经主动脉逆行至左心室，在导引导丝帮助下，导管头端经室间隔缺损入右心室，将 260mm 长的 0.032″泥鳅导丝或软头交换导丝经导管插入右心室并推送至肺动脉或上腔静脉，再由股静脉经端孔导管插入端孔导管与圈套器，套住位于肺动脉或上腔静脉的导丝，由股静脉拉出体外，建立股静脉—右心房—右心室—室间隔—左心室—主动脉—股动脉轨道。

4. **封堵器放置** 将封堵器与输送杆链接，经输送短鞘插入输送系统，将封堵器送达输送长鞘末端，在 TEE/TTE 导引下结合 X 线透视，将左盘释放，回撤输送长鞘，使左盘与室间隔相贴，确定位置良好后，封堵器腰部嵌入室间隔缺损，后撤输送长鞘，释放右盘。观察封堵器位置、有无分流和瓣膜反流，随后分别行左心室造影和主动脉造影，确认封堵器位置及分流情况及有无主动脉瓣反流。

5. **释放封堵器** 在 X 线和超声心动图检查效果满意后即可释放封堵器，撤去输送长鞘及导管后压迫止血。

(五)护理要点

1. **术前护理**

(1)预防感染、避免加重心脏负荷：VSD 患者抵抗力低下，应注意保持病房空气流通，严格限制探视及陪伴人员，预防感冒。注意休息，避免剧烈运动，保持大便通畅。婴幼儿避免剧烈哭闹，少量多餐，避免加重心脏负荷。

(2)心理护理：责任护士实行床边责任制，建立良好的护患关系，了解患者思想情况与要求,耐心解答患者的疑问,主动解决实际问题。向患者及家属介绍手术过程和成功病例的良好术后效果,消除其思想顾虑,建立乐观面对的思想,增加手术成功的信心,使其主动配合治疗。

(3)完善各项辅助检查:包括血常规、血型、出凝血时间、尿粪常规、血生化了解有无电解质紊乱、免疫五项有无传染疾病;做好胸部 X 线片、心电图、腹部超声、心脏彩色多普勒。

(4)术前准备:做碘及抗生素过敏试验,给予抗血小板药物;测量四肢血压、血氧;准确测量身高、体重,便于术前、术中、术后用药;双侧腹股沟区域包括会阴部备皮;局部麻醉禁食、禁饮 4 小时,全身麻醉禁食 12 小时、禁饮 4 小时;成人在上肢穿刺静脉留置针,小儿为方便术中固定及给药,通常选择左足背静脉留置针;保证患者充足睡眠,必要时术前晚给予地西泮等镇静药。

(5)术前指导:包括导管室环境、术前禁食时间、手术大致过程、术中配合要点、术后注意事项等,签署知情同意书。指导患者练习肢体制动、床上排便;告知患者进入导管室前应摘掉首饰、义齿等,长发盘起至头顶,排空大小便。

2. 术中护理

(1)严格落实查对及转交接制度:核查患者、手术部位及名称、检查结果、医嘱执行情况及术前准备是否到位等。

(2)手术体位:协助患者取平卧位,双臂伸直于躯体两侧,双下肢外展 45°,固定肢体。全身麻醉患儿应确认麻醉药生效后,方可将其抱到手术台上取平卧位,并有专人看护,防止坠床。

(3)严密监护:连接多功能心电监护仪,密切观察心律、心率、血压、呼吸变化并记录。如出现心律失常、呼吸困难应立即报告医生,必要时停止手术。拔管后,密切观察心电图、血压,确认局部加压包扎完好,无渗血及血肿,患者一般状况好,方可送回病房。

(4)做好抢救准备:备好急救物品、药品、除颤仪,各种抢救器械性能良好,处于急救备用状态。

3. 术后护理

(1)安全护送:手术结束后,由医生和导管室护士共同用平车将患者护送至病房,途中应随时查看穿刺处敷料有无移位及渗血,压迫止血的盐袋有无脱落。移动患者时应轻挪轻放,防止因振动导致栓子脱落和局部出血。全身麻醉及神志不清者应在导管室苏醒室严密看护至清醒后方可送回病房,防止途中发生意外。

(2)生命体征监测:持续心电监护 12～24 小时,必要时 72 小时,严密监测生命体征变化,每 30 分钟测量 1 次,连续 6 次,平稳后每 4 小时 1 次。维持正常的血压及心率,成人 60～100 次/分,儿童 80～120 次/分,幼儿 90～140 次/分。临床心电图监测 5～7 天,注意有无心律失常,尤其是心脏传导功能异常,其产生原因考虑为室间隔缺损边缘邻近心脏传导系统,放置封堵器后,封堵器周围可能发生水肿压迫传导系统所致。

(3)全身麻醉恢复期护理:应在导管室苏醒室严密监护,肩背部予以小枕垫高,平卧并头偏向一侧,防止分泌物及呕吐物误吸至窒息。观察呼吸频率、节律、深度,观察有无喉头水肿。听诊双肺呼吸音,如痰鸣音明显,及时给予吸痰,吸痰时给予高流量吸氧,动作轻、快、准确、效果切实,每次吸痰时间不超过 15 秒。

(4)穿刺部位护理:取平卧位,右下肢制动 12 小时,穿刺处予以加压绷带包扎 24～48 小时,局部盐袋压迫 6～8 小时,严密观察穿刺点敷料有无渗血,局部有无进行性肿胀、变硬、剧痛等出血、血肿现象;24～48 小时后撤除穿刺点敷料,注意观察有无皮肤瘀斑、血肿,发现异常,立即予以重新按压并加压包扎,视情况延长包扎时间。

(5)防止血栓形成或栓塞:介入操作时间过长会造成血管损伤及痉挛,穿刺点加压包扎等可致血流减慢,易发生血栓形成;导管刺激黏膜斑块脱落易形成栓塞。术后应密切观察双侧足背动脉搏动及末梢循环情况,若出现足背动脉搏动减弱或消失,肢体皮肤发绀或苍白,皮温下降,提示下肢动脉栓塞或静脉栓塞,需立即报告医生并处理。

(6)术后用药:肝素抗凝 24 小时,术后 3 天静脉给予抗生素,口服肠溶阿司匹林肠溶片 6个月。

(7)生活护理:①适当活动:术后每 2 小时协助患者翻身,指导患者适度活动术侧肢体,适当给予按摩,每 10～15 分钟 1 次,防止血栓形成。②防止出血:安抚患儿,避免患儿剧烈哭闹。患者排便时嘱其按压包扎敷料处,防止因腹压增高而引起出血。③防止感染:穿刺点敷料包扎解除后,予以安尔碘消毒,并外敷创可贴,嘱患者 3 天内局部勿沾水。④加强营养:局部麻醉术后当日及全身麻醉术后完全清醒 4 小时可进半流食,次日改为普食,以高蛋白、高热量、高维生素、易消化食物为主,少量多餐,不宜过饱。⑤维持水、电解质平衡:术后指导患者多饮水,促进造影剂排出。出汗较多患儿遵医嘱补充小儿电解质补液,以维持水、电解质平衡,避免诱发心律失常。

(8)出院指导:指导患者正确服用抗凝血药物,告知药物作用、服用方法、不良反应。嘱患者 3 个月内避免剧烈运动,禁止跑、跳、拍打前胸及背部,防止封堵器脱落。定期复诊,复诊的时间为术后 1 个月、3 个月、6 个月和 1 年。

(六)并发症的预防及护理

1. **束支传导阻滞** 应用激素及营养心肌的药物,三度房室传导阻滞者可酌情安装临时或永久起搏器。

2. **封堵器脱落** 术后 24～72 小时严密观察有无封堵器脱落现象,如心前区收缩期杂音再次出现;封堵器脱落后栓塞相关血管或瓣膜口的症状,如胸闷、呼吸困难、发绀和咯血等肺栓塞或头晕、抽搐等三尖瓣口栓塞的表现。一旦出现,立即予以心脏超声检查核实,如确为封堵器脱落,即行置入抓捕器抓捕或开胸取出脱落的封堵器。

3. **主动脉瓣或三尖瓣反流** 若释放封堵器之前发生收回封堵器,若释放封堵器后发生应酌情手术处理。

第九节　动脉导管未闭封堵术及护理

动脉导管未闭(patent ductus arteriosus,PDA)是临床上最常见的先天性心脏病之一,是指主动脉和肺动脉之间的一种先天性的异常通道,多位于主动脉狭部和左肺动脉根部之间,其发病率占先天性心脏病的 10%～21%,男女比例约为 1:3,可以是单一的畸形,也可与其他先天性心脏畸形同时存在。通常认为,PDA 一经诊断就必须进行治疗,而且大多能够通过介入方法治愈。PDA 介入治疗技术成功率高达 99%～100%,技术已相当成熟,是先天性心脏病介入治疗中成功率最高、疗效最确切的方法,已被内外科医生和患者所接受。正确判断肺血管疾病的类型是介入治疗成功的关键,心导管检查示 Qp/Qs>1.3,股动脉血氧饱和度≥90%,即可考虑行介入治疗。

(一)适应证

(1)PDA 最窄处内径应≤12mm,对大于该直径的 PDA 应慎重考虑。

(2)合并肺动脉高压患者应以左向右分流为主,肺动脉压力应<8 Wood 单位。

(3)外科手术或其他治疗方法后存在较大残余分流患者。

(4)无其他重大心血管畸形及合并症患者。

Amplatezer 法:①左向右分流不合并需外科手术的心脏畸形的 PDA,PDA 最窄直径≥2.0mm,年龄通常≥6 个月,体重≥4kg;②外科手术后残余分流。

弹簧栓子法:①左向右分流不合并需外科手术的心脏畸形的 PDA,PDA 最窄直径单个 cook 栓子≤2.0mm,单个 pmf 栓子≤3.0mm;年龄通常≥6 个月,体重≥4kg;②外科手术后残余分流。

(二)禁忌证

(1)感染性心内膜炎,心脏瓣膜和导管内有赘生物。

(2)严重肺动脉高压出现右向左分流,肺总阻力>14Wood 单位。

(3)合并需要外科手术矫治的心内畸形。

(4)依赖动脉导管未闭存活的患者。

(5)合并其他不宜手术和介入治疗疾病的患者。

(三)物品准备

1. 药物准备

(1)常规药品:利多卡因、阿托品、多巴胺、地塞米松、肝素、非离子型对比剂。

(2)麻醉药品:力月西、氯胺酮、芬太尼。

2. 器械和物品准备

(1)无菌包类:器械包、敷料包。

(2)无菌物品:动脉鞘×1、10ml 注射器×2、20ml 注射器×2、0.035×145 钢丝×1、压力延长管×1、5F MPA 造影管×1、11 号刀片×1、塑料布×2、铅屏罩×1、球管罩×1、6F 猪尾导管×1、圈套器×1、高压注射筒×1、三通×2、Y 接头×1、PDA 封堵器、输送系统×1。

3. 导管室设备要求

(1)心电监护仪、除颤仪、临时起搏器、指脉氧监测、氧气、负压吸引器装置处于备用状态。

(2)需要麻醉时,术前要备好麻醉机。

(四)操作方法与配合

(1)患者平移至导管床上,消毒,铺巾,局部麻醉或全身麻醉下行股动、静脉穿刺。

(2)静脉给肝素 100U/kg。

(3)经股静脉送入 5F 端孔造影管行右心导管检查。

(4)经股动脉鞘管送入 5F 或 6F 猪尾造影管,行主动脉弓造影,确定 PDA 位置、大小、形态。

(5)将输送器导管从股静脉径路送入经肺动脉侧面未闭的动脉导管送至降主动脉,选择比所测未闭的 PDA 最狭窄直径>2~4mm 的封堵伞,安于传送导丝顶端,经输送鞘管将封堵器送至降主动脉。

(6)待封堵伞完全张开后,将输送鞘管、传送导丝回撤至未闭的 PDA 的主动脉侧,使腰部完全卡于未闭的 PDA 内。

(7)15 分钟后重复主动脉弓造影,观察未闭的 PDA 封堵效果,封堵成功后,撤出导管、鞘管后压迫止血。

(五)护理要点

1. 术前护理

(1)完善各项检查:如血常规、肝肾功能、电解质、凝血常规、传染病筛查、血型、心电图、超声心动图、胸部 X 线片等。

(2)心理护理:术者向患者家属及监护人解释操作方法、术中配合事项,可能出现的并发症,征得患者家属及监护人的同意并签署介入手术知情同意书。全身麻醉的患者,家属及监护人还需签麻醉知情同意书。

(3)碘过敏试验。

(4)双侧腹股沟区备皮(范围:脐下至大腿中上 1/3 处)。

(5)小儿不合作需静脉复合麻醉者,术前禁食 6 小时,禁饮 4 小时。

(6)术前紧张的患者可使用镇静药。

(7)建立静脉通道,左侧肢体置入留置针。

2. 术中护理

(1)麻醉监护:协助婴儿摆好体位。婴幼儿采用静脉氯胺酮,保持呼吸道通畅,用软枕将其背部垫起,使颈部后仰,如有痰液及时吸出并观察患儿一般状态及麻醉后有无异常。保持静脉输液通畅,给予一定比例的高渗性葡萄糖、碳酸氢钠等,滴速控制在 15 滴/分。连接血流动力学监测系统,为防止患儿术中躁动可适当约束四肢,经常检查卧位是否舒适。较大患儿能够配合者或成人选用局部麻醉,常规给地塞米松 10mg,穿刺右股动、静脉。

(2)严密观察生命体征:4kg 以下婴儿最好选用 4F 鞘管,以防动脉损伤。穿刺成功后遵医嘱静脉给予肝素 0.5mg/kg。严密观察生命体征及全身情况,保持压力通畅。定时巡视,如输液是否通畅,有无渗漏,三通衔接是否牢固,氧饱和度,对比剂是否需要添加等。

(3)心律失常的处理:密切监测心率、心律。导管进入心房或心腔时往往会出现室性心律失常,准备 0.2% 利多卡因(1~2mg/kg)。心律失常多为一过性,停止操作或减轻对心肌的刺激即可消除。

(4)防止空气栓塞:在股静脉插入鞘管后静脉注射肝素 0.5~1mg/kg,手术每延长 1 小时,再静脉注射肝素首剂的半量。严格执行操作规程,造影前排尽导管及造影系统内的气体,在替换输送器或送入封堵器时,一定要排尽空气,严防空气栓塞。

(5)拔管护理:术毕拔除股静脉鞘管前应备好各类抢救器材及药品,防止因疼痛或压迫过度至迷走神经反射而引起心动过缓、血压下降。患者表现为面色苍白、大汗淋漓。拔管时动作应轻柔迅速。拔管后压迫止血 15~20 分钟,压迫时确保压迫点是血管穿刺处。确认无出血后局部弹性绷带加压包扎,加压力度以能触及足背动脉搏动为宜。

3. 术后护理

(1)严密心电、血压监护:术后 24 小时内血压监测 1 次/小时,血压稳定后改为 1 次/2~4小时并做好记录。术后 2~3 天持续心电监护,密切观察心率、心律变化,心电图有无 ST 段下移及 T 波改变。术后 24 小时复查经胸超声心动图、心电图及胸部 X 线片。

(2)预防局部出血:术后卧床休息 20 小时,术侧肢体伸直并制动 12 小时,穿刺点盐袋压迫 6 小时。严密观察穿刺处有无渗血、周围有无血肿形成。观察足背动脉搏动、皮肤温度、颜色及双下肢粗细是否一致。避免咳嗽、打喷嚏、用力排便、憋尿等增加腹压及动脉压的因素。对于年龄小的患儿可用约束带固定并酌情适当给予镇静药。

（3）发热护理：动脉导管未闭患者多数抵抗力差，常有反复上呼吸道感染病史，小儿多喂养困难，生长发育滞后，多汗虚弱，常见于巨大 PDA 的婴儿。患儿术后易出现发热，应严密观察体温变化，做好高热护理，及时补充水分，擦干汗液，更换衣物，注意保暖。给予高蛋白、高热量、高维生素、清淡易消化食物，少量多餐，不宜过饱。为预防感染，常规静脉给予抗生素 3 天。

（4）生活护理：指导患者取舒适卧位，每 2 小时协助以身体一侧为轴翻身，保持术侧肢体相对制动。全身麻醉患儿清醒后 2 小时可适量饮水，补充血容量以纠正低血容量及促进造影剂排泄。指导患者床上排尿，解除心理障碍。

（5）出院指导：指导患者正确服用抗凝血药物，告知药物作用、服用方法和不良反应。嘱患者 3 个月内避免剧烈运动，禁止跑、跳和拍打前胸及背部，防止封堵器脱落。预防感染，避免到人多、空气不流通的公共场所。注意天气变化，及时增减衣物。定期复诊，术后 1 个月、3 个月、6 个月及 12 个月复诊并复查经胸超声心动图、心电图及胸部 X 线片。

（六）并发症的预防及护理

1. 机械性溶血　溶血常发生于术后 24 小时内，主要与术后残余分流过大或封堵器过多突入主动脉腔内，高压喷射的血流通过封堵器时引起红细胞的机械性破坏所致，应尽量避免高速血流的残余分流。术后 24 小时内要加强病情观察，注意观察尿液颜色及心脏杂音的变化，注意皮肤黏膜有无黄染。术后 3 天内每天送检尿常规，必要时送检血常规。按医嘱给予激素、补液、碱化尿液，保护肾功能，嘱患者卧床休息、多饮水，多数患者可自愈。对于残余分流量大、内科药物控制无效者，应做好再次封堵或外科手术的准备。

2. 封堵器脱落　发生率为 0.3%。主要为封堵器大小选择不当或封堵位置置入不当所致。术后初期应限制剧烈活动，如出现晕厥、呼吸困难、严重心律失常，应及时做心脏超声检查，鉴别原因。如封堵器已脱落，可酌情行导管术通过网篮或异物钳将其取出，必要时行紧急开胸手术。

3. 一过性高血压　短暂血压升高和心电图 ST 段下移，多见于大型动脉导管未闭封堵后，动脉系统血容量突然增加等因素所致。可用硝酸甘油或硝普钠静脉滴注，多数患者可自行缓解。少数患者出现术后高血压，24 小时内应加强血压监测，遵医嘱给予降血压药物治疗。

4. 血栓形成　术后应严密观察穿刺侧足背动脉搏动情况，皮肤颜色及皮温是否正常，下肢有无疼痛及感觉障碍。如果出现肢端苍白、足背动脉搏动减弱或四肢冰冷，则提示有动脉栓塞的可能，应及时报告医生。为预防血栓形成，术后口服阿司匹林 3~6 个月。

（吕　欣　孙　宁）

第十节　体外膜肺氧合

体外膜肺氧合（extracorporeal membrane oxygenation，ECMO），是指将患者静脉血经导管引流至体外，通过氧合器氧合、去除二氧化碳，再回输患者体内的一种体外生命支持技术。自 1972 年 Hill 等首次应用 ECMO 技术成功救治 1 例多发伤合并呼吸衰竭的患者以来，目前 ECMO 已应用于各种重症呼吸和循环障碍的支持治疗。对呼吸衰竭患者，大部分血液在体外氧合,有利于低氧血症的纠正;对循环衰竭患者,心肺转流可降低肺动脉高压,减轻心脏前后负荷,减少心脏做功,使心肌获得充分休息,为原发病治疗及心肺功能恢复赢得时间。

(一)适应证

对于呼吸机或药物治疗无效、经用 ECMO 支持后心肺功能可期望恢复的急性呼吸衰竭患者,如急性休克、严重损伤、感染等造成的呼吸功能不全。一旦适应证明确应尽快进行 ECMO 辅助。

1. 用于呼吸支持

(1)急性肺损伤:吸入氧浓度(FiO_2)=100%呼气末正压(PEEP)>$5cmH_2O$ 时,动脉血氧饱和度(PaO_2)<50mmHg 持续 2 小时以上时。

(2)肺氧合功能障碍:$FiO_2 \geqslant 60\%$,PEEP >5 cmH_2O 时,PaO_2<50mmHg。

(3)机械通气时出现气道压伤。

2. 用于循环支持

(1)急性心力衰竭的循环支持:心功能在应用 ECMO 后有望恢复者。

(2)心脏手术后的循环支持:要排除其他心脏畸形的存在和原有畸形已得到矫正,可作为短期的心脏辅助,如在短期内心脏功能无明显改善迹象,应考虑应用其他更为有效的心脏辅助装置。其应用指征包括:心排血量明显下降,心脏指数<2L/(min·m^2),混合静脉血氧饱和度<50%,持续 2 小时以上,或收缩压新生儿<40mmHg,婴儿<50mmHg,儿童<60mmHg;尿量<0.5ml/(kg·h);给予碱性药物治疗仍存在代谢性酸中毒者。

(3)心脏移植或心肺移植前的循环支持。

(二)禁忌证

(1)有出血倾向或有活动性出血者。

(2)不可逆的肺损伤、已确诊为肺组织纤维化。

(3)严重的脑损害。

(三)ECMO 原理和方法

1. ECMO 原理　ECMO 起源于体外循环技术,是利用体外循环替代自然循环,由血泵提供血流动力,将静脉血经氧合器氧合成动脉血,回输体内,完成气体交换和维持血流动力学稳定。

2. 常用 ECMO 模式

(1)静脉-动脉转流(V-A ECMO):股静脉-离心泵或滚压泵-膜肺-股动脉。此种转流方式可同时进行心肺支持,适用于严重呼吸、循环衰竭患者。缺点为体内氧合不均匀,易形成颅内出血、血栓、栓塞、血行感染。

(2)静脉-静脉转流(V-V ECMO):股静脉-离心泵或滚压泵-膜肺-颈内静脉。此种转流方式只替代肺功能,不提供心脏支持,适用于严重呼吸衰竭患者,以肺功能维护与抢救为主。优点为对自身循环影响较小,栓塞并发症较轻,但氧合效率较 V-A 模式稍差。

(3)动脉-静脉转流(A-V ECMO):股动脉-膜肺-股静脉。此种转流方式依靠动-静脉压力梯度使血液通过膜氧合器后回到体内,为搏动性血流,可降低血栓形成以及避免长时间 ECMO 引起机械性血液损伤。据文献报道该方法在我国使用较少,仅少数用于术中支持。

（四）术前准备与配合

1. 物品准备

（1）仪器设备：离心泵或人工心肺机装置、膜式氧合器和配套管道（肝素涂层的配套管道）、空氧混合器、气源、变温水箱、ACL 监测仪及试管等。

（2）物品准备：常规血管切开包、手术衣、无菌手套等，各型号动静脉插管等。

2. 患者准备

（1）根据不同转流途径的插管位置，常规清洁备皮。

（2）根据患者情况，遵医嘱应用肌肉松弛药、镇静局部麻醉药物。

3. ECMO 管道预充　先用足量生理盐水预充管路排出，再用新鲜血浆或代血浆、人血白蛋白和肝素加入乳酸林格液混合后进行管路预充，排尽空气后钳闭。

4. 穿刺导管选择　采用肝素涂层的动、静脉穿刺导管，可以防止导管内凝血，减少术后肝素用量。穿刺导管大小是预防术后远端肢体缺血的因素之一。术前采用多普勒超声探测动脉、静脉血管内径，所用动脉导管的外径应小于动脉内径 1.0～1.5mm 或占动脉血管直径的 75%，静脉导管选择外径等于或稍大于静脉内径。通常成人股动脉导管选用 15～17F，股静脉导管选用 19～21F。

5. ECMO 及呼吸机参数设置　ECMO 血流量根据体重、血流动力学的情况及血气分析的结果调整。成人流量设置 80～100ml/(kg·min)，初始流量较高，以偿还机体氧债，减轻心肺负担，待病情好转逐渐降低辅助流量，保持成人 2.0～4.0L/min。血泵转速 2500～3500r/min，氧流量 8～10 L/min，变温箱温度设置在 36.5～37.5℃，呼吸机采取保护性机械通气策略，让肺尽量休息。Mode：SIMV，VT：5～8ml/kg，FiO_2 21%～40%，f10～12 次/分，PEEP10cmH$_2$O(1mmH$_2$O=0.098kPa)，保持气道峰压(PIP)≤24cmH$_2$O。

（五）护理要点

1. 循环系统监护　连续动态监测 HR、P、IBP、平均动脉压（MAP）、CVP、平均动脉压（PAP）等。ECMO 早期保持 MAP 在 60～70mmHg，满足内脏器官血液灌注。观察患者神志、末梢和内脏灌注情况，判断 ECMO 支持的有效性。观察心律（率）、血压、中心静脉压的变化，若中心静脉压＞18 cmH$_2$O，可加大辅助流量，控制液体输入，避免右心超负荷引起心力衰竭。

2. 呼吸系统监护　连续监测动、静脉血氧含量及呼气末二氧化碳分压，以 SvO_2 在 70%～80%，SaO_2≥90% 为佳。SvO_2 综合反映血液气体交换、组织循环和用氧状态。如 SvO_2 持续偏低，在灌注量充足情况下，需及时血气分析，警惕氧合器功能障碍。每日摄胸部 X 线片，监测心肺影像及体内各种置管位置。使用呼吸机期间，应用低压、低频的机械辅助通气方式：呼吸机设置峰值压力为 20～24cmH$_2$O，呼吸频率＜10 次/分，氧浓度(FiO_2)＜40%，遵医嘱保持适量呼气末正压（PEEP）以避免肺萎陷，定时监测动脉血气变化。加强人工气道护理，及时吸痰，注意无菌操作。

3. ECMO 管道系统监护　ECMO 过程中，穿刺侧肢体制动，保持各管道连接密闭，固定牢固，防止脱开造成出血、空气栓塞，危及生命。禁止在管道上加药、输液、输血及抽取血标本等。每小时观察并记录下列情况：①泵前、泵后压力监测：泵前压力为静脉引流出血液的压力，应≤－30mmHg，过高、吸力过大，易造成溶血。②血泵转速及血液流速：ECMO 实际流量应与设定流量相符。若血栓形成或管道移位、扭曲等会导致流量改变。如果转速不变而血液流速下降,需进行检查。氧合器和管道有异常震动,提示静脉引流不畅,须及时处理。③氧合器压力及氧合效果监测:氧合器前压力应≤250mmHg,氧合器后压力不应超过 300 mmHg。氧合器前后压力变化增大,提示氧合器内有血栓形成。注意观察氧合器有无血浆渗漏、冒泡等,一旦发现渗漏及时更换。

4. **血液生化监测** 每 4～6 小时检测 1 次血常规、血小板、出凝血时间、血气、电解质、尿常规等。

(1)ACT 监测:ECMO 初始阶段,1 次/小时监测 ACT,稳定后 2～4 小时监测 1 次。ECMO 治疗中需采用全身肝素化方法避免血液凝固,因此,抗凝管理是 ECMO 辅助期间的一个重要内容。应用肝素涂层氧合器和管路者,调整最佳 ACT 在 160～200 秒。在使用较低灌注流量时需保持较长的 ACT,如流量>500 ml/min 时,ACT180～200 秒,流量<100 ml/min 时,ACT 则需保持在 240～260 秒。

(2)血细胞比容监测:血红蛋白(Hb)是载氧蛋白,在氧运输过程中起重要作用。维持 Hb>100g/L 和血细胞比容≥35%,如 Hb<100g/L,血细胞比容<30%应及时输注新鲜红细胞。

(3)血小板监测:血小板减少,易引起出血,应保持血小板>10×10^9/L,如血小板<5×10^9/L,需及时补充。

(4)血气监测:通过调节 ECMO 的 FiO_2 及呼吸机参数维持目标 PaO_2 在 80～120 mmHg、$PCO_2$35～45 mmHg、pH7.35～7.45。

(5)尿常规、电解质及肾功能监测:记录每小时出入液量,保持水、电解质平衡,防止肺水肿和组织水肿。注意观察尿的颜色,若出现严重血红蛋白尿和肉眼血尿,则提示溶血。保持尿量>2ml/(kg·h),若低于 0.5 ml/(kg·h),常提示肾功能受损。

5. **并发症监测与护理** ECMO 用于短期心肺辅助治疗效果显著,长时间应用有出血、感染、血栓形成等致死并发症。研究证明 ECMO 支持时间越长,发生严重并发症的危险越大。严重并发症常导致 ECMO 治疗失败。

(1)出血:是 ECMO 的主要并发症。出血可发生在身体任何部位,以手术切口、动静脉穿刺部位、口鼻腔、胃肠道和皮下多见。应用肝素涂层导管,减少术后肝素用量,避免抗凝过度为降低出血的有效措施。颅内出血后果最为严重,必须密切观察患者神志、瞳孔变化和肢体活动情况。给予床头抬高 30°,预防脑部充血。若明确发生脑出血,及时停止 ECMO。

(2)感染:部位为血液、泌尿系统、伤口、呼吸系统等。其原因主要与手术创伤大、管道多、插管时间长和抵抗力低下有关。为预防感染,应对患者采取保护性隔离措施,将患者置于有层流功能的 ICU 病房,严格控制人员流动,加强室内空气和物品消毒,严格无菌操作,保持伤口下敷料清洁干燥,密切观察体温变化,定时做血、尿、痰和伤口分泌物细菌培养,尽量缩短 ECMO 时间。

(3)栓塞与缺血:栓塞常见于脑血管、肢体血管、心肺和膜肺内血栓形成。维持合适的抗凝状态对预防栓塞非常重要。护理中密切观察患者意识、瞳孔、肢体活动等病情变化。缺血发生在穿刺侧肢体,在 V-A ECMO 多见。选择合适大小的穿刺导管和采取血管穿刺插管技术,不将血管结扎阻断能有效预防肢体缺血。护理中每小时监测肢体温度、颜色、足背动脉搏动以及局部皮肤有无苍白、发绀、水肿及肢冷等缺血坏死等。加强穿刺肢体的保暖。

6. **ECMO 撤离** 患者 ECMO 辅助后血流动力学平稳,心肺功能恢复,血气分析正常,转流量逐步减少。每次减少流量为 15％～20％,每减一次观察 1～2 小时,当辅助流量减至 1 L/min,动脉氧分压维持在 70～90 mmHg,可以试停机。停机后 2～3 小时病情稳定,拔除循环管道,对血管进行修复,注意观察生命体征和伤口出血情况。

第十一节　心包穿刺术及护理

心包穿刺是指用心包穿刺针经体表穿入心包腔内,从而得到一定量的心包积液,并对后者进行化验,以明确疾病的性质;或对急、慢性心脏压塞的患者进行穿刺抽液,以缓解压塞症状;或对慢性化脓性心包炎进行治疗,抽出脓液,注入抗生素等。

(一)适应证

(1)对各种原因不明的心包积液需明确诊断者。

(2)有心脏压塞症状者。

(3)需加速心包积液消失者。

(4)需在心包腔内注药治疗者。

(二)禁忌证

(1)近期接受抗凝治疗,血小板 $<50\times10^9$/L 或有出血倾向者;烦躁不安配合不良者可视为禁忌证或暂缓穿刺。

(2)原有心肺功能减退,年龄＞50 岁的患者,应待心肺功能改善后再行穿刺(紧急情况例外)。

(三)穿刺前准备

1. 物品准备

(1)治疗盘内备有棉签、胶布、注射器、局部麻醉药、皮肤消毒液、无菌手套。

(2)心包穿刺包内含穿刺针、50ml 注射器、小纱布、试管、洞巾。

(3)抢救药如肾上腺素、阿托品、利多卡因等。

2. 相关检查　穿刺前常规做 ECG、血象、出凝血时间测定。术前心脏超声波定位,确定液平面大小及穿刺部位,一般选液平面最大、距体表最近点作为穿刺点,并做好标记。

3. 患者准备　测量基础血压,必要时心电监护、给氧,精神紧张的患者可适当给予镇静药,如穿刺前给予肌内注射地西泮 10mg,为了防治迷走反射,可给予阿托品 1mg 肌内注射。穿刺前应询问患者是否咳嗽,必要时给予可待因 0.03g 镇咳治疗。

(四)操作方法与配合

(1)准备好心包穿刺的物品,携至床旁,并做适当解释工作,穿刺时不可咳嗽及深呼吸,以消除患者紧张恐惧心理,并嘱患者在穿刺过程中如有任何不适应尽快告知医护人员。

(2)建立静脉通道,以备抢救之用。

(3)选取合适的卧位。如穿刺点在心尖部者(一般在左侧第 5 肋间或第 6 肋间心浊音界内 2.0cm 左右),可取坐位或半卧位;如穿刺点在剑突与左肋弓缘夹角处者,则可取半卧位,上半身抬高 30°～40°。前者适用于大量心包积液及原有肺动脉高压、右心室增大者,优点是操作方便、耐受性好、成功率高、安全性大、不易撕裂左心室壁及损伤冠状动脉。缺点是针头经胸腔刺入,可并发气胸及增加胸膜腔肺部感染的机会;而后者穿刺部位的优点是穿刺针不进入胸膜腔,不使感染扩散,不易损伤冠状动脉,易抽得积液。缺点是操作难度较大,穿刺角度与深度不易掌握,且心外膜不易麻醉,有撕裂右心房、右心室的危险。

(4)消毒穿刺局部皮肤,戴上无菌手套、铺洞巾,用2％利多卡因进行局部全层浸润麻醉达心包壁层,并进入心包腔,吸取少量积液以探明穿刺针进入的角度和深度。

(5)穿刺者持针穿刺,助手以血管钳夹持与其连接的导液橡皮管。在心尖部进针时,应使针自下而上,向脊柱方向缓慢刺入;剑突下进针时,应使针尖与腹壁成30°～40°,向上、后并稍向左刺入心包后下部。待针锋抵抗感突然消失时,示针已穿过心包壁层,同时感到心脏搏动,此时应稍退针,以免划伤心脏。助手立即用血管钳夹柱针体固定深度,术者将注射器接于橡皮管上,而后放松橡皮管上止血钳,缓慢抽吸,记录液量,留标本送验。

(6)术毕拔出针后,覆盖无菌纱布,压迫5～10分钟,用胶布固定。

(五)注意事项

(1)穿刺时应密切观察有无心包胸膜反应、心律失常、心脏损伤、心源性休克等异常情况,严重者可出现猝死,故对每一位心包积液穿刺的患者应高度重视,小心谨慎,掌握适应证,并进行完善的麻醉,并发症是可以减少或避免的。

(2)根据患者的情况酌情考虑抽液量,第一次不宜超过200～300ml,以后再逐渐增加到400～500ml,尤其是年龄大体质弱的患者。同时抽液速度要慢,以免回心血量急剧增多而导致肺水肿;另外应注意穿刺抽吸法,动作应轻柔缓慢,切忌过快过猛。

(3)如抽出鲜血,应立即停止抽吸,并严密观察有无心脏压塞出现。

(4)取下针筒前应夹闭橡皮管,以防空气进入。

(5)穿刺过程中还需密切观察患者面色、呼吸、血压、脉搏等指标的变化。

(六)护理

(1)穿刺后2小时内应密切观察ECG的动态变化,同时观察呼吸、血压、脉搏每30分钟1次,并进行对比记录,注意有无发生不良反应的潜在危险。

(2)观察患者的神志、面色,如有面色苍白则更应提高警惕,谨防休克的发生。另外,心包穿刺后2小时内须绝对卧床休息,严禁起床排尿。

(3)观察是否存在胸闷气急,以防气胸的发生,尤其是采纳心尖部为穿刺点时更应注意。

第十二节　心内膜心肌活检术及护理

心内膜活检术(EMB)是经外周静脉送入心内膜活检钳,夹取数块(一般4～6块)心肌组织,进行病理组织学化验,从而对心肌疾病的诊断、治疗、预后及科研提供重要依据的一种创伤性检查方法。

(一)适应证

(1)心肌病的诊断与分型(特异性、继发性)。

(2)心内膜弹性纤维增生症的诊断。

(3)限制型心肌病的诊断。

(4)心肌炎病因的诊断。

(5)心脏移植术后,移植心脏排斥反应的演变规律、特点的临床研究。

(6)心脏肿瘤的诊断与病理学诊断。

(二)禁忌证

(1)出血性疾病或正进行抗凝治疗者。

(2)心肌梗死或左心室有室壁瘤或有附壁血栓者。

(3)心脏极度扩大或伴有中、重度心力衰竭者。

(4)心室之间有异常通道者。

(5)某些原因致使患者不能平卧或不能与配合者。

(三)活检前准备

1. 物品准备

(1)心内膜心肌活检钳、盛有 95％乙醇或甲醛固定液的容器。

(2)穿刺针、注射器、导引导丝、7F 鞘管、针筒、纱布、洞布。

(3)治疗盘内有皮肤消毒液、局部麻醉药、棉签、胶布、无菌手套。

(4)抢救药品如肾上腺素、阿托品、利多卡因等。

2. 患者准备　穿刺前常规检查血常规、血小板、出凝血时间、肝功能、HBsAg、ECG、普鲁卡因皮试等。必要时行心电监护,精神紧张的患者可适当给予镇静药。告知患者检查目的,简单介绍检查过程及术中可能出现的不适,如有不适及时报告医护人员,使其积极配合检查。

(四)操作方法与配合

(1)将准备的物品携至床旁,并建立静脉通道,以备抢救之用。

(2)患者取平卧位,并消毒腹股沟或颈部(右心室心内膜活检可自动脉或颈内静脉进入;左心室心内膜心肌活检自股动脉进入),铺洞巾。

(3)局部麻醉后穿刺股静脉(左心室心内膜活检侧穿刺股动脉),成功后插入导引导丝,再沿导丝插入长导引鞘管,将鞘管内的右心导管经右心房进入右心室(左心室心内膜活检直接进入左心室),左手调整导管在心室内的位置,利用长鞘观察心腔内压力,以确定位置在右心室(左心室心内膜活检是在透视下取后前位、左前斜位确定在左心室)后,将活检钳送入长鞘的开口处,然后柔和缓慢地送出活检钳。当活检钳触及室间隔后,其心腔内心电图即刻出现 ST 段抬高呈弓背向上的损伤性改变,也可出现期前收缩增多,此时稍后撤活检钳,操纵手柄,使钳叶张开,再推进,遇到阻力时收紧钳叶,轻向后拉,感到阻力后突然松弛,说明采取心肌组织已经成功,继续后拉活检钳自鞘内取出。将钳叶部分放入已装有固定液的容器中,张开钳叶,取出心肌组织,冲洗钳叶内的心肌组织及活检钳外的血液。5 分钟后再钳取第二块心肌组织。值得注意的是,如怀疑未取到心肌组织时,不能在体内再次打开钳叶,必须取出活检钳,依上法处理后,再次进入心脏。

(4)操作结束后,取出长鞘,压迫止血。

(5)将心内膜组织送相关科室化验。

(五)注意事项及护理

(1)取出活检钳过程中需保持钳叶关闭。

(2)重复送入活检钳前需用肝素盐水充分洗涤。

(3)取颈骨静脉路径,应确定活检钳位于右心室而非冠状静脉窦。

(4)取股静脉路径,因采用长鞘,取出活检钳时需缓缓退出,然后自侧管抽回血弃掉,再用生理盐水冲洗长鞘,以免气体或小血栓进入肺动脉。

(5)心肌活检尚存一定的并发症如心肌穿孔、心脏压塞、气胸、空气栓塞、心律失常、神经麻痹等。故在检查时、检查后密切观察患者的情况,关注患者的主诉,及时发现各种并发症,及时处理。心肌穿孔是一个极其严重的并发症,故操作时动作宜轻缓,切忌用力过猛,在右心室游离壁取材时尤其应注意;必要时行心电、血压监护,如有较严重的心律失常及时通知术者。压迫止血时间不应太短,以防穿刺处血肿。同时注意无菌操作,防止穿刺部位感染。

(陈朝辉　李　宁)

第12章

心血管疾病及护理

第一节 高血压及护理

高血压是以体循环动脉压增高为主的临床综合征。高血压早期并无明显的临床症状,人们往往在不知不觉中患了高血压,如果不采取任何防治措施,久而久之即导致全身各重要脏器的功能损害。高血压是严重的心血管疾病状态,是脑卒中、心力衰竭、心肌梗死、肾功能不全等严重终末期疾病最重要的危险因素。也是心血管疾病的主要死亡原因之一。2002年中国疾病预防控制中心对高血压人群调查,15岁及以上人群高血压患病率为17.7%,估算全国高血压患者1.6亿人。2012年中国心血管病报告根据我国以往高血压患病率的增长趋势,我国15岁及以上高血压患病率为24%,测算我国高血压患者2.7亿人。调查结果表明,我国人群高血压患病率呈增长态势,可能与人们生活方式的变化、城镇化进程和老龄化社会等因素有关。防治高血压是一项艰巨、刻不容缓的任务。研究表明,对高血压的早期预防和有效的治疗及健康的生活方式,可使75%的高血压及并发症得到有效预防和控制。降压治疗可有效控制血压,降低心脑血管并发症的发生率。收缩压每降低10mmHg或舒张压降低5mmHg,脑卒中风险降低40%左右,心肌梗死风险降低20%左右。因此,普及高血压防控知识,加强血压的监测,意义十分重大。1998年国家卫生部将每年10月8日定为"全国高血压日"。2009年编撰了适合社区的基层版《中国高血压防治指南》,基层指南对高血压社区防治起到了指导作用。2010年修订版《中国高血压防治指南2010》发布,充分体现了中国特点的中国证据。并开展高血压世纪行,宣传推广指南。2014年修订版《中国高血压基层管理指南》发布。

一、发 病 机 制

(一)关于危险因素研究新进展

1. 高血压危险分层理论的提出 1993年新西兰防治高血压组织首先提出对高血压患者进行危险因素分层。1999年世界卫生组织国际高血压学会(WHO-ISH)在《防治高血压指南》中开始强调对危险因素分层。2007年欧洲心脏病学会欧洲高血压学会(ESC-ESH)联合颁布的《欧洲高血压指南》对心血管危险评估及危险分层进行了更新,倡导在高血压治疗中要全面评估心血管风险,以进行针对性的治疗。

2. 高血压危险分层概念　我国在 1999 年版《高血压防治指南》中开始强调高血压的危险分层,并将定义为按患者的心血管危险绝对水平分层,综合患者血压高低,按危险因素、靶器官损伤及并存临床情况的合并作用将危险量化为低危、中危、高危、很高危,其中,男性年龄<55 岁、女性年龄<65 岁,高血压Ⅰ级、无其他危险因素者,属低危组;高血压Ⅱ级或Ⅰ～Ⅱ级同时有 1 个或 2 个危险因素,属于中危组;高血压水平属Ⅰ级或Ⅱ级,兼有 3 种或更多危险因素、兼患糖尿病或靶器官损伤者或高血压水平属Ⅲ级,无其他危险因素患者属高危组;高血压Ⅲ级同时有 1 种以上危险因素或靶器官损害(TOD),或高血压Ⅰ～Ⅲ级并有临床相关疾病属于很高危组。

(二)原发性高血压

原发性高血压是以体循环动脉血压升高为主要表现的临床综合征,患者在未服抗高血压药的情况下,收缩压(SBP)≥140mmHg(18.7kPa)和舒张压(DBP)≥90mmHg(12kPa)时,将被认定为高血压。高血压是多种心、脑血管疾病的重要病因和危险因素,影响重要器官如心、脑、肾的结构和功能,最终导致这些器官的功能衰竭,迄今是心血管病患者死亡的主要原因之一。

1. 原发性高血压主要分型

(1)青少年代谢性高血压。近年来,青少年高血压的患病率迅速升高,主要原因是热量摄入过多或不健康的食品添加物摄入过多,以及体力、体育活动过少等原因,导致各种类型的代谢紊乱,如最常见的肥胖、代谢综合征、高尿酸血症等。对这部分患者,必须尽可能明确导致血压升高的体内机制与体外原因,纠正体内紊乱,祛除体外原因,有效控制血压,使这些青少年能够健康成长。

(2)中青年交感神经过度激活高血压。由于生活节奏快,工作与生活的压力加大,加上吸烟、饮酒、睡眠不足等不健康的生活方式,中青年人群高血压的患病率上升也十分明显。这个年龄的高血压患者,往往因为这些外部因素导致交感神经过度激活,使血压升高。

(3)非肾动脉主干显著狭窄的缺血性肾病高血压。各种原因导致的肾动脉主干狭窄通常都会导致高血压。其他类型的肾血管病变所导致的肾缺血性病变,也可能导致高血压。

2. 发病机制　原发性高血压的发病机制尚未完全阐明,与以下几种因素有关。

(1)血压的调节:正常的血压调节是一个复杂的过程,主要取决于心排出量和外周血管阻力。自身调节机制对血压的调节和高血压的维持有极其重要的作用。

(2)肾素-血管紧张素系统:肾素由肾小球旁细胞分泌,将血管紧张素原水解为血管紧张素Ⅰ,后经酶的作用生成血管紧张素Ⅱ,其最主要的作用为:外周血管阻力增加,醛固酮分泌增加,导致体内水、钠潴留。

(3)中枢神经和交感神经系统:当大脑皮质神经失调,去甲肾上腺素分泌增加,引起外周阻力增高和血压上升,因此就会出现过度的情绪波动引起血压上升。

(4)血管内皮功能异常:内皮细胞生成舒张和收缩物质,通过代谢等方式对血液循环和心血管功能进行调节。

(5)胰岛素抵抗:由于遗传、环境因素的影响,出现胰岛素抵抗,导致高胰岛血症,引起肾小管钠再吸收增加,易发生动脉粥样硬化。

3. 危险因素　国际上确定的高血压发病危险因素主要包括体重超重、膳食高盐和中度以上饮酒。我国原发性高血压的流行病学调查充分证明了这三大因素与高血压的发病显著相关。

(1)体重超重与肥胖:我国人群平均体质指数(BMI)中年男性为 21～24.5kg/m²,中年女性为 21～25kg/m²。调查表明,基线时体重指数每增加 1,5 年内确定高血压〔SBP≥

160mmHg(21.3kPa)或 DBP≥95mmHg (12.7kPa)]的危险上升 9%。女性的血压增高随
BMI 增高的趋势比男性更为突出。我国 2004 年居民营养与健康现状调查显示,成年人超重
率为 22.8%,肥胖率为 7.1%,估计人数分别为 2 亿和 6000 多万。大城市成年人超重率与肥
胖率分别高达 30%和 12.3%,儿童肥胖率达 8.1%,与 1992 年调查相比,成年人超重率上升
了 39%,肥胖率上升 97%。

(2)饮酒:我国中年男性人群饮酒率(每周至少饮酒 1 次)为 30%～66%,女性为 2%～
7%,持续饮酒的男性 4 年内发生的高血压危险增加 40%。

(3)高钠摄入:钠盐摄入量与血压水平显著相关,中国人平均摄入的钠盐量地区差异颇大,北
方 12～18g/d,南方 8～12 g/d,大都超过 WHO 每天钠盐摄入量不超过 10g 的要求。如果钠盐摄
入每天增加 2g,SBP 与 DBP 分别上升 2.0mmHg(0.27kPa)。由于摄入钠盐过多而诱发的血压增
高称盐敏感性高血压,我国的盐敏感性高血压占高血压的 28%～74%,老年人更多见。

(4)膳食因素:低钾、低钙与低动物蛋白质,它们都加重或促发了血压增高。

我国高血压所致的靶器官危害首推脑卒中,SBP 每增高 10 mmHg(1.3kPa),脑卒中的危
险增高 49%(缺血性脑卒中增高 47%,出血性脑卒中增高 54%)。DBP 每增高 5 mmHg
(0.67kPa),脑卒中危险增高 46%。高血压对我国冠心病的发病影响虽不及西方,但也是冠心
病的独立危险因素。高血压还增加心力衰竭与肾病的危险性。老年人单纯收缩期高血压以脉
压增大为特征,其对心血管疾病的影响超过了舒张压的增高。

4. 病理生理　高血压早期无明显改变,长期高血压会引起全身小动脉病变,表现为小动
脉管壁增厚,管腔狭窄,导致重要靶器官如心、脑、肾组织缺血。

(三)继发性高血压

继发性高血压指由某些确定的疾病或病因引的血压升高,约占所有高血压的 5%。继发
性高血压尽管所占比例不高,但绝对人数仍相当多,不少于继发性高血压(如原发性醛固酮增
多症、嗜铬细胞瘤、肾素分泌瘤等)可通过手术或其他方法使病情明显改善。及早明确诊断可
以提高治愈率和防止病情发展。

二、临 床 表 现

1. 原发性高血压　大多起病隐匿、缓慢,症状常不突出。常见症状有头痛、疲乏、眩晕、心
悸、气短、耳鸣、视物模糊、颈项板紧等,呈轻度持续性,在紧张或劳累后加重,不一定与血压水
平有关,多数症状可自行缓解。部分患者可无明显不适而体检中偶然发现高血压。

血压随季节、昼夜、情绪等因素有较大波动。冬季血压较高,夏季较低;血压有明显的昼夜
波动,一般夜间血压较低,清晨起床活动后血压迅速升高,形成清晨血压高峰。患者在家中的
自测血压值往往低于诊所测的血压值。体检听诊可闻及主动脉瓣第二心音亢进、主动脉瓣区
收缩期杂音和收缩早期喀喇音。如伴有心肌肥厚及舒张功能障碍,可出现第四心音。当合并
有收缩功能障碍时,可出现交替脉及舒张期奔马律。

2. 继发性高血压

(1)大动脉炎:大动脉炎是一种慢性、进行性、全层性、非特异性动脉炎性疾病,受累动脉壁
增厚并可伴血栓形成,导致动脉管腔狭窄、闭塞或扩张,偶有瘤样改变。发病机制至今仍不明
确。临床表现早期:有全身系统性疾病的非特异性表现,如发热、心悸、盗汗、食欲缺乏、恶心、
呕吐、体重减轻、关节酸痛等症状;血管病变活动期:主要表现为动脉管腔狭窄、闭塞或扩张,因

受累的动脉部位、程度不同,临床表现也不尽相同。

(2)肾血管性高血压:肾血管性高血压是一种较为常见的继发性高血压。是一侧或双侧肾动脉及分支狭窄引起的高血压。其临床特点:一是多见于30岁前或50岁后突然起病,女性多见;二是血压明显增高,常高于200/110 mmHg(26.7/14.7kPa),并持续增高;三是病程短,进展快,一般不超过2年;四是患者会有全身动脉粥样硬化的表现,在上腹部听到血管杂音,且上下肢的收缩压压差>10 mmHg(1.33kPa)。

(3)原发性醛固酮增多症:是肾上腺皮质肿瘤或增生分泌过多醛固酮所致,以长期高血压伴低血钾为特征。由于电解质代谢障碍,绝大多数患者存在低血钾而致的肌肉、心脏及肾改变。表现为四肢无力,周期性瘫痪。常有心悸,可出现不同形式的心律失常。长期低血钾,可引起肾小管细胞变性,影响肾小管功能,出现夜尿增多及口渴等症状。

(4)嗜铬细胞瘤:多生长在肾上腺上的一种良性肿瘤,可持续或间断释放大量的儿茶酚胺,引起持续或间断的血压升高。血压波动性升高是嗜铬细胞最常见、最重要的表现。一般有两种类型。其一阵发性高血压为嗜铬细胞瘤特征性表现。平时血压不高,发作时血压骤升,常伴有剧烈头痛、头晕、面色苍白、全身无力、恶心、呕吐、视物模糊等症状。严重时可发生心力衰竭、脑出血、肺水肿等。有时转为持续性高血压伴阵发性加剧。其二持续性高血压型患者酷似高血压,发展快者更似急进型高血压。临床上患者主要表现畏寒、多汗、低热、心动过速、心律失常、头痛、烦躁、焦虑、逐渐消瘦。部分儿童或少年患者,病程发展迅速,呈急进型高血压经过,眼底损害严重,短期内可出现视盘水肿,视神经萎缩以致失明。

(5)皮质醇增多症:又称库欣综合征,主要是由于促肾上腺皮质激素分泌过多导致肾上腺皮质增生或肾上腺皮质腺瘤,引起糖皮质激素过多所致。80%患者有高血压,同时伴向心性肥胖、满月脸、水牛背、皮肤紫纹、毛发增多、血糖增高的表现。

(6)主动脉缩窄:主动脉缩窄多数为先天性,少数是多发性大动脉炎所致。临床表现为上臂血压增高,而下肢血压不高或降低。在肩胛间区、胸骨旁、腋部有侧支循环的动脉搏动和杂音;腹部听诊有血管杂音。胸部X线检查可见肋骨受侧支动脉侵蚀造成的切迹。

三、实验室及辅助检查

对于血压超过正常范围者,应进行血压随访,必要时做动态血压监测。为进一步明确病因及了解靶器官损害的程度,有必要行下列检查。

1. 常规项目　血尿常规、肾功能、电解质、血糖、血尿酸、血胆固醇、血三酰甘油和心电图。上述检查有助于发现相关危险因素和靶器官损害。部分患者根据需要和条件可以进一步检查眼底、超声心动图、低密度脂蛋白胆固醇与高密度脂蛋白胆固醇。

2. 特殊检查　为了进一步了解高血压患者病理生理状况和靶器官结构与功能变化,可以有目的选择相关的特殊检查,如24小时动态血压监测(ABPM)、心率变异、颈动脉内膜中层厚度(IMT)、踝/臂血压比值、动脉弹性功能测定、血浆肾素活性(PRA)等。24小时动态血压监测可以了解血压的平均值及昼夜波动,客观地反映血压的实际水平;判断高血压的严重程度和预后;指导降压治疗和评价降压药物的疗效。

四、并发症的临床特点

1. 恶性高血压　临床特点为:①发病急骤,多见于中、青年;②血压显著升高,舒张压常高于 130mmHg(17.29kPa);③主要症状为头痛、视力障碍;④眼底检查可发现眼底出血、渗出、视盘水肿;⑤肾病变表现为持续性蛋白尿、血尿、管型尿及肾损害;⑥病程进展迅速,如不予及时治疗可发展为肾衰竭、脑卒中、心力衰竭,预后不良。

2. **高血压危象**　因紧张、疲劳、寒冷、嗜铬细胞瘤阵发性高血压发作、突然停服降压药等诱因,小动脉发生强烈痉挛,血压急剧上升,影响重要脏器血液供应而产生的危急症状。在高血压早期与晚期均可发生。表现为头痛、烦躁、眩晕、恶心、呕吐、心悸、胸闷、气急、视物模糊等,伴靶器官损害时可发生心绞痛、肺水肿或高血压脑病。

3. **高血压脑病**　发生在重症高血压患者,由于过高的血压突破了脑血流自身调节范围,脑灌注过多,液体渗入脑血管周围组织引起脑水肿。临床表现以脑病症状为特点,表现为弥漫性严重头痛、呕吐、烦躁、意识模糊,甚至抽搐及昏迷。

4. **脑血管病**　如脑出血、短暂性脑缺血发作、脑血栓形成、腔隙性脑梗死等。

5. **心力衰竭**　高血压是心力衰竭的主要病因。其临床表现除少数为急性左心衰竭外,大多数均为慢性心功能不全。

6. **肾损害**　高血压所致肾损害的临床表现分为良性小动脉性肾硬化症与恶性小动脉性硬化症。前者的发生与高血压程度及持续时间密切相关,男性与老年人多见。后者多见于中、重度高血压患者。

7. **主动脉夹层**　本症因血液渗入主动脉壁中层形成的夹层血肿,并沿着主动脉壁延伸剥离的严重心血管急症,也是猝死的病因之一。高血压是导致本病的重要因素。突发剧烈胸痛常易被误诊为急性心肌梗死,疼痛发作时心动过速,血压升高,可迅速出现夹层破裂(如破入心包引起急性心脏压塞)或压迫主动脉大分支的各种不同表现。

五、诊断标准

1. **高血压分类与分层**　2010 年修订版《中国高血压防治指南》指出,高血压的危害性除与患者的血压水平相关外,还取决于同时存在的其他心血管病危险因素、靶器官损伤及合并的其他疾病的情况。因此在高血压的定义与分类中,除仍将高血压的诊断标准定在收缩压≥140mmHg 和(或)舒张压≥90mmHg,根据血压水平分为正常、正常高值血压和 1、2、3 级高血压之外,还应根据危险因素、靶器官损伤和同时合并的其他疾病进行危险分层。危险分层将高血压按危险因素、靶器官损伤及临床疾病综合评估,划分为低危、中危、高危及很高危,并依此指导医生确定治疗时机、策略与估计预后。治疗高血压的主要目的是最大限度地降低心血管发病和死亡的总危险,因此要求医生在治疗高血压的同时,干预患者所有的可逆性心血管危险因素、靶器官损伤和合并存在的临床疾病。对于一般高血压患者降压目标是 140/90mmHg 以下,对于合并糖尿病或肾病等高危患者,血压应在患者能耐受的情况下酌情降至更低水平。

2. **按血压水平分类**　目前我国采用正常血压(收缩压<120mmHg 和舒张压<80mmHg)、正常高值[收缩压 120～139mmHg 和(或)舒张压 80～89mmHg]和高血压[收缩压≥140mmHg 和(或)舒张压≥90mmHg]进行血压水平分类。以上分类适用于男、女性,18 岁以上任何年龄的成人。

将血压水平 120～139/80～89mmHg 定为正常高值,是根据我国流行病学调查研究数据的结果确定。血压水平 120～139/80～89mmHg 的人群,10 年后心血管风险比血压水平 110/75mmHg 的人群增加 1 倍以上;血压 120～129/80～84mmHg 和 130～139/85～89mmHg 的中年人群,10年后分别有45%和64%成为高血压患者。

　　人群中诊断血压水平呈连续正态分布,血压升高的划分并无明确界线,因此高血压的临床诊断标准是根据流行病学数据来确定的。高血压定义为:在未使用降压药物的情况下,非同日3次测量血压,收缩压≥140mmHg和(或)舒张压≥90mmHg。收缩压≥140mmHg和舒张压<90mmHg为单纯性收缩期高血压。患者既往有高血压史,目前正在使用降压药物,血压虽然低于140/90mmHg,也诊断为高血压。根据血压升高水平,又进一步将高血压分为1级、2级和3级(表12-1)。

表 12-1　2010 年中国指南血压水平的定义和分类

类别	收缩压(mmHg)		舒张压(mmHg)
正常血压	<120	和	<80
正常高值	120～139	和(或)	80～89
高血压	≥140	和(或)	≥90
1级高血压(轻度)	140～159	和(或)	90～99
2级高血压(中度)	160～179	和(或)	100～109
3级高血压(重度)	≥180	和(或)	≥110
单纯收缩性高血压	≥140	和	<90

注:当收缩压和舒张压分属于不同级别时,以较高的分级为准

　　3. 按心血管风险分层　脑卒中、心肌梗死等严重心脑血管事件是否发生、何时发生难以预测,但发生心脑血管事件的风险水平不仅可以评估,也应该评估。高血压及血压水平是影响心血管事件发生和预后的独立危险因素,但是并非唯一决定因素。大部分高血压患者还有血压升高以外的心血管危险因素。因此,高血压患者的诊断和治疗不能只根据血压水平,必须对患者进行心血管风险的评估并分层。高血压患者的心血管风险分层,有利于确定启动降压治疗的时机,有利于采用优化的降压治疗方案,有利于确立合适的血压控制目标,有利于实施危险因素的综合管理。

　　2010年版指南仍采用2005年指南的分层原则和基本内容,将高血压患者按心血管风险水平分为低危、中危、高危和很高危四个层次(表12-2)。

表 12-2　高血压患者心血管风险水平分层

其他危险因素和病史	血压(mmHg)		
	1级高血压 SBP140～159 或DBP90～99	2级高血压 SBP160～179 或 DBP100～109	3级高血压 SBP≥180 或 DBP≥110
无	低危	中危	高危
1～2个其他危险因素	中危	中危	很高危
≥3个其他危险因素或靶器官损害	高危	高危	很高危
临床并发症或合并糖尿病	很高危	很高危	很高危

六、治 疗 原 则

(一)原发性高血压

1. 改善生活行为　适用于所有高血压患者,包括使用降压药物治疗的患者。①减少钠盐摄入:膳食中约有 80% 钠盐来自烹调用盐和各种腌制品,所以应减少烹调用盐,每人每日食盐量逐步降至 6g。②补充钙和钾:每人每日吃新鲜蔬菜、水果 400～500g,喝鲜牛奶 500ml,可以补充钾 1000mg 和钙 400mg。③减轻体重:衡量超重和肥胖最简便和常用的生理测量指标是体质指数[计算公式为:体重(kg)÷身高(m)^2]和腰围。前者通常反映全身肥胖程度,后者主要反映中心型肥胖的程度。成年人正常体质指数为 18.5～23.9kg/m^2,24～27.9 kg/m^2 为超重,提示需控制体重,BMI≥28 kg/m^2 为肥胖,应减重。成年人正常腰围<90/85cm(男/女),如腰围≥90/85cm(男/女),同样提示需控制体重,如腰围≥95/90cm(男/女),也应减重。体重降低对改善胰岛素抵抗、糖尿病、高脂血症和左心室肥厚均有益。④劳逸结合,保证充分的睡眠及良好的休息,避免过度用脑。⑤保持良好、乐观的心态对待生活,减少紧张与恐惧。⑥改正不良习惯,戒烟、忌酒,消除危险因素。⑦增加运动:运动有利于减轻体重和改善胰岛素抵抗,提高心血管适应调节能力,稳定血压水平。较好的运动方式是低强度或中等强度的等张运动,可根据年龄及身体状况选择慢跑或步行,一般每周 3～5 次,每次 30～60 分钟。减重的速度因人而异,通常以每周减重 0.5～1 kg 为宜。

2. 药物治疗　常用降压药包括钙通道阻滞药、血管紧张素转化酶抑制药(ACEI)、血管紧张素受体阻滞药(ARB)、利尿药和受体阻滞药五类。

(1)药物治疗原则:从低剂量开始;合理的联合用药,增强疗效,减少不良反应;使用长效制剂,争取 24 小时平稳降压;长期治疗。

(2)高血压患者的降压目标:在患者能耐受的情况下,逐步降压达标。一般高血压患者,应将血压(收缩压/舒张压)降至 140/90mmHg 以下;65 岁及以上的老年人的收缩压应控制在 150mmHg 以下,如能耐受还可进一步降低;伴有肾疾病、糖尿病或病情稳定的冠心病的高血压患者治疗更宜个体化,一般可以将血压降至 130/80mmHg 以下,脑卒中后的高血压患者一般血压目标为<140/90mmHg。处于急性期的冠心病或脑卒中患者,应按照相关指南进行血压管理。舒张压低于 60mmHg 的冠心病患者,应在密切监测血压的情况下逐渐实现降压达标。

(3)降压药治疗对象:高血压 2 级或 2 级以上患者(≥160/100 mmHg);高血压合并糖尿病或者已经有心、脑、肾靶器官损害和并发症者;凡血压持续升高 6 个月以上,改善生活方式后血压仍未获得有效控制者。从心血管危险分层的角度,高危和极危患者必须使用降压药物强化治疗。

(二)继发性高血压

继发性高血压的病因一旦明确,就应尽早进行有效的病因治疗。如肾动脉狭窄可行经皮球囊扩张支架置入术,亦可行外科手术治疗。原发性醛固酮增多症、嗜铬细胞瘤等应及时手术切除。对于肾炎、慢性肾盂肾炎,应进行原发病的治疗及降压治疗,但病因常不能去除,预后较差。

七、急 救 及 监 护

1. 密切观察生命体征　①将患者安排在 CCU 接受治疗,绝对卧床休息,保持病室安静,室内光线柔和,减少探视;②密切观察患者神志、心率、呼吸、血压及尿量的变化,发现异常情况及时报告与处理;③护理操作应尽可能集中进行,以免过多打扰患者。

2. **吸氧**　根据病情调节氧流量,如急性左心衰竭时,给予湿化瓶内加入30%～50%乙醇;伴有心绞痛者,给予高流量吸氧4～6L/min。

3. **用药的监测**　进行心电、血压监测并记录。建立静脉通道,护士在静脉滴注降压药时前30分钟内,每5分钟监测血压一次,使血压控制在理想范围内。遵医嘱给予快速降压药物,如硝普钠静脉滴注,注意避光,现用现配,防止见光变质。药物降压应防止血压降低过快和过度,因过快、过度将超过靶器官自我调节血流的能力,其所致的急性血压降低可导致心、脑、肾的损害。

4. **高血压脑病的护理**　高血压脑病是指高血压病程中发生急性血液循环障碍,引起脑水肿和颅内压增高而产生的一系列临床表现。护理重点是防止患者抽搐和并发症的发生:①抽搐时给予静脉注射地西泮或10%水合氯醛保留灌肠。②保持呼吸道通畅,解开患者衣领,除去义齿,于上、下齿之间置牙垫,防止舌咬伤。③保持患者大便通畅,排便时勿用力,防止过度用力造成颅内压增高。④当患者发生脑水肿时,给予20%甘露醇250ml快速静脉滴注,呋塞米40～80mg静脉注射。⑤心理护理:由于高血压脑病发病急、症状重,患者多有紧张、恐惧心理,应做好心理疏导、安慰解释工作,稳定患者情绪。待病情稳定后,告知患者遵医嘱坚持服药,注意生活规律,低脂、低盐饮食,注意劳逸结合,保持身心愉快,严格控制血压在正常范围之内。

八、护　理

1. **心理护理**　因长期精神压力过大和心理障碍既是高血压的诱因又是危险因素。因此,对于高血压患者心理障碍的了解和护理已成为护士必须掌握的基本知识。高血压患者心理障碍以抑郁和焦虑为主要表现。①及时掌握患者心理活动,主动与患者交流,保持良好的心理平衡,鼓励其说出内心感受,提供必要的心理、社会支持;②主动介绍疾病特点、治疗方法,并说明不良情绪影响本病的治疗效果;③鼓励家属陪护与探视,对患者应充分理解、宽容和安慰,给予情感支持和心理上的慰藉,消除患者的不良情绪;④指导患者掌握必要的放松疗法和在医生的指导下应用抗抑郁或抗焦虑的药物。

2. **舒适护理**　保持病室清洁安静,温度适宜,光线柔和。嘱患者卧床休息,减少探视,操作处置应尽可能集中进行,以免过多打扰患者,影响休息。

3. **遵医嘱用药**　遵医嘱给予降压药,观察用药后血压变化,以判断用药效果,并注意药物的不良反应,尤其防止低血压的发生。定时为患者测血压并做好记录,测血压应定测量部位、定测量体位、定测量时间、定血压计。

4. **病情观察**　注意观察患者有无剧烈头痛、恶心、呕吐、大汗、视物模糊等表现,定期监测患者血压,当血压有增高趋势时,应及时报告医生,并加强监测。

5. **加强基础护理,防止跌倒**　高血压患者同时合并心血管疾病易影响脑血流灌注及氧供应,使患者突然发生脑功能失调,出现意识丧失,导致跌倒;而心血管疾病患者常用药物如抗高血压药、抗心律失常药、利尿药、扩血管药等,可通过影响神志、精神、视觉、步态、平衡、血压等,增加跌倒的风险(尤其是老年人)。及时对患者进行跌倒风险评估及安全告知,详细介绍病区环境,提示容易发生跌倒的危险场所,如洗漱间、卫生间、楼梯等,在病区走廊贴挂防跌倒安全提示语,随时提醒患者重视;告知患者应避免容易引起跌倒的危险行为,如较长时间卧床和久蹲大便后突然改变体位,热水洗澡时间过长,憋尿、用力排便等;提示患者生活起居应缓慢改变体位,夜间或晨起床应做到 3 个 30 秒,即醒后 30 秒再起床,坐起后 30 秒再站立,站立 30 秒后再行走。患者头晕严重时,应指导在床上排尿、排便;对伴有恶心、呕吐的患者,应将盛接呕吐物的容器放在患者伸手可及处,以免因起床、下地呕吐而摔倒。必要时加床护栏。

6. 饮食指导　重点注意饮食结构的合理搭配,遵守低盐、低脂、低热量的原则。①减少钠摄入:因摄入过多的钠会使血压升高,人群中高血压的患病率与平均每日的食盐呈线性正相关。据 WHO 报道,一个人如果每日摄盐量少于 6g,收缩压下降范围 2~8mmHg。②增加钾的摄入:每日摄钾量与高血压的发生呈显著负相关,增加膳食中钾的主要来源是多食新鲜蔬菜、水果、豆类。营养学家建议,成人每月吃蔬菜 12kg(相当于每日 400g),水果每月 1kg(相当于每日 33g)。③增加钙的摄入:膳食中低钙与高血压的发生也存在一定关系,每日摄钙 450~500mg 的人,患高血压的危险是每日摄钙 1400~1500mg 者的 2 倍,牛奶、豆类中含钙丰富,每 1ml 牛奶中含钙约 1mg,每日补充 250ml 牛奶即可满足机体的需要。油菜、芹菜、萝卜缨、蘑菇、木耳、虾皮、紫菜等含钙较高,是补充钙的食物。

九、健 康 教 育

1. 增强自我保健意识　高血压虽然是一种常见疾病,但大多数人对此缺乏正确认识。有的患者把高血压看成不治之症,精神紧张,情绪低落;有的患者对高血压麻痹大意,不顾医护人员劝告;有的患者经过一段治疗后血压降至正常,自认为治愈而擅自停止治疗,造成治疗失败,甚至发生不良后果。医护人员应加强卫生知识宣教,帮助患者认识高血压对健康的危害,使患者做好长期治疗、终身服药的心理准备。使患者主动积极配合治疗。

2. 掌握用药原则及注意事项　对患者进行高血压有关知识和服用降压药物注意事项的指导,提高自我保护意识,让高血压患者能重视并自觉坚持正规合理服药。

(1)规范用药时间:应根据药代动力学原理、最大药效时间科学合理用药,充分发挥药物的药效。如果用短效药降压,则根据人体对去甲肾上腺素的升压反应曲线,将传统的服药时间改为 6:00,14:00,22:00。可在峰时左右发挥药效,适时降压,始终保持药物在血液的有效浓度,保持降压效果的稳定。长效制剂 6:00 服用较 8:00 服用效果好,6:00 服药可尽快补充体内有效的药理作用,在血压升高时同步降压,可减少血压升高后对靶器官的损害,减少心脏做功,降低心肌耗氧量。

(2)了解特殊用药原则:一般降压药为口服,在特殊情况下如血压高、头晕、恶心采用舌下含服的方法,使药物迅速起效,达到紧急降压的目的。对于一些长效制剂,如胶囊类,则应整片吞服,不至于破坏其 24 小时缓慢释放和平稳降压的作用。

(3)用药注意事项:了解药物的作用、不良反应及药物使用注意事项。告诉患者服用降压药的目的不仅是降压,也是为了预防靶器官的损害。对使用后可能引起直立性低血压的降压药如钙拮抗药的患者,应向其说明在体位变换时,动作尽量缓慢,特别在夜间起床小便时更应注意,以免动作过快致血压骤降引起晕厥而发生意外。如利尿药类抗高血压药物会致低钾血症、血尿酸增高等不良反应,指导进食含钾丰富、低嘌呤的食物;使用血管紧张素转化酶抑制药的患者应注意观察有无干咳、咳嗽剧烈,影响睡眠及生活质量时应寻求医护人员的帮助。

(4)提高患者服药依从性:据文献报道,一些高血压患者服药依从性不理想。因此,对高血压患者进行相关知识的健康教育如遵医嘱合理用药的重要性,告知患者要遵医嘱长期坚持用药,擅自停药,随意增减剂量、换药等不遵医嘱服药行为可能导致严重后果。

3. 介绍复查的重要意义 高血压患者多数在平时没有明显增加的症状,第 1 次测量血压发现不正常,需引起重视,进行血压跟踪。坚持定时、定量服用降压药,保护靶器官免受损害。

4. 控制体重,增加运动 超重或肥胖是血压升高的重要危险因素,一般采用体重指数来衡量,高血压患者尽量将体重控制在<$25kg/m^2$。超重者中至少有 60% 的人发生高血压,肥胖者高血压的患病率是同年龄、体重正常者的 2～3 倍。经常坚持体力活动可预防和控制高血压。降低体重的措施是限制饮食、低盐低脂、少食多餐,不吃甜食,食用含钾丰富食物如香菇、木耳等和含维生素 E 和亚油酸的素油。同时增加有氧运动训练,如快走、慢跑、骑自行车、游泳、滑雪、打太极拳、健身操等。运动强度可根据 Karvonen 公式计算:

最大心率储备=(最大心率-休息时的心率)×靶心率的百分比+休息时的心率

最大心率=220-年龄,低强度=60%最大心率,中等强度=60%～70%最大心率,高强度=75%～90%最大心率。

5. 减轻精神压力,保持乐观情志 长期精神压力、心情抑郁、情绪激动等是引起高血压和其他慢性疾病的重要原因之一。应激和焦虑可以激活肾素-血管紧张素系统,焦虑和愤怒人格的人容易发生高血压。指导患者保持心理平衡,对能引起不良情绪的事件采取回避的应对方式,家属对患者应充分理解、宽容及安慰,使其树立战胜疾病的信心。

6. 纠正不良生活方式和行为 ①作息时间需定时,早睡早起,生活有规律,有利于血压平稳;②居住环境空气要新鲜,尽量避免噪声干扰;注意保暖,穿着要宽松;保持充足的睡眠,有利于高血压的恢复;③改进膳食结构,多吃水果和蔬菜,限制饮酒、戒烟,三餐要节制,做到"食欲有节";④劳逸结合,高血压患者应避免过于劳累,体力劳动后应注意充分休息,脑力劳动后应注意放松精神;⑤保持大便通畅,养成良好排便习惯,必要时给予缓泻药。

7. 教会患者自测血压 指导教会患者及家属正确测量血压,告知测量血压的注意事项,测量前要求患者坐位安静休息 5 分钟后开始测量。测量坐位时的上臂血压,上臂应置于心脏水平。测量中尽可能做到"四定"即定时间、定部位、定体位、定血压计,减少外在因素对血压读数的影响。明白血压一年四季及一天当中的变化规律及波动范围。首诊时要测量双上臂血压,以后通常测量较高读数一侧的上臂血压。对疑似有直立性低血压,应测量直立位后血压,测量血压的同时,应测脉率。

8. 掌握高血压急症的处理方法 ①出现血压升高明显,伴剧烈头痛、头晕、恶心、呕吐、烦躁、抽搐、失语、感觉异常或障碍时应立即卧床休息,舌下含服硝苯地平 10～20mg 迅速降压,与此同时应请医务人员的帮助,安全就诊;②出现心前区闷痛、紧缩、压榨感,立即平卧休息,安抚患者情绪,舌下含服硝酸甘油或异硝酸山梨酯,若不能缓解应及时就诊;③出现呼吸困难、咳嗽、咳粉红色泡沫痰,尿少等时,应立即取半卧位,双腿下垂,吸入氧气,保持情绪稳定,病情平稳后立即送医院诊治。

(孙 宁 邵 丹)

第二节 心力衰竭及护理

心力衰竭是指由不同原因引起的心肌机械收缩力减弱,心室舒张功能不全、心脏各部舒张活动失调、心脏前后负荷过重或异常,引起心功能失代偿,即使在有足够静脉回流的情况下,由于心脏泵血功能减退,其排血量不足以满足机体组织代谢需要,同时伴有运动耐量减低所产生的临床病理生理综合征。较新观点认为心功能不全可以分为无症状与有症状两个阶段。严格地讲,心力衰竭不是一种独立的心脏疾病,而是冠心病、扩张型心肌病、风湿性心瓣膜病及高血压病等各种心脏病发展到严重阶段的一种复杂的临床综合征,其中冠心病越来越成为心力衰竭的首要病因。

一、概　　述

1. 心功能分级　将心脏病患者按心功能状况分级可大体上反映病情严重程度,对治疗措施的选择、劳动能力的评定、预后的判断等有实用价值。目前通用的是美国纽约心脏病协会(NYHA)1928 年提出的一项分级方案,主要是根据患者自觉的活动能力划分为 4 级:

Ⅰ级:体力活动不受限制,日常活动不引起乏力、心悸、呼吸困难或心绞痛。

Ⅱ级:体力活动轻度受限、休息时无症状,日常活动可引起上述症状。

Ⅲ级:体力活动明显受限,休息时无症状,日常活动可引起上述症状。

Ⅳ级:不能从事任何体力活动,休息时可有症状,体力活动后加重。

这种分级方案的优点是简便易行。但其缺点是仅凭患者的主观陈述,有时症状与检查有很大差距,同时患者个体之间的差异也较大。1994 年美国心脏病学会(AHA)对 NYHA 的心功能分级方案再次进行修订时,采用并行的两种分级方案。第一种即上述的四级方案;第二种是客观的评估,即根据客观的检查手段如心电图、负荷试验、X 线检查、超声心动图等来评估心脏病变的严重程度,分为 A、B、C、D 四级。

A 级:无心血管疾病的客观依据。

B 级:客观检查示有轻度心血管疾病。

C 级:有中度心血管疾病的客观证据。

D 级:有严重心血管疾病的表现。

2. 临床类型

(1)根据发病急缓可分为急性心力衰竭和慢性心力衰竭,以慢性居多。

(2)根据发生部位可分为左心衰竭、右心衰竭和全心衰竭。

(3)根据有无舒缩功能障碍可分为收缩性心力衰竭和舒张性心力衰竭。

(4)对已有心功能不全、射血分数降至正常以下而无临床症状者称为无症状性心力衰竭。

3. 临床分期　2001 年,ACC/AHA 的成人心力衰竭指南中提出了心力衰竭分期概念,在2005 年更新新版中仍然强调了这一概念,具体分期如下:

A 期:心力衰竭高危期,尚无器质性心脏(心肌)病或心力衰竭症状,如患者有高血压、心绞痛代谢综合征、使用心肌毒性药物等可发展为心脏病的高危因素。

B 期:已有器质性心脏病变,如左心室肥厚、LVEF 降低,但无心力衰竭症状。

C 期:器质性心肌病,既往或目前心力衰竭症状。

D 期:需要特殊干预治疗的难治性心力衰竭。

为此,只有在 A 期对各种高危因素进行有效地治疗,在 B 期进行有效干预,才能有效减少或延缓进入有症状的临床心力衰竭。

二、急性心力衰竭

急性心力衰竭是指由于急性心脏病变引起左心排血量急剧减少,而右心排血量正常,导致肺严重淤血。临床常有四种不同表现:晕厥、休克、急性左心衰竭、心脏骤停。最常见的是急性左心竭所引起的急性肺水肿,严重者可导致心源性休克或心搏骤停,是常见的心脏病急、重症。

(一)病因

心脏解剖或功能的突发异常,使心排血量急剧降低,肺静脉压骤然升高,从而发生急性左心衰竭。

1. 急性心肌病变 如高血压危象、冠心病、急性广泛前壁心肌梗死、急性心肌炎等,引起心肌收缩无力。

2. 急性心脏容量负荷加重 如严重的瓣膜狭窄、流出道梗阻;感染性心内膜炎,瓣膜穿孔、腱索断裂所致瓣膜急性反流;补液过快、过多等。

3. 严重心律失常 各种严重快速或缓慢性心律失常。

(二)病理生理

心脏收缩力突然严重减弱,心排血量急剧减少或左心室瓣膜急性反流,使左心室舒张末期压力迅速升高,肺静脉回流受阻而压力快速升高,引起肺毛细血管压力升高而使血管内液体渗入到肺间质和肺泡内形成急性肺水肿。

(三)临床表现

急性左心衰竭主要表现为急性肺水肿。患者表现突发严重呼吸困难,呼吸频率常达30～40次/分,吸气时肋间隙和锁骨上窝内陷,同时频繁咳嗽,咳大量白色或粉红色泡沫状痰。患者常取坐位,两腿下垂,极度烦躁不安、大汗淋漓、皮肤湿冷、面色灰白,极重者可因脑缺氧而致神志模糊。急性心肌梗死引起心力衰竭者常有剧烈胸痛。

急性肺水肿早期可因交感神经激活,血压可一度升高,随着病情进展,血压常下降,严重者可出现心源性休克。听诊时,两肺布满湿性啰音和哮鸣音,心尖部第一心音减弱,心率增快,同时有舒张早期奔马律,肺动脉瓣第二心音亢进。

(四)治疗原则

急性左心衰竭是危重急症,应积极而迅速地抢救。

1. 给氧 对神志清醒有自主呼吸的急性肺水肿或低氧血症的患者给予面罩持续气道正压呼吸或无创正压通气(CPAP/NIPPV),持续血氧饱和度在正常范围(95%～98%)。如果经药物及CPAP/NIPPV治疗仍有低氧血症,神志不清或心搏停止的患者,采用气管插管机械通气。

2. 吗啡 是治疗急性肺水肿极为有效的药物。吗啡可减弱中枢交感冲动,使外周静脉和小动脉扩张而减轻心脏负荷。其镇静作用又可减轻患者躁动所带来的额外心脏负担。5～10mg缓慢静脉注射,于3分钟内推完,必要时每间隔15分钟重复1次,共2～3次。应用时随时准备好吗啡拮抗药。肺水肿伴颅内出血、意识障碍及慢性肺部疾病者禁用吗啡,年老体弱者应酌情减量或改为皮下或肌内注射。

3. 快速利尿 对存在液体潴留、肺淤血或肺水肿的患者,首选袢利尿药。呋塞米20～40mg静脉注射,于2分钟内推完,4小时后可重复1次,可减少血容量,扩张静脉,缓解肺水肿。必要时两种或多种利尿药合用。以上方法无效时可考虑超滤。应注意观察并准确记录尿量,必要时行导尿。密切监测水电解质和肾功能,补充钾镁的丢失。

4. **血管扩张药**　适用于 SBP≥90mmHg,且无禁忌证者。硝酸酯类或硝普钠等(见心血管用药护理)。

5. **洋地黄类药**　一般选用毛花苷 C 或毒毛花苷 K。应先利尿,后强心,避免左、右心室排血量不均衡而加重肺淤血和肺水肿。

6. **氨茶碱**　可解除支气管痉挛,并有一定的正性肌力及扩血管利尿作用,可起辅助作用。

(五)护理

1. **心理护理**　急性心力衰竭时患者往往会产生濒死感,有些患者会因此失去信心,拒绝与医护人员合作。护理人员应态度和蔼,技术娴熟,从容镇定,积极给予患者安慰、鼓励,增强信任感。允许并倾听患者表达对死亡的恐惧,劝说家属保持冷静,以免给患者造成不良刺激,减轻焦虑与恐惧。对于过度紧张、焦虑的患者,遵医嘱给予镇静药。

2. **体位**　取坐位或半卧位,双腿下垂,也可用止血带四肢轮扎,以减少静脉回流。还可根据需要提供倚靠物如枕头等,以节省患者体力。同时加床档防止患者坠床。

3. **给氧**　遵医嘱给予高流量 6～8L/min 氧气吸入,湿化瓶内加入 25%～50% 的乙醇,降低肺泡内泡沫表面张力,改善通气功能。必要时给予呼吸机加压给氧或双水平气道正压通气,但应注意观察患者的二氧化碳潴留情况。对已经出现严重低氧血症合并二氧化碳潴留时可以考虑行有创通气进行治疗。

4. **生命体征监护**　对患者进行心电、呼吸、血压等监测,详细记录,测量脉率时注意脉律,同时测心率和心律,观察患者有无缺氧所致的意识障碍、思维紊乱,并做好用药护理。判断呼吸困难程度,观察咳嗽情况,痰的量及颜色。观察患者皮肤颜色,并注意患者意识的变化。定时翻身、叩背,协助排痰。

5. **皮肤护理**　心力衰竭患者多为被动体位,定时予以更换体位,观察皮肤情况,避免发生皮肤压伤等问题。

6. **其他**　各项检查、治疗前向患者说明目的、意义,让患者明白医护人员正积极采取措施,使患者建立病情会好转的信念。

三、慢性心力衰竭

慢性心力衰竭也称慢性充血性心力衰竭,为一组复杂的临床综合征,是由各种心脏疾病或其他原因引起的心脏射血能力减退所致。主要表现是呼吸困难与乏力(运动耐量受到限制)和体液潴留(肺水肿和外周性水肿),影响患者的生活质量。心功能一旦失代偿,通常不断进展,增加猝死的发生率,并成为心力衰竭的最终结局。

(一)病因与诱因

1. **基本病因**

(1)原发性心肌损害:①缺血性心肌损害,冠心病心肌缺血和心肌梗死是引起心力衰竭的最常见的原因之一;②心肌炎和心肌病,各种类型的心肌炎及心肌病均可导致心力衰竭,以病毒性心肌炎及原发性扩张型心肌病最为常见;③心肌代谢障碍性疾病,以糖尿病、心肌病最常见,其他如维生素 B_1 缺乏及心肌淀粉样变性等均属罕见。

(2)心肌负荷过重:①压力负荷(后负荷)过重,见于高血压、主动脉瓣狭窄、肺动脉高压、肺动脉瓣狭窄等左心室、右心室收缩期射血阻力增加的疾病,为克服增高的阻力,心室肌代偿性肥厚以保证射血量,持久的负荷过重心肌必然发生结构和功能改变而终至失代偿,心排血量下降。②容量负荷(前负荷)过重,心脏瓣膜关闭不全,血液反流,如主动脉瓣关闭不全、二尖瓣关闭不全等;左、右或动静脉分流性先天性心血管病如间隔缺损、动脉导管未闭等。此外,伴有全身血容量增多或循环血容量增多的疾病,如甲状腺功能亢进症等,心脏的容量负荷也必然增加。容量负荷增加早期,心室腔代偿性扩大,以维持正常心排血量,但超过一定限度即出现失代偿表现。

2. 诱因 有基础心脏病的患者,其心力衰竭症状往往由一些增加心脏负荷的因素所诱发,常见的诱发心力衰竭的原因如下:

(1)感染:呼吸道感染是最常见、最重要诱因。其次为心内膜炎、全身感染等。

(2)心律失常:心房颤动是器质性心脏病最常见的心律失常之一,也是诱发心力衰竭最重要的因素。其他各种类型的快速心律失常和严重的缓慢性心律失常均可诱发心力衰竭。

(3)心容量增加:摄入钠盐过多;静脉输入液体过多、过快等。

(4)过度体力劳累或情绪激动:如妊娠后期及分娩过程,情绪激动、暴怒等。

(5)治疗不当:如不恰当停用洋地黄类药物或降压药等。

(6)其他:原有心脏病变加重或并发其他疾病。

(二)病理生理

心力衰竭时的病理生理改变十分复杂,多种代偿机制可使心功能在一定的时间内维持在相对正常水平,但这些代偿机制也均有其负性效应,各种不同机制相互作用衍生出更多反应。其中最重要的有以下几方面。

1. 代偿机制 当心肌收缩力减弱时,为了保证正常的心排血量,机体通过以下机制进行代偿。

(1)Frank-Starling机制:即回心血量增多使心脏前负荷增加,心室舒张末期容积增加,从而增加心排血量及提高心脏做功量。而在心力衰竭时,这一代偿机制的能力降低,心室舒张末期容积增加,舒张期末压也增高,相应的心房压和静脉压也随之升高,待后者达到一定高度即出现肺循环淤血或体循环淤血。

(2)心肌肥厚:心脏后负荷增加时主要代偿机制为心肌肥厚。心肌肥厚时心肌细胞数量并不增多,以心肌细胞体积增大为主。由于心肌细胞体积的增大,使心肌能量不足,继续发展导致心肌细胞坏死。心肌肥厚时,心肌收缩力增强,克服后负荷阻力,使心排血量在相当长时间内维持正常,故患者可无心力衰竭症状。心肌肥厚使心肌顺应性下降,舒张功能降低,心室舒张末压升高,产生舒张功能不全性心力衰竭表现。

(3)神经体液的代偿机制:当心脏排血量不足,心房压力升高时,机体全面启动神经体液机制进行代偿,包括交感神经兴奋性增强,使心肌收缩力增强及心率增快,以提高心排血量;肾素-血管紧张素-醛固酮系统(RAS)激活,心排血量降低使肾血流量随之减少而激活RAS。其有利的一面是心肌收缩力增强,周围血管收缩维持血压,调节血液的再分配,保证心、脑等重要脏器的血液供应。同时,促进醛固酮分泌,使水钠潴留,增加血容量及心脏前负荷,对心力衰竭起一定的代偿作用。

2. 心力衰竭时各种体液因子的改变

(1)心房钠肽(心钠肽、ANP):主要由心房肌细胞合成和分泌,具有很强的利尿作用。心力衰竭时由于心房压增高,ANP分泌增加,如合并心房颤动则血浆中ANP的浓度更高。但当心力衰竭较严重且转向慢性时,血浆 ANP 反而下降,可能是由于储存的 ANP 逐渐被耗竭,心房肌细胞合成 ANP 的功能下降所致。

(2)血管升压素(抗利尿激素):具有缩血管、抗利尿和增加血容量的作用。由下丘脑分泌。心力衰竭时心排血量降低,通过神经反射使血管升压素分泌增多,但过强的作用可导致稀释性低钠血症。

(3)缓激肽:心力衰竭时,缓激肽生成增多与 RAS 激活有关。缓激肽促使血管内皮细胞产生内皮依赖性舒张因子(EDRF)即 NO,NO 具有强大的扩血管作用,在心力衰竭时参与血管舒缩的调节。

3. 舒张功能不全　心脏舒张功能不全的机制,大体可分为两类,其一是主动舒张功能障碍,原因多为细胞质中的 Ca^{2+} 不能及时被肌质回摄取及由钙泵泵出细胞外,由于这两个过程均为耗能过程。故当能量供应不足时,心脏的主动舒张功能出现障碍,如心肌缺血时。其二舒张功能不全是由于心室顺应性减退而发生充盈障碍,主要见于心室肥厚时。

(三)临床表现

临床上以左心衰竭最常见。左心衰竭以肺循环淤血和心排血量降低为主要临床表现。

1. 症状

(1)程度不同的呼吸困难:①劳力性呼吸困难是左心衰竭最早出现的症状,系因运动使回心血量增加开始,左心房压力升高,加重了肺淤血。发生在较重的体力活动,休息可缓解。②端坐呼吸。肺淤血达到一定程度时,患者不能平卧,因平卧时回心血量增多且膈肌上抬,呼吸更困难。高枕卧位、半卧位甚至端坐时方可使憋气好转。③夜间阵发性呼吸困难。患者入睡后因突然憋气而惊醒,被迫采取坐位,呼吸深、快,重者可有哮鸣音,称之为"心源性哮喘"。大多于端坐休息后可自行缓解。其发生机制除因睡眠平卧血液重新分配使肺血量增加外,夜间迷走神经张力增加、小支气管收缩、膈高位、肺活量减少等也是促发因素。④急性肺水肿是"心源性哮喘"的进一步发展,是左心衰竭呼吸困难最严重的形式。

(2)咳嗽、咳痰、咯血:咳嗽发生较早,多发生在体力活动或夜间,坐立位可减轻或消失,痰多呈白色浆液泡沫状,偶有血丝,明显肺淤血或肺水肿时,咳粉红色泡沫痰。

(3)乏力、头晕、疲倦、心悸:是由心排血量降低,组织器官血液灌注不足所致。

(4)少尿及肾功能损害症状:严重的左心衰竭血液进行再分配时,首先是肾的血液量明显减少,患者可出现少尿。长期慢性的肾血量减少可出现血尿素氮、肌酐升高并可有肾功能不全的相应症状。

(5)消化道症状:胃肠道及肝淤血引起食欲缺乏、腹胀、恶心、呕吐等是右心衰竭最常见的症状。

2. 体征

(1)肺部湿性啰音:由于肺毛细血管压增高,液体可渗出到肺泡而出现湿性啰音。随着病情的加重,肺部啰音可从局限于肺底部直至全肺,患者如取侧卧位则下垂的一侧啰音较多。

(2)心脏体征:除基础心脏病的固有体征外,慢性左心衰竭的患者一般均有心脏扩大(单纯舒张性心力衰竭除外)、肺动脉瓣区第二心音亢进及舒张期奔马律。右心衰竭时可因右心室显著扩大而出现三尖瓣关闭不全的反流性杂音。

(3)水肿:体静脉压力升高使皮肤等软组织出现水肿,其特征为首先出现于身体最低垂的部位,常为对称性可压陷性。胸腔积液也是因体静脉压力增高所致,因胸膜静脉还有一部分回流到肺静脉,所以胸腔积液更多见于全心衰竭时,以双侧多见,如单侧则以右侧更为多见,可能与右膈下肝淤血有关。

(4)颈静脉征:颈静脉搏动增加、充盈、怒张,是右侧心力衰竭时的主要体征,肝颈静脉反流征阳性则更具特征性。

(5)肝大:肝因淤血肿大常伴压痛,持续慢性右心衰竭可致心源性肝硬化,晚期可出现黄疸及大量腹水。

(6)全心衰竭:右心衰竭继发于左心衰竭而形成的全心衰竭,当右心衰竭出现之后,右心排血量减少,因此阵发性呼吸困难等肺淤血症状反而有所减轻。扩张型心肌病全心衰竭时,肺淤血常不明显,这时左心衰竭主要表现为心尖舒张期奔马律及脉压缩小。

(四)治疗原则

治疗心力衰竭采取综合治疗措施,包括病因治疗、调节心力衰竭的代偿机制、减少其负效应(如拮抗神经体液因子的过分激活)等。除缓解症状外,还应提高运动耐量,改善生活质量;防止心肌损害进一步加重;降低死亡率。

1. 病因治疗

(1)基本病因治疗:大多数心力衰竭的病因都有针对病因的治疗方法,如控制高血压;改善冠心病心肌缺血;换瓣手术及先天畸形的矫治手术等。

(2)消除诱因:常见的诱因为感染,特别是呼吸道感染,应积极选用适当的抗菌药物治疗。心律失常特别是心房颤动也是诱发心力衰竭的常见原因,对心室率很快的心房颤动,如不能及时复律应尽快控制心室率。

2. 药物治疗

(1)利尿药:能减轻或消除体、肺循环淤血或水肿,同时可以降低心脏前、后负荷,改善心脏功能。包括袢利尿药(呋塞米、托拉塞米)、噻嗪类利尿药(氢氯噻嗪)和保钾利尿药(螺内酯、氨苯蝶啶等)。在使用利尿药时应随时监测电解质,防止电解质紊乱。具体用法与用量见心血管病用药护理。

(2)血管紧张素转化酶抑制药:血管紧张素转化酶抑制药在用于心力衰竭时,其主要机制为:①扩血管作用;②抑制醛固酮;③抑制交感神经兴奋;④可改善心室及血管的重构。其副作用较少,刺激性咳嗽可能是患者不能耐受治疗的一个原因,有肾功能不全者应慎用。首次剂量宜小,以免使血压过低。近年来国外已有不少大规模临床试验均证明即使是重度心力衰竭应用 ACE 抑制药也可以明显改善远期预后,降低死亡率。

(3)正性肌药物

①洋地黄类:洋地黄类强心苷是目前治疗心力衰竭的主要药物,能直接加强心肌收缩力,增加心排血量,从而使心脏收缩末期残余血量减少,舒张末期压力下降,有利于缓解各器官的淤血,增加尿量,减慢心率。常用的洋地黄制剂为地高辛、洋地黄毒苷及毛花苷 C(西地兰)、毒毛花苷 K 等。

②非洋地黄类:肾上腺能受体兴奋药。多巴胺及多巴酚丁胺是 20 世纪 70 年代中期研究出来应用于临床的药物,可用于心力衰竭的治疗。多巴酚丁胺是多巴胺的衍生物,可通过兴奋 β_1 受体增强心肌收缩力,扩血管作用不如多巴胺明显,对加快心率的反应也比多巴胺小。磷酸二酯抑制药。其作用机制是抑制磷酸二酯酶活性,使细胞内的 cAMP 降解受阻,cAMP 浓度升高,进一步使细胞膜上的蛋白激酶活性增高,促进 Ca^{2+} 通道膜蛋白磷酸化,Ca^{2+} 通道激活

使 Ca^{2+} 内流增加,心肌收缩力增强。

(4)β受体阻滞药:从传统的观念来看β受体阻滞药以其负性肌力作用而禁用于心力衰竭。但现代的观点认为,心力衰竭时心脏的代偿机制虽然在早期能维持心脏排血功能,但在长期的发展过程中将对心肌产生有害的影响,加速患者的死亡。慢性β受体阻断可防止心肌病发展,而 $β_1$ 受体信号转导的致病性明显大于 $β_2$ 受体和 $α_1$ 受体,这就是应用β受体阻断药治疗慢性心力衰竭的理论依据。

(五)护理

1. **心理护理** 慢性心力衰竭患者因病程长,症状反复发作、活动受限等原因,患者易产生恐惧、紧张、焦虑、孤独和悲观失望的心理。加强与患者的沟通,耐心做好患者的解释工作,鼓励家属探视,提供亲情支持。耐心讲解心理因素与疾病的关系,指导患者自我心理调整,使患者能以积极乐观的精神状态面对疾病,增强战胜疾病的信心。

2. **基础护理** 保持病室安静、空气新鲜,维持适当的温度与湿度,以防止呼吸道感染。协助患者取舒适的体位,一般取平卧位,对严重心功能有不全的患者应采取半卧位或端坐位,以减少心肌耗氧量。抬高床头,取半卧位借以加强呼吸肌的运动,减轻肺循环充血,增加肺通气量。对卧床时间长、水肿严重、营养不良的患者应加强皮肤护理,保持皮肤清洁、干燥,定时按摩受压部位,以促进血液循环,防止压疮的发生。保持床单位清洁、干燥、无渣。有条件的可用气垫床。

3. **病情观察** 注意观察患者的心率、心律、发绀、肺底湿啰音、颈静脉怒张、肝大、下肢水肿情况及尿量变化。在治疗及护理后病情有否好转,有无新的病理征象,发现异常及时报告医生。准确记录出入量,并将其重要性告诉患者及家属,取得配合。病情轻者间断吸氧,病情重者给予持续低流量吸氧,氧流量为 $2\sim4L/min$,注意观察患者呼吸频率、节律、深度的改变,随时评估呼吸困难的改善情况并及时记录。

4. **饮食护理** 给予低盐、低脂、低热量、高蛋白、高维生素、高纤维素,清淡易消化食物。少食多餐、不宜过饱,否则会加重心脏负担,诱发心力衰竭。告知低盐饮食的重要性,并监督患者每日进餐的情况。心功能Ⅰ～Ⅱ级患者,摄入食盐应 $<5g/d$;心功能Ⅲ级患者 $<2.5\sim3g/d$;心功能Ⅳ级患者 $<1g/d$,适当限制水分每天在 500ml 左右,若患者食欲下降应调整口味,如给醋、葱、蒜、柠檬等。在应用利尿药的情况下,密切观察水电解质变化,防止低氯、低钠血症的发生。

5. **活动指导** 根据患者的心功能情况制订活动计划,对心功能Ⅰ级(即代偿期)患者,可不限制日常活动,但应避免过重的体力劳动;对心功能Ⅱ级者,可不限制日常活动,但应增加休息;心功能Ⅲ级的患者可遵循卧床休息-床边活动-室内活动-室外活动-上下楼梯的活动;心功能Ⅳ级患者,应绝对卧床休息,可进行简单技能活动,如床上洗脸、刷牙、床上活动肢体等。

6. **药物观察与指导**

(1)应用洋地黄制剂观察与护理:遵医嘱正确给予洋地黄制剂,注意观察药物效果及有无副作用的发生。①严格遵医嘱按时间、按剂量给药,告诉患者由于洋地黄制剂的中毒量与治疗量接近,故在用药期间出现不适及时报告医护人员。教会患者服地高辛时应自测脉搏,当脉搏 <60 次/分或节律不规则应禁止给药并报告医生。应用毛花苷 C 或毒毛花苷 K 时务必稀释后缓慢静脉注射,并同时监测心率、心律及心电图变化。平时应注意监测地高辛的血药浓度。②患者服用地高辛时,若上一次药漏服,则下次服药时无需补服,以免剂量增加而致中毒。

③注意观察洋地黄中毒的表现:最重要的反应是各类心律失常,最常见的为室性期前收缩,多表现为二联律、非阵发性交界区心动过速、房性期前收缩、心房颤动及房室传导阻滞。快速性心律失常又伴有传导阻滞是洋地黄中毒的特征性表现。洋地黄类药物可引起胃肠道反应如恶心、呕吐,以及中枢神经系统的症状,如视物模糊、黄/绿视、倦怠等。④洋地黄中毒的处理:立即停用所有地高辛类制剂及排钾利尿药,遵医嘱给予纠正心律失常的药物。

(2)应用利尿药后的护理:密切观察尿量,每日测体重,准确记录 24 小时液体出入量,大剂量利尿者应测血压、脉搏和抽血查电解质,观察有无利尿过度引起的脱水、低血容量和电解质紊乱的表现,尤其是应用排钾利尿后有无乏力、恶心、呕吐、腹胀等低钾表现。对于利尿反应差者,应找出利尿不佳的原因,如了解肾功能情况,是否存在低血压、低血钾、低血镁或稀释性低钠血症及用药是否合理等。

(3)使用扩血管药物的观察与护理:在开始使用血管扩张药时,要密切观察病情和用药前后血压、心率的变化,慎防血管扩张过度,心脏充盈不足,血压下降,心率加快等不良反应。用血管扩张药注意从小剂量开始,用药前后对比心率、血压变化情况或床边监测血流动力学指标。根据具体情况,每 5~10 分钟测量 1 次血压,若药后血压较用药前降低 10~20mmHg(1.3~2.7kPa),应谨慎调整药物浓度或停用。如果心率低于 50 次/分时,应立即报告医生。

(六)健康教育

(1)告知患者诱发心力衰竭的各种因素,使患者对自己的疾病有正确的认知,掌握相关的医学知识,加强自我保健,增强遵医行为。

(2)根据患者病情适当安排其生活和劳动,尽量减轻心脏负荷。对于轻度心力衰竭患者,可以限制其体力活动,并保证充分的午休时间或较正常人多一些的夜间睡眠时间。较重的心力衰竭患者均应卧床休息。当心力衰竭表现有明显改善时,应鼓励患者逐渐恢复体力活动,如做体操、散步、爬楼梯等。如心功能已完全恢复正常或接近正常,则先步行活动,逐渐过度到较大活动量的运动,如骑自行车、打太极拳、慢跑等。

(3)保持乐观的生活态度,随遇而安,求安勿躁,避免情绪大起大落。注意天气变化,及时增减衣服,预防感冒。

(4)指导正确用药。严格按处方服用所有药物,指导患者掌握自己所用药物的方法、剂量、药物的副作用,与所服药物是否有协同作用等。教会患者自测脉搏、心率,若脉率增快、节律改变并出现厌食、色视,应警惕洋地黄毒性反应,立即停药及时就医;定期门诊随访。

(5)做好饮食指导,少量多餐、避免暴饮暴食。限制含盐量及含水量较高的食物,有条件的患者每日坚持测量体重;教会患者如何计算自己每日出入量,可以为患者提供食物含水量表。

(孙　宁　闵　英)

第三节　心律失常及护理

正常心脏在窦房结控制下节律整齐地跳动,跳动频率随生理状况而变化。凡是各种原因所致的心脏跳动节律、频率、起源部位、传导速度与激动次序的异常即为心律失常。按其发生原理,分为激动起源异常和激动传导异常两大类。

出现心律失常,应尽可能寻找原因进行治疗,其治疗包括心理、药物、电学治疗(起搏、电复律、射频消融等)及外科治疗。

其发病机制如下：①自律性的异常：心脏正常自律性基本起搏点在窦房结，自律性的产生源于窦房结细胞的四期自动除极。异常自律性由试验干预或疾病等因素引起，可以发生在心脏的任何部位。当心肌细胞静息膜电位明显降低后发生的自发舒张期除极，由此激起重复脉冲，即所谓的膜电位降低引起的自律性或称异常自律性。当窦房结正常的自律性受到抑制或异常自律灶发放的频率比窦房结的频率高时，即形成心律失常。②触发活动的出现：是一种异常的心肌细胞电活动，是指心肌细胞在动作电位的复极过程中，其动作电位上的除极达到除极的阈电位时，发生了一次新的除极和兴奋反应，这一新的除极被称为触发活动。触发性心律失常可以被电刺激诱发及终止。③折返激动的形成：在某些特定的条件下，一次激动可以通过传导折回到原先已经激动过的心肌处，如果正好这些心肌已经脱离了前次激动的不应期，则这些心肌将再次被除极，便形成了折返激动。

一、心 房 颤 动

心房颤动（简称房颤）是临床是最常见的一种心律失常。其主要发病机制是多个折返环发生在左心房和右心房的折返激动所致。根据心房颤动的发病持续时间，可分为阵发性、持续性和永久性。近年来对于正确处理心房颤动有了较大的进展，包括合理选用恢复和维持窦性心律的药物，明确抗凝血治疗对预防心房颤动患者发生脑卒中的重要性，试用新的介入治疗方法等。

（一）病因

多种心血管疾病都可引起心房颤动。器质性心脏病如冠心病、高血压病、心包炎、风湿性心瓣膜病（尤其是二尖瓣狭窄）；心脏和非心脏手术时可诱发房颤，如心脏手术后、先天性心脏病（尤其是房间隔缺损）、病态窦性房结综合征，药物所致如洋地黄、拟交感神经药、抗抑郁药；系统性疾病如甲状腺功能亢进或减退、严重感染、恶性肿瘤等。

（二）临床表现

心室率 100～160 次/分，心律绝对不齐，第一心音强弱不等，脉搏不规则，脉搏短绌（脉率＜心率）。患者有心悸、胸闷等症状。心房颤动有较高的发生体循环栓塞的危险，临床上以脑栓塞常见，是心房颤动患者致残、致死的重要原因之一。心电图示：P 波消失，代之以形态、间距、振幅不等的心房颤动波（f），频率 350～600 次/分；QRS 波群为室上性、振幅不等、R-P 间距绝对不齐；部分 QRS 波群可因伴室内差异传导而显著增宽、畸形，应与室性期前收缩相鉴别；当连续出现时应与室性心动过速及预激综合征相鉴别。

（三）治疗与护理

1. **控制心室率**　静息状态下，心室率＞110 次/分，应立即进行处理。心房颤动患者因心室率快伴发低血压和肺水肿，先静脉注射地尔硫䓬或维拉帕米，并做好电复律的准备。对于心室率并非很快但伴有轻度症状者，可采用口服药物治疗如美托洛尔等。心室率慢的心房颤动，一般心室率＜60 次/分，不要应用延缓房室结传导的药物。部分患者在运动时心室率增快，可考虑预防性给药。对于症状性心室率过缓者，可能需要安置心脏起搏器。

2. **恢复窦性心律**　30%～50% 新发生心房颤动在 48 小时内可自发地恢复窦性心律。对于持续性心房颤动者，若左心房直径＜45mm、房颤病程＜1 年、左心房内无血栓，可考虑恢复窦性心律治疗。目前临床上应用的是同步电复律、药物复律、射频消融及外科迷宫手术、植入心房除颤器等。

3. 抗凝治疗 治疗窗窄,很小剂量的变化就能导致血栓或出血,应严密观察口腔、鼻腔和皮下有无出血,有无大便隐血及血尿,避免过度劳累和易致损伤的活动。增加富含维生素 K 食物的摄入。

4. 其他治疗 嘱患者安静、卧床休息,给予高流量氧气吸入,心电监护。建立静脉通道遵医嘱合理用药。

5. 其他 教会患者在安静状态下自数脉搏并判断是否规则,坚持每日记录脉搏。如脉搏<60 次/分,有黑矇症状,应与医生联系,做心电图。

二、室性心动过速

室性心动过速(简称室速),是一种起源自希氏束分叉以下、左心室或右心室,至少连续 3 次,频率在 100~250 次/分的心动过速。为恶性心律失常之一,需要在短时间内予以控制,否则可导致休克、心力衰竭,甚至导致心室颤动而猝死。

(一)病因

大多数有器质性心脏病,如冠心病,特别是心肌梗死的患者、高血压心脏病、风湿性心脏病、心肌病等。其他病因包括缺氧、电解质紊乱(低镁、低钾)、药物中毒(如洋地黄、抗心律失常药、磺胺类、磷酸二酯酶抑制药、三环类抗抑郁药)。此外心脏插管、心血管造影、心脏手术过程中亦可出现室性心动过速。

(二)临床表现

伴有器质性心脏病者,常有心悸、气短、胸闷、头晕,严重者可发生昏厥、脑缺血、心力衰竭、心源性休克、心肌梗死,甚至发展为心室扑动、心室颤动。无器质性心脏病或短暂发作者症状较轻。心电图示:3 个或 3 个以上连续、快速的 QRS 波群宽大畸形,QRS 波群时限≥0.12 秒,心室率>100 次/分,如见有 P 波与 QRS 波群分离或心室夺获,则室性心动过速可确诊。QRS 波群时间>0.14 秒,电轴左偏,胸前导联 QRS 波群同向。当 QRS 呈右束支传导阻滞(RBBB)形态时,V_1 导联呈 qR、QR、RS(如呈 RSR′时 R′>R)、QRS 主波向下或为双向波;当 QRS 波群呈左束支传导阻滞(LBBB)时,V_1 的 R 波>30 毫秒,V_6 呈 R 或 QS 波;心前导联 QRS 主波一致向上或向下,均有利于判断为室性心动过速。

(三)治疗与护理

1. 终止室性心动过速

(1)药物:如胺碘酮、利多卡因、普鲁卡因胺、溴苄胺等(使用方法见心血管用药护理)。

(2)同步电复律:如患者已发生晕厥、低血压、休克、心绞痛、心力衰竭时首选电复律,药物治疗无效的室性心动过速亦应电复律。一般首次给予 100~200J 同步电复律。如首次电复律无效,可逐渐增加能量。对洋地黄中毒引起的室性心动过速,不宜用电复律,应给予药物治疗。

(3)心脏程序电刺激:经食管心室调搏或经插入电极导管至右心室,应用超速抑制法或程控期前收缩刺激法,使脉冲适时进入心室的折返环,从而终止折返性室性心动过速的发作。但有一定风险性,应具有除颤等抢救设备。

2. 控制室性心动过速 ①积极治疗原发病和诱发因素,如心肌劳损、心肌缺血、心力衰竭、低钾血症、电解质紊乱及缓慢心律失常;②置入式心脏复律除颤器(ICD),对反复发作,药物治疗无效者,置入 ICD 可减少猝死危险性,提高生存率;③导管射频消融术,经心腔内电生理检查,明确室性心动过速的机制,可行导管射频消融以根治室性心动过速;④起搏治疗,通过起搏以提高心室率,可控制尖端扭转性室性心动过速的发作。起搏治疗也适用于发生在心动过缓基础上的室性心动过速,如房室传导阻滞、病态窦房结综合征等。

3. 其他治疗　应立即给予高流量氧气吸入和心电监护,建立静脉通路,遵医嘱合理用药。

三、室上性心动过速

室上性心动过速(简称室上速),是较常见的一组心律失常,多在青壮年时发病,一般表现为阵发性,其中绝大多数由折返机制引起,射频消融可以根治。

(一)病因

室上性心动过速发生机制有折返、自律性升高及触发活动三种。

1. 完成折返条件　可发生于房室结、窦房结、心房以及房室之间。其发生的条件是:①有首尾相连的两条传导途径;②单向阻滞:冲动在一条传导途径发生单向传导阻滞,但冲动可通过单向阻滞远端逆传;③传导减慢,在另一条传导途径缓慢传导,折返冲动的前方心肌恢复应激性,冲动得以下传,重复循环形成折返。

2. 自律性升高　在心房、房室交界区或心室有异位节奏点存在。当心肌缺血缺氧时,膜电位降低超过$-50\sim-60mV$,而自律性升高,由正常自律性转为异常自律性。

3. 触发活动　心肌后除极引起心动过速,因后除极由除极所触发,故称此机制为触发活动。目前认为某些多灶性房性心动过速是触发活动所致。

(二)临床表现

主要为阵发性心悸,突发突止,心动过速持续时间长时可有头晕、胸闷、气短等症状。脉搏、心率快,多为 140～200 次/分,但亦可慢至 90 次/分,高达 260 次/分,心律一般整齐。有的患者可出现低血压。心电图示:QRS 波群呈室上型,伴有室内差异性传导则 QRS 波群宽大畸形。P 波在 Ⅱ、Ⅲ、aVF 导联直立,室上性心动过速多为窦房结内折返、心房内折返和自律性房性心动过速;P 波在 Ⅱ、Ⅲ、aVF 导联倒置,且紧跟 QRS 波群,提示为房室结内折返性或房室折返性心动过速;无 P 波可见多为房室结内折返;P 波形态多变提示多源性房性心动过速。

(三)治疗与护理

1. 刺激迷走反射　刺激迷走神经方法使其终止,护理上要注意心律的变化,如果突发心脏停搏,应立即停止刺激迷走神经,给予肾上腺素或阿托品。常用方法:①屏气法:嘱患者深吸一口气后屏气,再用力做呼气运动。②咽部刺激法:手指、筷子、压舌板刺激咽部,引起恶心、呕吐。③颈动脉窦按压法:患者取卧位,头稍向后仰并转向一侧,术者用示、中、环指并拢放在甲状软骨上缘水平胸锁乳突肌内缘,向颈椎方向轻轻按压颈动脉窦,每次 10 秒,休息片刻重复按压。切不可双侧同时按压,有脑血管病史者禁用。④眼球压迫法:患者平卧、闭目,嘱其眼球向下"看"。术者用拇指压迫眼眶下方眼球上部,每次 10～20 秒。不宜同时按压两侧,有青光眼者忌用。

2. 药物终止心动过速　如三磷酸腺苷、毛花苷 C 及维拉帕米、普罗帕酮等(使用方法见心血管用药护理)。用药过程中需连续心电图及血压监测。

3. 同步电击复律　发作时如心率过快≥260 次/分,或伴 QRS 波群增宽畸形,基础心脏病加重,伴有严重血流动力学障碍,如心力衰竭、心绞痛、晕厥或经过治疗无效者,应给予同步电击复律,50～100J。休克者于电击前先行升压治疗。

4. 经食管心房起搏终止心动过速　经食管插入电极导管接近心房位置,采用心脏刺激仪,用高于心动过速的频率发放电脉冲,通常可迅速终止心动过速。

5. 射频消融术　对反复发作或药物难以奏效或不能长期服药的房室结折返性心动过速,宜做射频消融术,以达到根治。射频消融术安全、迅速、有效且能治愈。

6. 其他　给予高流量吸氧和心电监护,建立通畅的静脉通路,纠正低血压。

四、房室传导阻滞

房室传导阻滞是指房室交接区脱离了生理不应期后,冲动从心房传到心室的过程受阻而出现传导延长、部分或完全中断。根据其阻滞程度,可分为一度、二度、三度;根据其阻滞部位可分为心房-房室结、房室结、房室结-希氏束及束支水平。

(一)病因

房室传导阻滞多为病理性,如心肌缺血、心肌梗死、急性心肌炎、风湿热、手术后、药物中毒和高钾血症可引起急性短暂性房室传导阻滞。慢性房室传导阻滞可以呈间歇性或持续性,常见于冠心病、扩张型心肌病、传导系统纤维化和心肌浸润性疾病。

(二)临床表现

(1)患者有不同程度的脑、心、肾等脏器供血不足的临床表现,如记忆力减退、头痛、失眠、心悸、心绞痛,严重者可有黑矇甚至昏厥或阿-斯综合征,伴随基础心脏疾病。

(2)一度房室传导阻滞常无自觉症状或第一心音低钝。心电图示:P-R 间期延长至 0.20 秒;二度房室传导阻滞者可以心悸和心搏脱漏。可有头晕、乏力、胸闷、昏厥、抽搐和心功能不全。心电图示:P-R 间期逐渐延长直至 QRS 波群脱漏,包含受阻 P 波的 P-R 间期是窦性周期的倍数。如连续 2 个或 2 个以上 P 波受阻,称为高度房室传导阻滞。三度房室传导阻滞者,多数患者休息时无症状,但当体力活动时出现心悸、头晕、乏力。如心室率过慢,特别是并发急性广泛心肌梗死或严重急性心肌炎者,症状较重,可出现心力衰竭或脑供血不足症状。如心室停顿时间短暂(3~5 秒)可出现头晕、眼前发黑和全身无力。停搏时间 5~10 秒可引起晕厥,停搏时间持续 15 秒以上可发生阿-斯综合征,严重者可致猝死。心电图示:心房可由窦性或其他室上性心律控制,而心室则由交界区或心室逸搏控制。窦性心律时,P 波与 QRS 波群无固定关系,P 波的频率大于 QRS 波群频率。如发生房颤,心室率慢而规则。

(三)治疗与护理

(1)积极纠正病因,对急性心肌梗死、急性心肌炎或心脏直视手术损害引起的房室传导阻滞,可给予激素治疗;如由药物中毒所致,应立即停用有关药物。

(2)一度与二度Ⅰ型房室传导阻滞,多症状不明显,一般不需要特殊处理,定期复查心电图。二度Ⅱ型房室传导阻滞发作期应限制活动,卧床休息,给予心电监测。适时给予阿托品、异丙肾上腺素等药物。

(3)三度房室传导阻滞患者急性发作时,绝对卧床休息或限制活动范围,以减少心肌的耗氧量,改善心肌缺氧。并给予阿托品、异丙肾上腺素静脉滴注,持续心电监测,时刻警惕心源性脑缺氧综合征(阿-斯综合征)的发生。如心室率缓慢而影响血流动力学,药物治疗无效者,应安装临时心脏起搏器。度过急性期后患者的房室传导阻滞可减轻或消失。如为慢性或持续性三度房室传导阻滞,伴有心、脑供血不足或有过阿-斯综合征发作者,安装永久性心脏起搏器是唯一长期可行的方法。

(4)安慰患者控制情绪,加强病房巡视,及时了解患者需要,耐心解答与疾病相关的护理问题,消除患者紧张、焦虑、恐惧心理。

对伴发阿-斯综合征患者的抢救:阿-斯综合征发生时无任何先兆,也可因心室率突然减慢而感到胸部或心前区不适。发作持续时间长短与病情有关。当患者出现昏厥、抽搐、发绀、呼吸困难时,应立即行胸外心脏按压、人工呼吸、电复律。

五、病态窦房结综合征

病态窦房结综合征(简称病窦综合征)是因窦房结及其周围组织的器质性病变,导致窦房结自律性或传导功能低下,以心动过缓的临床表现为特征。病程一般较长且常反复发作。部分患者伴有快速室上性心律失常。

(一)病因

(1)可与冠心病、心肌病、风湿性心脏病、高血压病等常见器质性心脏病并存,但不一定有因果关系。任何累及心房、窦房结及窦房结动脉的心脏或全身疾病都可引起病态综合征。

(2)少数患者由心脏手术损伤、结缔组织疾病或家族性疾病引起。

(3)迷走张力增高、药物,可逆性病变如急性缺血、感染等也可引起窦房结功能不全。因窦房结本身无固有的病变,所以称为功能性窦房结功能不全。

(二)临床表现

本病起病隐匿,进展缓慢,临床表现呈多样性,轻者可因无明显症状而漏诊,重者可发生猝死。病态综合征主要以脑、心、肾等到重要脏器供血不足为主要症状。脑供血不足症状如乏力、头晕、记忆力减退,严重者可有黑矇甚至昏厥、阿-斯综合征。还可表现全身酸痛、食欲缺乏,胃肠功能失调及少尿或无尿等。心电图示:为严重而持久的窦性心动过缓,常发作快速室上性心律失常如房性心动过速、心房扑动、心房颤动等。其窦性频率常低于 $30\sim40$ 次/分,并伴有窦房传导阻滞,导致窦性停搏,P 波脱落和较长时间的窦性静止。

(三)治疗与护理

1. 一般治疗　积极纠正病因,如纠正电解质紊乱,解除迷走张力;避免使用一切减慢心率的药物,如 β 受体阻滞药、钙拮抗药,如维拉帕米、洋地黄、胺碘酮等。

2. 药物治疗　如阿托品、沙丁胺醇、异丙肾上腺素等,以提高心率,改善症状(用法与用量见心血管用药护理)。

3. 抢救配合　准备好抢救药物和抗心律失常的药物,抢救仪器如心电监护仪、心电图机、除颤器、临时起搏器等,做好抢救准备。对于突然发生心室扑动或心室颤动的患者,紧急情况下没有医生在现场,护士也有权独立使用除颤器,立即为患者施行非同步直流电除颤。

4. 心脏起搏器治疗　病窦综合征药物治疗效果不理想,有下列情况之一者:慢性病窦综合征伴有阿-斯综合征发作或有明显头晕、气短、乏力症状或已发生晕厥者;心率持续<50 次/分的窦性心动过缓而伴有心力衰竭或心绞痛发作者,应考虑安置永久起搏器。而对于因急性心肌梗死、急性心肌炎、药物及电解质紊乱引起的窦房结功能暂时障碍,可采用临时人工起搏器治疗。

六、恶性心律失常

当心律失常严重影响血流动力学或由于各种因素致心电不稳定,使某些原来并不影响血流动力学的心律失常进一步恶化,称之为恶性心律失常。一般指恶性室上性心律失常,是严重危害身体健康的疾病,其最严重的表现是猝死。恶性心律失常包括:①心室率>230 次/分的单形性室性心动过速(室速);②心室率逐渐加速的室性心动过速,有发展成心室扑动(室扑)、心室颤动(室颤)的趋势;③室性心动过速伴有严重的血流动力学障碍,多形性室性心动过速、特发性室扑或室颤,以阿-斯综合征发作为临床特征。

恶性室性心律失常通常发生于各种病因的器质性心脏病患者,其病因是不可逆的。因此,对有高危猝死概率的心脏病患者,宜加倍警惕。

(一)病因

发生心律失常的电生理机制尚不完全清楚,除与基础疾病、患者心功能状态、心肌缺血缺氧或梗死等因素直接相关外,还与交感神经兴奋和血浆儿茶酚胺浓度增加、自主神经张力变化、电解质和内环境紊乱、温度等多种因素有关。

(二)临床表现

临床表现有低血压、休克、左心衰竭、昏厥、阿-斯综合征等。

(三)治疗原则

1. 治疗策略 恶性室性心律失常治疗首选埋置心脏复律除颤器(ICD),因为 AVID 结果提示 ICD 对于提高患者的生存率高于药物治疗,如果没有条件埋置 ICD,由药物治疗也不失为有效的方法。建议使用Ⅲ类抗心律失常药物,如胺碘酮、索他洛尔。

2. 急诊治疗 ①单形性室性心动过速:对于血流动力学不稳定的室性心动过速患者同步直流电复律。如果血流动力学稳定,可先考虑药物治疗,使用胺碘酮。②多形性室性心动过速:血流动力学不稳定,可演变为心室颤动。血流动力学稳定者应进一步鉴别是否有 Q-T 间期延长。Q-T 间期延长可以是先天性的,先天性长 Q-T 间期综合征患者在交感神经张力增高时,如体力活动,精神紧张,受惊吓等情况下可发生尖端扭转型室性心动过速。纠正电解质紊乱,尽快终止尖端扭转型室性心动过速,采用超速起搏右心室的方法,静脉补钾和补镁。

3. 后续处理 ①治疗原发疾病和诱因;②口服抗心律失常药物预防复发;③ICD 置入;④经导管消融。

(四)护理

1. 体位与休息 嘱患者当心律失常发作导致胸闷、心悸、头晕等不适时,采取高枕卧位、半卧位或其他舒适体位,尽量避免左侧卧位,因侧卧位时患者常能感觉到心脏的搏动而使不适感加重。有头晕、晕厥发作或曾有跌倒病史者,加强生活护理,防止意外的发生。做好心理护理,保持情绪稳定,必要时遵医嘱给予镇静药,保证患者充分的休息与睡眠。

2. 心电监护 对严重心律失常者,应持续心电监护,严密监测心率、心律、心电图、生命体征、血氧饱和度变化。发现频发、多源性、成对的或呈 RonT 现象的室性期前收缩、阵发性室性心动过速、窦性停搏、二度Ⅱ型或三度房室传导阻滞等,立即报告医生。安放监护电极前注意清洁皮肤,用乙醇棉球去除油脂,电极放置部位应避开胸骨右缘及心前区,以免影响心电图和紧急电复律;1~2天更换电极片 1 次或电极片松动时随时更换,观察有无皮肤发红、发痒等过敏反应。

3. 配合抢救 建立静脉通道,备好抗心律失常药物及其他抢救药品、除颤器、临时起搏器等。及时遵医嘱给予药物治疗:如心率显著缓慢的患者可先给予阿托品、异丙肾上腺素等药物;对其他快速性心律失常者可予抗心律失常药物。必要时配合临时心脏起搏或电复律,一旦发生猝死的表现如意识突然丧失、抽搐、大动脉搏动消失、呼吸停止,立即进行心肺复苏抢救。

4. 用药护理 严格遵医嘱按时、按量给予抗心律失常药物,静脉注射时速度宜慢,一般

5～15 分钟内注完,静脉滴注药物时尽量用输液泵调节速度。观察患者意识和生命体征,必要时监测心电图,注意用药前、用药过程中及用药后的心率、心律、P-R 间期、Q-T 间期等的变化,以判断疗效和有无不良反应。

5. 制订活动计划　评估患者心律失常的类型及临床表现,与患者及家属共同制订活动计划。对无器质性心脏病的良性心律失常患者,鼓励其正常工作和生活,建立健康的生活方式,保持心情舒畅,避免过度劳累。窦性停搏、二度Ⅱ型与三度房室传导阻滞、持续性室性心动过速等严重心律失常患者应卧床休息,以减少心肌耗氧量。卧床期间加强生活护理。

(五)健康指导

1. 疾病知识指导　向患者及家属讲解心律失常的常见病因及诱发因素,如情绪创伤、过度劳累、寒冷刺激、急性感染、不良生活习惯(吸烟饮酒、饮咖啡和浓茶)等。指导患者及家属保持心情舒畅,改变不良嗜好,尽量创造轻松的工作和生活环境,心静勿躁,避免由于精神紧张及压力过大诱发或加重心律失常。

2. 用药指导　说明按医嘱服抗心律失常药物的重要性,指导患者增加遵医行为,让患者认识到规律服药的重要性,说明所用药物的名称、剂量、用法用量、作用及不良反应,不可自行增减、停药或擅自改用其他药物,若发生不良反应及时就医。服用抗心律失常药物期间,按时测血压,尤其在最初服药及改变药物剂量时,服药前后要测血压,数脉搏和心率;定期复查心电图,掌握病情变化。

3. 生活指导　指导患者劳逸结合,养成良好的生活习惯。无器质性心脏病患者可参加一些体育锻炼和娱乐活动,调节自主神经功能。有器质性心脏病者可根据心功能情况适量活动,生活规律,保证充足的休息与睡眠。保持乐观稳定的情绪,戒烟酒,避免劳累、感染,防止诱发心律失常。心动过缓应避免屏气、用力排便等兴奋迷走神经的动作,以免加重心律失常。

4. 饮食指导　指导患者选择清淡、低脂、富含维生素、纤维素的饮食,少量多餐,忌油腻、煎炸及刺激性的食物如咖啡、浓茶等,避免饱餐。合并心力衰竭及应用利尿药时应限制钠盐摄入,多进食含钾丰富的食品,以减轻心脏负担和防止低血钾诱发心律失常。

5. 自我监测指导　教会患者及家属测量脉搏和心率的方法,每天至少 1 次,每次 1 分钟。建议自购一台电子自动血压仪,对血压进行监测;告知患者和家属心律失常发作时的应对措施及心肺复苏技术,以便监测病情和自救。对安装心脏起搏器的患者,应告知自我监测及家庭护理的方法。远离高压电及电磁场区域,不要接受电疗或磁疗,防止电池耗竭过快或起搏器失灵。每日自测脉搏,如发生下列情况应及时就诊:①脉搏＜60 次/分,并有头晕、心悸等;②脉搏＞100 次/分,休息不缓解者;③心律失常,有漏搏,5 次/分以上者。

(闵　英　孙　宁)

第四节　冠状动脉粥样硬化性心脏病及护理

冠状动脉粥样硬化是使血管腔狭窄或阻塞,或因冠状动脉功能性改变(痉挛)导致心肌缺血缺氧或坏死而引起的心脏病,统称冠状动脉粥样硬化性心脏病(简称冠心病),亦称缺血性心脏病。

冠心病是动脉粥样硬化导致器官病变的最常见类型,也是严重危害人们健康的常见病。每年有 1700 万人死于动脉粥样硬化性疾病,占全球死亡总数的 1/3,排名第一位。而我国每年死于心血管病人数达 250 万,每年新发心肌梗死 50 万人,现患心肌梗死 200 万人。因此,冠心病已成为心血管疾病防治中的重点。

一、概　　述

(一)危险因素

1. 高血压　被认为是冠心病的重要危险因素。高血压患者动脉粥样硬化程度较血压正常者明显,且血压水平越高动脉硬化程度越重。研究证明,无论是收缩压还是舒张压都能够强有力地预测先天性心脏病(CHD)的危险性。

2. 血脂异常　主要为血 TC 及 LDL-C 的增高。HDL-C 降低和 TG 增高,也是近年来已经肯定的危险因素。

3. 肥胖　是一种多因素引起的慢性代谢性疾病,多伴有胰岛素抵抗,常与糖尿病、血脂异常、原发性高血压等集结表现。

4. 糖尿病　糖尿病可导致冠状动脉损害严重,受损冠状动脉病变广泛而弥漫,表现为出血、溃疡、栓塞和钙化;可使微血管病变和心肌损害,引起心肌间质纤维化、坏死,炎性细胞浸润,小血管壁内膜增厚等。

5. 吸烟　吸烟是动脉粥样硬化的一个独立的危险因素。吸烟引起 CHD 死亡率的增加主要是由于心肌梗死和冠心病猝死。

6. 其他　①家族史,直系亲属发病年龄<50 岁;②性别:男性高于女性;③年龄:男性 40 岁以上,女性围绝经期以后多发。

(二)临床分型

1. 世界卫生组织(WHO)分型　WHO 曾将缺血性心脏病概括为冠状动脉循环改变引起冠状动脉血流和心肌需求之间的不平衡而导致的心肌损伤,据此冠心病分型为:① 原发性心脏停搏;②心绞痛;③心肌梗死;④心力衰竭;⑤心律失常。

2. 国内标准　根据冠状动脉病变的部位、范围、血管阻塞的程度和心肌供血不足的发展速度和程度的不同,分为五种临床类型。

(1)无症状型冠心病(隐匿型):无心绞痛等缺血症状,但静息或负荷试验后心电图有缺血性 ST-T 改变;病理学检查心肌无明显组织形态改变。

(2)心绞痛型冠心病:分为劳力性与自发性心绞痛。有发作性胸骨后疼痛,为一过性心肌供血不足引起。病理学检查心肌无组织形态改变或有纤维化改变。

(3)心肌梗死型冠心病:是最为严重的类型,由冠状动脉闭塞致心肌急性缺血性坏死所致。

(4)缺血性心肌病型冠心病:表现为心脏扩大,心功能不全或心律失常,为长期心肌缺血导致心肌纤维化引起。

(5)猝死型冠心病:由原发性心搏骤停而猝然死亡,多为缺血心肌局部发生电生理紊乱引起严重心律失常所致。

本章重点介绍心绞痛和心肌梗死两种类型的冠心病。

二、心绞痛与护理

心绞痛系指冠状动脉供血不足,急性暂时性心肌缺血、缺氧而引起的临床综合征。包括稳定型心绞痛和不稳定型心绞痛。

（一）概述

绝大多数患者系冠状动脉粥样硬化致管腔狭窄大于冠脉直径 50% 以上,其次为冠状动脉痉挛伴或不伴冠状动脉粥样硬化,少数见于冠状动脉微血管病变,冠状动脉的炎症如梅毒、风湿性与先天性畸形;非冠状动脉病变如肥厚型心肌病、严重主动脉瓣狭窄、关闭不全、甲状腺功能亢进、严重贫血。无论其病因如何,心绞痛的发病机制均是由于心肌氧供与需求失衡,从而引起心肌缺血、缺氧。

（二）稳定型心绞痛

稳定型心绞痛是在冠状动脉狭窄的基础上,由于心肌负荷的增加引起的心肌急剧、暂时的缺血与缺氧的临床综合征。

1. 临床表现

（1）病史:有冠心病的易患因素,如高血压、高胆固醇血症、胰岛素抵抗、糖尿病、吸烟、肥胖及冠心病家族史等。

（2）诱因:发作常因体力劳动或情绪激动所激发,饱食、寒冷、吸烟、心动过速、休克等亦可诱发。

（3）症状:心绞痛以发作性胸痛为主要临床表现。

①部位:典型的心绞痛部位是在胸骨后或左前胸,范围常不局限,可以放射到颈部、咽部、颌部、上腹部、肩背部、左臂及左手指侧,也可以放射至其他部位,心绞痛还可以发生在胸部以外如上腹部、咽部、颈部等。每次心绞痛发作部位往往是相似的。

②性质:常呈紧缩感、绞榨感、压迫感、烧灼感、胸闷或有窒息感、沉重感,有的患者只述为胸部不适,主观感觉个体差异较大,但一般不会是针刺样疼痛,有的表现为乏力、气短。

③持续时间:疼痛出现后常逐渐加重,呈阵发性发作,持续数分钟,一般不会超过 10 分钟,也不会转瞬即逝或持续数小时。可数天或数星期发作一次,亦可 1 天内多次发作。

④诱发因素及缓解方式:慢性稳定型心绞痛的发作与劳力或情绪激动有关,如跑步、爬坡时诱发,停下休息即可缓解,多发生在劳力当时而不是之后。舌下含服硝酸甘油可在 2~5 分钟内迅速缓解症状。

⑤体征:心绞痛发作时可见血压增高,心率加快,焦虑不安,皮肤湿冷或大汗,有时出现第四心音或第三心音奔马律。可有暂时性心尖部收缩期杂音,是乳头肌缺血以至功能失调引起二尖瓣关闭不全所致,第二心音可有逆分裂或出现交替脉。

2. 治疗原则

（1）发作时的治疗:①终止心绞痛发作:立即停止活动,一般患者休息后症状可立即缓解或减轻。②药物治疗:硝酸甘油舌下含化,2~5 分钟见效,作用持续 20~30 分钟。硝酸异山梨酯舌下含化,2~5 分钟见效,作用维持 2~4 小时。

（2）缓解期的治疗:①避免各种诱发因素,如调整工作量,减轻精神负担,调节饮食,禁忌烟酒,保持适当的体力活动,但以不致发生疼痛症状为度,一般不需要卧床休息;②药物治疗:目前减轻症状及改善缺血的药物主要包括三类:β受体阻滞药、硝酸酯类药物、钙拮抗药;③介入治疗:经皮冠状动脉介入治疗(PCI);④外科手术治疗:在体外循环下施行主动脉-冠状动脉旁路移植(CABG);⑤体外反搏:临床试验证实 EECP 能显著提高冠状动脉血流灌注压,增加心肌供血,促进冠状动脉侧支循环形成;⑥运动锻炼疗法:进行适宜的运动锻炼有助于促进侧支循环,提高机体活动的耐受量而改善症状。

(三)不稳定型心绞痛

冠心病中除上述典型的稳定型劳力性心绞痛之外,心肌缺血所引起的缺血性胸痛尚有各种不同的表现类型,但其中除变异型心绞痛具有短暂 ST 段抬高的特异的心电图变化而仍为临床留用,目前已趋向将劳力性心绞痛以外的缺血性胸痛统称为不稳定型心绞痛(UA)。

UA 是指介于稳定型心绞痛和急性心肌梗死(AMI)之间的一组临床心绞痛综合征,其中包括如下亚型:①初发劳力性心绞痛:病程在 2 个月内新发生的心绞痛(从无心绞痛或有心绞痛病史但在近半年内未发作过心绞痛)。②恶化劳力性心绞痛:病情突然加重,表现为胸痛发作次数增加,持续时间延长,诱发心绞痛的活动阈值明显减低,按加拿大心脏病学会劳力性心绞痛分级(CCSC Ⅰ~Ⅳ)加重 1 级以上并至少达到Ⅲ级,硝酸甘油缓解症状的作用减弱,病程在 2 个月之内。③静息心绞痛:心绞痛发生在休息或安静状态,发作持续时间相对较长,含硝酸甘油效果欠佳,病程在 1 个月内。④梗死后心绞痛:指 AMI 发病 24 小时后至 1 个月内发生的心绞痛。⑤变异性心绞痛:休息或一般活动时发生的心绞痛,发作时心电图显示 ST 段暂时性抬高。

1. 临床表现 不稳定型心绞痛胸部不适的性质与典型的劳力性心绞痛相似,通常程度更强些,经常被描述为疼痛,可持续长达 30 分钟,偶尔将患者从睡眠中痛醒。

(1)疼痛性质:为压榨紧缩、压迫窒息、沉重闷胀性疼痛。少数患者可为烧灼感、紧张感或呼吸短促伴有咽喉或气管上方紧榨感。疼痛或不适感开始时较轻,逐渐加剧,发作时伴有新的相关特征如出汗、恶心、呕吐、心悸或呼吸困难。然后逐渐消失,很少为体位改变或深呼吸所影响。

(2)疼痛部位:胸痛放射至附近的或新的部位。主要在胸骨体上段或中段之后,可波及心前区,界限不很清楚,常放射至左肩、左臂内侧达环指和小指,或至颈、咽或下颌部,少数患者表现为上腹部不适、胸闷、背痛、牙痛等。

(3)疼痛时限:心绞痛发生频率、严重程度和持续时间增加,出现静息型或夜间型心绞痛。时限 1~5 分钟,多数 3~5 分钟,很少超过 15 分钟,超过 30 分钟者应考虑急性心肌梗死的可能。

(4)诱发因素:以体力劳累为主,其次为情绪波动。诱发心绞痛的体力活动阈值突然和持久降低;暴露于寒冷环境、进冷饮、身体其他部位的疼痛,以及恐惧、紧张、发怒、烦恼等情绪变化都可诱发。体力活动再加情绪波动则更容易诱发。

(5)硝酸甘油效应:常用的静息方法和舌下含服硝酸甘油的治疗方法原来能控制慢性稳定型心绞痛,而对于不稳定型心绞痛通常只能起暂时或不完全性的缓解作用。

(6)心电图表现:发作时心电图可见 ST 段压低,T 波平坦或倒置(变异型心绞痛者则相关导联 ST 段抬高),发作过后数分钟内逐渐恢复。

(7)其他:继发于贫血、感染、甲状腺功能亢进、心律失常等原因诱发的心绞痛称之为继发性不稳定型心绞痛。

2. 治疗原则

(1)对症处理:绝对卧床休息,给予持续心电监护。有呼吸困难、发绀者应给予氧气吸入,维持血氧饱和度达到 90% 以上。烦躁不安、剧烈疼痛者可给予吗啡皮下注射。

(2)缓解疼痛:本型心绞痛单次含化或喷雾吸入硝酸酯类制剂往往不能缓解症状,一般建议每隔 5 分钟 1 次,连续使用 3 次,而后再用硝酸甘油或硝酸异山梨酯持续静脉滴注或微泵输注,直至症状缓解或出现血压下降。

(3)抗血小板、抗凝治疗:阿司匹林、氯吡格雷及肝素是不稳定型心绞痛中的重要治疗措施,其目的在于防止血栓形成,阻止病情向心肌梗死方向发展。溶栓药物有促发心肌梗死的危险,不推荐应用。

(4)手术治疗:在有条件的医院行经皮腔内冠状动脉介入和冠状动脉内支架置入术、冠状动脉旁路移植术、主动脉内气囊反搏术等。

(5)积极控制诱发因素:积极控制高血压,早期的血脂干预;控制饮食,减轻体重,病情允许时,适当增加体力活动。

3. 发作期急救措施

(1)严密观察生命体征:患者收入 CCU,保持室内安静,绝对卧床休息,谢绝探视。持续心电监测,迅速建立静脉通路,遵医嘱准确、按时给药。

(2)药物治疗:立即舌下含服硝酸酯类药物,如硝酸甘油等。

(3)吸氧:持续或间断给予 2～4L/min 氧气吸入。

(4)镇痛:严重持续疼痛者,应给予镇痛剂和镇静剂。

(5)观察心电图变化:心绞痛发作时大多数患者可出现暂时性心肌缺血而引起 ST-T 改变,变异型心绞痛发作时心电图可见有关导联 ST 段的抬高,与之相对应的导联 ST 段压低,这是因冠状动脉突然痉挛所致,患者迟早会发生心肌梗死。因此,护理中应严密观察,发现异常及时报告医生对症处理。

(6)做好急诊介入治疗术前准备。

4. 护理

(1)心理护理:心绞痛会引起患者心理应激反应,情绪紧张会加重心绞痛发作。护士应安抚患者,创造良好的休息环境,减少不必要的噪声。生活给予合理的照顾,耐心交代病情、配合要点,树立战胜疾病的信心。

(2)病情观察:进行持续的心电监护,严密观察心率、心律、血压、血氧饱和度的变化。同时观察患者胸痛的性质、程度、部位、发作频率、持续时间及用药后的反应。注意是否有心律失常发生,尤其是室性心律失常。如发生缓慢性心律失常可给予阿托品 0.5～1mg 静脉注射。当为变异型心绞痛时,并发的心律失常较突出,护理中应及时发现,立即报告医生对症处理。

(3)用药护理:舌下含服硝酸甘油,吸氧,立即卧床休息。对于心绞痛频繁发作或服用硝酸甘油效果差的患者,遵医嘱静脉滴注硝酸甘油,但应控制滴速,以免造成低血压,并嘱家属及患者不可擅自调节滴速。由于此类药物能扩张头面部血管,有些患者使用后会出现颜面潮红、头痛等症状,应先向患者说明。用药后注意询问患者胸痛缓解情况,同时监测 ECG,及时发现并处理各类心律失常。心绞痛多数为不稳定型心绞痛,其发病大多与动脉粥样硬化斑块破裂、血小板聚集、血栓形成有关。阿司匹林是预防冠心病(包括心绞痛)的基础药物,长期服用或大剂量服用可导致胃溃疡或胃出血,指导患者每天服用 100～300mg,饭后服用,既安全又有效。

(4)疼痛护理:心绞痛剧烈疼痛可使交感神经过度兴奋,引起心率加快、血压升高和心排血量增加,从而增加心肌耗氧量。如患者疼痛不能缓解可遵医嘱给予止痛镇静药,一般首选镇痛药物为吗啡,用量为 3～5mg 静脉注射。在使用过程中,要密切观察患者胸痛缓解情况,是否有呼吸抑制及血压下降等情况的发生。

(5)饮食护理:饱食是引起心绞痛发作的原因之一。这与餐后血脂、血液黏稠度、血小板黏附性均增高有关。护理中应嘱患者合理膳食,摄取清淡、易于消化、低盐低脂饮食,少食多餐,严禁暴饮暴食,控制体重。选择食用胆固醇含量低的食品,如蔬菜、豆制品、瘦肉、糙米等,富含维生素 C 和粗纤维的新鲜水果。禁烟限酒,限制甜食。对体重超标者,应在医生指导下逐步减轻体重。

(6)排便护理:由于卧床、食量减少和应用镇痛药等易引起便秘,患者入院后遵医嘱给予适当的缓泻剂。对有便意但排便困难者给予开塞露肛注或甘油灌肠,保持大便通畅,避免用力排便。因为排便用力过度会增加心脏负荷,诱发心律失常导致心脏破裂甚至死亡。对病情尚未稳定的患者排便过程中应加强心电监测,以免发生意外。

5.健康指导

(1)向患者介绍心绞痛时的应对方式

①立即停止工作或活动,就地休息。

②立即舌下含服硝酸甘油(外出时随身携带保健盒,内有硝酸甘油、硝酸异山梨酯等常用急救药品)。

③疼痛持续 15 分钟以上不缓解,或一段时间内反复多次发作,则有发生心肌梗死的可能,需即刻就医,注意患者需平卧,有条件的可给予氧气吸入。

(2)指导患者采取健康生活方式

①出院患者应逐渐增加活动量,选择适宜自己的体育锻炼,以有氧运动为主,如散步、慢跑等,但运动量以不引发心绞痛为宜,自我监测脉搏,以保证活动安全。

②保持良好情志,尽量减少或控制不良刺激,进行自律训练,放松疗法等,并合理应用 β 受体阻滞药。A 型性格的人易发生应激,指导其经常告诫自己,注意减弱和避免不良应激,以便化解和消除危险。

③教会患者自测体力活动耐力,调整日常活动及工作量,避免突然用力劳作。在较长时间休息后尤其应注意,起床后活动动作宜慢,必要时预防性服用硝酸甘油。

④戒烟:尼古丁直接损伤冠状动脉血管内皮细胞,并可使低密度脂蛋白胆固醇升高,高密度脂蛋白胆固醇水平降低,促进血小板的聚集和凝血因子的活性增强,易诱发血栓形成,有时会使血压升高,心率加快,心肌耗氧量增加。研究表明,吸烟者发生心绞痛是非吸烟者的 2～3 倍。

⑤少饮酒或不饮酒,饮酒可使血压升高,尤其是大量饮酒或酗酒则损害健康,使心血管病死率升高。

三、心肌梗死与护理

心肌梗死是心肌缺血性坏死。为在冠状动脉病变的基础上,发生冠状动脉血供急剧减少或中断,使相应的心肌严重而持久地急性缺血导致心肌坏死。

临床表现有持久的胸骨后剧烈疼痛、发热、白细胞计数和血清心肌坏死标记物增高以及心电图进行性改变;可发生心律失常、休克和心力衰竭,属急性冠状动脉综合征(ACS)的严重类型。

(一)病因

绝大多数的心肌梗死是在冠状动脉粥样硬化基础上血栓形成所致,也可有在冠状动脉粥样硬化基础上或在正常冠状动脉发生较持久的痉挛所致。精神与体力过劳、饱餐、严重心律失常、大出血、休克以及手术麻醉等常常导致血液黏稠度增加,心肌氧耗量增加,冠状动脉灌注锐减,从而促使粥样斑块内出血或破溃,血栓形成以及冠状动脉痉挛。一旦血供急剧减少或中断20~30分钟,使心肌严重而持久地急性缺血达1小时以上,即可发生心肌坏死。

(二)病理生理

主要出现左心室舒张和收缩功能障碍的一些血流动力学变化,其严重度和持续时间取决于梗死的部位、程度和范围。心脏收缩力减弱、顺应性减低、心肌收缩不协调,左心室压力曲线最大上升速度减低,左心室舒张末期压增高、舒张和收缩末期容量增多。射血分数减低,心搏量和心排血量下降,心率增快或有心律失常,血压下降,动脉血氧含量降低。心肌重塑出现心脏扩大或心力衰竭,可发生心源性休克。右心室梗死在心肌梗死患者中少见,其主要病理生理是右心血流动力学变化,右心房压力增高,高于左心室舒张末期压,心排血量减低,血压下降。

急性心肌梗死引起的心力衰竭称为泵衰竭,心源性休克是泵衰竭的严重阶段。在心肌梗死急性期后的治疗中不应忽视对心室重塑的干预。

(三)临床表现

1. 先兆表现　部分患者在发病前数日有乏力、胸部不适,活动时心悸、气急、烦躁、心绞痛等前驱症状,其中以新发生心绞痛或原有心绞痛加重为最突出。心绞痛发作较以往频繁、性质剧烈、持续较久、硝酸甘油疗效差、诱发因素不明显。同时心电图示 ST 段一时性明显抬高或压低,T 波倒置或增高即前述不稳定型心绞痛情况。

2. 症状和体征

(1)疼痛:是最先出现的症状,多发生于清晨,疼痛和性质与心绞痛相同,但诱因多不明显,且常发生于安静时,程度较重,持续时间较长,可达数小时或更长,休息和含硝酸甘油多不能缓解。患者常烦躁不安、出汗、恐惧,或有濒死感。少数患者无疼痛,一开始即表现为休克或急性心力衰竭。部分患者疼痛位于上腹部,被误认为胃穿孔、急性胰腺炎等急腹症;部分患者疼痛放射至下颌、颈部、背部上方,被误认为骨关节痛。

(2)全身症状:有发热、心动过速、白细胞数增高和红细胞沉降率增快等,由坏死物质吸收所引起。一般在疼痛发生后24~48小时出现,程度与梗死范围常呈正相关,体温一般在38℃左右,很少超过39℃,持续约1周。

(3)胃肠道症状:疼痛剧烈时常伴有频繁的恶心、呕吐和上腹胀痛,与迷走神经受坏死心肌刺激和心排血量降低组织灌注不足等有关。肠胀气亦不少见。重症者可发生呃逆。

(4)心律失常:见于75%~95%的患者,多发生在起病1~2天,而以24小时内最多见,可伴乏力、头晕、晕厥等症状。各种心律失常中以室性心律失常最多,尤其是室性期前收缩。

(5)低血压和休克:疼痛期中血压下降常见,未必是休克。如疼痛缓解而收缩压仍低于80mmHg(10.7kPa),有烦躁不安、面色苍白、皮肤湿冷、脉细而快、大汗淋漓、尿量减少(<20ml/h),神志迟钝,甚至晕厥者,则为休克表现。休克多在起病后数小时至数日内发生。

(6)心力衰竭:主要是急性左心衰竭,可在起病最初几天内发生,或在疼痛、休克好转阶段出现,为梗死后心脏收缩力显著减弱或不协调所致,发生率为32%~48%。出现呼吸困难、咳嗽、发绀、烦躁等症状,严重者可发生肺水肿,随后可发生颈静脉怒张、肝大、水肿等右心衰竭表现。右心室心肌梗死者可一开始即出现右心衰竭表现,伴血压下降。

(四)治疗

及早发现,及早就医,并加强院前就地处理。治疗原则是尽早使心肌血液再灌注(到达医院后 30 分钟内开始溶栓或 90 分钟内开始介入治疗)以挽救濒死的心肌,防止梗死面积扩大或缩小心肌缺血范围,保护和维持心脏功能,及时处理严重心律失常、泵衰竭和各种并发症,防止猝死,使患者不但能度过急性期,且康复后还能保持尽可能多的功能的心肌。

1. 休息　急性期患者收入 CCU,在未行再灌注治疗前,应绝对卧床休息,保持室内环境安静,减少不良刺激。

2. 心电监测　持续心电监护,必要时进行血流动力学监测。密切观察心律、心率、血压和心功能的变化,判断病情的发展,确定抢救及治疗方案。

3. 给氧治疗　即使无并发症的急性心肌梗死,部分患者起病初就有轻、中度缺氧,合并充血性心力衰竭的患者常伴有严重的低氧血症。缺氧严重时疼痛不易缓解,并且易并发心律失常。因此,急性心肌梗死 1 周内,应给予常规吸氧。一般患者可用双鼻孔导管低流量持续或间歇给氧。并发严重心力衰竭或肺水肿的患者,必要时可给予气管内插管机械通气。

4. 有效镇痛

(1)首选吗啡 5～10mg 皮下注射或哌替啶 50～100mg 肌内注射,必要时 1～2 小时重复注射 1 次。为避免恶心、呕吐和心动过缓,可同时给予阿托品。

(2)疼痛较轻者可肌内注射可待因或罂粟碱。也可用硝酸甘油 5～10mg,溶解于 500ml 葡萄糖溶液中静脉滴注,观察血压和心率以调节滴速。

5. 心肌再灌注　起病 3～6 小时最多在 12 小时内,使闭塞的冠状动脉再通,心肌得到再灌注,濒死、坏死的缺血心肌,可能得以存活或使坏死范围缩小,减轻梗死后心肌重塑,降低死亡率,改善预后及提高生活质量。

(1)常用溶栓方法:包括静脉内溶栓、冠状动脉内溶栓。

(2)临床上常用的溶栓药物:①第一代溶栓药物:链激酶(SK)、尿激酶(UK);②第二代溶栓药物如组织型纤溶酶原激活剂(rt-PA)等;③第三代溶栓药物,如 rtPA 的变异体(rPA、nPA、TUK-tPA)。

(3)溶栓治疗的护理

1)物品准备:心电监护仪、除颤器、临时起搏器、输液泵、主动脉气囊反搏装置、急救药品等。

2)患者准备:做好解释工作;迅速建立静脉输液通道,留置静脉套管针。完成溶栓前的各项检查及有关化验;嘱患者嚼服阿司匹林。

3)溶栓过程的监护:①症状与体征:观察患者溶栓后胸痛有无减轻及减轻程度,皮肤、黏膜、咳痰、呕出物及尿有无出血倾向;②血压的监测:溶栓开始后每 10 分钟测血压 1 次,血压稳定后可延长监测时间;③心电监测:注意心率、心律变化,观察有无再灌注心律失常;④观察药物反应及疼痛缓解的程度;⑤凝血时间的监测及肝素的应用;⑥酶学的检测。

(4)溶栓再通的标准

1)冠状动脉造影:冠状动脉造影是判断溶栓治疗后血管开通的“金标准”。静脉溶栓开始后 90 分钟,梗死相关动脉的血流灌注为 TIMI Ⅱ～Ⅲ级,判断为开通。分级标准:TIMI 0 级表示无灌注或闭塞远端无血流;TIMI Ⅰ级表示造影剂部分通过闭塞部位,但远端不显影;TIMI Ⅱ级表示造影剂完全充盈冠脉远端,但速度较完全正常的冠状动脉要慢;TIMI Ⅲ级表示完全灌注,血流速度充盈远端血管快速而完全。

2)临床评价再通标准:开始溶栓后 2 小时内心电图 ST 段抬高明显的导联迅速回降≥

50%；胸痛自开始溶栓后 2 小时内缓解或消失。自开始溶栓后 2 小时内出现再灌注心律失常，如窦性心动过缓、窦房阻滞或停搏；血清 CK-MB 峰值提前。

（5）溶栓后处理：对于溶栓后患者，无论临床判断是否再通，均应早期（3～24 小时内）进行介入治疗的冠状动脉造影；溶栓后 PCI 的最佳时机仍有待进一步研究。无冠状动脉造影和（或）PCI 条件的医院，在溶栓治疗后应将患者转运到有 PCI 条件的医院。

（五）介入治疗

1. **直接 PTCA**　指 AMI 不溶栓单纯行球囊扩张。

2. **直接支架**　不接受溶栓的患者在球囊扩张后常规置入支架或不经预扩张直接置入支架。

3. **直接 PCI**　对不溶栓的患者行 PCI，包括球囊扩张与支架。

（六）护理

1. **心电监护**　急性期，患者送入 CCU 进行连续的心电、血压、呼吸的监测，定期观察心率、心律、血压、呼吸等各项生命指标。及时检出可能作为恶性心动过速先兆的任何室性期前收缩及心室颤动或完全性房室传导阻滞、严重的窦性心动过缓、房性心律失常等，及时予以诊治。

2. **病情观察**

（1）当出现心绞痛突然严重发作或原有心绞痛程度加重、发作频繁、时间延长或服硝酸甘油无效；心前区疼痛伴恶心、呕吐、大汗、心动过缓；中老年患者出现不明原因的急性左心衰竭、休克、严重心律失常；心电图检查 ST 段上升或明显下降，T 波高尖或倒置等情况时，应考虑急性心肌梗死。

（2）心电图示波出现室性期前收缩呈频发性、多源性、二联律或三联律、R 波落在前一搏动 T 波上等变化，有可能发展为室性心动过速或心室颤动，应立即给予利多卡因 50～100mg 稀释后静脉注射，当期前收缩消失或减少时，可继续给予 1～4mg/min 静脉滴注维持疗效。

（3）当出现室性心动过速或心室颤动时，予以紧急电除颤复律。

（4）如发现患者烦躁、脉搏细、呼吸加快、皮肤湿冷、收缩压下降至 80mmHg（10.7kPa）以下、脉压差小于 20mmHg（2.7kPa）或原发高血压者，血压下降超过原有水平的 20% 以上时，应考虑低血压或休克。

（5）尿量少于 30ml/h，提示肾血流灌注不足。

3. **血流动力学监测**　预防泵衰竭的发生。血流动力学监测不仅能发现早期的左心功能不全，判断心功能不全的程度，鉴别低血容量性和心源性休克，而且可帮助判断预后，指导治疗。急性心肌梗死时心力衰竭是以左心衰竭为主。若肺动脉楔压＞15mmHg（2kPa）以上，可选用血管扩张药硝普钠加入 50ml 葡萄糖注射液中静脉滴注，根据血流动力学的各种参数调整滴速和用量。并发休克时补充血容量或应用血管扩张药及儿茶酚胺类药物。在做血流动力学监测时，各种导管应定期用肝素稀释液冲洗，以保持通畅。最好用输液泵控制血管扩张药的滴速，以保证疗效和防止血压下降。

4. **心理护理**　AMI 患者心理影响巨大，表现为惊恐、忧虑、抑郁、易激惹。进入 CCU 应限制探视、防止情绪波动。医护人员应以周到的服务，和蔼亲切的态度安慰患者，耐心倾听患者的主诉。讲解不让探视原因、监护仪器的使用及治疗方法和预后，指导缓解紧张的放松训练方法，如嘱患者舒适、自然、放松体位，抬高头部 45°～65°，两臂放于体侧，双腿稍分开，双目轻闭-默念"放松",从头开始,逐步向下至足部,尽量使肌肉高度放松-深而慢地吸气,自然舒适屏气(约1分钟)-舒畅自然的深呼气,同时配合自我暗示,使情绪进入安静状态。从而达到减慢心率,降低体循环血压和减弱心肌收缩力而降低心肌耗氧量。允许亲人探视后,避免不良的心理刺激,使患者树立战胜疾病的信心,积极配合治疗。

5. **休息与活动** 急性期12小时内患者需要卧床休息,若病情稳定无并发症,24小时内应鼓励患者在床上行肢体活动,如进行腹式呼吸、关节被动与主动运动。若无低血压,第3天就可在病房内走动,梗死后第4～5天逐步增加活动直至每天3次步行100～150m,逐渐过渡到室外活动、走廊散步、做医疗体操、试着上下一层楼梯等。若有并发症,则应适当延长卧床时间。恢复正常生活一般至少需要2～3个月时间。

6. **饮食护理** 由于患者心肌供血不足,心功能低下,心排血量减少,加上长时间卧床,胃肠蠕动减弱,消化功能不良,所以宜进低脂、低胆固醇、清淡易消化的流质或半流质饮食,避免食用辛辣食物、产气食物或发酵食物,以减少便秘与腹胀。进食不宜太快、过饱,以免加重心脏负担。

7. **保持大便通畅** 无论急性期或恢复期的患者,均可因排便用力而诱发心律失常、心源性休克、心力衰竭等并发症,甚至还可发生心脏破裂。因此,心肌梗死患者应保持大便通畅,入院后常规给予缓泻剂,若2天无大便时需积极处理。排便时必须有专人看护,严密观察心电图的改变。饮食中适当增加纤维食物,避免用力排便,防止因腹内压急剧升高,反射性引起心率及冠状动脉血流量变化而发生意外。

8. **运动康复及日常生活指导** 目的是帮助患者恢复体力及日常生活能力,出院时达到生活基本自理。早期运动康复计划因人而异,病情重、预后差的患者,运动康复的进展宜缓慢,反之可适度加快进程。开始进行康复训练时,应在心电、血压监护下进行,以方便医护人员监测。运动量宜控制在较静息心率增加20次/分左右,同时患者感觉不大费力。心率增加10～20次/分为正常反应。运动时心率增加<10次/分可加大运动量,进入高一阶段的训练。若运动时心率增加超过20次/分,或收缩压降低超过20mmHg(2.7kPa),出现心律失常或心电图ST段缺血型下降≥0.1mV或上升≥0.2mV,则应退回到前一个运动水平。出现下列情况时应减缓运动进程或停止运动:①胸痛、心悸、气喘、头晕、恶心、呕吐等;②心肌梗死3周内活动时,心率变化不宜超过20次/分或血压变化不超过20mmHg(2.7kPa);③心肌梗死6周内活动时,心率变化不宜超过30次/分或血压变化不超过30mmHg(4kPa)。

(七)健康教育

1. **生活指导** 急性心肌梗死后要有适当、合理的生活节奏,保证充足的睡眠和休息,避免过度劳累,尤其避免情绪激动。日常生活中还应保持大便通畅,以防排便用力加重病情。便秘时可适当使用缓泻剂如开塞露等,嘱患者养成按时排便的良好习惯。

2. **饮食指导** 急性心肌梗死恢复后的所有患者均应采用饮食调节,可减少再发,即低饱和脂肪和低胆固醇饮食,要求饱和脂肪占总热量的7%以下,胆固醇<200mg/d。指导患者避免食用黄油、蛋黄、脂肪、动物内脏、坚果、猪油、巧克力、含乙醇及咖啡因的饮料等。多食新鲜蔬菜、水果、豆制品、植物油。少食多餐,避免过饱。

3. **戒烟** 是心肌梗死后的二级预防的重要措施,研究表明急性心肌梗死后继续吸烟再梗死和死亡危险增高22%～47%。向患者讲解吸烟对健康特别是心血管方面的危害,告知戒烟方法,帮助制订戒烟计划,同时争取家属的支持和督促。每次随诊都必须了解并登记戒烟计划执行情况。

4. **心理指导**　心肌梗死后患者焦虑情绪多来自于对今后工作能力和生活质量的担心,应予以充分理解并指导患者保持乐观、平和的心情,正确对待自己的病情。鼓励家属和同事对患者要给予理解和支持,工作、生活中避免对其施加压力,并创造一个良好的身心修养环境,使患者早日身心康复。

5. **康复指导**

(1)康复计划:建议出院后进行康复计划,适当运动可以提高患者的心理健康水平和生活质量,延长存活时间。进行康复训练时必须考虑患者的心理、社会、经济因素,体力活动量则必须考虑患者的年龄、心肌梗死前活动水平及体力状态等。运动中以达到患者最大心率的 $60\%\sim65\%$ 的低强度长期锻炼是安全有效的。运动方式包括步行、慢跑、太极拳、骑自行车、游泳、健美操等,每周运动 $3\sim4$ 天,开始时每次 $10\sim15$ 分钟,逐步延长至每天 30 分钟以上。避免剧烈活动、竞技性活动、活动时间过长。在有氧运动前后应分别进行 $5\sim10$ 分钟的热身运动和整理运动。个人卫生清理、家务劳动、娱乐活动等也对患者有益。

(2)恢复性生活:无并发症的患者心肌梗死后 $6\sim8$ 周可恢复性生活,性生活应适度,若性生活后出现心率、呼吸增快、感觉胸痛,心悸持续 15 分钟或疲惫等情况,应节制性生活。

(3)从事轻体力工作:经 $2\sim4$ 个月的体力活动锻炼后,酌情恢复部分或轻体力工作,但对重体力劳动、驾驶员、高空作业及其他精神紧张或工作量过大的工种应予以更换。

(4)用药指导:指导患者按医嘱按时、规律服药,告知药物的作用和不良反应,并教会患者自测脉搏方法,养成自我检测血压的习惯。若胸痛发作频繁、程度较重、时间较长,服用硝酸酯类疗效较差时,提示急性心血管事件,应及时就医。

(5)强化急救意识:心肌梗死是心脏性猝死的高危因素,应教会家属心肺复苏的基本技术以备急用。正确判断猝死患者的先兆,在病发前的几天甚至几个月,有可能会感到胸闷、心慌、乏力;发病前 1 小时,会忽然出现低血压、胸痛、头晕,家属应警惕。一旦出现心源性猝死,除要马上拨打"120"求救之外,首先将患者就地平卧,大声呼唤,如果发现患者没有意识和呼吸,要立即进行胸部按压(按压部位两乳头连线中点),每分钟 $100\sim120$ 次,每按压 30 次,口对口人工呼吸 2 次,一直坚持到急救人员到场。

(八)预后

预后与梗死范围的大小、侧支循环产生的情况以及治疗是否及时相关。急性期住院病死率过去一般为 30% 左右,采用 CCU 监护治疗后降至 15% 左右,采用溶栓治疗后再进一步下降至 10% 以下。死亡多在第 1 周内,尤其在数小时内。发生严重心律失常、休克或心力衰竭者,病死率尤高。

(九)二级预防

以下预防措施亦适用于心绞痛患者。预防动脉粥样硬化和冠心病,属一级预防;已有冠心病及心肌梗死病史者还应预防再次梗死及其他心血管事件称为二级预防。二级预防的最终目的是延长寿命、提高生活质量和降低死亡率。二级预防应全面综合考虑,为便于记忆可归纳为以 A、B、C、D、E 为符号。

A. aspirin　抗血小板聚集(阿司匹林、氯吡格雷)

　　anti-anginapectoris　抗心绞痛,硝酸酯类制剂

B. beta-blocker　预防心律失常,减轻心脏负担

blood pressure control 控制血压

C. cholesterol lowing 降低胆固醇,控制血脂水平

cigarettes quiting 戒烟

D. diet control 控制饮食

diabetes treatment 防治糖尿病

E. education 普及有关冠心病的教育,包括患者及家属

exercise 鼓励有计划的、适当的运动锻炼

（孙　宁　闵　英）

第13章

小儿先天性心脏病外科治疗及围术期护理

小儿心脏术后监护不同于成人患者。根据患儿的年龄、原发心脏缺损、术前状况及手术纠治的程度,应用特殊的监护技术可使患儿平稳度过术后恢复期。对心脏缺损患儿手术前后病理生理的全面了解有助于更好地监护这些患儿。目前先天性心脏病(CHD)术后转归的不断改善,部分归因于对术后监护的重视。尽管多数患儿的术后恢复很顺利,医护人员对术后并发症所表现出的早期体征须保持高度的警觉,以便于尽早实施适当的治疗,而不是等并发症出现后再处理。持续监测、详细记录是最基本的,预防并发症是取得术后良好转归的关键。

CHD的就诊年龄主要集中在新生儿和婴幼儿。患儿如得不到适时的治疗,严重的病例大多数在2岁以前夭折,成活的少数患儿其原发病症的不断发展加上继发的改变,终将形成不同程度的病残,或成为晚、末期的重症病例。因此,根治先天性心脏病的原则贵在不失时机地及早施行外科治疗(表13-1)。

表 13-1　小儿 CHD 的年龄分段(按 CHD 的发病及演变划分)

年龄分段	新生儿	婴儿	小幼儿	大幼儿	小儿童	大儿童	青少年
年龄	出生~1个月	1个月~1岁	1~3岁	3~4岁	4~6岁	7~12岁	12~16岁

第一节　生命体征监测

一、小儿心率

小儿的每分钟心排血量相对较大,新生儿为 $400 \sim 500 \mathrm{ml/(kg \cdot min)}$,婴儿为 $180 \sim 240 \mathrm{ml/(kg \cdot min)}$。小儿心率多变,在哭闹、不安时明显增快,所以测心率时应以静息时为准(表 13-2、表 13-3)。

表 13-2　各年龄组心率的平均值及最小、最大值（引自医科院资料）

年龄	心率（次/分）		
	平均	最小	最大
出生～1 天	115.9	81	159
1～7 天	127.1	98	162
7 天～1 个月	145.8	111	193
1～3 个月	139	113	176
3～6 个月	123.2	98	168
6～12 个月	117.8	91	164
1～3 岁	109.1	83	158
3～5 岁	97	78	125
5～8 岁	90	65	125
8～12 岁	87.3	65	115
12～16 岁	79.4	57	123

表 13-3　窦缓及窦速标准（次/分）

年龄	出生～6 天	7～1 个月	2 个月～1 岁	2～3 岁	4～5 岁	6～10 岁	11～16 岁
窦缓	<110	<90	<90	<80	<80	<70	<60
窦速	>170	>160	>150	>140	>130	>120	>110

二、小儿血压

　　小儿年龄越小,血压越低。婴儿上肢血压多高于下肢,儿童则下肢血压比上肢高 10～20mmHg。小儿体动脉血压的收缩压＞120mmHg,舒张压＞80mmHg 为小儿高血压。与先天性心脏病有关的血压异常包括主动脉弓缩窄、弓中断、动脉导管未闭、主动脉狭窄、主动脉瓣关闭不全等。所以对可疑病例,应测量四肢的血压,对比上、下肢血压,同时注意颈动脉搏动。用血压计测得的脉压正常值为 30～40mmHg。脉压增大常见于动脉导管未闭、主动脉肺动脉间隔缺损、主动脉瓣关闭不全等症。小儿高热或贫血及心排血量大时,脉压也增大。脉压小则多见于急性心脏压塞、重度主动脉瓣狭窄、二尖瓣狭窄或严重充血性心力衰竭。测量血压时应注意测压袖带的宽窄、长短以及捆绑的松紧度,对测量结果的影响（表 13-4）。

表 13-4　各年龄段的正常血压（mmHg）

年龄段	平均收缩压	平均舒张压
新生儿	80±16	46±16
婴儿（1～2 岁）	96±30 及 99±25	66±25 及 64±25
幼儿（3～4 岁）	100±22 及 99±20	67±23 及 65±20
小儿童（4～6 岁）	99±20 及 100±15	65±20 及 56±8
大儿童（7～12 岁）	102±15 及 115±19	56±8 及 59±10

注:正常小儿 4 岁以后血压的一般参考数:收缩压＝80＋（年龄×2）mmHg

三、小儿呼吸

小儿静息时,通气功能差,通气量小,更容易因为喉痉挛或痰液堵塞而发生呼吸道梗塞。$PaCO_2$ 反映肺的通气功能,$PaCO_2$ 升高表明肺泡通气不足,可能存在呼吸性酸中毒或代谢性碱中毒;$PaCO_2$ 过低常是过度换气的结果,可能存在呼吸性碱中毒或代谢性酸中毒。小儿 $PaCO_2$ 比成人低,婴幼儿的 $PaCO_2$ 更低(35 mmHg)。判断小儿的呼吸功能衰竭标准:儿童 $PaO_2 < 80$ mmHg,$PaCO_2 > 45$ mmHg 为呼吸功能不全;$PaO_2 < 60$ mmHg,$PaCO_2 > 50$ mmHg 为呼吸衰竭。婴幼儿的呼吸衰竭为 $PaO_2 < 50$ mmHg,$PaCO_2 > 45$ mmHg。不同年龄小儿呼吸次数的平均值见表 13-5。正常婴幼儿通气功能见表 13-6。

表 13-5 不同年龄小儿呼吸次数的平均值

年龄	平均呼吸次数(次/分)	年龄	平均呼吸次数(次/分)
出生~1 岁	30	4~7 岁	22
1~3 岁	24	8~14 岁	20

注:*.新生儿一般为 40~44 次/分

表 13-6 正常婴幼儿通气功能

项目(平均值)	2 个月~1 岁	1~3 岁	成人
潮气量(ml)	42	70	500
潮气量(ml/m² 体表)	120	145	294
每分通气量(ml)	1309	1777	6000
每分通气量(ml/m² 体表)	3744	3671	3530
每分钟 CO_2 排出量(ml)	41	56	200
每分钟 CO_2 排出量(ml/m² 体表)	117	116	118

第二节 术前治疗及护理

一、选择手术方法及手术时机

(一)手术最佳时间

先天性心脏病(HD)1 岁以内的自然死亡率为 20%~50%,畸形越复杂病情越重,病死率越高,有些复杂畸形患儿即使能暂时存活,但生存质量很差,且继发病变逐渐加重,甚至失去手术机会。在有条件的情况下,新生儿期(从胎儿离开母体到 28 天这段时间称为新生儿期),即可进行先天性心脏病手术,而对于复杂先天性心脏病如法洛四联症、完全性大动脉转位、肺动脉闭锁、完全型肺静脉异位连接等,先天畸形越严重越影响生长发育,且畸形威胁患儿生命。复杂畸形需分期手术者,手术越早越好,手术时间可在出生 30 天内,先天性心脏病症状严重者,则不受年龄限制,越是复杂型先天性心脏病越应及早手术。

(二)早期手术的优势

1. 可立即改变血流动力学,抢救新生儿生命或使新生儿脱离缺氧发作等危险。

2. 可减少小儿反复发生的呼吸道感染所造成的对家庭及社会的巨大经济负担和社会心理负担。

3. 有利于小儿健康生长发育。先天分流性心脏病约有 69% 合并有肺动脉高压(PAH)。在房间隔缺损(ASD)中约占 5%,室间隔缺损(VSD)约占 25%,所以左向右分流先天性心脏病合并肺动脉高压相当常见。但肺动脉高压发病的年龄与发展速度差异显著。巨大室间隔缺损常在婴幼儿期末或刚进入儿童期时肺血管阻力进行性增高,文献记载先天性心脏病合并肺动脉高压产生肺血管病变多发生在 2 岁以后,严重肺动脉高压的患儿常有心力衰竭、肺内感染,应给予强心、利尿治疗,此类患者易尽早手术,手术时机不应受年龄和体重限制,以免出现反复感染、心力衰竭、肺动脉高压而导致死亡。Kirklin 认为,2 岁前小儿的肺动脉高压是动力型的,即使肺动脉压很高,只要肺循环量恢复正常,肺动脉压力即可下降,肺血管仍可能正常演变,因此主张 2 岁以前手术。

婴幼儿室间隔缺损合并动脉导管未闭(PDA)易早期迅速产生重度肺动脉高压和顽固性心力衰竭。治疗观察分析重度肺动脉高压手术后肺动脉压下降,1 岁前与 1 岁后手术相比差别显著。为阻止肺血管病变的发展和心功能受损,室间隔缺损合并动脉导管未闭一旦确诊,应争取在 1 岁前手术。而房间隔缺损患者在 30 岁以后才出现肺动脉高压、心律失常、充血性心力衰竭,手术危险性较儿童期高,术后完全恢复的机会较少。故凡临床有症状,均应选择手术,年龄为学龄前期,以免肺动脉压力严重时影响手术的成功。准确评估肺动脉高压和肺血管病变的严重程度,严格掌握重症肺动脉高压的手术适应证及手术时机的选择是提高手术效果、降低死亡率的关键。

发绀型先天性心脏病手术时机选择是否合适,直接关系手术效果。对于反复严重缺氧发作,可能危及生命及并发感染性心内膜炎的患儿宜考虑行急诊手术。2 岁以内的中小室间隔缺损,如果临床无症状,心电图影响不大,生长发育正常,可等到 2 岁复查以后再决定手术,因 30%~40% 的膜部、肌部室间隔缺损可以随年龄增长自然闭合。

先天性心脏病手术总趋势是向小年龄化和复杂化发展,病例趋于日龄化,但手术及术后监护有一定难度。简单的先天性心脏病手术病死率在 1% 左右,对于小婴儿、重症及复杂先天性心脏病手术病死率在 10% 以下。20 世纪 70 年代初我国矫治先天性心脏病年龄还处于成人及大龄儿童的范围,现手术年龄已从学龄期提前到学龄前期、婴幼期、新生儿期。1 岁以上的小儿手术治疗效果与世界先进水平相当。我国先天性心脏病的发病率占新生儿的 7‰~10‰,每年有 15 余万例先天性心脏病患儿出生。要挽救患儿生命,手术需在婴幼儿甚至新生儿期给予手术矫治。

小儿心脏移植目前在全世界正方兴未艾,1967 年南非 Barnard 首次施行原位心脏移植成功,20 世纪 90 年代以来美国、英国、德国柏林心脏中心等数十家医院施行小儿心脏移植,总手术成功率 80% 以上。由于新生儿免疫系统尚未发育健全,所以较少排异反应而成功率高于年长儿及成人。先天性心脏病患儿,手术纠治是主要的治疗方法。医学界普遍认为先天性心脏病手术最佳时间,一般来讲,从患儿适应手术能力,配合术后治疗,不影响学习等方面来考虑,以 1~3 岁为最佳,但一定结合具体疾病、患儿具体的情况决定。

二、评估全身状况

一旦确定患儿需要心脏外科手术,术前就必须对其整体健康状况及各种合并症进行综合评估。以准确地估计患儿对手术的耐受力。仔细观察患儿的生命体征,测量身高、体重以了解患儿的生长发育情况,常规检查循环及呼吸功能和其他系统的状况。了解潜在的健康问题,术前评估不能局限于原发病,还应包括潜在的全身各影响因素,特别是重要器官的并存病更需有足够的认识。入院后要询问病史,了解患儿出生时有无缺氧、心脏杂音,出生后各阶段的生长发育状况及是否有下列常见表现:喂养困难、哭声嘶哑、易气促、咳嗽、潜伏性发绀或持续性发绀,发绀的程度及与活动的关系,有无蹲踞现象和突发性昏厥,是否常患呼吸道感染或出现心功能不全等,了解患儿潜在的护理问题。详细的病史询问与体格检查,以确诊患儿的心脏疾病。同时也需要明确那些必须围术期注意的非心脏疾病,术前不是所有的医疗护理问题都能估计到和予以纠正的,必须进行术前讨论可能需要处理的和需进一步估计或干预的潜在问题,从而把术后死亡率降至最低。

先天性心脏病与成人获得性心脏病有很大的差异。先天性心脏病缺陷常是复杂的,术前评估需要集中在小儿的先天性心脏病缺陷和心肺功能上。潜在的疾病和治疗情况、合并的先天性异常及近期发生的疾病也很重要。需要检查 ECG(术前 12 导联 ECG 提供信息解剖病变的诊断,心律失常或者传导异常的鉴别)、血常规、电解质、血尿素氮、超声心动图、胸部 X 线片(体现心脏大小、外形、内脏定位、主动脉位置和肺血管外形并可以观察肺实质)和心导管数据等。

三、术 前 护 理

(一)积极改善全身状况

轻症的单纯畸形患儿,往往没有明显的症状和合并症,术前无须进行特殊治疗,只要诊断明确即可在适当时期择期手术。然而,重症患儿往往存在不同程度的合并症,术前应积极治疗或加以控制,精心护理,争取最大程度地改善全身状况为手术做好准备。

1. 积极控制感染　感染灶是术后发生心内膜炎的危险因素,术前必须使用足量及有效的抗生素加强对感染的治疗。包括呼吸道感染或皮肤、口腔感染。

2. 纠正心力衰竭　心力衰竭患儿应卧床,减少活动量,控制水钠摄入量,强心、利尿、扩血管治疗,必要时应用极化液等药物改善心肌代谢。

3. 预防和治疗低氧血症　明显发绀患儿应减少活动量,定时吸氧,防止过饱或便秘,以免诱发缺氧发作。鼓励患儿多喝水,若喂水困难,可考虑静脉补液,以防止发生血栓栓塞。当患儿出现缺氧发作(呼吸困难或晕厥),应立即给予吸氧,并将患儿处于膝胸体位,必要时气管插管辅助通气,抗酸治疗。

4. 控制肺动脉高压　合并严重肺动脉高压的患儿应卧床,减少活动,强心、利尿、扩血管治疗,间断吸氧,降低肺动脉压力,预防术后发生肺高压危象。

5. 纠正水电解质平衡紊乱　根据生化检验结果,纠正水电解质平衡紊乱,力争使患儿的内环境恢复正常水平。

6. 加强呼吸道护理　术前加强呼吸道护理有利于缩短术后呼吸机辅助通气时间,减少术后呼吸道并发症的发生率。

7. 治疗细菌性心内膜炎　若患儿术前合并细菌性心内膜炎,必须正规治疗,一般应用敏感抗生素 6 周,直至完全控制感染,血培养 3 次阴性后方可考虑手术。

8. 改善营养状况　争取在术前有限的时间内改善患儿的营养状况,采取精心喂养,保证充足热卡及必要的营养成分,必要时进行静脉高营养治疗。

(二)术前准备

充分的术前准备对提高手术成功率,降低死亡率,促进患儿早日康复具有重要的意义。

1. **心理护理**　先天性心脏病病程较长,受疾病的折磨,以及家庭、经济等因素的困扰,会产生不同的心理反应。先天性心脏病患儿术前的心理护理包括患儿及家属两方面,体外循环大手术作为一种应激源,常可导致手术患儿产生比较强烈的生理与心理应激反应,约有半数发生术后并发症和术后适应不良。因此,术前心理护理非常重要。医护人员应热情、和蔼、主动与患儿进行交流,了解患儿的心理状况,用儿童易于接受的语言形象地讲解手术,获得对手术治疗的需求,尽量让患儿以平静乐观的心态接受手术。对于年龄小无法用语言沟通的患儿,要使其感受到安全感和舒适感。家属方面要做好心理指导,用通俗易懂的语言向家属介绍与心脏手术相关的知识,让家属掌握配合治疗的方法,建立良好的护患关系,医护人员应理解及同情家长的处境并帮助家长面对现实,积极配合医疗和护理工作,争取患儿的早日康复。

2. **完成各项检查**　协助医生完成各项检查,充分了解心脏目前的解剖及功能状况,复杂先天性心脏病应做心导管及心血管造影检查。除常规生化检查外,还应检查出凝血时间、血小板计数、凝血酶原时间、血细胞比容、血型、肝肾功能、乙肝五项、水电解质及血气分析等。特别是血清钾应保持正常。

3. **患儿的准备**

(1)物品准备:患儿及家属应做好术后入ICU的物品准备,如洗漱用具、水杯、纸抽、对襟衬衣,婴幼儿应备好奶瓶、奶粉、尿不湿等。

(2)身体准备:术前治疗口腔炎、肺炎等到各种炎症。预防感冒,病室每天通风,保持室内空气清新。加强营养,进高热量、高蛋白、高维生素饮食。充分休息,减轻心脏负担,控制心力衰竭,纠正水电解质紊乱。发绀者吸氧。护士应监测生命体征,使患儿身体处于最佳状态,接受手术。

(3)配合要点:①从决定手术之日,患儿不得擅自离开病房,认真听取医护人员的宣教指导。②上呼吸机的患儿因不能讲话,需学会手语,如:有事需要护士帮助,可用手拍打床沿;口渴想喝水,用示指和拇指对成口杯状;有大小便时,伸出大拇指表示想大便,伸出小拇指表示想小便;有痰,伸出示指;刀口痛,可将手握成拳头状。③在护士指导下练习有效咳嗽、深呼吸,以利预防术后肺炎、肺不张等呼吸道并发症,同时还可以减轻术后疼痛,缓解紧张情绪。④进行腹式呼吸训练,以适应术后腹式呼吸,其方法:先呼后吸,呼气时收腹,吸气时膨腹,速度要慢,这种训练可增强膈肌力量。⑤指导患儿练习床上大小便,避免术后发生尿潴留,有排尿困难时可用手掌轻压腹部增加腹压,利于排尿。

(4)常规准备:①配血:抽交叉血进行配血试验,根据不同手术需要备好足量的新鲜全血。②测量体重:准确测量体重,最好在清晨空腹不穿外衣时测量(或计算净重),以便术中用药、术后补液,以及为测量术后心排血量提供数据。③备皮:从颈部到腹股沟、从左腋后线到右侧,如置大隐静脉插管、留置导尿管,需双下肢备皮至膝关节以上及会阴部皮肤,小儿可不备皮,但要清洁皮肤、淋浴、洗头发,修剪手脚指甲,更换衣服,注意保暖,防止感冒。④肠道准备:术前晚用甘油灌肠剂灌肠,成人220ml,小儿110ml,婴幼儿用开塞露肛注,以防术后腹胀,影响呼吸。⑤禁食水:术前饮食控制根据患儿年龄而有所不同,成人在术前晚灌肠后禁食,婴幼儿在夜零时可开始禁食,6个月乳儿术前4小时开始禁食,2~3小时可饮糖水。⑥术前用药:术前晚对精神紧张不能入睡的患儿,给予口服或肌内注射镇静剂,以保证充足的睡眠。

第三节　术　后　护　理

一、术后常用监护技术及管理

(一)血流动力学监测

先天性心脏病可有不同程度的血流动力学改变。体外循环心内直视术后对血流动力学的影响变化很大。术后必须正确评估心脏功能状态,掌握动态变化及病情,采取正确的预防与治疗护理措施,是指导临床补液、应用血管活性药物的依据。因而加强术后血流动力学监测与管理是提高手术效果的重要环节。

1. 动脉压监测管理

(1)直接监测法:通常采用桡动脉,动脉测压管连接三通开关,通过电子压力换能器,将压力转换为电信号,与监护仪连接。可连续测动脉压力波形,准确测量血压,得到动脉压的动态变化,特别是对血压测量困难者更为重要。并能从动脉采集标本,测定血气分析、电解质等。术后早期应 15～30 分钟测定并记录 1 次,血压不稳定者随时测量,待血压平稳后改为 1 次/小时。为保持动脉穿刺管的通畅,配制肝素稀释液,每毫升生理盐水加肝素 1～3U,以 2ml/h 速度微量泵输入或推注,防止血液凝固。监测管各部连接紧密,防止脱开出血。定期校零,严防进气,管内不能进气泡或有血块。取血标本时应抽净管道内液体再取血标本,以免影响结果的准确性。定时观察肢端颜色、温度、有无肿胀。严格无菌操作,定时局部换药,预防感染。通常在 48～72 小时血流动力学稳定,呼吸机已撤离,即可拔管。拔管后压迫 5～10 分钟,并观察有无继发出血。

(2)间接测量法:常用的是血压计或无创性自动血压监测仪,可根据病情定时自动测压。应注意袖带宽度应是上臂的 2/3,过宽测得血压偏低,过窄测得血压偏高。体外循环术后早期常因血容量不足引起短暂的血压下降,特别是当尿量较多,引流液渗出较多,而血容量又得不到及时补充时,在判定血容量不足引起的低血压期间,应积极补充血容量。血压测量较困难时,只要尿量满意(其他监测指标完备),即证明组织灌注良好。一般来讲只要补足血容量,低血压很快得以纠正。

2. 中心静脉压(CVP)监测管理　体外循环术后一般监测 CVP 48 小时,1 次 30～60 分钟。对重症法洛四联症、单心室等或行方坦手术,全腔静脉至肺动脉连接手术等患儿,监测时间应在 72 小时以上,待循环稳定即可停止测量。每次测压前应调整零点,在腋中线相当右心房水平,正确的方法是先将水柱调至高于静脉压值之上,然后打开三通开关测量,至水柱降至上下波动处为止,即为所测 CVP 值。测量时应注意凡对 CVP 值准确性有影响时应稍安静后再测量。升压药物浓度高时,切忌长时间测量,以免引起血压下降。保持 CVP 管道通畅,防止血栓形成,如有阻塞切忌将血块推入,以免造成肺栓塞。严格无菌操作,穿刺部位每日换药 1次,如管壁有血痕迹或进液不畅,抽无回血或测压时水柱波动不良,应考虑管道有阻塞,应拔除深静脉插管避免造成感染。操作中应预防以下并发症的发生:①气栓、血栓形成;②局部或全身感染;③导管穿破静脉,造成血气胸;④导管断裂或嵌顿;⑤心律失常;⑥出血。

监测 CVP 时,应根据病情综合分析判断,在没有左心房压或漂浮导管监测时应结合血压、尿量、心率、末梢循环而定。一般情况下在术后患者尿量先多后少,血压逐渐下降,心率逐渐上升,CVP 值降低提示血容量不足;如末梢循环由温转凉,皮肤由干燥转为潮湿,说明血容量丢失较多,需根据血细胞比容情况,加快补全血、血浆、补液量。如血压低、尿量少、心率快,CVP值增高表明心肌收缩无力,应给予强心利尿、扩血管药。如术后血性引流量呈明显增加,应用止血剂后可见引流管玻璃管内有血块流出,CVP 值呈进行性上升,或不明原因的循环恶化,应考虑是急性心脏压塞,伴血容量不足,需立即报告医生对症处理。

3. 左心房压(LAP)监测管理　每次测压前调试零点,当监测仪器显示零时,即转动三通开关测量,一般 30～60 分钟测定 1 次并记录。每次均监测收缩压、舒张压和平均压。管道用肝素生理盐水冲洗,保持左心房管道通畅。严格无菌操作,保持局部伤口无菌,每日换药 1 次,预防感染。测压管固定牢固,防止移位、脱出、出血或堵塞。测压和校零过程中严防进气引起气栓。LAP 在引流管拔除前予以拔除,防止出血、心脏压塞。拔管后严密监测血压、CVP、心率。

4. 漂浮导管监测管理　ICU 护士应熟悉导管的放置和测量操作程序,熟悉导管所在部位的压力波形及正常值,了解并发症及防治措施。测量时换能器应置于心脏水平,每次测量前应调整到零点,确定测压部位后再进行测量并记录。注意保持管道通畅,定时推注肝素稀释液。严格无菌操作,测心排血量时防止感染。固定牢固,防止导管移位和脱出。气囊充气最好用 CO_2 充气,充气速度不易过快,充气量不超过 1.5ml,对肺动脉高压者,应避免损伤肺血管。如发现导管气囊破裂,应立即抽出气体,做好标记并交班,以免引起气栓。病情允许时可拔除导管。应用漂浮导管期间应严密观察病情变化,监测心律变化,如发现室性期前收缩及短阵室性心动过速、导管断裂、局部感染、心脏压塞、血栓形成、肺栓塞伴咳血等并发症,应立即报告医生给予处理。漂浮导管的拔除应在纵隔引流管拔除之前,以便观察有无出血,拔管后应继续监测血压、心率。

5. 心电监护的管理

(1)床旁持续监测:术后立即床旁 24 小时持续监测心率、心律、起搏心率,及时发现各种心律失常,准确及时记录,以便迅速查找原因,及时处理。如心肌缺血、缺氧、传导受损、电解质紊乱、血容量不足、出血、发热、切口疼痛、药物中毒或心功能不全,心电图常有异常改变。应根据年龄和病情合理设置报警线范围。每日常规进行标准 12 导联心电图检查,以获得全面准确的心电图资料。

(2)正确放置电极:电极摆放位置一般将正电极置于左侧胸前,负电极置于右侧第 2 肋间,无关电极一般放置于第 5 肋间下方。安放电极时应清洁放置电极处皮肤,轻轻擦去影响电传导的皮肤角质层。小儿长时间安放电极易使皮肤损伤,应定时更换贴附部位。电极与皮肤接触不良时,应随时更换电极片。

(3)选择合适的导联监测心率:宜选择肢体导联,观察 ST-T 改变宜选择胸导联。要选择 P 波明显,QRS 波群幅度大的导联。应注意鉴别电流干扰、电极片松脱等干扰波形。

(4)准确判断各种心律失常:遇下列心律失常应视为紧急情况,立即做好抢救准备及时处理:①频发室性期前收缩,多形性或多源性室性期前收缩;②短阵室性心动过速、室性心动过速;③突发心室颤动、突然心跳减慢或停搏。

(5)起搏器监测:应用起搏器期间应严密监测心律、心率变化,观察起搏信号及该患者起搏心律的波形,判断起搏效果。每班观察并记录一次自搏心律恢复情况。心率或心律恢复早期,不应该立即停用起搏器,可将起搏频率调至慢于自搏心率,以避免发生意外。

(二)呼吸机监测

体外循环术后常规应用呼吸机辅助呼吸,呼吸机应用管理的好坏是术后护理最关键的环节之一,直接影响术后并发症发生率。因此,术后加强呼吸机监测极其重要。

1. **一般监测**　术后患儿进入 ICU 后立即床旁摄胸部 X 线片,以了解气管插管的位置,正确位置应在气管隆突上 2～3cm,过深易滑入右侧支气管造成左肺通气不良或肺不张;过浅易脱出气管,尤其是小儿。还可了解肺不张、炎症、淤血、水肿,胸腔有无积液等,发现异常立即处理。密切观察患儿面色、呼吸频率、胸廓抬高幅度是否对称,吸气、呼气比率,若呼吸频率增快,一侧胸廓胀满,肋间隙增宽,可能是胸腔积气。听诊双肺呼吸音是否清晰、对称。如呼吸音一侧弱,应考虑是肺不张,胸腔积液、积气。左肺呼吸音弱应考虑是气管插管过深。吸痰时观察痰的性状及量。注意观察有无鼻翼扇动、发绀、躁动等缺氧表现。理想的指标是生命体征平稳,自主呼吸与机械呼吸同步,不出现辅助呼吸肌的活动,两侧呼吸音清晰对称,患者安静。

2. **呼吸机械功能监测**

(1)吸气压:监测吸气压力变化可及时了解潮气量及气道阻力变化。如气道压力增加说明呼吸道梗阻,表现分泌物堵塞气道或气管插管管道打折或扭曲。吸气压过高可导致气压伤;吸气压过低常见管道有漏气、管道松脱、潮气量过少。

(2)通气量:包括吸入或呼出的潮气量、每分钟通气量。如呼出量显著小于吸入量,表示呼吸机管道有漏气、脱落或气道梗阻,则实际每分通气量达不到设置的量。

(3)呼吸频率和节律:频率过快表示通气不足,节律明显不规则可能是呼吸驱动力支持水平不合适。

(4)气道阻力:是在气体流动过程所遇到的呼吸系统非弹性阻力,以单位时间气体流量所需要的气道两端的压力差来表示。正常值为 $0.6～2.4cmH_2O/(L \cdot s)$。影响气道阻力的因素有气流模式、气道速度、气道口径及气体的物理性质和密度等。小儿的气道与成人不同,选用气管插管时应注意管道粗细与长度。如气道黏膜充血水肿、气道堵塞、支气管痉挛,则可引起气道阻力增高。

(5)肺顺应性:由胸廓和肺组织弹性形成,表示胸廓和肺在一定压力下,肺容量扩张的难易程度。顺应性亦反映潮气量和吸气压力的关系,有动态、静态顺应性之分。机械通气时所测得的结果为动态顺应性。术后顺应性降低,常因支气管痉挛、呼吸道梗阻、肺水肿、肺不张、肺部感染、长时间体外循环、长期机械通气,手术操作及麻醉药的影响等,均可造成肺泡表面活性物质减少,导致肺泡萎缩,肺顺应性下降。

(三)血气监测

血气监测的目的是了解呼吸功能的状态,分析体内酸碱平衡状况,判断病情好转或恶化,以便调整呼吸机参数的重要指标。术后患儿进入 ICU 应用呼吸机 30 分钟后,采血做血气分析,如果血气指标不满意,根据血气结果调整呼吸机参数。病情稳定者,每日查血气 1～2 次;病情不稳定者,可随时监测血气,并随时调整呼吸机各参数。血气监测常用指标为 PaO_2、$PaCO_2$、pH、BE、SaO_2。分析酸碱状态主要观察 $PaCO_2$、pH、BE 三项指标。

1. **动脉血氧分压(PaO_2)**　是反映肺氧合功能和动脉血氧合程度,是物理溶解于血浆中的氧合分子所产生的张力。PaO_2 的正常值随年龄不同而有差异,正常成人 PaO_2 80～100mmHg;学龄前小儿肺泡闭合容量相对较大,PaO_2 偏低;婴幼儿 PaO_2 平均为 70 mmHg;初生 1 周内为 $50 \sim 80$ mmHg。PaO_2 与吸入氧浓度有关，在无肺部疾病时，PaO_2 将随吸入氧浓度的升高而增加。

先天性心脏病术后发生低氧血症，即 $PaO_2 < 65$ mmHg。常见原因：①通气不足，可由呼吸中枢抑制、呼吸肌无力、胸廓活动受限及气道阻力增加引起，如昏迷、刀口疼痛、严重腹胀、支气管痉挛等；②肺内分流增加，如肺不张；③肺换气及弥散功能障碍，如休克肺及间质性肺水肿等；④心排血量下降，组织灌注不足，如低心排出综合征；⑤通气/血流比例失调；⑥其他：血红蛋白浓度、组织耗氧、吸入氧浓度等因素。

2. **动脉血二氧化碳分压（$PaCO_2$）** 是溶解于血浆中 CO_2 气体分子所产生的压力，是反映呼吸性酸碱平衡的主要指标。$PaCO_2$ 正常值为 $35 \sim 45$ mmHg，当 $PaCO_2 > 45$ mmHg，提示通气不足，说明有呼吸性酸中毒；$PaO_2 < 35$ mmHg，提示过度通气，表明呼吸性碱中毒；当 $PaCO_2 > 50$ mmHg，$PaO_2 < 50$ mmHg 时，为呼吸衰竭。

监测 $PaCO_2$ 对心血管外科术后有重要意义，既可指导呼吸机的正确应用，也可反映肺通气功能。当通气不足时，常见原因：①呼吸道阻塞，如痰阻塞、支气管痉挛；②抑制呼吸中枢，如应用吗啡；③呼吸机管道脱落、阻塞、漏气等；④CO_2 产生增加，如高热、寒战。过度通气原因：①低氧血症；②酸中毒；③机械通气应用不当。

3. **动脉血氧饱和度（SaO_2）** 系血红蛋白实际结合的氧量与可能结合的氧量之比，正常值为 $99\% \sim 100\%$。SaO_2 由动脉血氧分压、氧离曲线、氧合血红蛋白量决定。所以，任何原因之一受到影响，都可导致 SaO_2 降低。但临床很难通过皮肤黏膜颜色准确判断 SaO_2 程度，因此，需持续监测。如应用无创血氧饱和度监测量（SpO_2），探头放置部位可选择肢体末端，如手指、足趾、手背、足底等。

（四）输液泵的应用及监护

体外循环常规保留 3 条以上静脉通路，多种药物需持续输入。为保证药物准确应用，又要控制好输液速度，特别是婴幼儿的补液速度更具有临床意义。因此，提高输液泵临床应用的监护具有重要意义。

1. **妥善固定** 将输液泵放置于输液架上，扭紧固定旋钮，防止泵滑落。

2. **正确使用** 根据患儿病情需要、年龄、体重选择泵的种类，如为了控制液体量，选择容量泵，注意应准确计算 24 小时液体量，均速输入。对血管活性药物常选择微量泵，掌握药物的治疗剂量和换算方法，注意观察药物疗效。

3. **控制泵入速度** 更换药液时先夹闭静脉通道，暂停泵入，避免因输入速度失控，药液进入过多，而引起血压、心率等波动，造成不良后果。

4. **严格无菌操作** 更换液体时应按无菌操作规则，应用微量泵每次更换药液时均应更换注射器。泵前管应每日更换一次，预防医源性感染。

5. **及时处理报警** 发现报警应立即按报警提示进行处理。常见的报警原因：药液输完、管道阻塞、电源脱落、有气泡等。管道阻塞常发生在更换液体后未开输液夹或前端三通未打开。

6. **低体重儿严格控制泵入量** 低体重婴幼儿术后应严格用输液泵控制入量，当多种药物同时应用多个输液泵时，如需调整药物速率，应考虑增加浓度减少速率，以免药物带入过多的水分，易引起组织水肿而导致的肺水肿。

（五）引流管的管理

心包纵隔或心包内引流管必须密封于水面下 2cm，并明显标记，每 15～30 分钟挤压引流管一次，观察引流液的颜色、性质和量。术后 12 小时内引流液为血性，12 小时后为淡红色，24 小时后为淡黄色。一般术后 24 小时引流量少于 50ml，即可拔除引流管。术后 2～3 小时，成人引流量大于 200 ml/h 或术后 3～6 小时引流量大于 100 ml/h，有活动性出血的可能。出血原因：①术中止血不彻底；②凝血功能障碍，如血小板减少，纤维蛋白尿消耗及溶纤维蛋白活力增强等。

处理原则：补充与引流量相等或大于引流量的 10% 新鲜全血，同时测定活化凝血时间或试管法凝血时间测定。根据情况应用各种止血药、钙剂、纤维蛋白、激素等。但瓣膜置换术患者，纤维蛋白和维生素 K 慎用。上述治疗无效时，进行开胸止血，清除血块。当引流液过多或引流液突然减少，或补足血容量后仍出现难以解释的低血压，患者烦躁、发绀、口渴、少尿、心率快、中心静脉压偏高时，应考虑心脏压塞，可拆除切口低位缝线，手指探查心包腔，证实为心脏压塞时，应立即开胸、清除血块止血。

（六）尿管的管理

尿量是反映循环状态和水平衡的重要标志，术后应观察尿量、颜色、比重、酸碱度，记录尿量 1 次/小时。如尿排出突然中断应及时检查，并用 1:5000 呋喃西林液冲洗。尿色浑黄而逐渐减少时表明尿少，及时查出原因适量补液或应用呋塞米、依他尼酸钠、甘露醇等。少尿多为严重低心排血量，应用大量升压药等原因所致的继发性急性肾衰竭。应用利尿药无效时，可用大剂量 25% 葡萄糖溶液 300ml 加呋塞米 320～360mg 静脉滴注，宜严格控制输入量，并准备进行腹膜透析或血液透析。在大量排尿时，注意补钾。若少尿或无尿要控制或不补钾。

二、一般常规护理

1. 做好交接工作　与手术室护士做好交接工作，包括患儿皮肤的颜色、温度、湿润度，皮肤有无红斑、肿胀、破损、烫伤，皮下有无水肿、气肿等，以及早期呼吸、循环功能不全的表现。

2. 严密监测生命体征　术后患儿返回 ICU 后，及时连接心电监护，监测心率及心律。术后 24 小时是发生心律失常的高峰期，应正确识别心电图，及时发现和处理心律失常。监测电解质，防止因体外循环或利尿造成低血钾，导致心律失常。严密监测心律、心率、血压、CVP、心排血量、尿量。维持窦性心律，保持心率在 120～150 次/分，早期每 15 分钟记录一次，平稳后 30 分钟记录一次。特别要警惕心动过缓（婴儿<80 次/分，儿童<60 次/分），积极准备好发生心脏骤停的抢救设备。监护中患儿出现血压降低、心率增快、脉搏细弱、面色苍白、皮肤花斑、四肢湿冷、尿量减少是低心排血量综合征的表现，立即给予输入全血、血浆等扩容。同时动态监测有创血压和 CVP，维持血压 70～80/40～50mmHg；CVP 维持在 6～12cmH$_2$O。

3. 用药护理　严格控制输液量及输液速度，一般手术当日控制输液量在 2 ml/(kg·h)，术后第 2 天控制在 4 ml/(kg·h)，必要时临时快速推注 5～10 ml/kg 以维持其正常的适当血容量。根据出入量及血流动力学改变及时调整输液量及输液速度，以避免因输入液体过多造成心功能不全及肺水肿。按医嘱正确使用血管活性药物，正性肌力药多巴胺和血管扩张药米力农静脉维持。输入血管活性药物的通道内，不能进行临时药物和输入液体的操作，以免造成药性的骤变，而导致循环系统的不稳定。所有输液均需应用微量输液泵，以保证输入量的准确。

4. 动态监测体温的变化　新生儿、婴幼儿返回 ICU 前要准备好环境温度,包括床、室温、盖被等的加温,避免体温过低引起御寒反应而增加机体耗能和产生酸中毒。体外循环麻醉降温后,可出现反应性发热使基础代谢率升高,增加呼吸循环负担,婴幼儿体温调节功能尚不健全,因此术后 2 小时测体温 1 次,体温在 36℃ 以上可自然升温,高于 37.5℃ 时暴露散热,高于 38℃ 时给予物理降温,如冰袋或温水擦浴,防止体温过高使代谢加剧而引起脏器衰竭。婴幼儿体表面积小,物理降温易影响循环功能,可采用药物降温,但 6 个月以内的患儿禁用阿司匹林、吲哚美辛栓降温。

5. 做好呼吸道管理　小儿心脏术后易发生呼吸系统并发症,其发生率可高达 67.4%,并可成为术后致死的主要因素,因此要加强术后患儿的呼吸道管理。每 2 小时翻身拍背、协助排痰一次。根据听诊情况决定是否吸痰,既要防止痰液堵塞呼吸道,又要避免频繁吸痰引起缺氧。气管内吸痰需要两名护士共同完成,一名护士吸痰,另一名护士膨肺。吸痰过程中严密监测心电图、心率、血氧饱和度的变化。术后第 2 天,患儿痰液黏稠,吸痰前气管插管内注入生理盐水 0.5～1.0ml,以利痰液吸出。切忌反复无效的吸痰,以免造成患儿缺氧或损伤气管内膜。观察呼吸道分泌物的量和颜色,区别肺内感染与急性肺水肿,并对症处理。雾化吸入每日 3 次,在有效镇痛的基础上,鼓励患儿深呼吸及咳嗽排痰。

6. 拔除气管插管的护理　能否一次拔管成功,避免二次插管,护理配合至关重要。拔管前先予地塞米松 0.25 mg/kg 静脉注射或肾上腺素雾化吸入,拔管后继续雾化吸入及体位引流。撤机时可以直接选用头面罩吸氧,也可以选用鼻塞过度。拔管前准备好抢救药品及二次插管用物,充分气管内吸痰后拔除气管插管。拔管后立即给予吸氧,生理盐水加普米克令舒加喘乐宁氧气雾化吸入,预防细支气管痉挛;抬高患儿头部及胸部 45°,头稍向后仰,保持呼吸道通畅,或给予头高俯卧位,增加肺泡通气量。保持患儿相对安静,防止哭闹躁动,加重缺氧。20～30 分钟后复查血气指标,如血气指标理想,可降低吸氧浓度改为鼻导管吸氧。拔管后要密切观察患儿呼吸频率,听诊双肺呼吸音,观察皮肤、甲床、口唇、黏膜颜色有无缺氧征象。若患儿异常哭闹、表情淡漠、嗜睡,应警惕低氧血症的发生。

7. 维持消化道功能　胃肠道是人体内最大的细菌和内毒素储存库,当组织缺血、缺氧时,氧自由基及炎症介质释放,使人体器官中最敏感的胃肠黏膜最先受累,因此胃肠功能障碍是病情恶化的先兆。小儿心脏直视手术后当日胃动力功能减弱,此种情况在术后 3 日内最为严重,术后 1 周有部分患者未完全恢复。因此,积极防治胃肠功能障碍,对降低机械通气时间、降低 ICU 时间、促进患儿早日康复具有重要意义。术后观察是否有肠胀气及恶心、呕吐等症状,注意有无消化道出血的发生。气管插管拔除 6 小时后可饮水,无不良反应 12 小时即可进流质饮食,肠鸣音恢复后可改为半流饮食,饮食应以高蛋白、高维生素、易消化饮食为主;新生儿、小婴儿拔除气管插管后 4 小时开始进少量糖水,无不良反应后 2 小时开始喂奶,应遵医嘱按时、按量喂养,奶温在 30～40℃。喂奶时患儿应采取半坐位或半卧位,防止呛咳窒息,喂后拍背防止溢奶。

8. 严密观察肾功能的变化　急性肾衰竭是心脏手术后常见且严重的并发症之一。术后观察尿液颜色、量,尿量应保持在 1～5 ml/(kg·h),如果 <0.5 ml/(kg·h) 应警惕肾功能不全的发生;术后 1～2 天测尿量 1 次/小时,每班总结一次。观察尿液的颜色,因体外循环时可发生红细胞破坏,出现棕色尿液。同时注意尿比重,应使其保持在 1.015～1.025,当少尿或尿中出现血红蛋白时,尿比重增加。体内水分过多,尿比重可降低。

9. **做好引流管的护理**　术后留置管道引流的有效护理是手术成功的关键。术后可能有心包引流、纵隔引流或胸腔引流管,术后 8 小时内,每隔 15～30 分钟挤压引流管一次,以保持引流管畅通,严密观察并记录引流液的颜色、性状及量。术后第一小时引流液的量可达 100 ml,第一个 24 小时内引流液可达 500 ml,当患者咳嗽或翻身时,引流液可能会涌出,嘱患儿不必惊慌。如有持续出血,引流量超过 2 ml/(kg·h),且引流液黏稠颜色鲜艳伴有血块,患儿出现血压下降、脉压减小、中心静脉压升高、心率快等症状,立即报告医生,必要时行二次开胸止血。

(陈朝辉　王丽慧)

第 **14** 章

先天性心脏病手术及护理

先天性心脏病分为非发绀型和发绀型两大类。主要病理生理特征是前者为"左向右"或无分流,后者是"右向左"或"双向"分流。非发绀型常见的有动脉导管未闭(PDA)、房间隔缺损(ASD)、室间隔缺损(VSD)、肺动脉瓣狭窄(PS)、主动脉窦瘤、肺静脉异位连接(AVPC)等;发绀型常见的有法洛四联症(TOF)、右心室双出口(DORV)、单心室、三尖瓣下移(Ebstein)畸形、三尖瓣闭锁、完全性大动脉转位(D-TGA)、永存动脉干等。

第一节 肺动脉高压及护理

肺动脉高压(PAH)是肺动脉压超过正常值的一种病理生理状态。通常的诊断标准是静息状态下,肺动脉平均压大于 20mmHg 或收缩压大于 30mmHg。肺动脉高压是左向右分流先天性心脏病患儿常见的一种并发症,临床可分为动力性、阻力性及动力阻力混合性三种形式。动力性肺动高压患儿经手术关闭心内分流后,肺动脉压力可即刻下降,可逆行的肺血管病变得到恢复,远期效果良好。少数阻力性为主的重度肺动脉高压,术后肺血管病变仍会持续发展,肺动脉压力进行性升高,最终导致心力衰竭死亡。因此手术前正确评估肺血管病变准确地筛选手术适应证十分重要。

(一)病因

先天性分流性心脏病如不早期手术,69％将发生肺动脉高压。完全肺静脉异位连接、先天性二尖瓣狭窄、三房心等大量左向右分流先天性心脏病均可导致肺静脉压升高,并逆转引起肺动脉高压。小儿由于肺脏发育尚未完全,由肺静脉升高引起的肺动脉高压,比成人更为明显。

(二)病理生理

肺动脉高压患儿的肺血管结构与功能变化在出生前已经开始,胎儿时期的肺血管高阻力在出生时迅速下降,出生后数月内达到成人水平。而先天性心脏病如大型室间隔缺损患儿肺血管阻力在出生后并不能降至正常水平,其原因可能是周围动脉的肌化增加,包括正常非肌化动脉的异常肌化及肌化动脉的管壁增厚。除血管收缩性肺动脉高压早期外,其他各型肺动脉高压都存在不同程度的肺血管和肺间质病理形态变化,统称为肺血管结构重建,表现为肺血管壁细胞增殖、细胞外基质增多、管壁增厚、管腔狭窄等,是各型肺动脉高压的共同病理特征。出生后随着肺血管阻力下降肺血流量增加,大型室间隔缺损患儿早期发生充血性心力衰竭。

（三）临床表现

轻中度肺动脉高压一般没有明显的症状和体征,只表现为原发病的症状和体征,只有当肺动脉压力重度升高,引起右心房扩大和右心衰竭时,才表现出相应的症状和体征,如颈静脉怒张、右心室抬举性搏动、肺动脉瓣听诊区闻及收缩期喷射性杂音,但发展至艾森门格综合征期时,心脏杂音减弱并消失出现发绀、活动后心慌气短、咯血和右心衰竭的表现,也有表现呼吸困难、心源性哮喘。临床上患儿多表现为身体发育迟缓、体格瘦小、反复发生肺内感染等。

1. 心电图　轻度肺动脉高压的可正常,中度肺动脉高压心电图可心房扩大或右束支传导阻滞,重度肺动脉高压多有明显右心室肥厚,P 波高尖的心电图表现。

2. 胸部 X 线片　肺动脉高压伴充血性心力衰竭时,胸片常显示心影增大、肺血管纹理增多,透视下可见肺门动脉搏动增强,部分病例可见肺门舞蹈征及双侧心室增大。

3. 超声心动图　在估测肺动脉高压的存在与否,以及严重程度方面较有价值。可显示室间隔回声中断,右心室肥厚,肺动脉收缩期加速增加。

4. 心导管检查　心导管术是确定肺动脉高压程度,尤其是评价肺动脉高压性质以确定手术指征的最可靠方法。心导管术不仅可确定心血管的解剖结构变化,重要的血流动力学参数、肺循环血流量、体循环血流量、肺循环阻力、体循环阻力体循环压力、肺小动脉嵌压等。决定患儿是否能够手术,围术期肺动脉高压危象发生的危险性。

（四）治疗要点

肺动脉高压的发病机制尚未完全阐明,一旦发展成为器质性肺动脉高压迄今尚无有效治疗手段。因此,及时对先天性心脏病引起的肺动脉高压并发症的诊治与治疗十分重要。治疗原则是降低肺动脉压力,减轻右心负荷,改善通、换气功能,预防肺动脉高压危象的发生。治疗过程中不仅监测肺动脉压,也要全面观察心、肺功能和机体内环境的状态。肺动脉高压患儿由于肺毛细血管肌性化,对各种刺激反应性增加,缺氧、二氧化碳潴溜、酸中毒、烦躁、气管吸引、大量升压药等均可诱发肺动脉高压危象,造成急性右心衰竭,继之全心衰竭死亡。因此治疗要迅速有效。肺动脉高压病患儿早期手术可改善生存率。许多学者报道,吸入一氧化氮(NO)氧疗、应用血管扩张药、静脉持续输入前列腺素药物。对肺动脉高压患儿围手术期有很好的降压效果。NO 是不稳定的有毒气体,需特殊设备,并严密监测,有待于进一步观察和积累经验。对先天性心脏病合并肺动脉高压失去手术机会的患儿,还可考虑心肺联合移植手术。

（五）护理

1. 呼吸道管理　术前积极控制呼吸道感染;术后及时清除呼吸道分泌物,防止肺不张、肺炎的发生。定时叩背,鼓励协助排痰,必要时吸痰,吸痰时如肺动脉压力升高应立即停止,以免引起肺动脉高压危象。吸痰时如因缺氧导致肺动脉痉挛,减少回心血量,严重时可出现心搏骤停,重度肺动脉高压患者对吸痰的反应强烈,尽量不刺激患者,谨慎吸痰,可在吸痰前给予肌松剂,密切关注吸痰后情况,防止吸痰诱发严重缺氧。肺泡缺氧是引起肺血管床收缩最重要的因素,因此术后呼吸机辅助通气的时间较其他疾病要长,重度肺动脉高压的术后呼吸机辅助时间＞72 小时,吸入氧气浓度偏高(60% 以上),适当的过度通气,保持较高的氧分压(80～100mmHg)和较低的二氧化碳分压(30～35mmHg),PEEP 应用在 4～5cmH$_2$O,pH 在7.50～7.60 为宜,降低肺循环阻力解除肺血管痉挛。吸痰后要给予 2 分钟纯氧吸入,增加氧气吸入量以便及时缓解缺氧情况。

2. 有效的镇静　可降低患儿的应激性。在呼吸机辅助呼吸期间,应采用间断或持续的应用药物镇静。常用舒芬太尼、咪达唑仑、吗啡使患者处于安静状态。吸痰前做好准备工作,减少不必要的刺激引起躁动,耗氧量增加,产生肺动脉压力升高。在停机前 6 小时,应停止使用镇静和肌松药物。

3. 扩血管治疗　常用药物:硝普钠、前列腺素,对重度肺动脉高压患儿可考虑应用吸入 NO 气体。NO 可扩张肺血管,降低肺动脉压力,但易产生依赖。停止时应逐渐减量,不可突然停止,所以要做好备用气体准备工作。吸入 NO 气体的起始量是 5PPm,一般在 10～20 PPm,最大量是 50PPm。吸入技术是 20 世纪 90 年代医学呼吸技术理论的重要突破,主要用于低氧血症和肺动脉高压。NO 为有毒气体,其生成物 NO_2 为有害气体,因此吸入 NO 3 天后,应查铁血血红蛋白含量,常规监测呼气末 NO_2 的值,以确定是否有中毒。

4. 监测肺动脉压力　用 Swan-Ganz 导管持续监测肺动脉压力的变化。根据肺动脉压力指导治疗,并维持肺动脉平均压在 20～30mmHg。避免围术期各种危险因素,如缺氧、肺部并发症、电解质紊乱、患者烦躁不安时要预防肺动脉高压危象的发生。

第二节　法洛四联症手术及护理

法洛四联症(TOF)是一种最为常见的发绀型复杂先天性心脏病,占整个先天性心脏病的 12％～14％。(TOF)包括室间隔缺损、肺动脉狭窄、主动脉骑跨、右心室肥厚四种畸形或病变。

(一)病理生理

法洛四联症的病理生理改变取决于肺动脉狭窄的程度,其次为体循环阻力,导致发绀和持续低氧血症。肺动脉狭窄引起肺血流量减少,肺侧支循环增多,右心室压力增高,心肌肥厚加重,血液分流至体循环增多。室间隔缺损引起左向右分流,但随右心室压力增高而减少左向右分流。主动脉的右跨使右心室血分流入主动脉,产生右向左分流,并逐渐加重。发绀严重、动脉血氧饱和度下降明显,出现严重低氧血症甚至酸中毒。持续低氧血症刺激骨髓造血系统,红细胞增多,严重红细胞增多导致血液浓度,血液黏稠度增多,组织对氧摄取增加形成高黏稠度综合征。左心发育差,左心功能不全。年龄越大,右心负担越重,最终导致心力衰竭。

(二)临床表现

1. 症状与体征

(1)发绀:是法洛四联症的主要表现,婴儿出生后 6 个月,约 75％有发绀,随着年龄的增长右心室流出道梗阻加重,发绀愈加明显,活动、哭闹时加剧。程度和出现早晚与流出道狭窄程度和主动脉骑跨程度有关。发绀患儿以口唇、手指为重,并伴有杵状指(趾)。患儿发育不良,但智力往往正常。

(2)呼吸困难和乏力:多在哭闹等劳累后出现,可为阵发性,在 2 个月至 2 岁的婴幼儿中较多见。因缺氧,患儿多无力,不吵闹、不好动、好安静。出现发作性缺氧时呼吸困难,发绀加重,呼吸急促,昏厥,甚至昏迷、抽搐、死亡。

(3)蹲踞:是法洛四联症患儿的特征性姿势。导致肺部血流减少发绀加重的任何因素均可使患儿出现蹲踞。小儿躯体下蹲两腿尽量弯曲,臀部紧贴脚后跟,头部前倾使下颌抵于膝关节上。这种体位可减少双下肢静脉血回流,又压迫动脉使体循环阻力增加,两者均可减少心室水平右向左分流,从而提高血氧饱和度,缓解缺氧症状。蹲踞时发绀和呼吸困难减轻,发绀重者蹲踞频繁。

（4）听诊：胸骨左缘第 3～4 肋间有喷射性收缩期杂音，伴震颤。狭窄越重此杂音越轻，肺动脉闭锁则听不到此杂音。

2．辅助检查

（1）心电图：电轴右偏、右心室肥厚、多伴有右心房大。

（2）胸部 X 线片：呈现"靴形心"和肺血管纤细、肺血少。

（3）心脏超声检查：绝大多数法洛四联症可通过超声心动图检查明确诊断。它可确定室缺的部位和大小，流出道狭窄位置和严重程度，以及主动脉根部扩大情况和主动脉骑跨程度。

（4）心血管造影：具有选择性，证明主动脉骑跨、肺动脉狭窄、室间隔缺损。

（5）心导管检查：肺动脉狭窄，导管可能从右心室进入主动脉，右心室血氧含量高于右心房，导管也可能从右心室进入左心室。

（三）治疗要点

治疗原则法洛四联症的手术主要分为姑息性手术和矫正手术（根治术）。

1．姑息手术　对于肺动脉及左心室严重发育不良者，可先做姑息手术（主动脉-肺动脉分流术），增加肺动脉供血，促使肺内血管及左心室的发育，改善发绀等症状，以利于二期修复术。

（1）标准 Blalock-Taussig 手术：一般主张在降主动脉下行的对侧左侧做胸部切口。用无名动脉的锁骨下动脉与肺动脉吻合最为理想，可避免吻合口扭曲和阻塞。

（2）改良 Blalock-Taussig 手术：也称改良锁骨下动脉与肺动脉分流术。

（3）中央分流术（central shunt）：此手术为升主动脉到肺动脉干的分流术。

（4）右心室流出道补片（right ventricular outflow patch）手术：适合与法洛四联症伴有两侧肺动脉过窄小的病例。也有不用体外循环进行闭式右心室流出道补片加宽的。无论哪种姑息手术，术后应严密观察和随访，争取在术后 1 年内施行法洛四联症矫治手术。

2．根治性手术　目前有越来越多的学者主张有症状法洛四联症婴儿包括新生儿（约占总数的 70%）应用一期矫治手术。其理由如下：

（1）早期手术能保存正常数量的肺泡和促进肺动脉特别是周围肺动脉的发育和成长。

（2）保护心脏功能。

（3）经心电图观察和证实在婴幼儿时期手术可减少术后心律失常。

（4）早期手术可制止重度发绀发作及其后果，即使患儿重度发绀发作伴有心搏骤停时，经复苏血流动力学稳定后施行急症心内修复，可挽救其生命，收到满意的效果。

（5）法洛四联症矫治手术的两个必备条件，一为左心室容量大小；二为左心室舒张末期容量指数的正常值为男性 $58ml/m^2$，女性 $50ml/m^2$。

3．手术方式

（1）单纯心内修复。

（2）右心室流出道及肺动脉加宽成形。

（3）合并畸形的手术。

法洛四联症确诊后不受年龄限制均应手术治疗，如不治疗约 25% 死亡于 1 岁内。由于缺氧发作或持续低氧血症，70% 法洛四联症患儿需要在 1 岁内做手术治疗。未做根治术的法洛四联症患儿自然生活寿命明显短于经过手术者。所以就是否做矫治这一问题，几乎没有争议（Nadas，Fyler，1992），而存在争议的是择期手术的最佳年龄。早期矫治可以使右心室及流出道肥厚不那么严重,并且肥厚不严重可能与减少晚期心律失常的发生有关。随着术后监护的进展及小儿外科手术技术、麻醉及转流技术的不断完善,目前,许多中心都主张对婴幼儿和有症状者在新生儿期做一期根治术,使患儿心、肺、脑等继发性损害减少到最小。手术结果影响治疗效果的最大因素是肺动脉发育情况,尤其是左右肺动脉分支,甚至远侧分支细小者疗效差。另外,手术修复后右心室流出道的满意程度也很关键。术中畸形矫正满意是预后的关键因素。

(四)术后监护

1. **维持循环功能稳定**　严密持续心电监测,无创/有创血压监测、脉搏氧饱和度监护,有条件还要监测左心房压、肺动脉压及楔压。心排血量、尿量和 CVP 的监测是首要目标。严格记录出入量,根据 CVP 的测定补足血容量,使血细胞比容保持在 $35\% \sim 40\%$,低于 30% 时补充新鲜全血。对于严重红细胞增多症的患者,在补足血量使其红细胞压达到 $35\% \sim 40\%$,则应补充血浆或白蛋白。密切观察尿量变化,如果尿量 $<1ml/(kg \cdot h)$,成人尿量少于 $30ml/h$ 或低血压持续伴 $CVP>10cmH_2O$ 时,应给予确切有效的心肌收缩药物[常用多巴胺、多巴酚丁胺 $2 \sim 10\mu g/(kg \cdot min)$],同时给予小剂量呋塞米;补足容量后,加入硝普钠扩张血管,降低心脏的后负荷,注意观察疗效。术后监护最主要的原则是测量要确实,据此才能做出正确的处理决定。

2. **呼吸功能的维护**

(1)合理应用呼吸机辅助呼吸:术后常规应用呼吸机辅助呼吸 $4 \sim 6$ 小时,根据患者体重和呼吸情况调整好呼吸机参数,选用容量控制或压力调节的容量控制等模式,连接好呼吸机管道,避免扭曲受压、堵塞。观察患者使用呼吸机的情况,如口唇颜色、胸廓起伏情况、甲床颜色,听诊双肺呼吸音是否清晰一致。需多次监测动脉血气,pH 及机械通气,待循环和呼吸稳定后,脱离呼吸机。对右心室梗阻严重,一侧肺动脉缺如病情不稳定,应延长辅助呼吸时间。低心排血量综合征时,有时呼吸机辅助呼吸达 $2 \sim 3$ 天。

(2)加强呼吸道管理:保持呼吸道通畅,及时吸出气管内的痰液,吸痰时严格无菌操作,严防将外源性细菌带入气管深部引起感染。吸痰时应由浅入深。禁忌一插到底,以免将气管外部的痰液带入气管深部。吸痰时间一般不超过 15 秒,避免加重黏膜损伤和造成缺氧。吸痰过程中注意患者的面色、心律、心率、血压情况及痰液的颜色和性质。吸痰后听诊双肺呼吸音是否对称、清晰。定时翻身、叩背,拔除气管插管后持续吸氧,鼓励患者咳痰或深呼吸,防止肺不张,严防低氧血症发生及 CO_2 潴留。

(3)防止术后灌注肺:灌注肺是法洛四联症根治术后的一种严重并发症,临床主要表现为急性进行性呼吸困难、发绀、血痰和难以纠正的低氧血症。术后应充分镇静,及时清除呼吸道分泌物,保持呼吸道通畅。协助患者排痰时,注意观察痰的性质、颜色、量,如发现患儿痰液呈血清样或淡红色,大量的稀薄痰时可疑为灌注肺,立即报告医生,结合临床表现,患儿呼吸困难、低氧血症、实验室检查,胸部 X 线片可见两肺阴影等即可确诊。延长机械辅助呼吸时间,逐渐增加 PEEP 值($6 \sim 8$ mmHg),减少肺泡表面渗出,防止肺泡萎缩,增加功能残气量,纠正缺氧。同时给予激素、大量东莨菪碱药物治疗,直至缓解。

3. **低心排血量综合征护理**　法洛四联症术后低心排血量综合征(low cardiac output syndrome,LCOS)发生率较高(为 $10\% \sim 20\%$),也是死亡常见原因。重症法洛四联症术后产生顽固性低心排,常因患者术前病情复杂,并发左心发育不好,术中畸形矫治不满意或有残余室间隔缺损。流出道及肺动脉狭窄解除不充分或过大。术中心肌保护不好均可造成术后低心排血量综合征。文献报道,术后产生明显残余室间隔缺损的发生率为 3%～5%,多因修复缺损不完善和补片撕裂所致。早期有左心衰竭的症状,应尽早再次施行残余室间隔缺损的修复,晚期则产生右心衰竭。严密观察病情,精心救治与护理有助于预防术后低心排血量综合征的发生,降低死亡率。

低心排血量综合征判定标准:①收缩压下降超过术前基础血压 20%,脉压为 15～20mmHg,持续 2 小时或 2 小时以上;②尿量<0.5ml/(kg·h),持续 2 小时或 2 小时以上;③CVP15～17cmH$_2$O,持续 2 小时或 2 小时以上;④中心体温与体表体温之差>5℃,持续 2 小时或 2 小时以上,导致四肢发凉;⑤心脏指数(CI)<2.5ml/m^2。发生上述两项或两项以上事件,诊断为术后低心排血量综合征。

(1)增强心肌收缩力:遵医嘱静脉滴注多巴胺、肾上腺素、钙剂等。调整前负荷、减轻后负荷;维持有效的组织灌注,胶体渗透压 20～25mmHg。

(2)严密监测循环功能的各项指标:亦可衡量低心排血量综合征的程度和疗效。术后常规做床边全导联心电图,观察有无心律失常发生并及时处理,以免加重诱发 LCOS。持续监测动脉血压(ABP)、CVP、左心房压(LAP)。注意低心排血量综合征早期表现,如患者表情淡漠或烦躁不安,面色苍白,皮肤及四肢末梢发绀、湿冷、脉搏细速,尿量小于 0.5ml/(kg·h)应警惕低心排血量综合征的发生,并及时采取措施进行处理。延长呼吸机辅助时间,补充血容量,提高 CVP 到 10～16cmH$_2$O;如有心脏压塞时,争取尽早开胸止血;应用小剂量多巴胺或和多巴酚丁胺以及硝普钠静脉泵入,应用洋地黄和利尿药;注意水电解质平衡,防止心律失常。

4. 急性呼吸窘迫综合征(ARDS)观察护理　绝大多数 ARDS 是与肺血管发育不良、肺内侧支及体外循环的打击有关。ARDS 表现为顽固性低氧血症,大量血痰为症状的急性呼吸衰竭。X 线出现双肺弥漫性渗出阴影。给予呼吸机正压通气,早期应用 PEEP(5～10cmH$_2$O)调整吸氧浓度(FiO$_2$0.65～0.80)延长呼吸机辅助时间。保持患儿安静,用芬太尼 2～5μg/(kg·h)持续镇静。经常翻身变化体位,并在变换体位前,先彻底清除患儿口鼻咽腔的分泌物,以防反流入肺。有文献报道,在侧卧位期间与仰卧位相比,脉搏血氧饱和度一般会增加 5%～10%,提高氧合。

5. 加强引流管管理

(1)保持引流管通畅:术后持续负压吸引,引流管应定时挤压,保持引流管通畅,防止弯折、扭曲。密切观察引流液的性质、颜色和流出速度,每小时记录一次,如发现血性引流量大于 4ml/(kg·h),应考虑有活动性出血,注意观察血压、CVP 变化,可根据医嘱给予鱼精蛋白、补新鲜全血,应用有效止血剂等。

(2)防止心脏压塞:法洛四联症术后大出血主要原因是患者侧支循环丰富(特别是成人法洛四联症)手术中止血不彻底及凝血机制紊乱。引流液过多并有血块形成,常常是心脏压塞的先兆。

第三节　完全性大动脉转位术后护理

完全性大动脉转位(transposition of the great arteries,TGA),是新生儿复杂型先天性心脏畸形,其发病率仅次于法洛四联症,占先天性心脏病的 7%～9%。其解剖特征为心房与心室连接一致,而心室与大动脉连接不一致;主动脉起源于右心室,肺动脉从左心室发出,结果体-肺两循环完全隔离。出生后立即出现发绀,如不治疗多在 1 周内死亡。因其在新生儿先天性心脏病中发病率高,并发心力衰竭多,死亡率高。自 1975 年 Jatene 采用大动脉调转术(Switch)治疗 TGA 以来,手术疗效不断提高,Switch 术成为当今矫治 TGA 的首选方法。

（一）病理生理

完全性大动脉转位时,两大动脉与心室连接异常,形成体循环与右心、肺循环与左心分别循环的非生理状态。未氧合的血经周围静脉回流到右心房→右心室→主动脉→全身微血管→体静脉→右心房,血液循环不能离开体循环。肺循环为左心房→左心室→肺动脉→肺微血管→肺静脉→左心房,血液不能离开肺循环。则体、肺循环完全分开分别循环,各行其道,不能完成摄氧和供氧。如无分流存在,患儿不能存活。如有分流则必须是双向分流,或一处缺损顺向分流,另处缺损反向分流,交换血流量来去相等,才有真正的有效体循环和有效肺循环。体肺循环血流的交换取决于交通的部位、大小及肺血管的阻力。此类交通口常为房间隔缺损、卵圆孔未闭、室间隔缺损和动脉导管未闭。肺动脉狭窄和左心室流出道狭窄也是较常见的并发畸形。这些并发畸形是影响血流动力学改变的重要因素。

（二）疾病分类

（1）完全大动脉转位室间隔完整又称单纯大动脉转位。

（2）完全性大动脉转位合并室间隔缺损。

（3）完全性大动脉转位合并左心室流出道阻塞。

（三）临床表现

临床表现取决于体肺循环之间交通的程度和有无肺动脉瓣狭窄,以及其他并发畸形。婴儿发绀症状的出现常取决于合并畸形的程度和类型。大多患儿在新生儿期即显症状,约半数在出生后 1 周内,2/3 在出生后 1 个月内。伴室间隔缺损症状出现较迟,但大多也在 3 个月内出现症状。

1. 发绀 出生后即有发绀,发绀症状呈进行性加重,患儿缺氧和酸中毒明显,除有严重肺动脉狭窄外,通常较少有缺氧发作、喜蹲踞等表现,呼吸困难吸氧后并无改善。婴儿期喂养困难,生长缓慢,反复心力衰竭,易患呼吸道感染等。

2. 充血性心力衰竭 后期出现,交换血量多,严重左心室流出道狭窄。严重肺动脉高压是其主要原因,且药物治疗无效。

3. 肺血管病变 心内大量分流量可缓解发绀,但都增加肺循环血流量引起肺动脉高压以致严重的肺血管阻塞病变。心脏检查心前区隆起,重者呈桶状胸。心尖冲动强烈,心率快,听诊可无特殊性杂音,杂音多来自并发的其他心血管畸形。

4. 心电图 表现出生后通常正常,无特异性,窦性心律。如果有发绀或酸中毒,为提高心搏量而出现窦性心动过速,QRS 电轴右偏（90°～160°）该表现与正常新生儿相同。如果有其他伴发畸形的,随着年龄的增长进展为右心室肥厚。

5. 胸部 X 线片 常示肺血增多或肺动脉高压征象。合并肺动脉瓣狭窄或左心室流出道狭窄,肺血少。心影增大,左右心室均增大,以右心室扩大为主。

6. 心脏超声 超声心动图为最常用的诊断手段,剑突下超声心动图对诊断 D-TGA 非常有帮助,可判断冠状动脉类型。可见两大血管转位,肺动脉瓣与二尖瓣直接相连,主动脉与右心室间有流出道。可以正确判定各房室的位置与大小,房或室间隔缺损以及有无伴发畸形,一般即可明确诊断。

7. 心导管检查及心血管造影　对明确诊断十分重要。可明确肺血管压力和阻力,以及心内分流,婴幼儿在此检查时可酌情同时做气囊房间隔成形术。通过测量心脏各部血氧含量可确定分流的部位和方向,明确肺动脉压。测压时,右心室压力高于左心室,与体循环压力相等,并有双向分流。

完全性大动脉转位合并室间隔缺损和肺动脉狭窄者,详细的术前检查资料,对手术指征的选择与手术方案的设计具有非常重要的参考价值。

(四)治疗要点

主要是外科治疗,在新生儿期一旦明确诊断,就应立即手术治疗。但因病变性质复杂,并存畸形多样,故应根据病变,恰当选择手术类型。手术目的在于纠正反常的血流通路,即设法将右心房血液引入肺动脉,将左心房血液引入主动脉,同时矫治其他并发畸形,并形成理想的远期血流动力学效果。手术分为减状手术、功能矫正手术和解剖矫正手术。

1. 减状手术

(1)房间隔缺损导管球囊扩张术,适用新生儿期进行心导管检查时,同时做此扩张术急救。

(2)闭式房间隔切开术,用于 3 个月婴儿球囊导管扩张效果不良者。

(3)体-肺动脉分流术,延长婴儿的生命。

(4)肺动脉环缩术。

2. 矫正手术　完全性大动脉转位的矫正手术分两大类:

(1)在功能(生理)上矫正:如心内调转术中的 Mustard 和 Senning 手术,是在心房内将腔静脉和肺静脉血流调转,使肺静脉氧合血经右心室到主动脉,腔静脉还原血经左心室到肺动脉,从而恢复正常血液循环,但是完全性大动脉转位的病理解剖仍然如旧。施行改良 Fontan 手术,也是一种生理矫正手术。

(2)在解剖上矫正:如 Jatene(1975 年 Jatene 首次报道成功)手术将两大动脉互相调转,使完全性大动脉转位变为正常解剖结构。Rastelli 手术,又称右心室至肺动脉带瓣管道连接术,也是一种在解剖上矫正手术。近年来由于手术技术提高和围手术期处理完善,完全性大动脉转位的解剖矫正手术越来越受到人们的重视,效果也逐年提高。但手术时间和手术方法随着其类型而有所不同。在完全性大动脉转位调转室间隔完整的病例,应在出生后 7～15 天进行大动脉调转术,手术时间不能超过生后 1 个月,此时左心室/右心室收缩压力比＞0.6,达到左心室承受压力的最低限度。出生后 1 周内手术危险性小,其优点在于避免未经治疗的完全性大动脉转位患儿遭到较长时间脑缺氧损害。而生理矫正手术逐年减少,仅作为解剖手术的补充。

(五)术后监护

1. 保持各管路通畅　患者进入 ICU 后确认有无自主呼吸,是否全身麻醉清醒。如患者带有气管插管,应立即将气管插管与呼吸机连接,进行辅助呼吸,同时测定气管插管的深度,在管上做标记并记录。用胶布牢固固定气管插管,防止脱出。如患者已拔除气管插管,则应立即给予面罩雾化吸氧。深静脉通路至少保留三条,一条入血管活性药;一条入血浆、白蛋白等胶体;一条留做测 CVP 及泵入 TPN(完全静脉营养、肠外营养)。妥善固定,避免打折、脱落、堵塞。防止血管活性药物外溢,皮肤坏死。所有液体以微量泵泵入,量出为入,并准确记录出入量,及时补充,失多少补多少。

2. **监测生命体征**　持续监测血压、平均动脉压、肺动脉压、脉搏、心率、心律、呼吸状况、意识状态、瞳孔大小、肌张力、体温及末梢循环等,并准确记录。测定 CVP、左心房压、血钾、血钙、乳酸等生化指标,并调整至正常范围,维持内环境稳定。烦躁者及婴幼儿适当使用约束带。患儿血压平稳并完全清醒后,可将床头抬高,取半卧位,有利于循环呼吸,便于体位引流。

3. **呼吸系统监护**　术后早期呼吸机辅助呼吸,支持至患者血流动力学稳定和仅使用小剂量儿茶酚胺类药物,原则上尽早拔除气管插管,以免长时间压迫气管引起喉头充血、水肿、痉挛。呼吸机设定高频低潮,新生儿呼吸次数 40 次/分,婴幼儿 30 次/分,吸气时间 0.6 秒,潮气量 10ml/kg。保持呼吸道通畅,新生儿气道内吸痰时动作应轻柔敏捷,吸痰过程中密切观察动脉血氧饱和度、心率、口唇颜色。预防肺部并发症的发生,吸痰前充分体疗、拍背,使用体疗仪振荡痰液,便于痰液的吸出。并观察痰液的量、性质及颜色。

4. **严密监测心率及节律变化**　在患者胸前安放并固定心电监测电极片,同时与心电监测仪连接,进行心电监测,注意有无心律失常。若发现心律失常,应及时报告医生进行处理。心率<60 次/分者,应及时启动起搏器给予起搏。据报道,慢性充血性心力衰竭时较易产生室性心律失常、室性期前收缩或成对室性期前收缩发生率为 87%,非持续性室性心动过速发生率 45%。

5. **左心房测压管护理**　左心房测压管要用胶布牢固固定于胸前皮肤上,并在测压管近端用胶布做好标记,防止脱出。连接左心房冲洗液,速率控制在 1ml/h。检查测压管连接要紧密,不能经此途径给药、输液、抽血等操作,严禁气泡进入。保持左心房压力不超过 12mmHg。左心房压的监测过程中必须警惕有否气泡、血块滞留于管道中,如遇导管阻塞,应立即关闭测压管,绝不再冲洗;以防动脉系统栓塞。

6. **防止心脏压塞**　术后易出现吻合口出血,保持纵隔、心包胸腔引流管通畅,每 30 分钟挤压引流管一次,密切观察有无心脏压塞的症状,血压低、心动过速、奇脉、颈静脉怒张、面色灰暗。有活动出血应立即报告医生开胸止血,严防心脏压塞。

7. **注意保暖,防止新生儿硬肿症**　婴儿体温中枢发育尚不完善,会随外界温度变化而变化,婴儿末梢保暖时防止烫伤。合理降温,减少氧耗。物理降温时可使用温水擦浴,禁用乙醇和安乃近、吲哚美辛栓等药物。及时更换尿不湿,便后清洗。

第四节　右心室双出口修复术后护理

右心室双出口(DORV)是一种少见的复杂的先天性心血管畸形。在先天性心脏病中仅占 0.48%~1.67%。常合并大动脉转位、房间隔缺损、肺动脉瓣下狭窄、主动脉瓣下狭窄、主动脉缩窄等。右心室双出口是心室-动脉连接关系异常的一种畸形,包括介于法洛四联症和完全性大动脉转位之间的一系列病变。许多学者将 90%以上主动脉起始于右心室的法洛四联症归入右心室双出口。右心室双出口,治疗困难,预后不佳,常在术后早期因心力衰竭或缺氧而死亡。Kir(1957 年)首先开展了右心室双出口的心内修复术获得成功。

(一)病理生理

胚胎期原始心脏发育过程中,心球及动脉干分隔、移位,正常发育障碍和旋转的停止或延迟,使两个大动脉起自右心室,而左心室则通过室间隔缺损与右心室相通。

典型右室双出口的三个特征是:

(1)主动脉和肺动脉共同起源于形态右心室。

(2)室间隔缺损为左心室的唯一出口。

(3)有主动脉下圆锥存在,在主动脉瓣和二尖瓣之间有肌肉组织分隔没有纤维连接。两个半月瓣(主动脉瓣和二尖瓣)在同一平面。

右心室双出口伴主动脉下室间隔缺损,不伴肺动脉狭窄的病理生理与室间隔合并肺动脉高压者相似。血流动力学变化主要为左向右分流。合并肺动脉狭窄者,其血流动力学改变类似于法洛四联症。伴肺动脉下室间隔缺损病理生理变化类似大动脉错位,发绀明显。

(二)临床表现

1. **发绀**　症状出现早,表现同法洛四联症,合肺动脉狭窄者发绀严重,杵状指(趾),活动受限及蹲踞。

2. **充血性心力衰竭**　程度因室间隔缺损的位置、大小、有无肺动脉狭窄及合并其他畸形而不同。

3. **肺动脉高压**　无肺动脉狭窄者,由左向右及右向左双向分流。主动脉下缺损临床表现类似巨大室间隔缺损、肺动脉高压、发绀不明显。

4. **心前区向前隆起**　听诊胸骨左缘第3~4肋间有收缩期杂音,触及震颤。

5. **辅助检查**

(1)心电图:无肺动脉狭窄者,心电图主要为电轴右偏,右心室肥大也可有双室肥大,部分患者可有 P-R 间期延长。合并肺动脉狭窄者。电轴右偏(90°~160°)右心房、右心室肥大。

(2)胸部 X 线片:无肺动脉狭窄者 X 线表现类似大型室间隔缺损。合并肺动脉高压,可有肺充血、肺动脉干明显扩张,心脏呈普大型。合并肺动脉狭窄者,X 线表现类似法洛四联症,两肺血少,肺动脉段凹陷。心脏轻度增大,但不呈典型的靴形心脏。

(3)超声心动图:诊断右心室双出口的重要方法。二维超声心动图示主动脉、肺动脉均起源于右心室,或一支大动脉起源自右心室,另一支大动脉 90% 起源自右心室,主动脉与肺动脉在同一平面,主动脉瓣和二尖瓣无纤维连接。并可检查有无肺动脉狭窄,合并其他畸形。

(4)心导管检查和右心导管造影:无肺动脉狭窄者,左、右心室压力相等,但室间隔缺损小者,左心室压力较右心室和肺动脉压力高。有肺动脉狭窄者,肺动脉压力降低,右心室向氧饱和度高于右心房,右心室造影主、肺动脉同时显影。是确诊右心室双出口的重要手段。

(三)治疗要点

右心室双出口所致血流动力学是非生理的,原则上都应手术矫正。右心室双出口畸形复杂,其产生血流动力学的变化各不相同,右心室双出口明确诊断后均需手术治疗,右心室双出口几乎可以合并任何房室瓣畸形,严重的畸形会阻碍实施外科手术。外科治疗目的是进行完全解剖修复。手术是将左心室连接到主动脉,右心室连接到肺动脉,关闭室间隔缺损。通常,手术时机取决于患者症状的显著程度和其他心脏合并畸形的解剖。

(1)右心室双出口合并肺动脉狭窄者,常需术前采用心内或心外管道修补,故宜在4~5岁时手术,以避免管道口径过小而术后随患儿生长发育限制肺血流量。处理原则同法洛四联症。但更要了解肺动脉和左心室的发育情况,肺动脉发展差和左心室舒张末容积<30ml/m² 者,不能行根治术,可先行体-肺分流术,待时机成熟后再行根治。

(2)右心室双出口无肺动脉狭窄者易发生严重肺动脉高压和肺血管病变,应在婴幼儿期尽早手术。

右心室双出口畸形复杂,手术方法各异,可选择的矫治手术有:心室内隧道修补术、心室内隧道及心外带瓣管道修补术。Damus-Kaye-Stansel手术、心房内血流转换修补术、大动脉调转术、改良Fontan手术。术前合并充血性心力衰竭者,应给予强心、利尿治疗好转后手术。但如果充血性心力衰竭不易控制者,则宜尽早采取手术治疗,延迟外科治疗增加死亡的危险性。

(四)手术方法

1. 矫正手术

(1)心室内隧道的修复:此手术适用于右心室双出口主动脉下和靠近两大动脉室间隔缺损无肺动脉狭窄的病例。

(2)心室内隧道和右心室流出道重建术:此手术适用于右心室双出口主动脉下和靠近室间隔缺损合并肺动脉狭窄。

(3)大动脉调转术:此手术适用于婴幼儿右心室双出口肺动脉下室间隔缺损、主动脉与肺动脉呈前后或并列关系而肺动脉狭窄者。肺动脉瓣为二叶瓣,不是手术禁忌证。

(4)Damus-Kaye-Stansel手术:此手术适用于右心室双出口肺动脉下室间隔缺损合并明显主动脉瓣口和瓣下狭窄或主动脉近端缩窄的病例。

(5)心室内管道和心外管道:此手术适用于右心室双出口肺动脉下或远离两大动脉室间隔缺损和肺动脉狭窄大的儿童和成人。

(6)右心室双出口合并左侧大动脉异位的修复:此种类型的右心室双出口实质上为SDL型解剖性矫正大动脉异位合并右心室双出口和主动脉下室间隔缺损。

①双调转术:现已用于先天性矫正性大动脉转位,取得较好的效果,并逐步替代其传统心内修复术。

②右心室双出口合并完全性房室间隔缺损的修复手术:此手术适合心脏畸形无肺动脉狭窄者,在新生儿施行一期大动脉调转术和心内修复,合并肺动脉狭窄者多需做右心室到肺动脉心外管道,应延期到5岁以后手术。

③Fontan类手术:此手术适用于右心室双出口合并左或右心室发育不全,三尖瓣和(或)二尖瓣骑跨,以及右心室双出口合并远离两大动脉室间隔缺损或合并左侧大异位主动脉下围膜部室间隔缺损延伸至三尖瓣隔瓣后方,如施行心室内隧道或管道可产生三尖瓣口严重狭窄,分期或一期施行全腔静脉-肺动脉连接手术。

2. 姑息手术 改良锁骨下动脉与肺动脉分流术和肺动脉带缩术(见法洛四联症手术)。

(五)术后监护

患者术后监护按心脏直视手术后常规。重点是循环系统,低心排血量综合征的监护、呼吸系统、肺动脉高压的护理。

右心室双出口解剖分型不同,监护要点各不相同。如右心室双出口为主动脉下型合并肺动脉瓣狭窄者,护理同重症法洛四联症术后护理。护理详见法洛四联症术后护理。右心室双出口,无肺动脉狭窄者,合并肺动脉高压者,术后护理重点加强呼吸道管理,防止肺动脉高压危象发生。

1. 血流动力学监测 合并有肺动脉高压的患者,在心脏直视手术围术期建立有效的血流动力学监测体系至关重要,它可以帮助全面了解患者血流动力学特征,判断肺动脉高压的程度,指导扩血管药物的选择和治疗效果的评价。经颈内静脉放置Swan-Ganz漂浮导管和经桡动脉放置动脉套管。根据血流动力学的指标水平调整使用扩血管药物速度,观察药物疗效。

2. **呼吸系统监护**　肺动脉高压患者由于均有不同程度的肺血管和肺间质的损害。因此都存在通、换气功能的异常,心脏手术、体外循环灌注对肺造成一定的损害,因此这类患者术后均需延长呼吸机辅助通气时间 12～24 小时甚至 2～4 天。有时拔除气管插管后,患者缺氧病情加重,可再次插管行呼吸机辅助呼吸。

(1)保持呼吸道通畅:恢复和维持肺功能,防止肺高压危象是术后患儿恢复的关键,术后早期可根据患儿情况给予吸痰,尽量减少吸痰的刺激,以免造成缺氧引起肺动脉高压危象。如需吸痰时,吸痰前后分别给患儿吸 100% 浓氧 2 分钟,或间断加大潮气量,以提高呼吸道的压力,促使肺泡扩张,增加氧弥散。吸痰动作要轻柔,时间要少于 10 秒,痰液黏稠不易吸出时,可间断气管内注入生理盐水 0.5～1ml 后吸痰,并做好胸部物理治疗。如听诊双肺呼吸音后,双手按住胸部(痰鸣/呼吸音粗糙部位)进行振动,以利痰液的吸出,保持呼吸道通畅。对于吸痰反应强烈的患儿可在吸痰前后给予肌松剂,以防止吸痰诱发缺氧,引起肺动脉高压。

(2)病情观察:每次吸痰时,要严密观察患儿的心率、血压、血氧饱和度、CVP 的变化,如有缺氧肺动脉压力升高现象(早期心率增快、血压增高,继之心率减慢、血压下降、血氧饱和度降低、CVP 升高),应立即停止吸痰,以免引起肺动脉高压危象。

(3)预防肺部感染:人工气道建立后,破坏了呼吸道正常防御功能,并且长期机械通气治疗的患儿机体低抗力下降,所以机械通气增加了感染的危险因素。掌握正确的吸痰技术,严格执行无菌操作,吸痰时由浅而深,禁忌一插到底,以免将气管外部的痰带入气管。气囊放气前要充分吸净口腔内和咽部分泌物。吸痰顺序应是先吸除气管内分泌物,再吸口腔及鼻腔的分泌物。每 2 小时对患儿翻身行胸部体疗一次。加强口腔护理,根据口腔 pH 选用口腔清洁液。护理人员在进行任何处置前坚持洗手和无菌操作制度,减少交叉感染。

(4)撤机拔管时机的选择:撤离呼吸机应严格掌握指征。观察患儿是否安静,呼吸交换量充足,呼吸功能明显改善,自主呼吸增强,吸痰等暂时脱机无呼吸困难的表现,降低机械通气量时,能自主代偿。血流动力学平稳。在彻底清除呼吸道及口腔分泌物后拔除气管插管。拔管后需经常协助患儿咳嗽、排痰,防止肺部并发症。

3. **应用血管扩张药的观察**　选择合理的扩张血管药物是肺动脉高压患者围术期处理的重要手段。硝普钠直接扩张周围血管,是均衡型血管扩张药。对小动脉和小静脉都有较强的扩张作用,是目前临床治疗肺动脉高压最常用的药物,输液最好以微量注射泵均速泵入,应密切观察血压和动脉血氧分压的变化。在使用过程中应用避光输液装置,以防液体产生硫氰化物,引起毒性反应,并保持溶液配制新鲜。扩张肺血管药物还有磷酸二酯酶血抑制药(临床应用的有米力农)、前列腺素(前列腺 E)及吸入 NO 气体等都是治疗肺动脉高压的综合治疗措施中有效的手段。当给予血管扩张药时,必须注意维持前负荷。

4. **有效镇静**　术后早期给予有效镇痛,可以降低患儿的应激性,避免因外界刺激引起患儿躁动,使耗氧量增加,肺动脉压力升高。保持患者安静状态,在呼吸机辅助呼吸期间,可采用持续或间断静脉泵入芬太尼或咪唑安定、罗库溴铵以使患儿处于安静状态。减少耗氧,在停机前 6 小时,停止使用镇静和肌松药物。

5. **完全性房室传导阻滞的观察**　右心室双出口房室顺序不一致者,传导束走行异常,发生完全性传导阻滞率较高,术中应安置起搏器。术后心率<80 次/分时,应用起搏器起搏。持续监测心律、心率,观察起搏器性能效果。使用起搏器患者出现心室颤动时,应进行心肺复苏,避免盲目查找原因而延误抢救。

6. 保暖降温 由于患儿体温调节中枢发育不健全,加之体外循环术后应激反应,术后早期体温升高,因此正确降温,维持正常体温尤其重要。婴幼儿禁用乙醇降温,禁止颈后枕冰水袋,高热时可用药物降温。降温同时注意末梢保暖。

7. 营养支持 术后 24 小时给予静脉高营养,营养液不能与血制品使用同一静脉通路。根据患儿情况尽早喂养,可以恢复胃肠功能,对预防减少感染改善治疗效果有着十分重要的作用。因体外循环时间长,术后易发生应激性溃疡,尽早的喂养可以预防消化道出血。24 小时后可每 4 小时给鼻饲奶 20～40ml,每次喂奶前应先抽吸一下胃液,观察其颜色,有咖啡色胃液需禁食。

(陈朝辉 李 宁)

第五节 完全性肺静脉异位连接术后护理

完全性肺静脉异位连接(TAPVD)是一种少见的先天性心脏畸形,占先天性心脏病的 1%～5%。是少数需行急诊手术的儿科心脏外科疾病,是婴幼儿发绀型先天性心脏病之一。其解剖特征是全部肺静脉不与左心房相连,而引流入右心房或体静脉系统的先天性畸形。如有一根或多根肺静脉与心脏异常连接,而其他肺静脉的解剖位置正常。这种情况被称之为部分肺静脉异位连接。TAPVD 如不采取手术治疗,75%～80%患儿在 1 岁内死亡。因此,必须及早手术。1957 年,Cooley 和 Ochsne,在体外循环施行,各种类型的完全性肺静脉异位连接的修复手术获得成功。1980 年汪曾伟教授在我国首次报道,手术治疗完全性肺静脉异位连接效果满意。TAPVD 合并畸形最常见的是房间隔缺损,其次是动脉导管未闭或心房间隔完全缺如同时存在。伴发复杂畸形发生率约为 7%,如右心室双出口,完全性房室间隔缺损。

(一)疾病分类

按 Darling 分类,将完全性肺静脉异位引流分为四种类型:

1. Ⅰ型心上型完全性肺静脉异位连接 此型最为常见的是两侧肺静脉在左心房后方汇入肺静脉总干(占 41%)。

2. Ⅱ型心内型完全性肺静脉异位连接 分为两个亚型,比较常见的是两侧肺静脉汇合至左心房后部扩大的冠状静脉窦开口(占 20%);另一亚型是左右肺静脉分别或共同开口带右心房后壁窦部(占 10%)。

3. Ⅲ型心下型完全性肺静脉异位连接 肺静脉总干连接一根下行静脉在食管前通过膈肌后汇入门静脉,其他静脉分支或静脉导管与腔静脉或其分支相连。

4. Ⅳ型混合型 此型罕见,两侧肺静脉连接方式不同,一侧可以引流到体静脉,另一侧与右心房或冠状静脉窦相连。

(二)病理生理

完全性肺静脉异位连接的病理生理特征是双向分流。肺静脉的氧合血异位的回流到右心房,与体循环回流的静脉血相混合,这种混合血大部分经过正常通路流入肺动脉,在肺产生再循环,使肺血流量增多,心脏容量负荷加重,早期出现肺动脉高压,易出现肝大、水肿、颈静脉怒张等右心衰竭症状。若有较大房间隔缺损存在,混合静脉血入左心房较多时发绀较重,但到右心室血液相对较少,肺动脉高压和右心衰竭症状出现较迟。

TAPVD 肺静脉梗阻时,血流回流受阻,肺部淤血、水肿、肺部容易感染、缺氧、发绀加重。

导致酸碱平衡失调,最终死亡,一般很少能存活 1 个月以上。

(三)临床表现

(1)主要为呼吸困难,多数患儿有发绀,严重时可发生呼吸循环衰竭。

(2)喂养困难及充血性心力衰竭。

(3)因右心室肥大而使心前区隆起,胸骨左缘可闻及收缩期杂音。10%～20%的患儿不合并肺静脉梗阻及肺动脉高压,这类患儿可生存至成人,常见心上型、心内型病变。

(4)辅助检查

①心电图:电轴右偏,右心房、右心室肥厚、"肺性"P 波及心律失常。

②胸部 X 线片:显示肺血多或凝血表现,心上型者典型的"雪人征"或"8 字形"。

③超声心动图和心血管造影:可确诊,但尽量用超声检查确诊,避免心导管和造影致术前病情恶化。

(四)治疗原则

完全性肺静脉异位连接是一种严重的 CHD,易早期发生肺动脉高压,进而并发肺血管阻塞性病变和心力衰竭,80%的患儿在 1 岁内死亡。因此必须早期诊断及时手术矫治。如未有肺动脉高压(10%～20%的患儿)和心力衰竭,内科治疗改善心功能,待 1 岁左右行矫治手术,效果则更好。有肺静脉梗阻的症状,如高度肺淤血、间质肺水肿是急诊手术指征。

TAPVC 手术成败的关键是肺总静脉与左心房吻合口要足够大,要防止吻合口出血、扭曲,以利于术后降低肺静脉压力和防止肺静脉梗阻。随着手术技术的改进和术后监护方法的完善,TAPVC 的手术死亡率已呈逐渐下降的趋势。

(1)当完全性肺静脉异位连接合并肺静脉回流受阻的诊断一旦确立,就应立即手术。

(2)无梗阻而发生肺动脉高压者应尽早手术,防止右心负荷过重及长期大量左向右分流引起肺血管改变。

(3)不可逆的肺血管改变,静息性发绀,肺血管阻力＞10Wood 单位,肺血管阻力/体循环血管阻力＞75%者不宜手术治疗。

(五)术后监护

1. 加强呼吸系统护理

(1)延长机械辅助呼吸时间:应用鼻插管行呼吸机辅助呼吸;对重度肺动脉高压患儿机械通气至少 24 小时,并用中等的过度通气,使 $PaCO_2$ 维持在 25～35mmHg,对左侧心腔小和肺顺应性差的患儿,Cabanoglu 等推荐术后常规呼吸机支持 72 小时。

(2)呼吸道的观察护理:密切观察痰的颜色及性质,观察有无血痰,并认真记录及时报告医生,因为血痰是观察有无静脉回流受阻的症状之一,是手术成败的关键。

2. 防止肺动脉高压危象

(1)持续肺动脉压监测:因目前尚无准确肺动脉高压危象可靠早期症状,故持续肺动脉监测是早期发现此危象的最可靠手段。正常肺动脉平均压为 5～12 mmHg(0.67～1.60kPa),如静息状态下＞25 mmHg(3.33kPa),运动过程中＞30 mmHg(3.99kPa),则为肺动脉高压。术后放置漂浮导管监测并提供降低肺动脉压力的最佳条件:①充分给氧,避免出现乏氧状态,患者进入 ICU 后设置呼吸机的氧浓度为 100%,以后根据血气分析、肺动脉压力及临床表现逐渐降低氧浓度;②及时纠正酸中毒,要求 pH＞7.45,$PaCO_2$ 在 30～35 mmHg(3.99～4.66kPa),SBE＞0,因为酸中毒可引起肺动脉压增高;③严格控制液体的入量,要求入量少于出量;④避免使用收缩肺动脉的药物如多巴胺、肾上腺素等,心功能不全合并肺动脉高压可选用多巴酚丁胺,但剂量宜小。适当应用扩张肺动脉的药物如酚妥拉明等。

(2)镇静:保持患儿安静、避免躁动、减少缺氧。选用芬太尼经微量泵持续泵入,或每次吗啡0.1mg/kg,咪唑西泮0.1mg/kg,交替使用。防止患儿躁动,引起肺动脉痉挛,诱发肺动脉高压危象的发生。

3. **心律失常的监护** 术后心律失常的发生率可高达20%~60%,术中应常规放置心外膜起搏导线。严重心律失常成为影响TAPVC手术成功的重要因素之一。心上型TAPVC患者心律失常多见,与手术在右上腔静脉与右心房连接处附近实施,可能损伤了窦房结或窦房结动脉有关,严密持续心电监测。心律失常以心率慢为其主要表现。心率慢影响心排血量,应用异丙肾上腺素或口服硝酸山莨菪碱每次10mg,1次/6小时。术后出现室上性心动过速大多是心功能不全的一种表现,除应用抗心律失常药外,需加强心功能支持及利尿综合治疗。

4. **防止肺水肿** 急性肺水肿是常见严重的术后早期并发症。Dillard总结了183例手术病例,死亡的59例中有45例死于急性肺水肿,术后早期应用呼吸机进行呼气末正压呼吸。保持水、电解质和酸碱平衡,严格控制液体的摄入量,用微量泵控制速度均匀泵入。根据化验结果补充氯化钾,防止发生低血钾,诱发酸中毒。发生急性肺水肿时迅速利尿。应用扩血管药物减轻心脏前负荷,增加心排血量,间断应用东莨菪碱以减少肺血管渗出等。

5. **延迟关胸** Serref等对重症肺动脉高压患儿建议延迟闭合胸骨,直到肺动脉压正常(平均2.5天),使右心室在术后早期较好地工作。并指出所有二期闭合胸骨后均无感染。

TARVD患儿术后低心排血量综合征、心律失常、肺动脉高压危象和肺静脉阻塞是早期和晚期死亡的主要原因。Lincoln等临床观察发现,术前肺动脉压和肺血管阻力在正常范围内的患儿术后也有可能发生肺动脉高压危象。临床也应予以重视。

TARVD为心室及瓣膜均无异常的CHD,因而其手术矫治后能有较好的远期效果,但文献报道有5%~20%的病例,因术后肺静脉梗阻而需再次矫治。因此,对TAPVD术后者,应注意加强定期随访,尽快再次手术解除肺静脉梗阻。

第六节 三尖瓣下移手术后护理

三尖瓣下移畸形于1866年首先由德国Ebstein报道,故又称Ebstein畸形,是指部分或整个三尖瓣环向下移位于右心室腔,同时伴有三尖瓣膜的畸形和右心室结构的改变,是复杂先天性心脏畸形,其发病率在先天性心脏病中占0.5%~1%。Ebstein畸形性别差异不大,虽然部分患儿可活到较大年龄,但生活能力受到影响。常合并房间隔缺损或卵圆孔未闭(42%~62%)外,尚伴有其他畸形。10%合并预激综合征、室间隔缺损、动脉导管未闭、肺动脉狭窄或闭锁、主动脉狭窄、部分性房室间隔缺损、左上腔静脉及部分性肺静脉连接异常、法洛四联症等。死亡的主要因素是心力衰竭、缺氧、室性及室上性心律失常也很常见,其中由此而产生的猝死约为20%。

(一)病理生理

Ebstein心脏畸形的病理生理包括三尖瓣和右心室发育异常。正如其病理解剖一样轻重不等,变化很大,其病理生理主要要取决于右心室发育不全和三尖瓣关闭不全的严重程度及可能存在异常房室传导束,轻者可耐受,重者右心室向前排血缓慢则出现心力衰竭。

1. 右心室发育不全功能障碍　"房化右心室"的反常活动影响右心室的充盈,从而使心房血容量剧增,压力升高导致右心衰竭。右心房压力升高如同时有房间隔缺损可出现右向左分流。临床上产生发绀。

2. 三尖瓣关闭不全　所有的患儿均有不同程度的三尖瓣关闭不全,从而加重原有右心室结构和功能异常。三尖瓣关闭不全致功能右心室收缩时部分血流反入右心房,使右心房扩大血量增多,继之,右心房排空延迟,右心室排血量下降。

3. 预激综合征　在 Ebstein 心脏畸形的病例中,有 10%～15%合并预激综合征,该综合征可产生阵发性室上性心动过速和心房颤动或扑动。更加重右心室功能障碍和心力衰竭。

（二）疾病分类

Carpentier 等将其分为四型。

A 型:小型可收缩的房化腔及能活动的前瓣,右心室有足够的容量。

B 型:大型不能收缩的房化腔及能活动的前瓣。

C 型:前瓣活动限制,导致右心室流出道梗阻。

D 型:巨大房化右心室与小的漏斗部组成,仅通过三尖瓣前瓣交界相通。

（三）临床表现

临床症状轻重不一,从畸形严重程度、有无心房间交通及是否合并其他畸形而不同。轻型病例可无发绀,中、重型病例发绀表现有呼吸急促、乏力、心悸、心律失常和右心衰竭表现。心前区胸骨左缘 4～5 肋间可闻及收缩期杂音,可有第三心音或第四心音,三尖瓣区有收缩期反流性杂音。

1. 心电图　其特征为高大的 P 波,Ⅰ、Ⅱ导联上最高,如 P 波进行性增高为病情恶化的征象,而轻型病例 P 波可正常。右心房肥大,右心室低电压,无右心室肥大的表现,常见心律失常如阵发性心律失常者占 28%,其 10%为预激(W-P-W)综合征,房性期前收缩、心房颤动、房性心动过速;75%～95%病例有完全性右束支传导阻滞。

2. 胸部 X 线片　心脏呈不同程度的增大,呈球形或椭圆形增大,肺血减少或正常。在临床巨大球形心脏 CHD 首先考虑为本病。

3. 超声心动图　显示三尖瓣下移、右心房扩大明显,注意三尖瓣反流量、前瓣发育情况,有无房缺或卵圆孔未闭及其他心脏畸形。

4. 右心导管检查和造影　导管易经房缺或未闭卵圆孔进入左心房,在"房化心室"测压呈右心房压力波形,而右心腔内呈右心室压力波形。造影可见右心房增大,房化右心室、扩大的功能性右心室流出道及下移的三尖瓣附着部。心导管检查最有诊断价值的是能显示右心室在生理数据上与右心房相同。在检查操作中易发生心律失常。有报道发生率为 20%～30%,甚至心脏停搏而死亡。故有主张非损伤检查符合诊断后可不必进行有创检查。

5. 电生理检查　诊断三尖瓣下移畸形必须同时明确分型,有无预激综合征。如有预激综合征,术前必须做电生理检查,并准备术中电生理标测,以便术中同时施行异常房室传导束切断术。

（四）治疗要点

Ebstein 心脏畸形的预后不佳,1/3～1/2 的婴幼儿死于 2 岁以内。

(1)Ebstein 的治疗原则为修复三尖瓣、或三尖瓣置换术加用双向腔肺动脉分流术以减轻右心室功能障碍。患者出现严重发绀、右心衰竭及(或)严重心律失常时需手术治疗。在婴幼儿期出现症状或近期加重适合手术治疗。儿童期为较佳时期,拟施行瓣膜置换术者,年龄易大些,特别注意瓣环的大小,达到一次替换一个口径足够大的瓣膜以免再次行更换手术。

(2)轻型病例,闭合房间隔缺损或卵圆孔未闭,节段性三尖瓣环缩成形;中间型病例,视前瓣大小和畸形而定,如瓣叶环增大无穿孔应做房化心室折叠术,如瓣叶破坏较重或房化心室有一段室间隔者,应做三尖瓣置换术。如为重症,则施行三尖瓣置换术或改良 Fontan 手术或全腔静脉与肺动脉连接。

(五)手术方法

1. 姑息手术　Glenn 分流术。

2. 三尖瓣修复术和三尖瓣置换术

(1)房化心室折叠术和三尖瓣环成形术。

(2)三尖瓣置换术。

3. 心内修复和减少心室容量负荷　此手术又称部分两心室修复,或一个半心室修复。适用于本组 B 型严重 Ebstein 心脏畸形,其功能心室等于正常右心室的 1/2 或 1/3 的病例。

4. 心脏移植或心肺移植　在 Ebstein 心脏畸形中有一组合并明显肺动脉狭窄、肺动脉闭锁或肺动脉瓣缺如的病例,并有严重右心室发育不全和三尖瓣关闭不全和(或)左心室发育不全者,应用单一心室或两个心室修复往往致命,唯一的选择是进行心脏移植或心肺移植。

5. 附加手术

(1)异常房室传导束的切断。

(2)右侧迷宫手术。

(六)术后监护

按体外循环心脏直视手术常规护理外,还应重点监护以下几点。

1. 心律失常的监护　心律失常多发生于术后 48 小时内,应严密心电监测至病情稳定。术后常现持续静脉滴注利多卡因 48 小时,以防止发生心室颤动,剂量为利多卡因 200mg 加入 5%葡萄糖溶液 50ml 内持续泵入,滴速开始为 2～3ml/h,以控制室性期前收缩的发生,最好以微量注射泵进行调整滴入量。有频发室性期前收缩时首选用药为利多卡因 1mg/kg 静脉推注,可重复应用。三尖瓣替换术后患儿心律失常发生率,较房化心室折叠、三尖瓣成形术后患儿发生率高,应予以重视。易发生房室传导阻滞,可持续静脉滴注异丙肾上腺素 0.03μg/(kg·min),使心率维持在 100～120 次/分。术中常规放置心脏临时起搏导线,有利于术后心律失常应用。术后应观察起搏器的工作状态,并按起搏器植入术护理常规护理。

2. 正压辅助呼吸　术后常规正压辅助呼吸 6～12 小时,重症病例适当延长呼吸机辅助时间,根据血气分析调整呼吸参数。拔管后协助患者有效咳痰,定时雾化吸入。

3. 术后用药　根据动脉压、CVP、尿量及末梢情况,应用正性肌力药和扩血管药、洋地黄及利尿药,治疗心力衰竭,注意水电解质平衡。注意观察药物疗效及生命体征的变化。

4. 防止低心排血量综合征　严密监测生命体征、血流动力学各项指标,观察患者末梢循环,同时观察尿量,从而判断心脏排血的情况。根据 CVP、末梢循环的变化,调整心脏前、后负荷,如 CVP＜5 cmH$_2$O(0.49 kPa),提示血容量不足,可加快补液尤其是胶体液;CVP 较高,而患者仍存在末梢循环不良,如肢端苍白或发绀、出冷汗、手足发凉则提示心功能不全,应扩血管,减轻心脏后负荷。应用多巴胺和(或)多巴酚胺及硝普钠持续静脉泵入,尿少者可给予呋塞米治疗。病情稳定后给予半卧位,以减轻心脏负担,并可使横膈下降,利于呼吸。

5. 严防心脏压塞　术后容易出现吻合口出血,应严密观察患者引流液的性质、量、颜色,保持引流管的通畅。如引流量>3~5ml/(kg·h)(儿童)或 150~200ml/h(成人)连续 2 小时,应报告医生及时处理;引流量>10 ml/(kg·h)应立即报告医生行开胸止血术。如引流量突然减少或停止,应注意观察有无心脏压塞征象。

6. 抗凝治疗观察与护理　三尖瓣替换术后应用华法林抗凝药物,应定期复查调整其剂量,防止过量出血及抗凝不足发生血栓和栓塞(发生率 30%)。需认真监测,探索个体对该药物的效应和耐受性。

Ebstein 心脏畸形行改良 Fontan 手术或全腔静脉与肺动脉连接手术患儿,术后护理见单心室护理中改良 Fontan 手术或全腔静脉与肺动脉连接术后护理。

第七节　单心室术后护理

单心室是由于心脏的一个心室窦部或原始室间隔缺损而产生此种畸形,定义为两个心房通过两侧房室瓣或共同房室瓣仅达单一心室。此畸形心房与心室或心室与大动脉的连接可一致,也可不一致,可有可无流出腔。单心室合并畸形左心室伴有左侧大动脉转位最多见占39%;伴肺动脉狭窄、主动脉狭窄和缩窄较多,分别为41%、39%、19%。其他畸形包括房间隔缺损、动脉导管未闭、房室瓣异常等。本病患儿80%~85%呈现有大动脉转位,从而临床表现复杂。单心室的预后不佳。Fontan(1971 年)采纳肺循环的运行无需心室血泵的概念,首创右心房与肺动脉连接手术。Yacoud(1976 年)报道应用改良 Fontan 手术治疗单心室。上述两种手术的死亡率和并发症均较高。在我国,汪曾伟教授在1980 年率先开展改良 Fontan 手术,并于 1990 年首先开展全腔静脉与肺动脉连接手术治疗单心室合并肺动脉狭窄获得成功,在全国得到推广。

(一)疾病分型

1. Anderson 将单心室分为三种类型

(1)左心室型(占 63%~80%),并有发育不全的右心室。

(2)右心室型较少(占 5%),并有发育不全的左心室。

(3)不定型(占 7%)。

2. 上述每一种类型又可分为三种类型

(1)大动脉关系正常。

(2)右侧大动脉转位。

(3)左侧大动脉转位。

每一类型又可按有无肺动脉狭窄分为两种。

(二)病理生理

由于室间隔完全缺损,所以体循环和肺循环的血液在单心室内相混合,其血流动力学变化取决于体肺循环血液混合的程度,以及有无合并肺动脉瓣狭窄。无肺动脉瓣狭窄者,体循环与肺循环血液在单心室内混合较少,右心房回流的静脉血通过单心室主要流入肺动脉,左心房回流的含氧高的血则通过单心室流入主动脉,这样主要导致肺循环充血,心室容量负荷重的表现,无明显发绀。若合并肺动脉瓣狭窄时,肺血少,临床表现为发绀。

(三)临床表现

单心室的临床表现取决于主动脉、肺动脉有无狭窄,肺动脉高压所致肺血管病变的程度及房室瓣有无反流。

1. 症状与体征

(1)不合并肺动脉瓣狭窄:表现为生长发育缓慢,反复呼吸道感染及逐渐加重心力衰竭。发绀较轻,甚至无发绀。

(2)肺动脉高压和肺血管病变:因肺血多而出现,患儿多因早期充血性心力衰竭而死亡。听诊在胸骨左缘可闻及粗糙响亮的收缩期杂音,可触及震颤。

(3)合并肺动脉瓣狭窄:主要表现为重度发绀及缺氧,很少发生心力衰竭。

2. 辅助检查

(1)心电图:所有或大部分心前区导联呈同一类型的 QRS 波群。常有不同程度的 P-R 间期延长及其他心律失常。

(2)胸部 X 线片:无肺动脉瓣狭窄者,可见肺充血、心脏扩大,呈普大型,肺动脉段突出。合并有肺动脉瓣狭窄者,则肺血少,心脏增大常不明显。如左心缘下方呈"肩征"样改变提示大动脉转位的存在。

(3)超声心动图和心血管造影:可明确心室双入口的类型,室腔大小,室壁运动情况,以及流出道腔的大小,明确大动脉的关系,有无狭窄等,为手术方式选择提供重要依据。

(四)治疗要点

单心室预后较差,每年自然死亡率为 5%,而且有 50%～70%的患儿在婴儿期夭折,只有 20%～30%能存活到幼儿期。因此临床上应争取早期行外科手术治疗。根据病情采取姑息手术或矫正手术。

1. 姑息手术治疗

(1)肺动脉环束术。

(2)体-肺动脉分流术。

(3)双向 Glenn 分流术等。

2. 矫治手术 改良 Fontan 式手术和全腔静脉与肺动脉连接术为生理矫治手术,心室分隔术是目前治疗单心室的解剖矫正手术。

(1)心室分隔手术:选择左心室型单心室或共同心室伴有左侧大动脉转位,两侧房室瓣及未合并心脏畸形(如主动脉狭窄等)的病例。对于单心室腔足够大(为正常左心室腔的 120/100)。肺动脉发育良好无肺血管病变的,施行分隔手术。手术时机多数病例可在出生后 3 个月施行,如有顽固性心力衰竭可在出生后 6 个月手术。

(2)改良 Fontan 手术和全腔静脉与肺动脉连接手术:对于不能施行心室分隔术而肺阻力小于 40wood U/m²,可施行此手术。手术死亡率较分隔术低,效果相对较好。目前趋势已将全腔静脉与肺动脉连接作为单心室的首选手术。单心室合并共同房室瓣、房室瓣骑跨和(或)肺动脉狭窄更适用全腔静脉与肺动脉连接手术。左侧房室瓣或共同房室瓣有关闭不全时,必须认真修复或做瓣膜替换术。

(3)心脏移植:出生后不适合做分隔手术和改良 Fontan 手术者约占 20%,其预后差,此类患儿应做心脏移植。

（五）术后监护

1. **改良 Fontan 术后护理**

（1）术后患儿右心房压高于左心房压,为了降低或不增加右心房压力便于血流入肺,术后给予患儿半卧位并抬高下肢,不用 PEEP 辅助,采取高频低潮的辅助方式,PO_2 在 90 mmHg 左右,尽早拔除气管插管。

（2）密切监测生命体征,及时进行实验室检查,拍胸部 X 线片、复查心电图。观察心率变化,注意房性心律失常,常规放置起搏导线。

（3）保持右心房压不高于肺动脉压 2 mmHg(0.2 kPa),控制晶体液量,静脉补液以胶体为主。只要血压不低,可以维持不高的右心房压,防止胸腔积液、腹水。如果右心房压＞18 mmHg(2.4kPa)应查找原因,如肺血管阻力大,右心房到肺动脉血流通道有梗阻等,并及时报告医生,遵医嘱处理或准备行二次手术。

2. **全腔静脉与肺动脉连接术**

（1）术后给予高频低潮通气辅助,不用 PEEP 辅助,血压平稳,血气正常,胸部 X 线片正常,及早撤除呼吸机。

（2）保持引流管通畅,注意观察引流液的性状和量,如有变化及时报告医生。

（3）维持肺动脉压在 19～21 mmHg(2.5～2.7 kPa),如果过高,有可能梗阻。指脉血氧饱和度维持在 85%～95%。

（六）健康教育

1. **劳逸结合**　出院后注意劳逸结合,可根据自身感受进行适当活动,量力而行,尤其是处于生长发育的患儿,注意不要参加剧烈活动。16 岁以下患儿且正中切口者,需佩戴胸带 3 个月以上。

2. **家庭护理**　介绍家庭护理方面知识,饮食上合理搭配,营养丰富,进食清淡易消化的食物,少量多餐。出院早期尽量不去公共场所,注意预防感冒。

3. **自我护理**　教会家长和患儿术后康复的相关知识。测脉搏和心率的方法、遵医嘱定时定量准确用药,注意用药后的不良反应及效果,如服用洋地黄类药物,注意心率、心律变化。使用利尿药者,注意尿量,同时注意补钾。使用血管活性药物者,注意服药后有无头晕等低血压症状,切勿擅自加减、更换或停服药物。

4. **定期复查**　出院后 3～6 个月到医院复查,如心功能较差者,或出院后活动心悸气短、呼吸困难、发绀、尿少、恶心呕吐,眼睑水肿,心律失常等症状,应随时到医院就诊,以免耽误病情。

（陈朝辉　韩雪莹）

第15章

心脏瓣膜置换术及围术期护理

心脏瓣膜病变是多种原因引起心脏各瓣膜结构和功能的改变,导致瓣膜狭窄或关闭不全,使心脏引起心力衰竭,病因常包括风湿性心脏瓣膜病、老年性退行性心脏瓣膜病、先天性心脏瓣膜畸形等。病变常可累及一个或多个瓣膜。由于瓣膜存在结构性改变,内科非手术治疗无效,最终需行瓣膜置换手术。

第一节 概 述

以下对二尖瓣狭窄、二尖瓣关闭不全、二尖瓣脱垂、主动脉瓣狭窄、主动脉瓣关闭不全、三尖瓣狭窄和三尖瓣关闭不全、联合瓣膜病进行逐一叙述病因、病理生理、临床表现、外科治疗要点。

一、二尖瓣狭窄

(一)病因

风湿热是乙型溶血性链球菌感染后引起结缔组织的一种急性炎症性疾病,常累及心脏瓣膜,使瓣环肿胀、炎症侵蚀瓣叶,以及在心脏瓣膜上遗留下痕迹,形成风湿性瓣膜病(简称风湿性心脏病)。急性风湿热是二尖瓣狭窄最主要的病因,占患者总数的 $80\%\sim90\%$。约 50% 的患者有明确的风湿热病史,包括风湿性关节炎、发热及皮肤结节等。风湿性心脏病患者中,二尖瓣的发病率为 $65\%\sim100\%$,单纯性二尖瓣狭窄的发病率为 $25\%\sim40\%$,二尖瓣狭窄多见于女性。其他原因如二尖瓣瓣环和瓣叶的严重钙化、感染性心内膜炎、心脏肿瘤等很少见。

(二)病理生理

正常成人二尖瓣瓣口面积为 $4\sim6cm^2$,左心房与左心室之间的血流不产生任何障碍。当二尖瓣口狭窄的程度达到 $2cm^2$ 时,二尖瓣结构发生异常,则血流动力学发生变化,左心房向左心室排血受阻,妨碍了左心室舒张充盈期,使左心房容量和压力增高,肺静脉回流受阻,肺静脉压力增高从而导致肺淤血。逐渐肺血管阻力增加,产生肺动脉高压,波及右心室射血阻力增加,导致右心室肥厚扩大,三尖瓣瓣环扩大,右心室功能不全,三尖瓣关闭不全致右心房压力升高,引起体循环淤血。

(三)临床表现

1. 症状　二尖瓣狭窄患者依据狭窄程度、代偿功能及劳动程度等不同,其临床症状可有很大差别。主要症状是呼吸困难、甚至端坐呼吸、咳白色泡沫痰,严重时为粉红色泡沫痰。此外,活动后胸闷、气短、心悸、头昏、乏力等均为常见表现。

2. 体征　二尖瓣狭窄患者两颧与口唇多呈紫红色,即所谓"二尖瓣面容"。左心房扩大产生传导速度和不应期的不一致,从而易于发生房性期前收缩和心房颤动,心房颤动的发生可使心排血量降低。听诊心尖区有心室舒张期隆隆样杂音,第一心音增强,有时还可以听到二尖瓣开瓣音和肺动脉区的第二心音亢进。右心衰竭时出现颈静脉怒张、肝大、腹水、下肢水肿等。

(四)手术适应证和禁忌证

1. 适应证

(1)早期二尖瓣狭窄患者症状轻、无严重心功能障碍、无心房颤动和血栓栓塞,手术越早效果越好,因二尖瓣病变导致的损害在逐年加重。

(2)二尖瓣狭窄患者即使没有症状,二尖瓣狭窄(截面积 $1.0\sim1.5cm^2$)伴有严重的血流动力学改变,不合并其他严重的疾病是手术指证。

(3)左心房(或肺小动脉楔压)压力增高在 $15\sim20mmHg$ 以上者。如压力超过 $30mmHg$,随时可发生肺水肿,应及早手术。

(4)胸部 X 线片显示心脏扩大、中度以上肺淤血,伴肺动脉高压,心电图显示心房肥大或右心室肥大者。

(5)患者已经有血栓或栓塞史,瓣膜纤维化和钙化病变广泛,导致进行性加重者必须进行手术。

(6)有症状,心功能Ⅱ级或Ⅲ级以上者。

2. 禁忌证

(1)心功能 0～Ⅰ级,一般不需要手术。

(2)反复心力衰竭无法纠正,严重肺动脉高压,肝、肾等多器官功能衰竭者不适合手术。

(3)重度阻塞性肺动脉高压、慢性右心衰竭药物治疗无效及左心室射血指数明显下降,提示病变已属晚期者,不宜手术。

(五)手术方法要点

1. 闭式二尖瓣交界分离术　因术后效果不持久,出现二尖瓣再狭窄,故现在闭式扩张分离的日益减少,大多直接置换瓣膜。

2. 经皮二尖瓣球囊瓣膜成形术　患者痛苦少,容易接受,恢复快。目前已基本取代闭式二尖瓣交界分离术。

3. 直视二尖瓣交界切开术　数年后可能因瓣叶纤维化和钙化的发展而需行瓣膜置换手术。

4. 二尖瓣置换术　是目前二尖瓣病变采用最多的手术,包括机械瓣和生物瓣。机械瓣耐久性好,但需终身服用抗凝药。生物瓣血流动力学、组织相容性好,无需服用抗凝药,但容易衰败,建议 60 岁以上患者选用生物瓣。

5. 二尖瓣置换＋全迷宫射频消融术　在二尖瓣置换的同时,有左心房增大,左心房内产生血栓,同时做左心房折叠、左心房血栓清除,心房颤动患者近几年行全迷宫射频消融手术,治疗心房颤动取得了良好效果。

二、二尖瓣关闭不全

(一)病因

慢性风湿性心脏病是二尖瓣关闭不全的最常见的原因,约占 80%。在西方发达国家,黏液样退行性病变已成为引起二尖瓣关闭不全的主要原因,冠心病引起乳头肌缺血或坏死成为引起二尖瓣关闭不全的第二位原因。另外乳头肌断裂、感染性心内膜炎、二尖瓣环钙化、肥厚型心肌病、左心室扩大、腱索和乳头肌的病理改变、某些健康的年轻人等都可引起二尖瓣关闭不全。自发性腱索断裂、感染性心内膜炎和伴有乳头肌功能障碍的急性心肌梗死常是急性二尖瓣关闭不全的最常见的原因。

(二)病理生理

二尖瓣结构在解剖和(或)功能上的任何异常其功能障碍并引起二尖瓣关闭不全。正常情况下在心脏收缩期左心室将全部的每搏血量泵到主动脉,当每搏血量部分反流到左心房,左心房和左心室容量负荷(即前负荷)均明显增加,导致左心房容量及压力升高、肺淤血、肺动脉压力升高及右心衰竭。左心室舒张末期容量及压力明显升高,持续的左心室容量超负荷、左心室收缩功能逐渐减弱,左心功能不全。

(三)临床表现

1. 症状 轻度二尖瓣关闭不全或早期病例无症状或只有轻微症状。中度以上关闭不全者,临床可先出现虚弱无力、心悸,活动耐力差等左心衰竭表现,后因肺淤血而发生劳累后呼吸困难。随着病情的发展后期如发生肺动脉高压,可引起右心功能不全。

2. 体征 ①在心尖区可见到有力的、局限性、抬举性心尖冲动,冲动点向左下方移位;②听诊第一心音正常或减弱,而合并二尖瓣狭窄时,第一心音可增强,肺动脉瓣区第二心音增强往往提示肺动脉高压,二尖瓣区有收缩期杂音;③常可闻及第三心音,这是由于快速充盈期二尖瓣处的血流速度加快,扩大的左心室壁产生振动;④第四心音常是急性二尖瓣关闭不全的体征,表现为严重肺淤血的症状,因左心房不能容纳大量的反流量,致左心房压急剧上升,严重者可发生急性肺水肿而死亡。

(四)手术适应证和禁忌证

1. 适应证

(1)左心功能正常的有症状患者,左心功能正常(EF>0.60,ESD<45mm),但有充血性心力衰竭症状者。

(2)左心功能不全的无症状或有症状者,无症状患者的手术时机选择是有争论的,但大部分学者同意,左心功能不全时,二尖瓣手术即有指征。

(3)左心室功能正常的无症状者。

(4)心房颤动。

2. 禁忌证 下列情况选择手术时应慎重。

(1)左心室射血分数过低者。

(2)慢性右心衰竭药物治疗无效者。

(3)重度阻塞性肺动脉高压者。

(4)巨大心脏,心胸比>0.08者。

（五）手术方法要点

1. 二尖瓣成形术

（1）瓣环成形及瓣叶整复术：包括瓣上、瓣下成形术和瓣环缝缩术及人造瓣环植入术。适用于单纯性二尖瓣关闭不全，瓣叶及瓣下结构形态基本完整，瓣环扩张，纤维化或钙化结节可以剔掉者。

（2）成形术方法：①局部修复术：适用于瓣裂，瓣叶穿孔的直接缝合或补片修补；②瓣环成形术：适用于瓣环下移，环扩大，瓣叶交界增宽或前、后瓣叶的水平发生上、下错位等病变，可以部分瓣环成形、人造瓣环成形；③瓣下结构及瓣膜成形：修复延长的腱索；瓣腱索断裂者，切除脱垂的瓣叶，再予以缝合或做移植人造腱索手术。

2. 二尖瓣置换术　有的学者认为二尖瓣关闭不全的修复手术结果优于二尖瓣置换术，但二尖瓣置换手术仍是可以选择的手术，特别是风湿性心脏瓣膜病患者。二尖瓣关闭不全往往和二尖瓣狭窄同时存在时，选择二尖瓣置换手术。

三、二尖瓣脱垂

（一）病因

（1）风湿性心脏病造成的腱索断裂、伸长，风湿性二尖瓣脱垂的病理改变往往同时有累及瓣叶联合处的风湿性病理改变，如瓣叶的增厚和粘连等。

（2）高速运动的载体如汽车急停给乘客带来的心脏减力伤。

（3）二尖瓣叶组织的黏液性变性，瓣叶内的粘多糖聚集，瓣叶变形、增大，腱索延长，黏液样变性多同时累及二尖瓣前、后瓣，但很少累及瓣叶联合处，这是与风湿性病变的不同之处。

（4）先天性心脏病马方综合征累及二尖瓣，也可以造成二尖瓣脱垂，瓣环扩大等改变。

（5）继发于局限性的心内膜感染的某一部分腱索断裂。

（6）老年退行性病变引起二尖瓣脱垂造成二尖瓣关闭不全。

（二）病理生理

二尖瓣脱垂是指二尖瓣的一部分瓣叶，在左心室收缩期被血流冲压突向左心房腔，并超过二尖瓣环的水平，造成二尖瓣前后叶关闭不拢，致使二尖瓣收缩期血流反流而引起一系列的病理生理改变。二尖瓣脱垂与二尖瓣关闭不全的病理生理大致相同，请参阅相关章节。

（三）临床表现

1. 症状　大多数二尖瓣脱垂的患者无明显症状。出现的症状有间歇性、反复性和一过性的特点。常见症状为心前区呈钝痛、锐痛或刀割样痛。口含硝酸甘油无镇痛效果。患者心悸可能与心律失常有关，初发症状多为呼吸困难或疲乏感。如二尖瓣脱垂伴发其他心脏病，其症状与其相似。

2. 体征　二尖瓣脱垂听诊时可以在心尖部听到一个收缩期中晚期的喀喇音或吹风样杂音。在胸骨左下缘、于左侧卧位或半坐位最易听到。

（四）手术方法要点

一般对于二尖瓣后瓣腱索断裂常采用二尖瓣成形手术。请参阅二尖瓣关闭不全相关章节。

四、主动脉瓣狭窄

(一)病因

1. **风湿性主动脉瓣狭窄** 主要是炎症浸润、纤维化、瓣叶的钙化限制瓣叶的活动与开放，引起狭窄与反流同时存在。

2. **钙化性主动脉狭窄** 该类主动脉瓣狭窄是指在先天性瓣膜畸形的基础上发生瓣叶钙化。

3. **退行性主动脉瓣狭窄** 多发生于 60 岁以上的高龄人。一般认为是随着年龄的增长，瓣膜发生硬化退行性变。

(二)病理生理

主动脉瓣狭窄的病理生理改变，主要是瓣膜发生纤维化与钙化，瓣叶开口面积缩小，左心室射血的阻力（后负荷）增加，升主动脉与左心室的压力差（跨瓣压差）加大（正常小于 5mmHg），继之，造成左心室每搏输出量减少，射血后的残余血量增加。

(三)临床表现

1. **症状** 病情轻者可多年无症状，当瓣口面积缩小到正常的 1/4 以下（正常的主动脉瓣开口面积为 $2.5\sim3.5cm^2$）时，左心室代偿功能降低，在活动后出现典型的或部分的三联症：充血性心力衰竭、心绞痛和昏厥。劳力性呼吸困难也是主动脉瓣狭窄患者常见的症状，主动脉瓣狭窄患者病情进展快时，可急剧恶化，甚至可突然死亡。

2. **体征** 一般严重患者的心脏扩大，心尖冲动增强，且向左下移位。收缩压与脉压差均较正常人为低，心尖冲动表现为亢强而不弥散。听诊的主要特点为主动脉瓣区（胸骨右缘第 2 肋间），可闻及粗糙、高调的收缩期增强的杂音。

(四)手术适应证

(1)跨瓣压差＞50mmHg，或瓣口面积＜0.8cm² 左心室肥厚伴主动脉瓣钙化。

(2)主动脉瓣狭窄，运动试验阳性，有晕厥症状者。

(3)主动脉瓣中度狭窄伴冠心病、心绞痛，需同时换瓣及冠状动脉搭桥者。

(五)手术方法要点

主动脉瓣置换术：主动脉瓣狭窄因采用瓣膜成形的方法，长期效果不良，而且病变必将复发加重，目前外科治疗方法仍以瓣膜置换为主。

五、主动脉瓣关闭不全

(一)病因

主动脉瓣关闭不全发生较多的是先天性或风湿性主动脉瓣病变的基础上伴发的，而单纯的风湿性主动脉瓣关闭不全少见，往往同时合并有二尖瓣病变，呈联合瓣膜病变。主动脉瓣关闭不全的另一常见原因是原发性主动脉瓣感染性心内膜炎。还有马方综合征、升主动脉夹层瘤、高血压性主动脉扩张、退行性主动脉扩张等。

(二)病理生理

主动脉瓣叶增厚、挛缩、穿孔及舒张期瓣叶对合不拢，或组织瓣之间出现裂隙，舒张期左心室既接受正常来自左心房的血液，同时又接受来自主动脉反流的血液，引起左心室容量增加，心脏代偿性扩大和心肌肥厚，逐渐发生左心衰竭，最后可引发右心衰竭。主动脉瓣反流时增大而舒张压过低,可引起冠状动脉灌注不足,产生心绞痛。急性主动脉瓣关闭不全时,正常的左心室腔无法容纳如此骤增的反流量,出现左心室舒张末期压力迅速升高,可引起急性肺水肿。

(三)临床表现

1. 症状　多数轻度或中度关闭不全患者无明显症状。急性发作或严重者可出现气短、端坐呼吸,活动后呼吸困难等。部分患者还可以表现有心绞痛等心肌缺血的表现,活动时的胸痛、昏厥。少数病例可发生右心衰竭。

2. 体征　心脏增大以左心室扩大为主,心尖部可有抬高性搏动。主动脉瓣区可闻及舒张期反流性杂音,杂音性质柔和,叹息样,舒张期杂音呈递减型。如瓣叶破坏时常伴有高调的海鸥鸣样杂音。患者周围血管征常呈阳性,收缩压代偿性增高,舒张压明显降低,颈动脉搏动明显,水冲脉,口唇或指甲有毛细血管搏动征,股动脉枪击音等。

(四)手术适应证和禁忌证

1. 适应证

(1)急性主动脉瓣关闭不全者:一旦有明显的左心衰竭表现,应在明确诊断后手术或急诊手术。

(2)急性感染性心内膜炎者:一旦发生急性关闭不全,心功能显著恶化或左心衰竭,即使感染未能得到有效控制,也应限期或急诊手术。

(3)有症状的慢性主动脉瓣关闭不全:慢性主动脉瓣关闭不全一旦出现症状是手术的绝对指征,而且是最佳的首要时机。

(4)无症状的慢性主动脉瓣关闭不全:有下列情况之一者,应手术治疗:心胸比例＞55％;心脏超声检查显示左心室收缩末期直径＞55mm;左心室收缩末期直径＞50mm 或 EF＜0.4;平均环行纤维缩短率＜0.6mm/s。

2. 禁忌证

(1)有症状且伴有左心室功能严重损害者(EF＜25％),由于手术死亡率很高,预后极差,且不能延长患者寿命,一般不主张手术治疗。

(2)下列情况手术应慎重考虑:反复发生的心力衰竭;心电图轴明显左移;出现前外侧壁心肌梗死。

(五)手术方法要点

1. 主动脉瓣置换术　主要适用于风湿性主动脉瓣病变、感染性心内膜炎、创伤性主动脉瓣病变、先天性二叶主动脉瓣畸形及主动脉环扩张症等。

2. 主动脉瓣成形术　主要适用于室间隔缺损合并主动脉瓣脱垂所致的关闭不全。原则上,由于主动脉瓣关闭不全成形技术难、不稳定,术后复发率高,一般不主张行主动脉瓣成形术。

六、三尖瓣病变

(一)病因

三尖瓣病变可分为先天性和后天性两大类,先天性如 Ebstein 畸形、三尖瓣闭锁等,后天性主要是风湿、感染、创伤、缺血性、类癌、黏液样变、胶源性病变以及血管疾病所引起。风湿性心脏病三尖瓣狭窄者少见,而且三尖瓣狭窄多伴有关闭不全。风湿性三尖瓣改变多数与二尖瓣或主动脉瓣病变同时存在,其中更多是继发于严重的二尖瓣病变形成所谓功能性三尖瓣关闭不全。

（二）病理生理

三尖瓣关闭不全的病理表现有瓣叶的增厚，卷曲，腱索的挛缩以及三尖瓣瓣环的扩大。其病理生理改变包括收缩期右心室血液向右心房反流，使右心房容量负荷增加，右心房扩大，房壁增厚。同时舒张期右心室的容量负荷也增加，最后导致右心功能不全，引起体循环静脉压增高的病理生理改变。

（三）临床表现

1. 症状　轻度的三尖瓣狭窄并无临床表现，重度狭窄使右心房压力增高，右心房扩大，以及体静脉高压表现，如颈静脉怒张、肝大、胃肠道淤血、食欲下降或腹胀、腹水、下肢静脉水肿等。

2. 体征　三尖瓣病变同时患者还可以有二尖瓣、主动脉瓣病变的表现，心脏听诊剑突下闻及收缩期杂音（三尖瓣关闭不全）或舒张期杂音（三尖瓣狭窄）音调局限而柔和。

（四）手术适应证和禁忌证

1. 适应证

（1）三尖瓣成形失败；三尖瓣畸形，特别是前瓣叶增厚、卷曲、变小。

（2）三尖瓣瓣下结构病变严重，如腱索乳头肌明显短缩、融合。

（3）感染性心内膜炎三尖瓣破坏严重，无法修复。

（4）先天性 Ebstein 畸形，瓣叶发育不良。

（5）胸部钝器伤，多处腱索断裂及瓣膜损害、无法修复。

2. 禁忌证

（1）全身重要脏器严重损害。

（2）右心功能损害至不可逆程度。

（五）手术方法要点

1. 三尖瓣成形术　应在直视下行三尖瓣交界分离。

2. 三尖瓣置换术　适应证应严格掌握，只有瓣膜病变严重、瓣膜不能成形才采用，如感染性心内膜炎，三尖瓣严重破坏不能修复，先天性 Ebstein 畸形，瓣叶发育不良以及胸部钝器伤，多处腱索断裂及瓣膜撕裂等。

七、联合瓣膜病

因各种原因引起的瓣膜病变，常累及两个或两个以上的心脏瓣膜疾病，可侵犯二尖瓣、主动脉瓣或三尖瓣，其中二尖瓣、主动脉瓣双瓣膜病变是最常见的联合瓣膜病，占联合瓣膜疾病的 48%～87%。三尖瓣病变多在二尖瓣和主动脉瓣双瓣病变基础上，因肺动脉高压，右心室扩大而产生的功能性关闭不全，三瓣膜均为器质性病变者罕见。以下仅对二尖瓣、主动脉瓣双瓣膜病变进行叙述。

（一）病因

二尖瓣和主动脉瓣病因可分风湿性和非风湿性两大类，其中以风湿性最常见，非风湿性病因中的退行性变和感染性心内膜炎常见。原发性感染性心内膜炎以侵及左侧心瓣膜多见，常常先侵及一个瓣膜，以主动脉瓣最常见，若未及时得到诊治，随病情发展再侵及二尖瓣。另外，一些单瓣病变的因素也可继发引起联合瓣膜病变。

(二)病理生理

二尖瓣和主动脉瓣双病变可有下列组合形式:二尖瓣狭窄合并主动脉瓣狭窄;二尖瓣狭窄合并主动脉瓣关闭不全;主动脉瓣狭窄合并二尖瓣关闭不全;主动脉瓣关闭不全合并二尖瓣关闭不全;二尖瓣和主动脉瓣混合病变最常见,如二尖瓣狭窄和关闭不全、主动脉瓣狭窄和关闭不全同时存在。一般二尖瓣病变比主动脉瓣病变为重。

二尖瓣和主动脉瓣双病变引起的血流动力学紊乱及其对心肺功能的影响,远较单瓣膜、单病变患者复杂和严重,不同瓣膜病变类型、组合方式及严重程度对心房、心室的结构和功能、肺循环和冠状动脉以及心肌血供等影响也有所不同。

(三)临床表现

1. 症状

(1)呼吸困难:最常见,发生率可达 94%～100%,主要与肺静脉淤血和高压、肺间质水肿有关。

(2)心悸:发生率>50%,主要与二尖瓣明显狭窄引起的心房颤动、频发室性期前收缩有关。心脏搏动功能增强常见于以主动脉瓣病变为主。

(3)疲劳、乏力和多汗:多见活动后发生,主要与心排血量减少,贫血有关。

(4)咳嗽、咯血:咳嗽与肺静脉淤血刺激,支气管引起的神经反射有关。二尖瓣明显狭窄者,咳粉红色泡沫样痰者,发生急性肺水肿。

(5)眩晕和晕厥:常在劳动后或体位突然改变时,脑供血不足引起,可持续数分钟至数十分钟不等。

(6)心绞痛:是冠状动脉供血不足、心肌缺血所致。见于劳累、激动后诱发,也可在休息时发作。

(7)猝死:是最严重的症状,多见于主动脉瓣狭窄和主动脉瓣关闭不全者。可能与突发性致命性心律失常如心室颤动、室性心动过速有关。

(8)栓塞:主要见于风湿性二尖瓣病变合并左心房血栓者,以及感染性心内膜炎患者合并瓣膜赘生物者,以体循环栓塞多见,引起脑栓塞、肢体偏瘫等。

2. 体征

(1)抬举性搏动:多见于二尖瓣关闭不全合并主动脉瓣病变的患者,尤以左心室肥大明显者常见,以心尖部明显。

(2)心界扩大、心脏杂音、心律改变,以主动脉瓣关闭不全合并二尖瓣关闭不全者心界扩大最明显。

(3)收缩期杂音:典型的主动脉瓣狭窄的杂音为高调、响亮呈喷射性的杂音,响度常在 3～4 级以上,以胸骨右缘第 2 肋间和胸骨左缘第 3、4 肋间最明显,多伴收缩期震颤,并向颈部传导。典型二尖瓣关闭不全的杂音常为全收缩期吹风样杂音,响度常在 3 或 3 级以上,位于心尖部,并向左腋下及左肩胛间部传导。

(4)舒张期杂音:典型的二尖瓣狭窄杂音为心尖部舒张中、晚期低调隆隆样杂音,杂音传导较局限,多为 2～3 级。典型的主动脉瓣关闭不全的杂音为舒张早、中期泼水样递减型杂音,在胸骨左缘 2～3 肋间最清楚。响度一般在 2～3 级以上。

(5)心律改变:存在心房颤动时可出现心律绝对不齐、伴心音强弱不一,主要见于风湿性二尖瓣病变合并明显左心房扩大者。此外,左心室显著肥厚和扩大者,可伴有室性心律失常,常见者为多发性室性期前收缩。

(6)周围血管征:主要见于明显主动脉瓣关闭不全者,如水冲脉、脉压增大、股动脉枪击音及毛细血管搏动征等。

(四)手术指征和手术禁忌证

1. 二尖瓣和主动脉瓣双瓣置换术指征

(1)风湿性二尖瓣与主动脉瓣病变:风湿性主动脉瓣狭窄合并主动脉瓣关闭不全,并有不同程度的纤维化,瘢痕成形或钙化,一般成形术难以持久或奏效,而需做瓣膜置换术。二尖瓣瓣膜损害严重,显著钙化,或瓣下结构缩短融合者,需同期做二尖瓣置换术。

(2)细菌性心内膜炎:多侵犯主动脉瓣、严重者侵犯主动脉窦或室间隔,并扩展至二尖瓣。无论在急性期或感染控制后的稳定期,其瓣膜的功能障碍为关闭不全,应实施瓣膜置换术。

(3)其他病因引起的二尖瓣和主动脉瓣病变:瓣膜退行性变可同时累及主动脉瓣和二尖瓣,瓣膜关闭不全明显或狭窄与关闭不全共存,宜施行瓣膜置换术。先天性或退行性变引起的主动脉瓣病变,若同时合并冠心病引起的缺血性二尖瓣关闭不全,也应施行双瓣置换术。

2. 主动脉瓣置换术和二尖瓣成形术

(1)主动脉瓣病变:无论是风湿性还是老年钙化性主动脉瓣病变,瓣膜损害均较重,并常有钙化形成,往往为狭窄与关闭不全并存,需做瓣膜置换术。

(2)二尖瓣病变:以瓣环扩大为主,瓣叶增厚不明显,瓣膜活动良好,或因左心室扩大引起二尖瓣功能性关闭不全,无或仅为点状钙化。瓣下结构病变轻微,可行瓣膜成形术。

(五)禁忌证

原则上若患者的瓣膜病变已引起心肌功能严重损害,应用先进的医疗技术与处理,预计手术后并不能明显改善患者术后的心功能和生活质量;或患者的心功能和全身状况等均很差,估计难以耐受双瓣手术,即应视为双瓣手术的禁忌证。但在临床实践中仍需根据患者的瓣膜病变类型,主要临床表现,心功能状态,肝、肾、肺等重要脏器功能情况,全身营养状况,有无严重合并症(如糖尿病、冠心病等),以及内科治疗效果等因素综合考虑。

一般认为下列是心脏瓣膜置换手术的高危因素:①高龄:一般大于70岁,合并高血压、糖尿病等;②有严重心力衰竭;③巨大左心室;④左心室萎缩,左心室功能严重低下,EF<30%~40%,FS<20%~25%;⑤合并多系统多器官功能障碍。

第二节 心脏瓣膜置换术围术期护理

一、术前护理

1. 心理护理 由于该病病程较长,许多患者经过反复的思考接受外科治疗,但对手术顾虑重重,有的精神过度紧张及恐惧感,个别患者甚至出现心律失常或心搏骤停等病情变化。医务人员仔细了解患者的心理动态,耐心地讲解与手术相关的知识,置换机械瓣膜需终身抗凝的重要性,帮助患者树立战胜疾病的信心,以消除恐惧心理,取得患者的主动配合。同时还要积极做好术前健康教育,如何配合术前和术后的治疗和护理,术前一日给予术前访视,教会呼吸机手语训练,咳嗽训练和术后注意事项等。

2. 心功能的准备 术前患者一般情况较差,消瘦、贫血及营养不良,心力衰竭等。注意积极调整心功能:①应用强心利尿、血管活性药物,纠正电解质紊乱。②吸氧,加强休息。调整合理的膳食结构,少食多餐,改善全身营养状况,增强体质。③对心功能较差者应延缓手术,以确保手术的安全性。在调整心功能时,注意防止低钾引起的室性心律失常,一旦发生心搏骤停,心脏复苏极其困难,特别是主动脉瓣严重关闭不全者。④主动脉瓣狭窄有心力衰竭者,术前慎用洋地黄和利尿药物,加强术前巡视和观察,限制活动,避免突然发生心室颤动而猝死。⑤对急性主动脉瓣关闭不全发生急性左心衰竭者,立即进 ICU 监护,行气管插管呼吸机辅助呼吸,维持循环功能稳定后,急诊手术。

3. 控制肺部感染　保持环境卫生,病房定时通风换气,保持病房干净整洁、空气清新;保持呼吸道通畅,预防呼吸道感染。吸烟的患者必须戒烟,机体有任何感染迹象都应感染控制后再考虑手术,必要时应及时应用祛痰药物和抗生素等治疗。

4. 饮食护理　针对患者的身体情况及病情需要,指导患者选择高热量、高蛋白、高维生素、低盐低脂的易消化饮食,避免过多水分的摄入,避免过量进食。

5. 完善各项检查　除常规检查外,强调高龄者或疑有冠状动脉病变者,应做选择性冠状动脉造影、肺功能和血气分析,了解冠状动脉供血和肺功能情况,以便对术后可能发生的问题提出预见性预防措施。

6. 常规准备　①术前一日抽血标本做血型交叉试验;②手术区域备皮,冬季注意保暖,预防感冒;③晚用灌肠液 90ml 灌肠,睡前口服镇静药,保证良好睡眠;④术前 8~12 小时禁食,6小时禁水。

二、术中护理

1. 麻醉前准备

(1)麻醉前应了解患者的年龄、体重、发病经过、病史、过敏史、用药史,过去有无手术经历。检查各器官系统功能状况,评估机体对麻醉的承受能力。

(2)根据不同的瓣膜疾病,术前要注意药物对疾病带来的不良影响,如 β 受体阻滞药能减慢心率,可能增大主动脉关闭不全,以及二尖瓣关闭不全的反流量,加重左心的负荷,同样药物使心跳过慢也会使主动脉狭窄患者发生心搏骤停。二尖瓣狭窄有心房颤动的患者为防止心率快,不宜用阿托品;主动脉狭窄患者,不宜用降前负荷(硝酸甘油剂),降后负荷(钙通道阻滞药)药物,以免发生心搏骤停。

(3)麻醉前用药。术前晚镇静安眠药,使患者处于睡眠状态,以免紧张时交感神经兴奋致心率加快,增加心脏后负荷,严重者诱发肺水肿。术日麻醉前用药的目的是使患者在安静状态下实施平稳的麻醉,以便保持术中血流动力学的稳定,因此,用药剂量要准确,无遗漏。

2. 手术中监测

(1)心电图监测:心脏瓣膜病常因心功能不全及电解质紊乱导致心律失常,术中密切监测心率、心律变化,及时发现心律失常给予及时处理。

(2)血压监测:麻醉前给予动脉穿刺,以便在有创动脉压的监测下更能持续动态的观察血压,及时发现因手术创伤、出血而造成的低血压。

(3)呼吸监测:患者术前有顽固性心力衰竭,机体处于负氮平衡状态,极易引发心肺功能不全。

(4)体温:手术是在体外循环下完成的,术中连续监测直肠温度,维持直肠温度在 28℃,避免温度过低影响循环功能。

(5)血氧饱和度监测:术中任何原因引起的组织缺氧缺血都会使血氧饱和度降低,术中的低温、低血压等因素可影响其精确度。

(6)观察意识变化:术前有心房颤动的往往左心房内有血栓,在取血栓时小的血栓易脱落造成脑栓塞。再次换瓣因心脏与组织粘连,排气困难,脑栓塞危险性增加。麻醉苏醒后注意观察意识、肢体活动。

(7)水电解质和酸碱平衡监测:手术中多次做血气分析,以了解代谢及呼吸功能。尿量多时容易出现血容量不足和低血钾,注意监测中心静脉压。

(8)皮肤观察:术前病程长、消瘦患者,术中应注意皮肤的保护措施,防止术中骨突出部位压伤。

三、术后护理

1. 术后早期监护

(1)心功能的支持:应用多功能心脏监护仪连续动态监测血流动力学的变化,必要时放置右心漂浮导管。保持心率在 110～130 次/分,心率过快或过慢均会影响心排血量而增加心脏负担,遵医嘱给予毛花苷 C 0.06mg,静脉注射,2 次/日,呋塞米注射液 20 mg,静脉注射,2 次/日;为预防心律失常,术中安置心外膜临时起搏导线备用。根据病情应用输液泵,持续泵入正性肌力药物多巴胺、多巴酚丁胺及米力农和血管扩张药物,以增加心肌收缩力,降低心脏负荷。每日给予强心利尿药,调整血容量时应严格按左心房压的指标,控制输液速度和输液量,尽量限制晶体液入量,详细准确记录 24 小时出入量,以免发生急性左心衰竭与肺水肿。对多器官功能不全者,及早应用主动脉内气囊反搏,加强心功能的支持。

(2)呼吸支持:患者术毕返回 ICU 后即给予持续呼吸机辅助呼吸,根据血气分析结果,合理设定呼吸模式和呼吸机参数,听诊双侧呼吸音清晰、对称,观察患者胸廓起伏情况,遵医嘱予以床旁摄片,检查气管插管的位置,保持有效通气。术前有肺动脉高压或反复肺感染者,应用 PEEP 5～8cmH$_2$O,选择敏感抗生素,加强呼吸道管理,给予湿化雾化,充分供氧。有心力衰竭的患者依据心肺功能状况决定呼吸机支持的时间。保持使用呼吸机期间患者的安静,应用镇静剂,减少呼吸肌做功和耗氧量。加强基础护理,定时为患者翻身、拍背、吸痰,观察痰液的性状、颜色,及时向医生报告病情变化。

(3)防治心律失常:瓣膜置换术后心律失常是术后早期死亡原因之一。应严密监测心率、心律(起搏心律)的变化,及时判断和识别常见心律失常的心电图波形,如心动过缓、心房扑动、心房颤动、室性期前收缩、室上性心动过速等。发现异常及时报告医生,积极处理,避免因处理不及时而导致患者死亡。还要控制诱发心律失常的危险因素,如低血钾、低血容量、低氧血症、酸碱紊乱等。

(4)维持水、电解质平衡:瓣膜置换术后对钾的需求较重要,应定时测定电解质变化,一般血钾宜在 4～5mmol/L,血钾<4mmol/L 时,采用高浓度补钾即 10%氯化钾 10ml 加入 5%葡萄糖溶液 50ml 内,1 小时均衡输完,前提是必须在输液泵的控制下和严密的心电监护下进行,补钾后 1 小时复查,根据检查结果决定是否继续补钾,补钾同时适当补充钙和镁。

(5)预防感染:加强对有创监测管道(动脉压、中心静脉导管、漂浮导管等)、手术切口、各种管道(气管插管、胃管、尿管、引流管、起搏导线)的管理,严格无菌操作原则,每日消毒、更换透明敷料便于观察,发现局部有红、肿、热、痛现象及时报告,特别注意医护人员手的消毒,防止医源性感染。

(6)监测瓣膜的异常变化:经常听诊瓣膜区有无异常的心脏杂音。定时观察尿色变化,如有血红蛋白尿(尿液呈茶色、酱油色)数日不消退,表明血液中的红细胞有破坏现象,应考虑瓣膜的问题,同时给予碱化尿液,防止急性肾衰竭的发生。注意体温的观察,反复发热不退,或发热经物理降温后体温反复上升者,应及时报告医生对症处理。

(7)抗凝用药的观察:抗凝早期每日检查凝血酶原时间和 INR 值,寻找最佳的药物剂量,一般口服华法林每次 2.5～5mg,1 次/日,根据个体有所差异,保持凝血酶原时间在正常对照值的 1～1.5 倍,INR 值 2.0～3.0。注意观察有无抗凝过量和抗凝不足现象,抗凝过量易出血,抗凝不足易发生血栓和栓塞。

(8)引流液的观察:回 ICU 后立即给予持续低负压吸引,经常挤压引流管,保持引流通畅。术后早期注意观察引流液的颜色、性质和量的变化。如有下列情况是开胸止血的指征:有小动脉出血时引流液颜色鲜红,且引流量连续 3 小时＞200ml;引流液有血块,引流量由多到突然减少,怀疑有心脏压塞应密切观察不明原因的低血压、中心静脉压增高、心率快、尿量少、面色苍白等。出血多时及时补充血容量,输血输液应根据血细胞比容而定。

(9)全身支持疗法:瓣膜疾病严重者一般体质较差,心功能不良者往往食欲较差,消瘦。置换瓣膜后血流动力学恢复正常,容易改善全身状况,应加强营养供给,给予营养丰富易消化的高维生素、高蛋白饮食,鼓励进食,少食多餐,增强体质。必要时输新鲜血浆,贫血者给予补充红细胞。

(10)尿量监测:术后密切观察尿量:成人 50 ml/h,小儿 1～2 ml/(kg·h)为宜,严防血容量不足情况下利尿;同时观察尿液的颜色、性质和量等。

(11)切口观察:术后切口有无渗血、红肿、液化等,如有异常及时报告医生给予处置。

2. 并发症及监护

(1)低心排血量综合征:低心排血量综合征是二尖瓣置换术后的主要并发症。常见原因有:术前心功能差,心肌收缩无力,严重的心律失常,严重肺动脉高压,代谢性酸中毒等。治疗措施是去除病因,严密监测血流动力学指标,给予呼吸机治疗,增加心肌收缩力,减轻心脏的前负荷,积极治疗肺动脉高压,纠正酸中毒等。

(2)感染性心内膜炎:心内膜炎是瓣膜置换术后最严重的并发症之一,换瓣术后心内膜炎的发病率为 2%～4%。主要原因为术中、术后的一次性耗材、各种导管污染或感染,主要为血液传播。表现为难以控制的持续发热、心力衰竭、心功能不全、瓣周漏或瓣周脓肿形成等。根据药物敏感试验选择敏感抗生素。抽血培养时,注意采血量,采取时间最好在发热时,以容易检测到细菌的阳性结果。注意观察体温变化,测体温 1 次/2～4 小时,注意观察发热的时间和热型,按时准确应用抗生素,寒战时给予异丙嗪、吗啡,高热时给予物理降温,加强支持疗法,提高机体免疫力,一经诊断,治疗效果不佳,应尽早手术。

(3)出血:术后机械瓣须终身抗凝,生物瓣抗凝 3～6 个月。在引流管未拔出之前应用肝素静脉注射,之后改用口服华法林。服抗凝药期间注意定时检查凝血酶原时间,观察有无出血倾向,如牙龈出血、鼻出血、月经量增加、血尿、便血、针眼渗血不止等,立即检验凝血酶原时间、INR 值,根据检验结果调整抗凝药,静脉注射维生素 K_1。如发生消化道大出血,立即采取有效治疗措施,全身应用止血剂,用卡巴克络、凝血酶加冰盐水配成的止血水交替胃内注入,禁食水,静脉输血。目前可以在内镜直视下使用肽夹夹闭出血血管,达到止血的目的,必要时外科手术止血。

(4)血栓和栓塞:术后的血栓栓塞原因之一与抗凝不当有关。抗凝治疗的好坏直接关系到瓣膜置换术后患者的生存质量。风湿性心脏病术前伴心房颤动或血栓形成,部分有脑栓塞或肢体栓塞史,术后抗凝不当同样可以发生脑栓塞或肢体栓塞,造成神经系统或患侧肢体功能障碍。术后注意观察生命体征变化,意识、肢体、皮肤等,定时翻身按摩,肢体功能锻炼,防止压疮的发生。

(5)瓣周漏:术后瓣周漏可见于二尖瓣置换后和主动脉瓣置换术后,常因瓣环组织脆弱或钙化,缝线撕裂瓣环,缝合技术不当,瓣不匹配,术前术后心内膜炎,白塞病而引起。溶血性贫血是瓣周漏的典型表现,瓣周漏者应予手术治疗,重新更换瓣膜,在手术前积极纠正心功能并对症处理。

(6)左心室破裂:是二尖瓣置换术后最凶险的并发症,死亡率高达75%。主要原因是由于手术操作机械损伤,过度牵拉,瓣周薄弱,心室壁薄弱,可表现为术后早期破裂或数日后破裂。左心室破裂时突然大量鲜血从心包引流管内涌出,血压骤降,出血严重时可瞬间意识丧失,出现失血性休克,心室颤动,甚至心搏骤停。快速床旁开胸探查,心搏骤停的心内按摩,控制出血部位,迅速闭合破口。开胸同时迅速建立3条以上的大静脉通路,快速大量输全血和输入血浆替代品如羟乙基淀粉氯化钠,若情况紧急可将静脉管路直接放入破口的心腔内。病情允许者立即去手术,重新建立体外循环,对破口进行修补。防止左心室破裂的关键是预防和控制危险因素,术后应注意监测血压、心律、面色,密切观察引流量的变化,防止血压过高,如能及早发现破口撕裂初期的心率加快、面色苍白表现,可增加抢救的成功率。

四、康复指导与健康教育

1. 康复指导　患者出院后,转入家庭护理和自我护理,为了确保患者和家属充分得到康复指导,向患者介绍瓣膜置换术后的相关护理知识,鼓励患者阅读康复教育和科普书籍。学会家庭护理和自我护理的内容和方法,了解在生活、工作和学习中应注意哪些问题,学会一些简单的病情评估和处理方法。出院后明确哪些是需要继续治疗的,治疗的重要性、方法及注意事项,注意如何维护瓣膜。

2. 家庭护理

(1)预防感冒:出院早期避免到公共场所,保持房间空气清新,换季注意增减衣服,避免着凉,防止呼吸道感染。一旦发生感染发热,要及时应用足量抗生素或在医生指导下用药。感冒期间应用感冒药,应注意不应影响抗凝药的作用。尽量避免使用解热镇痛药,以免药物出现协同作用,诱发出血。

(2)注意休息,适量活动:保持情绪稳定,养成良好的生活习惯,保证充足睡眠。出院后3个月内注意活动量不宜过大,以活动后感到不累为宜,可以在室内走动,活动量渐进增加,做一些简单的家务。第一次复查后,根据心功能和身体状况决定是否可以参加工作和学习,康复锻炼可以适当延长时间,增加运动量。

(3)饮食指导:合理搭配膳食结构,控制高脂肪食物,限制盐的入量,少量多餐,以免增加心脏的负担。避免食用含大量维生素K的深绿色叶蔬菜,如菠菜、西蓝花等以及动物肝脏,以免影响抗凝药的效果。

　　(4)用药指导:向患者及家属说明为了预防人造心脏瓣膜置换术后血栓栓塞的发生,不论置换机械瓣膜或生物瓣膜,术后均需抗凝治疗,机械瓣需终生抗凝,生物瓣一般抗凝 6 个月。需按医嘱服药,不得擅自停用或增加药物用量,不要漏服,即使忘记服药,也不能一次性服用两次的剂量,否则,会出现抗凝过量或抗凝不足现象。为患者制作抗凝监测表,提高患者和家属对抗凝知识的掌握及用药的依从性。用药过程中应随时监测血钾、凝血酶原时间、INR 值、心率变化情况。如出现牙龈出血、皮下瘀斑、血尿、黑粪、月经量增多,应及时就诊,查找原因,根据凝血酶原时间予以调整抗凝剂剂量。

　　(5)自我保健指导:①教会患者自测血压、脉搏、呼吸、体温,开始每天测量两次,第一次测量时间最好在清晨刚起床时,白天测量在相对固定的时间,注意不要在剧烈活动后、热饮后、饭后测量,这样结果不准确;②教会患者自我评估心功能。轻度心功能不全:能参加一般家务或体力劳动,偶有心慌、气短;中轻度心功能不全:能从事体力或家务劳动,劳累时容易心慌、气短;中重度心功能不全:活动稍增加即感心慌、气短,有胸闷、腹胀、胃纳差,利尿药有效,但用量增加。生活尚可自理。患者可参照上述情况评估自己的心功能,如轻度心功能不全者,应注意休息,避免劳累,一般不需特殊治疗。如中轻度心功能不全者,需调整强心利尿药。中重度和重度心功能不全者,应主动到医院就诊。

　　3. 随诊与随访　一般出院后 3~6 个月复查,包括心电图、彩超、胸部 X 线片。有无异常症状和体征,心脏功能情况,心脏听诊有无异常杂音。复查可就地检查,也可在治疗医院检查。医院对术后患者的复查结果进行随访,随访方法有来院随访、电话随访、书信随访、信息网络随访,随访时备齐检查的全部资料,医生会将检查结果告知给家属和患者。通过上述随访途径,也可以通过科室建立的网站定期与医院保持联系。当发现有明显的心慌气短、下肢或全身水肿、尿少、剧烈的咳嗽、咯血、咳粉红色泡沫痰、突然发生心律失常、皮肤和呼吸道的感染、不明原因发热、出血、昏厥、偏瘫等异常表现及时就诊。

(陈朝辉　李　宁)

第**16**章

胸主动脉瘤的围术期护理

胸主动脉瘤是指由于各种原因造成的主动脉壁局部或弥漫性扩张或膨出而形成的包块，常因为压迫周围器官而引起相应的症状。其瘤体破裂出血是引起患者死亡的主要原因。如不及时诊断和治疗，死亡率极高。因此，此病患者一经确诊即应视为重症，无论在术前、术中，还是术后的处理和护理上，都要给予极大的关注，并且需要加强护理。

第一节　概　　述

一、临 床 分 类

根据病理解剖改变分为三种类型。

1. **真性主动脉瘤**　主动脉壁和主动脉瘤壁全层均有病变、扩大或突出而形成的主动脉瘤。

2. **假性动脉瘤**　动脉管壁被撕裂或穿破，血液自此破口流出而被主动脉邻近的组织包裹而形成血肿，血肿与主动脉周围组织粘连并与主动脉腔相通，形似真性动脉瘤。

3. **夹层动脉瘤**　又称主动脉内膜剥脱，是由于内膜局部撕裂，受强力的血流冲击，内膜剥脱扩大，在主动脉壁之间形成血肿。根据内膜撕裂的部位和范围，分为 DeBakey Ⅰ 型、Ⅱ 型、Ⅲ 型。

二、真性主动脉瘤

（一）病因

有多种因素导致真性主动脉瘤的发生，临床常见的病因有动脉硬化和血管退行性变。另外，先天性发育不良、感染、梅毒、结核、动脉炎、遗传性疾病如马方综合征、放射治疗等也可导致发病。高血压、年龄、吸烟是动脉瘤形成的危险因素。真性主动脉瘤即临床所说的主动脉瘤。

（二）病理生理

真性主动脉瘤是主动脉局部的不可逆性扩张。引起主动脉壁的中层弹性纤维变性、管壁薄弱，动脉管腔内血液流动的冲击，导致动脉壁局部呈瘤样扩张性病变。常累及主动脉窦部、

276

升主动脉、主动脉弓部、胸降主动脉和腹主动脉。

(三)临床表现

主动脉瘤早期多无症状,常因胸部 X 线摄片或超声检查时发现。当病情严重时,才出现疼痛、压迫症状及心功能不全。疼痛部位多在胸背部,疼痛的性质可为钝痛、胀痛、刺痛或刀割样疼痛。瘤体压迫组织及神经时,疼痛加重,并出现放射痛。一旦动脉瘤形成夹层或破裂,疼痛呈撕裂样剧痛。当动脉瘤压迫邻近的组织和器官时,可出现相应部位的表现,如压迫气管导致咳嗽、呼吸困难,压迫喉返神经引起声音嘶哑,压迫食管引起吞咽困难,压迫上腔静脉导致上半身静脉回流受阻等。主动脉瓣关闭不全的表现(心慌、气短、心力衰竭)等一系列并发症。由于主动脉瘤是一种极其危险的外科急症,临床特点是起病急、进展快,患者可在几分钟内死亡。

(四)手术适应证和禁忌证

1. 适应证

(1)需要急诊手术的有:动脉瘤出血、破裂或短期内瘤体迅速增大;重要脏器受压或血液循环明显受阻;主动脉夹层Ⅰ型和Ⅱ型。

(2)有疼痛症状且有高血压等破裂的高危因素者,应早期手术。

(3)进行性主动脉扩张,瘤体扩张的速度为半年内大于 0.5cm,1 年内大于 1.0cm。

(4)没有症状的动脉瘤,但直径＞5.5～6cm。

2. 禁忌证　严重的肝、肾、心、肺功能障碍的是手术的禁忌证。

(五)手术方法

1. 动脉瘤线形切除术　适用于瘤体局限向一侧突出,动脉壁组织结构完好。

2. 动脉瘤切除补片成形术　用适当材料行补片闭合动脉瘤的破口。

3. 动脉瘤切除血管移植术　瘤体范围较大,采用人工血管移植修补。

4. Bentall 术(主动脉根部置换术)　动脉瘤累及主动脉窦部、瓣环和部分升主动脉,常合并主动脉瓣关闭不全和冠状动脉开口移位。手术是切除动脉瘤,切除主动脉瓣,用人工瓣膜和人工血管制成的带瓣管道行主动脉瓣和升主动脉置换,将左、右冠状动脉移植于人工血管上。

5. 象鼻子手术　主动脉瘤累及升主动脉、主动脉弓和降主动脉。在行升主动脉、Bentall 手术及全弓置换手术的同时,向远端胸降主动脉真腔内放置一段游离的人造血管,在行降主动脉替换时,将人造血管与象鼻子样人造血管直接吻合。人造血管形态类似大象的鼻子,故称为象鼻子手术。

6. 带膜支架介入治疗　经股动脉置导管行主动脉造影,确定动脉瘤的部位和范围,以及瘤颈的大小。将带膜支架放置在动脉瘤的近、远端入、出口处,达到旷置动脉瘤畅通血流的目的。

三、假性动脉瘤

(一)病因

1. 医源性主动脉损伤　心血管介入性诊断治疗、心血管外科手术、体外循环手术主动脉插管、主动脉人造血管置换吻合口处、动脉导管结扎缝合处等,均可因为局部血肿及感染,导致局部主动脉壁的破裂、形成假性动脉瘤。

2. 外伤　多见于车祸或枪弹伤。

3. 感染　主动脉周围的感染灶侵蚀主动脉壁,使局部主动脉破裂,形成假性动脉瘤。主动脉内膜细菌、真菌附着而产生局部血管壁炎症、坏死、穿孔,最终形成假性动脉瘤。菌血症或败血症的血液中细菌对动脉壁的侵害,枪、刀等损伤主动脉壁使细菌在动脉壁及其附近繁殖,也可导致主动脉壁的坏死、穿孔,形成假性动脉瘤。

4. 主动脉壁的退变 主动脉壁中层弹性纤维变性,造成主动脉壁的退变,受腔内压力的作用,主动脉壁自发性破裂。

(二)病理生理

假性动脉瘤是主动脉壁某一局部全层破裂,血液经破裂口流至血管外,血管外的血液在破口周围形成血肿,血肿中有流动的血液,血肿的外周则机化形成瘤壁的外层。典型的假性动脉瘤主动脉于瘤腔经动脉破口相通,瘤壁内表面粗糙附有血栓。瘤壁全层为纤维组织,瘤壁的厚薄不一。有的瘤体包绕部分血管和神经。假性动脉瘤形成后由于瘤体的破裂,易发生大出血;瘤壁内血栓形成或瘤壁坏死组织的脱落,随血流到远端动脉及其分支,造成动脉栓塞。

(三)临床表现

1. 病史 首先患者有相关的病史存在。

2. 疼痛和压迫症状 当瘤体增大时并压迫周围组织和器官,则出现疼痛和压迫症状。疼痛特点为持续性钝痛,疼痛的症状和压迫症状与瘤体的部位有关,如瘤体在升主动脉为前胸部痛,可压迫上腔静脉,造成上腔静脉回流受阻,出现颈部和上肢的肿胀;瘤体在主动脉弓为胸骨后或背部痛,可压迫食管和气管并移位,出现吞咽、呼吸困难、咳嗽等症状;瘤体在胸降主动脉为胸背部痛,可压迫交感神经和喉返神经,出现 Horner 综合征和声音嘶哑等。瘤体在腹主动脉为腹痛和腰痛。

(四)手术适应证和禁忌证

1. 适应证 外科手术是假性动脉瘤治疗的唯一手段,患者术前尽快完善各项检查,一经诊断应尽早手术治疗。

2. 禁忌证 患者有严重的心、脑、肺、肝、肾等重要脏器功能障碍,手术中和手术后均无法承受者,为手术的禁忌证。

(五)手术方法

(1)主动脉破口<0.9～1.0cm 则可直接连续缝合破口。

(2)破口占主动脉周径的 1/3～1/2,则采用人造血管片修补破口。

(3)破口大小超过主动脉周径的 1/2 以上,则需用人造血管置换病变的主动脉。

四、主动脉夹层动脉瘤

(一)病因

主动脉夹层动脉瘤患者中 75% 以上合并高血压。许多遗传性疾病,特别是结缔组织异常的疾病,如马方综合征等都易发生主动脉夹层动脉瘤,是年轻主动脉夹层患者的最常见病因。先天性主动脉缩窄的患者也易发生主动脉夹层动脉瘤。特发性主动脉中层退行性变,多见于年纪较大者。心脏损伤如钝伤、心血管介入诊断和治疗、主动脉和股动脉部位插管、主动脉球囊反搏等。主动脉粥样硬化引起主动脉滋养血管闭塞、狭窄,从而引起中层的营养血管不良,出现退行性变,使主动脉中层发生夹层。

(二)病理生理

主动脉夹层动脉瘤是主动脉内膜破裂、中层裂开,形成夹层,主动脉腔为真腔,假腔和真腔互不相通,其间隙有流动或凝固的血液,也称壁内血肿。但大多数在夹层内壁上有破裂口,主动脉腔内血流由破口进入夹层腔内,夹层腔与主动脉腔互相交通。多数情况下,由于进入夹层腔内的血流压力作用,夹层沿主动脉壁向主动脉远端扩展,终端呈盲袋样。在近端主动脉夹层动脉瘤中,50%～70%的患者出现主动脉反流。急性期夹层外壁薄弱,有血液渗出,从而引起心包腔、胸腔和腹腔后壁等处的积液。

(三)临床表现

主动脉夹层动脉瘤可并发主动脉破裂、主动脉瓣反流、主动脉及其分支血管的阻塞。90%的急性主动脉夹层患者有剧烈的疼痛,疼痛的特点为撕裂痛、刀割痛,伴随疼痛常有极度烦躁。疼痛的部位为:升主动脉夹层动脉瘤多为胸前区疼痛;主动脉弓夹层多为颌、颈和前胸部疼痛;胸降主动脉夹层动脉瘤则为肩胛骨区和背部疼痛;腹主动脉夹层动脉瘤疼痛则位于腰背部。患者出现明显的左心功能不全表现是主动脉瓣反流的结果。当主动脉发生破裂时,患者可在瞬间出现休克、抽搐,甚至猝死。主动脉夹层动脉瘤还表现有高血压,面色苍白、四肢发凉和尿量减少等。心脏方面表现有心动过速、心包积液、主动脉瓣关闭不全的心脏杂音,急性左心衰竭时常有双肺的湿啰音。脑缺血时出现神志改变,甚至脑死亡。慢性主动脉夹层动脉瘤患者可发生截瘫或瘫痪。

(四)手术适应证和禁忌证

1. **近端主动脉夹层动脉瘤**　①近端主动脉夹层动脉瘤破裂和心脏压塞致死的危险性很大,是手术治疗的绝对适应证。②亚急性近端主动脉夹层动脉瘤患者,已经度过了主动脉破裂危险性最大的急性期,应给予择期手术。③慢性近端主动脉夹层动脉瘤患者,无论有无症状,主动脉直径的大小,夹层内是否完全血栓形成均应手术。可疑有主动脉破裂、严重的主动脉瓣关闭不全等,应急诊手术。

2. **远端主动脉夹层动脉瘤**　①远端主动脉夹层动脉瘤绝大多数为年纪大的患者,常合并高血压、动脉粥样硬化等,手术的危险性明显增加,首选药物治疗。急性远端主动脉夹层动脉瘤如主动脉破裂、组织灌注不良等,是手术的适应证。②亚急性和慢性远端主动脉夹层动脉瘤患者首选内科治疗。但有症状、主动脉腔直径超过 5cm,1 年内主动脉直径增大超过 1cm 的患者还是手术的治疗对象。

(五)手术方法

1. **人造血管置换术**　是主动脉夹层动脉瘤外科治疗的最有效方法。利用人造血管将主动脉夹层病变累及的主动脉段进行置换,临床绝大多数仅置换破裂或危险性很高的主动脉段。

(1)升主动脉置换:无主动脉瓣关闭不全,只需单纯进行升主动脉置换;若主动脉瓣结构和功能异常,则需进行主动脉瓣的成形或置换和升主动脉置换。若窦部瘤明显扩张而需要置换时,就要做冠状动脉移植,此时若无主动脉瓣关闭不全,则进行整个主动脉根部置换和冠状动脉再植但保留主动脉瓣(俗称 David 手术或 Yacoud 手术);若主动脉瓣病变严重、功能不全则应进行带瓣人造血管置换主动脉瓣和升主动脉并进行冠状动脉再植,即所谓的 Bentall 手术。

(2)主动脉半弓置换:是升主动脉和部分弓同时置换或 Bentall 手术＋部分弓置换术。

(3)主动脉全弓置换:是升主动脉和整个主动脉弓同时置换或 Bentall 手术＋全弓置换术。

(4)象鼻子手术:详见真性主动脉瘤手术。

(5)Bentall 手术:详见真性主动脉瘤手术。

2. **主动脉断端结构重建**　主动脉夹层动脉瘤行主动脉置换时,人造血管与主动脉端相吻合处的主动脉端常因有夹层病变的累及,动脉壁脆弱,缝合后易撕裂或漏血。因此,吻合前常需要进行主动脉断端结构重建。

(1)急性夹层的主动脉断端重建:有三明治夹心法(将人造血管与重建的经过处理后的主动脉断端进行端-端吻合)和生物胶法(应用生物胶将主动脉夹层动脉瘤内、外壁重新粘附在一起,闭死假腔)。

(2)慢性夹层的主动脉断端重建:横断主动脉后,环行切除夹层内壁高5~10mm,使内壁水平面低于外壁水平面,从而在端-端吻合后真、假腔均得到灌注,防止术后组织灌注不良的发生。

第二节　胸主动脉夹层瘤围术期护理

一、术 前 护 理

1. **一般护理**　主动脉夹层瘤患者病情重,进展快、手术风险大,术前要做好心理护理工作。给患者及家属讲解该病的大致病情、手术意义及术前注意事项,嘱患者卧床休息,保持安静,避免情绪激动,不要过多的刺激患者,特别是急症等待手术的患者,应为患者提供舒适安静的生活环境,保持大小便通畅。对于疼痛及不适、焦虑、烦躁患者,耐心、细心、体贴,满足患者需求,加强基础护理,必要时应用镇痛、镇静剂或冬眠合剂,保持患者呈睡眠状态。

2. **ICU监护**　对重症胸主动脉瘤,病情危重,进入ICU严密监护生命体征等病情变化,了解病情和瘤体的范围和程度,确保患者在确诊和制订手术方案期间的病情稳定。术前严格控制活动,卧床休息,限制探视,尽量减少各种不良刺激。行桡动脉、深静脉穿刺置管,留置尿管,连续进行血流动力学监测,妥善控制好各种危险因素,给予及时处理。为了预防随时可能发生的意外,备好急救器材和药品,随时做好抢救准备,同时尽快完善术前检查和护理。

3. **严格控制高血压**　高血压是主动脉瘤的诱发因素也是危险因素。24小时血压监测,血压应控制在≤120/80mmHg,维持血压相对恒定,血压过高应采用降压措施,静脉泵入硝普钠2~8μg/(kg·min),对血压仍较高者可结合镇静镇痛等方法进行调整,镇痛药尽可能使用对呼吸功能影响小的药物,为手术前提供稳定的病情。

4. **疼痛的观察及护理**　疼痛是主动脉瘤的常见症状之一,疼痛的部位与夹层累及的部位相关;升主动脉夹层动脉瘤多为胸前区疼痛;主动脉弓夹层多为颌、颈和胸部疼痛;胸降主动脉夹层动脉瘤则为肩胛区和背部疼痛;腹主动脉夹层动脉瘤疼痛则位于腰背部。剧烈疼痛持续加重是急性主动脉夹层动脉瘤疼痛的特点。剧烈疼痛常提示高危险的存在,如撕裂样、刀割样疼痛时,患者常难以忍受,无法控制情绪和极度的烦躁,预示瘤体即将或已破裂。应密切观察疼痛的性质、程度,应用镇痛、冬眠药的效果如何,及时报告医生。

5. **大出血的观察**　主动脉夹层瘤发生破裂前先兆是血压突然升高、疼痛加剧和极度烦躁,但也有报道认为可无先兆表现。主动脉夹层瘤发生破裂时,因大出血患者很快处于休克或临终状态,表现为面色苍白、血压骤然下降、心室颤动、抽搐、意识丧失,抢救概率极少。因此,重要的是严格预防和控制危险因素,手术前积极有效的治疗,尽早手术是最有效的措施。

6. **神经系统观察**　主动脉瘤多发生在中高龄人群、高龄和血压不稳定、瘤体邻近组织受压或脑血流障碍是造成神经系统功能障碍的重要危险因素。术前注意神志的改变和脑神经定位体征,严重者出现昏迷。外周神经病理体征多为阳性,脊髓灌注不良严重时,外周神经病理反射消失。要及时给予治疗和脑保护措施。术前的脑损害往往使手术后脑功能愈后不佳。

7. 重要器官的维护　术前一个月停止吸烟,对急性肺部感染者必须控制感染。有糖尿病的患者术前控制血糖,空腹血糖控制在 7.5mmol/L 以内,并纠正患者的营养状态,特别是低蛋白现象,消除潜在感染灶。对患者的心、脑、肺、肝、肾等全身脏器功能进行仔细的检查,以便对术后可能发生的并发症进行全面的评估和预防。对功能不全的脏器要加以纠正和维护,确保术后各脏器功能的相对稳定,减少术后并发症的发生。

二、术中护理

1. 脑功能的监测　大主动脉手术采取停循环、有的半脑灌注,发生脑缺血缺氧或怀疑有损伤时,应用脑电图观察脑细胞电活动功能,可以从动态变化分析判断出预后和发展趋势。术中严密监测意识状态、瞳孔大小及对光反射、肢体活动等。

2. 脊髓神经功能的监测　术中阻断主动脉易损伤脊髓,出现下身瘫痪或感觉异常。术后全身麻醉清醒时仔细观察肢体功能情况。

3. 肾功能的监测　胸腹主动脉瘤手术常需阻断主动脉,发生肾功能不全等表现,尿量的观察尤为重要。

4. 体温监测　体外循环手术根据主动脉瘤部位不同采取不同的降温方法,单纯升主动脉病变手术,采取中度低温体外循环,保持鼻咽温在 28℃ 左右;主动脉弓、降主动脉、胸腹主动脉手术采取深低温停循环,鼻咽温降至 12℃。术中注意加强降温和复温,体外循环开始和结束中鼻咽、直肠、血液温度监测,以及体外循环变温器水的温度的监测。

5. 血氧饱和度监测　术中低温、低流量灌注、停循环等原因极易造成组织的缺血缺氧,特别是脑组织对缺氧极为敏感。所以,加强血氧饱和度监测,维持血氧饱和度在 100%,保证全身组织器官在不缺氧状态下完成手术。

6. 有创动脉压监测　是保持术中循环功能稳定的重要监测项目。正常情况下,常规穿刺左侧桡动脉,有的手术穿刺部位则根据阻断主动脉的部位不同而改变,需加以注意。还应注意保持阻断远端血流灌注,防止肾等腹腔器官缺血。

三、术后护理

1. 血压的监护　术后严格控制血压,如硝普钠、硝酸甘油、尼卡地平等药物,收缩压控制在 110mmHg 左右,避免因高血压造成吻合口渗血、缝线撕脱。术前有高血压病史者,术后往往血压偏高,应用扩血管或利尿药物用量也大。术后应持续有创动脉压监测,保持测压波形良好,监测的血压准确无误,同时要维持血压的相对稳定。

2. 血容量的监测　术后严密监测血压、心率、左心房压或中心静脉压、尿量、末梢循环、心排血量等血流动力学指标。及时发现低血压产生的原因,当左心房压低、血压下降、心率增快,伴随着引流液增多和(或)尿量多的现象,此时表明血容量不足。根据监测指标和出入量情况及时补充血容量,提高左心室前负荷,增加心排血量,有利于改善组织的灌注,从而维持循环功能的稳定。补充血容量时根据血细胞比容决定,血细胞比容<33mmol/L,引流液较多时,补充容量应以全血为主。

3. 尿量的监测　术后维持满意的尿量,保持尿量>1ml/(kg·h),即可以保持肾良好的灌注,也避免因体外循环造成血液有形成分的破坏阻塞肾小管,为此必须观察尿的颜色及性状。

4. 引流液的监测　保持引流管的通畅,给予持续低负压吸引,保持压力为$-15 \sim -10 cmH_2O$,每隔 15 分钟挤压引流管一次。密切注意引流液的量、颜色和性质,如果引流液多且颜色鲜红,引流管温度高,表明有动脉出血,要反复挤压引流管,如果连续 3 小时引流量为 200ml,应立即报告医生,给予开胸止血手术。当引流液多,在引流管玻璃管处可以观察到血块时,要引起高度注意,防止引流液突然减少,出现循环休克症状,提示有心脏压塞的发生,应立即行心包减压术。

5. 肢体活动的观察　观察患者术后肢体血供情况,监测皮肤温度、色泽、动脉搏动情况,检查肢体活动度和感觉情况,如出现异常及时报告医生,及早采取治疗和护理措施。

6. 意识的观察　注意观察神志、瞳孔大小及对光反射、四肢及躯干活动、精神和神经状态、定向力、生理及病理反射等。对于苏醒延迟、躁动、抽搐者遵医嘱给予脱水、镇静、神经营养药物。

7. 呼吸系统的监测　术后常规机械辅助呼吸,根据病情及血气分析及时调整呼吸机参数,纠正低氧血症及酸碱平衡紊乱。保持自主呼吸与呼吸机协调一致,充分供氧和镇静,躁动者加强气管插管的管理,妥善固定防止气管插管移位和脱出。应用呼吸机期间持续胃肠减压,防止腹部胀气。同时加强呼吸道的管理,给予翻身拍背,及时清除呼吸道分泌物,预防肺部并发症。

8. 抗凝药的观察　术后 3 个月内需抗凝治疗,如主动脉瓣机械瓣置换的患者,术后需终身抗凝,术后早期 6～12 小时开始抗凝,静脉注射肝素,如果引流液多则推迟使用,患者能够进食后改用口服抗凝药如华法林或阿司匹林。抗凝期间注意观察抗凝过量等出血的表现。

四、并发症的护理

1. 出血　主动脉人造血管置换术后,特别是近端或远端主动脉置换术后,出血是最严重的并发症之一。出血的原因一方面是创面渗血、止血不彻底、吻合口缝线撕脱;另一方面体外循环手术鱼精蛋白过量,未能完全中和肝素。此外,急性主动脉夹层患者,术前有凝血功能紊乱,术中低温体外循环消耗了大量凝血因子,这些均使术后渗血量增加。出血不止且量过大,使组织器官灌注不足,引起心、脑、肾等全身器官组织缺血,严重者因多脏器功能衰竭而死亡。近几年,由于外科手术水平的提高和体外循环技术的改进,广泛使用了预凝的人造血管,使术后出血量明显减少,降低了再次开胸止血的例数。

2. 脑部并发症　引起脑部并发症的常见原因是术中脱落的主动脉壁硬化斑块或气体进入脑血管,引起脑梗死。术中低血压及体外循环、深低温体循环时间长。头臂干再植后吻合口发生狭窄、阻塞或血栓形成。表现为意识恢复缓慢,清醒延迟、躁动、视力障碍、谵妄、抽搐、昏迷等。预防措施是缩短深低温停循环的时间,上腔静脉逆行脑灌注防止术中脱落的动脉壁斑块和气栓等栓塞脑血管。缩短体外循环时间和低血压时间。监护中应注意保持血流动力学的稳定,维持满意的动脉血氧分压,采取有效的脑保护措施,给予营养脑细胞的药物,应用糖皮质激素和利尿药减轻脑水肿,有中枢性高热者给予冬眠疗法和持续冰帽降温,以降低脑组织代谢。躁动者采取安全保护措施,精神症状者适当应用镇静药,昏迷者按昏迷患者护理。

3. 低心排血量综合征　主要是由于术中心肌保护不当,近端主动脉置换时,心脏停搏时间过长;主动脉根部置换时,冠状动脉再植入时发生冠状动脉扭曲、牵拉、血栓形成;夹层累及冠状动脉时处理不当等,导致术后心肌灌注不良,心肌缺血梗死所致的心肌收缩无力,组织灌注不足及末梢血管收缩等低心排血量综合征表现。若血压低、心率快、尿量少、四肢湿冷,对血管活性药物反应差时,应按低心排血量进行处理。除外科手术要解决的问题之外,必须纠正血容量不足,心律失常,水、电解质及酸碱平衡紊乱,心脏压塞等因素导致的心排血量降低。低心排血量监护请参照相关章节。

4. **急性肾衰竭**　其原因是术中肾供血不良和肾动脉再植不满意。此外,术前肾功能不全、心功能不全、高龄、肾损伤或受压等均可导致术后急性肾衰竭。急性肾衰竭有三高一少表现,即高钾、高碳酸血症、高氮质血症,少尿或无尿,尿比重固定在 1.010 等。防治措施:尽量缩短手术时间,术中用冰盐水灌注进行肾保护、确切的肾血流灌注;术后应用利尿剂和小剂量多巴胺等观察肾功能的反应,应用强心扩血管药维持循环功能的稳定,防治高血钾和酸中毒,控制氮质血症,抗感染,大剂量呋塞米冲击疗法,必要时进行腹膜透析或血液透析。期间严密观察尿量、尿色、尿比重变化,及时准确记录 24 小时出入量,尿量 <100ml/24h 要严格控制液体入量,防止发生水潴留。

5. **其他脏器损伤**　主动脉瘤手术,易损伤主动脉瘤邻近的组织、器官,造成相应并发症。如左喉返神经损伤、肺不张、气胸、胸导管损伤所致的乳糜胸。累及腹腔动脉、肠系膜动脉,引起消化道出血、坏死,出现便血、肠梗阻、腹痛等。如发生肝缺血缺氧,可有发热、恶心、食欲下降、黄疸等。股动脉阻塞引起下肢缺血缺氧,下肢剧痛。

主动脉瘤病变重,波及范围广,手术难度大,易造成严重损伤。因此,术前充分准备,认真设计手术方案,评估术后效果;术中仔细探查精心操作,术后仔细观察及时检查,早期发现病情,早期积极妥善处理等,做好围术期全程护理才是唯一的有效方法。

五、出院健康教育

1. **治疗原发病**　有些主动脉瘤术后因主动脉病变不能彻底解决,所以术后控制血压非常重要,避免残留病变的蔓延。对术前有高血压病史者,术后要继续治疗高血压病,并学会自我监测血压的方法。在医生的指导下根据血压调整降压药的用量,控制收缩压在 100～120mmHg,心率在 60～70 次/分。

2. **预防感染**　主动脉人造血管置换术,人造血管异物植入,易产生细菌污染或感染,应注意预防感染。注意个人卫生,预防感冒,有发热时要及时抗感染治疗,特别是有主动脉瓣置换手术的患者更应注意预防感染,防止感染性心内膜炎的发生。

3. **改变不良生活习惯**　养成良好的生活习惯,控制不良情绪,戒烟戒酒,控制血糖。心功能Ⅰ～Ⅱ级的患者经康复医疗鉴定,可适当逐渐的恢复学习及体力活动,坚持长期康复锻炼,以保持良好的手术效果和较高的生活质量。

4. **定期复查**　3～6 个月来院复查,定期复查 CT 或 MRI,终身随访。如有异常情情况及时来院就诊。

(陈朝辉　刘　彤)

第17章

冠状动脉旁路移植术及围术期护理

冠状动脉性心脏病是指各种原因造成冠状动脉管腔狭窄,甚至完全闭塞,使冠状动脉血流不同程度地减少,心肌血氧供应失去平衡而导致的心脏病。临床实践证明,冠状动脉旁路移植术能有效地缓解或解除症状,改善心肌供血,避免心肌梗死的发生,提高生活质量和延长生命,已经是公认的治疗冠心病心肌缺血最有效的方法。

(一)适应证和禁忌证

1. **适应证**

(1)左主干病变(狭窄≥50%)或相当于左主干病变,即前降支和回旋支起始狭窄≥70%。

(2)不稳定型心绞痛/无 Q 波心肌梗死,经内科系统治疗无效者。

(3)三支病变,狭窄≥70%。

(4)PTCA 失败,PTCA 或 CABG 术后再狭窄。

(5)心绞痛并发左心室壁瘤,或伴有室间隔缺损或瓣膜损害者。

2. **禁忌证**

(1)心室功能低下者。心胸比值>0.75、左心室射血分数<20%,心室舒张末压>20mmHg(2.66kPa)者。

(2)冠状动脉病变呈弥漫性,病变远端血管管腔<1mm 或不通畅者。

(3)重度肺动脉高压、右心衰竭或严重肝、肾功能不全者。

(二)手术方法

1. **体外循环下冠状动脉旁路移植术(CABG)** 在体外循环(CPB)辅助,心脏停搏或心室颤动下行冠状动脉旁路移植术,具有术野清晰,心脏及冠状动脉稳定的特点,为术者进行血管移植和吻合创造了良好条件。随着体外循环技术不断提高,其引起的心肌再灌注损伤、对人体免疫功能、重要脏器以及血液系统等造成一定损害的情况不断降低,但仍不可完全避免。

2. **非体外循环下冠状动脉旁路移植术(OPCABG)** 非体外循环、心脏搏动下冠状动脉旁路移植术是一种微创心脏外科手术。对于不合并心内操作的患者,尤其是心功能较差的患者尤为适用,具有创伤小,出血少,疼痛轻,恢复快,并发症少的优点。缩短住院时间,降低医疗费用,但技术条件要求较高。现为外科广泛采用的基本方法。

3. **经血管内体外循环下微小切口冠状动脉旁路移植术** 此术式包括左胸前外侧微小切口,经股动静脉插管建立血管内体外循环,主动脉内用球囊阻断血流,用导管输送心脏停搏液。

其拓宽了微创冠状动脉旁路移植术的应用范围,手术适应证与常规体外循环 CABG 术相同,可完成心脏表面任何部位冠状动脉吻合,还可同时完成其他心内手术,已成为微创冠状动脉旁路移植术的一个重要发展方向。但此手术医疗费用较高,治疗效果及其优势还有待于进一步观察和论证。

(三)护理

1. 术前护理

(1)护理评估:①高危因素评估:冠心病的病因较多,其高危因素包括年龄、性别、家族史、高血压、吸烟、高脂血症等,在这些因素中高血压、吸烟、高脂血症、糖尿病与冠心病的关系已比较明确。肥胖也应引起足够的重视,因为肥胖可致血压增高,三酰甘油、胆固醇水平增高,高密度脂蛋白水平降低,还能引起高胰岛素血症。通过对全身状况的评估判断是否存在有猝死风险。②辅助检查:术前需进行全面检查,其中包括心电图、冠状动脉及左心室造影、超声心动图、胸部 X 线片、四肢血管超声等。

(2)术前功能训练:指导患者学会手术后必须施行的活动,如练习有效的咳嗽、深呼吸、翻身及肢体的运动等以减少术后并发症。①深呼吸训练:手术后正确的呼吸方式是横膈-腹部的呼吸。指导患者经鼻慢慢吸气,使腹部膨起,然后从嘴慢慢吐气。其做法:患者取坐位或仰卧位,屈膝以放松腹部肌肉-双手放在腹部的中外侧-经鼻吸气使上腹部向外膨胀-由嘴呼气并收缩腹肌将气体排出。②咳嗽训练:患者取坐位或半卧位,上身稍向前倾,双手手指交叉按在胸壁伤口部位,咳嗽时以手支托伤口,嘱患者做一个深呼吸,张嘴将气呼出,连做 3 次短呼吸,干咳一声,嘴保持微张,快速深呼吸后用力的咳嗽 1～2 次。可将腹式呼吸和有效咳嗽的练习结合起来进行,先让患者练习腹式呼吸,在患者无不适的情况下,练习有效咳嗽,既节约患者时间,又增强训练效果。③活动训练:在床上的移动和翻身可预防肺部并发症和压疮的发生,并能刺激肠蠕动减少胀气痛。指导患者利用床档翻身和由床上坐起,以减轻伤口受牵拉。翻身时,先转向一侧,上面的腿弯曲并在两腿之间垫以软枕支托。④床上排泄练习:嘱患者半卧位,女性患者臀下垫坐便器,男性用尿壶,练习排尿,以免术后拔除尿管后因卧位不习惯而导致排尿困难或尿潴留。保持大便通畅,指导患者在床上对腹部进行顺时针按摩,同时做肛门收缩动作 10～20 次/日。经过练习有利于消除患者的心理压力,消除排尿、排便困难的顾虑。⑤下肢肌训练:指导患者收缩小腿和大腿的肌肉,持续几秒后放松,重复 10 次,进行肌肉压缩运动训练;膝关节弯曲 90°至足掌平踏床面上,再将小腿伸直置于床上,重复 5 次,进行股四头肌训练。

(3)饮食指导:许多患者合并有高血压、糖尿病。因此在饮食上应为低盐、低脂,糖尿病患者则为糖尿病饮食。因为饱餐易诱发心绞痛,要求患者少量多餐,不能暴饮暴食。

(4)呼吸道准备:①术前要治愈和严格控制上呼吸道感染,以免引起肺部并发症;②术前要特别注意有慢性哮喘、咳嗽的中老年患者,即使无任何症状,也要实施预防性的抗生素治疗及雾化吸入治疗;③术前戒烟,以减少术后肺部并发症的发生。

(5)备用血管的准备:冠状动脉旁路移植术中常用的血管桥有乳内动脉、桡动脉、大隐静脉、小隐静脉等,因此要注意对备用血管的保护,避免损伤和炎性反应。备皮范围包括颈、胸、腋下、会阴和双下肢皮肤,如果取桡动脉为移植物,则前臂皮肤也应准备。尤其是大隐静脉将用做旁路移植时,禁忌下肢静脉注射,以保护血管。

(6)胃肠道准备:术前做好胃肠道准备,可减少麻醉时引起的呕吐和误吸以及术后肠道胀气。①灌肠:手术前一日晚 20:00 给予复方甘油灌肠液 110ml 灌肠,灌肠后检查患者排便情况,了解灌肠的效果。②禁食水:晚 20:00 灌肠后开始禁食 6～8 小时、禁水 4 小时;次日下午手术的患者,由于禁食水时间较长,根据情况给予适当补液。

(7)用药指导:①术前长期服用的抗凝药物如阿司匹林、华法林应在手术前一周停服,如果必须持续抗凝者(不稳定型心绞痛)可改用肝素。②长期使用利尿药者在术前数日停用,否则会影响血容量和血清钾的控制。③糖尿病患者术前 12 小时停服的降糖药,手术中监测血糖变化,必要时经静脉给予胰岛素。④高血压患者降压药可用到术前,特别是对严重高血压者,不能轻易停药以免发生意外。⑤为保证患者充分休息和睡眠,术前晚需口服镇静药物,通常为地西泮 2.5～5mg。

(8)心理护理:冠心病患者多为 A 型性格,易兴奋、激动,情绪不稳定。术前对患者采取良性的心理诱导,通过与患者和家属的交谈,了解患者的性格、习惯、住院的顾虑等,针对患者的这些特点进行耐心的思想工作,解释手术的必要性及术后如何配合,稳定患者情绪、消除其顾虑、增强战胜疾病的信心。同时必须向家属介绍手术的必要性及手术中、手术后可能发生的危险情况,并签署手术同意书。

(9)手语训练:由于手术后患者上呼吸机,不能说话。可使用手语,如大拇指意为大便;小指意为小便,示指意为有痰,握拳意为刀口痛,示指与拇指围成环形意为口渴,拍床意为呼叫护士。通过教会患者用手语进行交流,解除其心理压力。

(10)术前访视:手术前一日 ICU 护理组人员到病房,与患者面对面讲解 ICU 环境,人员配备,术后注意事项,如介绍患者身体将留置的各种管道(气管插管、动脉插管、胸腔引流管、胃管、尿管)不能随意拔掉;为了安全,会将约束带固定患者的双上肢,希望患者给予配合等相关事宜。

2. 术中护理

(1)卧位:一般取仰卧位,一侧下肢外斜屈曲,膝下垫枕。患者上手术台后即给予安慰,消除其紧张恐惧情绪,以减少左心室充盈,并使冠状动脉扩张,改善心肌供血。麻醉前安置好 ECG 电极,连接氧饱和度的监测仪,并在局部麻醉下行动静脉穿刺置管。

(2)器械准备:手术分两组进行,一组准备大隐静脉桥,另一组开胸建立体外循环。除常规准备体外循环器械外,尚需加冠状动脉特殊器械及冷光源头灯等。

(3)维持心肌供氧平衡:①注意观察心率与血压的变化,避免心率增快及血压增高。②麻醉应维持稳定,避免忽深忽浅。③如出现低血压,应寻找原因并积极处理。④维持 $PaCO_2$ 在正常范围内,防止过度通气,因为碱中毒可减少冠状动脉的血流量,同时还可使氧与血红蛋白结合牢固,使氧不易向组织释放。⑤增加吸入氧的浓度,以提高 PaO_2。

(4)手术配合:①处理心肌缺血,术中如出现心肌缺血,可通过调节麻醉深度,调整血容量,改善冠状动脉血供等方法给予及时处理。②取出大隐静脉后,于远端插入一橄榄形针头作为标记,并结扎固定,以防弄错方向造成血流运行受阻。禁止钳夹静脉,以免造成内膜损伤。向静脉内注入肝素液,随后放入含罂粟碱的生理盐水中备用。③密切观察病情变化,及时准确地计算出血量,并保持静脉通路的通畅。随时记录各项用药的时间及用量,备好各种抢救药品,积极配合处理各种紧急情况。

3. 术后护理

(1)ICU 做好交接工作:①做好接收准备:包括治疗与监测设备,如呼吸机、血压计、心电监护仪、引流袋及负压吸引装置;配备控制升压药或血管扩张药的输液泵、急救复苏的电除颤器、主动脉球囊反搏器、开胸包;急救、常规用药,常用的液体及冲管道的肝素液,各种观察记录表格等,使患者的各项指标监测不间断,一旦出现意外,能及时发现和得到处理。②搬运患者的护理:患者由手术室送至 ICU 后,由平车移动至病床之前,要注意血压是否平稳,轻抬轻放,避免管道脱落;抬到病床上后,立即连接呼吸机、心电导线、血压计;观察并保持每条输液管道的通畅;监测各项生命指标并记录;抽取血化验标本;观察患者神志、末梢循环、肌紧张等表现。③详细了解术中情况:向护送麻醉师及护士了解麻醉过程是否平稳,术中所见冠状动脉病变程度、分布、冠状动脉血运重建的满意程度、体外循环时间、主动脉阻断时间、停机后血压情况,尿量是否满意,电解质和酸碱是否平衡,以及用药的反应及其用量,手术过程是否顺利,目前正在应用的药物及剂量等。

(2)心率和心律的监测:①心率的监测:患者入 ICU 后立即给予连续心电监护,心率最好维持在 60～80 次/分。心率增快,心肌耗氧量也相应增加,而且使心脏舒张期缩短,影响每搏输出量和冠状动脉灌注血量。存在左心功能不全时,心率控制在 100 次/分为宜;另外,体温增高(>38.5℃)、疼痛、水电解质平衡紊乱、低氧血症、低血容量、心肌缺血等均可使心率增快。当心率<60 次/分时,应观察血流动力学情况,如出现循环不稳定时,及时报告医生给予药物治疗,如静脉推注阿托品或山莨菪碱、静脉滴注异丙肾上腺素等。术中放置起搏导线者,可安装临时起搏器。②心肌缺血的观察:患者返回 ICU 后立即行全导心电图监测,并与术前对比。术后前 3 天每天做两次全导心电图,随时观察心电示波情况,如发现有 T 波和 ST 段改变等心肌缺血表现,应立即报告医生,有助于早发现围术期心肌梗死发生、冠状动脉血管痉挛及心肌血运重建不完全等。③心律失常的监测:CABG 术后较为常见,以心房颤动、室上性心动过速、室性心律失常最为多见。术后体温过低、低钾血症、酸中毒、低氧血症及心肌缺血均可导致室性期前收缩、室性心动过速或心室颤动。所以,及时观察并纠正引起室性心律失常的病因非常重要。处理时首选利多卡因 1～2mg/kg 静脉注射,为维持疗效可持续静脉滴注(200～300 mg/ml)。效果不佳时,及早应用胺碘酮。

(3)循环功能监测　①血压的监测:患者维持有创动脉血压监测,术后 15 分钟记录一次,平稳后 30 分钟至 1 小时记录一次。血压最好控制在 100～140/60～90 mmHg。术前合并高血压的患者,不宜将血压控制在正常低水平,因不利于脑和肾的灌注,血压应控制在 120～140/80～90 mmHg 为宜。疼痛、吸痰等刺激均可引起患者血压升高,高血压增加左心室射血阻力,可导致心脏收缩期室壁张力增加,从而使心肌耗氧量增加;另外,高血压可能引起术后早期出血,进而使有效循环血量减少。所以,应采取恰当的镇静措施,遵医嘱应用血管扩张药和钙离子拮抗药。同时,护士应注意在进行吸痰等操作前告知患者,取得配合,降低其紧张情绪。②低心排的观察:CABG 术后低心排的常见原因包括:术前严重左心功能不全(EF<40%),缺血性心肌病、巨大室壁瘤、室间隔穿孔合并严重的瓣膜病变。术中心肌保护欠佳。围术期心肌梗死,移植血管痉挛,再血管化不完全。容量不足。低血钙:老年人、体外循环、大量输入库存血等均可造成低血钙,从而导致血管阻力降低。药物原因:鱼精蛋白、抑肽酶、抗生素过敏,扩血管药物使用不当。CABG 术后血压降低,心肌灌注减少,心功能降低。处理原则:病因处理,补充血容量、钙剂;纠正酸中毒;用动脉移植血管(如桡动脉),术后应立即开始静脉滴注解痉药物;必要时再次手术。药物治疗,正性肌力药物如多巴胺、多巴酚丁胺、肾上腺素等,应选用单独的中心静脉通路泵入。经皮主动脉球囊反搏(IABP)。③体温及末梢循环:保暖对于维持术后早期稳定的血流动力学状态非常重要。术后早期全身温度较低,末梢循环不良。而低

体温、寒战又可导致 SvO_2 降低,出现低氧血症和代谢性酸中毒等,继而影响心肌供血。所以,及时采取保暖措施,维持正常体温,有利于改善末梢循环,使心肌耗氧量降低而稳定循环。当体温升高>38℃时,应采取降温措施,头置冰袋、乙醇擦浴或药物降温等。④引流量的观察:保持引流管通畅,防止弯折、扭曲。术后 24 小时内每 15~30 分钟挤压心包及纵隔引流管一次并记录引流量。观察引流液的颜色、性质及量,引流液过多时,注意观察血压及中心静脉压的变化,应根据引流量及时补充血容量,以避免因血容量不足而引起的血压变化。如引流量连续 3h>200ml/h 时,应及时通知医生采取外科措施。

(4)肾功能监测:①CABG 术后发生肾功能不全的病理生理基础为动脉粥样硬化、高血压和长期糖尿病均可累及肾动脉,造成肾动脉狭窄和肾小球受损,从而导致肾储备功能减退。术中或术后动脉灌注不足所致肾缺血、缺氧。②合并高血压、糖尿病的患者,围术期应将灌注压保持在较高水平,是预防术后发生肾功能不全的关键措施。③监测每小时尿量,观察尿的颜色,测量尿比重、尿蛋白、血清钾、肌酐、尿素氮水平等反映肾功能的指标。④对肾功能不全的患者应慎重补钾,如钾>6mmol/L,明显的氮质血症,应积极运用肾功能替代治疗措施。

(5)呼吸系统的护理:①患者返回 ICU 后给予呼吸机辅助呼吸,根据年龄、体质、病情选择呼吸机的参数和适当呼吸方式。监测血气变化,保持 pH 在 7.35~7.45,允许轻度呼吸性碱中毒,因轻度呼吸性碱中毒有助于改善冠状动脉血流量,并可降低复温过程中代谢性酸中毒的发生。②低氧血症的监测:正常混合静脉血氧饱和度是 68%~77%,如<68%表示氧供减少或氧耗增加;<60%,心脏代偿;<50%机体发生无氧代谢,出现酸中毒。CABG 术后患者需较长时间监测指脉氧饱和度,定时检查血气。如患者有低 PaO_2,应提高吸氧浓度;机械通气加用呼气末正压呼吸(PEEP);保持呼吸道通畅,定时清除呼吸道分泌物;严格无菌操作,吸痰的动作要轻柔快捷,避免诱发和加重低氧血症。③高龄患者(年龄>70 岁)肺储备功能均有不同程度的减退,术后易出现低氧血症和高碳酸血症,应充分镇静,延长呼吸机辅助时间,并适当增加氧浓度,给予 $PEEP4~5cmH_2O$,有利于改善低氧血症;对于 EF<40%及术后心电图有明显缺氧表现者,在采取适当限制液体入量,保持合适的胶体渗透压,有效利尿等措施的同时,亦应延迟拔管。④如患者循环功能稳定,自主呼吸恢复应尽早拔管,减少因气管插管及机械通气而增加肺部感染的机会。气管插管拔管后给予患者半卧位及鼻导管/鼻塞氧气吸入 2~3L/min,或面罩吸氧 4~6 L/min,SpO_2 应达到 98%~100%。拔管 1 小时后开始做体疗,教会患者做深呼吸,鼓励患者自己有效咳嗽,注意按压胸前手术切口,给予胸、背部叩击协助排痰。

(6)神志观察:①CABG 术后发生脑部并发症的病理生理基础,冠心病患者同时合并脑血管硬化和颈动脉狭窄;术中或术后脑血管灌注压不足,造成脑细胞缺血缺氧,升主动脉严重粥样硬化甚至钙化,术中操作导致斑块脱落,也是重要原因之一。②脑部并发症可表现为:苏醒延迟、昏迷、脑血栓、意识障碍及精神症状等。术后定时观察神经症状,观察并记录瞳孔及对光反射情况,在患者完全清醒后观察肢体活动状况和运动能力。

(7)血糖的监测:因手术本身可引起应激性血糖升高,加之术后气管插管、呼吸机辅助呼吸,患者处于禁食水状态,均可导致糖代谢紊乱。并且冠心病患者常合并糖尿病。CABG 术后应使用快速血糖仪监测血糖变化。对以往糖尿病患者,术前应调整降糖药物或胰岛素的用量,将血糖控制在正常范围内(空腹血糖 4.4~6.7mmol/L;餐后血糖 6.7~8.3 mmol/L)。呼吸机辅助呼吸期间,可持续泵入胰岛素,并根据血糖水平,随时调整胰岛素的泵入剂量。同时,还应严密监测血清钾水平,根据化验结果补充氯化钾。

(8)患肢的护理:注意观察并记录患肢的温度、颜色以及有无水肿、渗出等情况,防止深静脉栓塞,使用弹力绷带包扎切口,抬高患肢15°~30°,并置垫枕以预防水肿及静脉炎。制订个体详细的训练计划,轮流抬高、活动下肢,做好患侧脚掌、脚趾的锻炼,促进静脉回流,以免发生下肢深静脉血栓或血栓性静脉炎,有助于侧支血管的建立。保持局部清洁干燥,不要随意抓挠;禁止患肢穿刺或输液。

(四)健康教育

1. 心理指导　CABG对患者来说是一次大手术,承担了很大的风险,不仅经历了身体上的痛苦,精神压力也很大,护士应指导患者术后建立健康的生活方式,保持良好的心态,稳定的情绪,不要大喜大悲,引导患者以积极乐观的态度对待疾病,家属应尽量给患者营造良好的生活环境。

2. 生活与饮食指导　保持良好的生活习惯,不宜过度劳累,避免酗酒吸烟。饮食上要少食多餐,避免过饱,不饮浓茶、含咖啡的饮料,要严格控制脂肪和胆固醇的摄入。尽量不要选用肥肉、动物油、巧克力等,多食蔬菜、水果、豆类制品等,维生素可减少胆固醇在肠内的吸收,有利于预防冠心病,还可以防治便秘。控制糖类食品的摄入,食盐5g/日以下,并切忌暴饮暴食。保持大便通畅,勿用力排便,必要时可使用缓泻药。

3. 运动指导　术后进行适当的运动有益于血管桥的通畅,增加心肌供血量,提高心肌供血和储备力。适当运动还可以减轻患者的抑郁症状,保持良好的心情。患者要根据个人的实际情况选择运动方式,以有氧运动为宜,如慢跑、步行、太极拳、骑自行车等,时间一般为20~30分钟,活动量由小至大,以不引起胸闷、气急为宜。

4. 用药指导　积极治疗高血压、糖尿病等与冠心病有关的疾病。外出时随身携带硝酸甘油。遵医嘱按时服用阿司匹林。

5. 定期复查　术后要定期去医院复查,复查的内容包括心音听诊、胸部X线片、心电图及血管超声。如有心悸、晕厥等不适应立即到医院就诊。

（陈朝辉　王丽慧）

第18章

心脏移植围术期护理

心脏移植(cardiac transplantation)目前已成为治疗终末期心脏病的唯一有效的方法。自1967年Barnard在南非成功地实施第一例同种异体原位心脏移植手术以来,20世纪80年代进入快速发展阶段,无论在外科手术技术方面,还是在心脏移植术后监护方面,均趋于成熟,使手术效果不断的完善,手术死亡率持续下降,患者的生存时间逐渐延长,生存质量明显的提升。心脏移植成功已成为治疗终末期心脏病的首选方法。

第一节 概　　述

(一)心脏移植的种类

(1)根据供者和受者是否属于同一种属,心脏移植分为同种心脏移植和异种心脏移植。供心与受心属于同一种族,但不是同一个体,称为同种异体心脏移植(简称同种心脏移植),这是目前最常见的心脏移植。

(2)根据心脏被移植到人体的部位,心脏移植可分为原位心脏移植和异位心脏移植。原位心脏移植是指病心切除后,在心脏原来位置植入另一个心脏。异位心脏移植是不切除病心,将另一个心脏植入到人体其他部位,通常为胸腔内。

(3)根据受心移植的次数,心脏移植分为初次心脏移植和再次心脏移植。再次心脏移植是指将患者经第一次心脏移植后,供心因各种原因发生功能低下,不能维持全身血液循环,将另一个心脏再次植入体内。再次心脏移植可以是原位心脏移植,也可以是异位心脏移植。

(4)终末期心功能不全的心脏病患者应用机械辅助循环装置维持心脏循环功能,等待适宜时机进行心脏移植称为分期心脏移植。心脏与肺脏同时进行移植称为心肺联合移植。

(二)手术时机的选择

终末期心脏病患者,经内科、外科矫形手术或血管再通术等措施均无法治疗,且预期寿命小于12个月,应积极进行心脏移植手术。虽然较难准确估计患者的寿命,但可将患者的心功能作为心脏移植时机的选择标准。因为,心功能(纽约心脏病协会的心功能分级标准)Ⅲ级或Ⅳ级的患者,经内科非手术治疗后,其1~2年的存活率分别为52%和32%,在治疗期间患者有可能迅速死亡,预期寿命多不超过12个月。

纽约心脏病协会的心功能分级标准为:

Ⅰ级:体力活动不受限制,日常活动不出现症状。

Ⅱ级:体力活动稍受限制,日常活动可出现症状,休息时无症状。

Ⅲ级:体力活动明显受限,轻微日常活动即有症状,但休息时可无症状。

Ⅳ级:不能从事任何体力活动,休息时亦有症状。

心脏移植患者应具备的条件如下:

(1)内科非手术治疗和外科手术无法根治的终末期心力衰竭患者,病情好转但预期寿命小于 12 个月。

(2)心脏射血指数<20%,肺血管阻力<5~7Wood/单位。

(3)顽固性、难治性心律失常,经内科治疗无效。

(4)已经安装机械辅助循环装置,心功能仍不能恢复者。

(5)无其他脏器不可逆性损伤。

(6)年龄<60 岁,患者积极配合移植手术,家属全力支持治疗。

(三)适应证

(1)进入终末期的扩张性或缺血性心肌病患者。

(2)不能做冠状动脉旁路移植术的严重冠心病患者。

(3)心脏瓣膜病晚期导致全心功能受损,内外科治疗均无效者。

(4)复杂性先天性心脏病或合并多种复杂心脏畸形均无法通过外科手术治疗者。

(四)禁忌证

(1)严重肺动脉高压,肺动脉平均压>60mmHg,或全肺阻力>8Wood 单位的患者。

(2)严重肺部慢性疾病且患有不可逆的肺功能障碍患者。

(3)有活动性的感染,如 HIV 或肝炎阳性患者。

(4)有脏器功能损坏的如糖尿病、肝、肾功能不可逆性障碍、消化道溃疡或近期应用大剂量类固醇激素病情加剧者。

(5)精神病经常发作,且严重心理疾病患者。

(6)未处理的恶性肿瘤患者。

(五)供体的选择

1. 年龄　宜选择年青供体,器官组织活力强,功能佳。男性<40 岁,女性<45 岁。

2. 体检　供者无心脏病史和可能累及心脏的胸外伤史;无恶性肿瘤、糖尿病、高血压、冠心病、HIV 抗体阳性等病史;超声心动图、心电图、胸部 X 线片正常。

3. 供心要求　体重与心脏大小有一定相关比例,临床主要以供/受体体重来估计供心与受心的大小匹配。一般要求供者体重与受者体重相差<±20%。

4. 组织免疫配型　ABO 血型必须一致,同时进行淋巴细胞毒抗体试验(PRA),PRA<10%。

(六)手术方法要点

心脏移植方法分为标准法、双腔静脉法、全心脏原位移植法三种。标准法保留大部分左、右心房,以有足够的吻合组织。双腔静脉法将右心房切除,在上、下腔静脉处保留足够吻合的组织,左心房仅保留少量左心房壁供移植吻合。全心原位移植法将左、右心房全部切除。标准法和双腔静脉法的左心房手术视野的显露好,移植操作方便,缝合牢靠,吻合口漏血机会少,手术时间短;而全心脏原位移植法缺少上述的优点。无论选择哪种方法,确保供、受体心脏各吻合口对位正确,缩短手术时间,避免吻合口漏血是手术成功的关键。

第二节 心脏移植围术期护理

一、术 前 护 理

1. 患者准备

(1)心理准备:疾病使患者长期身心倍受煎熬,对非手术治疗失去信心,对手术治疗即期盼又有忧虑和恐惧。护士积极主动了解患者心理状态,用耐心、鼓励、开导的语言与患者和家属交谈,解答治疗过程中各种疑虑,鼓励患者树立心脏移植的信心,调动其主观能动性,积极配合治疗。与家属说明手术的必要性、有利条件、潜在的危险因素和可能出现的意外,以取得家属的支持。

(2)心功能准备:有反复心力衰竭病史,术前应将心功能调整到最佳状态。控制心力衰竭,给予强心、利尿、扩血管治疗。应用多巴胺、硝普钠、前列腺素 E,降低肺动脉压力。充分供氧,改善和纠正机体缺氧状态。注意加强休息,控制液体出入量。

(3)改善营养:加强营养供给,进高蛋白、低脂肪、富含维生素且易消化的饮食,保证足够的热量。纠正贫血、低蛋白,术前间断少量输入新鲜全血、血浆、白蛋白。

(4)纠正水电解质紊乱和酸碱平衡失调,及时检查水、电解质及酸碱平衡的各项指标,并给予适当调整,保持水、电解质的平衡,预防代谢性酸中毒。

(5)改善肺功能:进行呼吸功能训练,注意病房通风,预防呼吸道感染。

(6)完善各项检查:术前了解重要脏器功能情况,对全身进行全面的检查,如心脏移植相关的血液检查,包括血生化、尿常规、便隐血试验等;病毒学检查;免疫学配型等。

(7)皮肤准备:手术野常规备皮,范围是前胸、颈部、上腹部、双侧腋窝及会阴部,备皮时仔细小心,防止皮肤受损。嘱患者洗澡更衣。注意保暖防止着凉。

(8)术前镇静:术前晚给予镇静剂如地西泮、艾司唑仑口服,也可肌内注射地西泮,以保证患者良好睡眠。

2. 病房及物品准备

(1)监护病房的准备:术前三天为患者备好单独的 ICU 隔离房间。病房及所有物品进行彻底消毒。对桌、床、柜、车、台面用含氯制剂擦拭消毒 2 次。床上用品用紫外线照射和臭氧消毒器消毒,床单、被套、尿垫等高压消毒备用。对病房进行充分通风,做空气细菌培养 2 次,生长细菌数 $<200 \, cfu/m^2$。

(2)监护设施的准备:房间内设有先进的闭路电视探视系统,中心供氧、供气,中央层流等设施。备有呼吸机、心脏监测系统、微量输液泵、心脏起搏器、心脏电除颤器、NO 治疗机、血气分析仪及各种心血管常用药物及急救药品。病房内仪器、设备、药物安瓿均用消毒液擦拭备用。

(3)特殊药物准备:除准备心外科常用药物外,还需准备免疫抑制剂,如环孢素 A(CSA)、甲泼尼龙、FK506、骁悉、泼尼松、新山地明等药物。

3. 工作人员要求

(1)培训计划:心脏移植术要求护理人员有严格的组织管理和人员培训,制订详细的组织管理和周密的护理计划。配备具有 ICU 护理经验的监护小组,进行人员培训,学习监护方法及技术,掌握术后监护重点,特别是免疫抑制剂的应用和排斥反应的观察,保证护理工作高质量的顺利实施。

(2)术前访视:术前一日护理小组成员到患者床旁进行术前访视,与患者沟通,消除陌生感,增进感情交流。向患者讲述手术大致过程,术后怎样配合治疗和护理,应注意哪些问题等。详细告知患者在使用呼吸机治疗期间如何应用手语与护士交流,不舒适的地方如何表达和解决办法。

二、术　后　护　理

1. 血流动力学监测

(1)维持动脉压稳定:心脏移植术后早期血流动力学不稳定,血压易波动。应严密监测有创动脉压的变化,每 15～30 分钟记录 1 次,维持平均动脉压在 70～80 mmHg,避免血压过高或过低。平均动脉压>80mmHg,易加重移植心脏负荷,且全身血管阻力增大,心肌氧耗量增加,也可因高血压使引流液增多。血压过低往往是血容量不足引起,从而影响循环功能的稳定。应根据动脉压、中心静脉压、心排血量、尿量、引流量等调整血容量。在保证足够血容量的前提下,选用心血管活性药物,调整心功能。应用多巴胺、多巴酚丁胺 2～5 $\mu g/(kg \cdot min)$,硝普钠 0.5～6 $\mu g/(kg \cdot min)$,硝酸甘油 2～6 $\mu g/(kg \cdot min)$,米力农 1～2 $\mu g/(kg \cdot min)$,以增加心肌收缩力。

(2)密切心电监护:移植的心脏是去神经的,切断神经 12 小时后其末梢将不再有递质释放,心脏房室传导的影响是由迷走神经介导的,移植后心脏去神经化,故阿托品不能通过抑制迷走神经而加速心率,术后出现右心衰竭是非常危急的。因此,术后持续心电监护,严密监测心率及心律的改变,维持中心静脉压在 8～12 mmHg,应使用异丙肾上腺素维持心率在 100～120 次/分,尿量 100ml/h。术中放置心外膜临时起搏导线,备用起搏,每日做全导心电图 1 次。积极纠正低血容量,及时检查电解质及血气分析的各项指标,纠正低血钾及代谢性酸中毒,控制心律失常的发生。

(3)漂浮导管的监测:术后密切监测心输出量(CO)、心脏指数(CI)、CVP、肺毛细血管楔压(PCWP)、肺动脉压(PAP)、体循环阻力指数(SVRl)、肺循环阻力指数(PVRI),作为调整血管活性药物用量的参考依据,对不良的血流动力学改变及时进行处理。术后维持 CO 4～8L/min,CI 2.5～4L/(min · m²),CVP 5～10cmH₂O,PCWP 5～10 mmHg,PAP 15～20/5～15mmHg,体循环阻力指数 SVRl 1970～2390/(dyn · s),PVRI 255～285/(dyn · s),可及时发现低心排血量、低血容量、肺动脉高压、体循环阻力增高或降低、肺循环阻力增高等变化。漂浮导管监测期间加强管道管理,严格无菌操作,注意保持管道通畅,预防并发症的发生。

2. 机械通气监测　
术后应用机械通气,合理选择呼吸模式和呼吸机参数,并根据血气分析的结果,保持 PaO_2 80～100mmHg。病情允许尽早撤离呼吸机,当患者麻醉清醒且肌力恢复,血流动力学稳定,无低氧血症,无肺部并发症,即可撤离呼吸机。拔管后给予面罩吸氧,积极进行体疗,定时雾化吸入,翻身拍背,鼓励患者深呼吸及咳嗽排痰,保持呼吸道通畅,及时排除呼吸道分泌物,防止发生肺部并发症。

3. 重要脏器功能维护

(1)心功能的维护:心脏移植后,移植心脏功能得以改善,但由于术前组织水肿,术后体液回流增加,可使右心负担加重。另外,由于术前长时间的慢性心力衰竭诱发的肺动脉高压,术后极易发生右心衰竭。因此应注意 CVP 不可过高,在应用血管活性药物同时,间断应用强心利尿药物,注意控制输液量,保持足够的尿量,且量出为入,以减轻右心的前负荷。术前肺动脉高压是心脏移植术后早期心力衰竭的致命因素,因此,术前应严格选择手术适应证,术后严格控制肺动脉高压,应用硝普钠和前列腺素,减轻心脏的后负荷。

(2)肺功能的维护:术前肺血管阻力的改变和术中体外循环,都可导致肺功能下降,因此,术后需注意监测肺功能变化。术后应早期给予患者呼吸机辅助呼吸,返回 ICU 即床旁拍摄胸部 X 线片,以后每日拍摄 1 次,观察有无肺损伤的表现。定时监测呼吸频率、呼吸音、动脉血氧分压、血氧饱和度等变化。注意观察有无呼吸困难、烦躁、低氧血症等。

(3)肾功能的维护:心脏移植术后保持肾功能的良好是决定心脏移植手术成功的关键。术后应用小剂量多巴胺可增加肾血流量,注意监测尿量、尿色、尿比重,保持术后尿量＞1ml/(kg·h)。尿少者静脉注射呋塞米,每日检查血清肌酐和尿素氮,每周查 1 次肌酐清除率。术后应用环孢素 A 可能损害肾功能,必要时应减药或停药,应用环孢素 A 时,同时给予甘露醇可预防或减轻对肾的毒性损害。若术后持续尿少或无尿,并出现高钾血症、酸中毒,及早进行血液透析。

(4)肝功能的维护:术前长期心力衰竭继发肝功能不全,加重术后凝血机制障碍,术中应用抗纤维蛋白溶解剂、抑肽酶,术后输新鲜血浆等,定时检查凝血系统。

4. 排斥反应的监护

(1)心脏移植排斥反应种类:心脏移植后,根据心脏排斥反应发生的机制、时间和临床表现,可将其分为超急性排斥反应、急性排斥反应和慢性排斥反应。①超急性排斥反应:这种反应是受体对移植物的一种迅速而激烈的排斥现象,可在受体与供体间建立血液循环后数分钟至 24 小时内发生。主要表现:供心恢复血液循环后,立即出现复跳困难,供心表面出现发绀、花斑。即使应用药物使其恢复跳动,但心脏收缩仍无力,不能维持正常血压,无法脱离体外循环,即使加强免疫抑制药治疗和应用正性肌力药物也无效。②急性排斥反应:急性排斥反应是由于受体的 T 淋巴细胞在移植抗原的刺激下活化,引起了细胞免疫反应。心脏移植术后急性排斥反应多发生在术后半年内,2～10 周发生率最高。如果不及时发现和正确治疗,可以引起严重的心肌损伤和坏死,患者甚至会因心力衰竭而死亡。重度排斥反应发生时,患者出现周身乏力、低热、食欲下降、心悸、气短等症状。体检可见颈静脉怒张、肝大、心率增快、心音低弱或奔马律、心律失常、血压下降和心包摩擦音等。③慢性排斥反应:慢性排斥反应多发生于移植手术 1 年后。这一排斥反应可能与体液免疫介导有内皮损伤有关。最严重及最常见的慢性排斥反应为供心广泛冠状动脉粥样硬化。因为供心无神经支配,患者常出现疲劳、呼吸困难、持续性咳嗽等不典型症状,即使发生心肌缺血和心肌梗死,大部分患者也不会出现心绞痛,所以患者可突然死亡。

(2)排斥反应的监测:心脏移植后,应定期进行心电图、超声心动图、X 线检查、心内膜活检及血液和免疫学监测,及时发现心脏排斥反应。目前,心内膜活检是确诊心脏排斥反应唯一的诊断依据。①心电图:心电图是用于诊断心脏移植排斥反应的一种比较简单的方法。心脏移植术后第一周,每天早晚各做 1 次,第二周每 2 天做 1 次,第四周至 3 个月每周做 1 次 12 导联心电图。排斥反应的心电图表现主要有 QRS 波群总和的电压变化、T 波倒置、电轴右偏和心律失常。②超声心动图:超声心动图对诊断排斥反应有一定的临床意义。心脏移植术后发生排斥反应时,超声心动图可显示心脏的收缩和舒张功能异常、室间隔及左心室后壁厚度增加、左心室舒张时间缩短,以及射血分数减少等。术后 72 小时开始检查。③胸部 X 线检查:了解肺部和心脏情况。术后第一周每天 1 次,第二周隔日 1 次。影像学如果出现心影扩大、心包积液进行性增多、肺水肿等充血性心力衰竭的表现,可考虑有急性排斥反应的发生。④心内膜活检:心内膜活检是采用活检钳直接取活体心脏组织,以进行组织形态学、组织化学、免疫学、病毒学以及电子显微镜结构观察等研究。目前,是确诊心脏移植排斥反应的"金标准",右心室心内膜心肌活检是心肌活检最常用的途径。施行心内膜活检一般在术后 1 个月内每 2 周 1 次;术后四个月内每月 1 次;半年后再做 1 次,以后每年 1 次。⑤血液和免疫学检查:心脏移植术后发生急性排斥反应时,血液中的白细胞计数持续进行性增加,其中嗜酸性和中性粒细胞增加明显;T 淋巴细胞数目也可急剧增加,以活化的辅助性 T 细胞(Th)和抑制性 T 细胞(Ts)增多更有意义,而且 Th/Ts>1。

(3)护理:①超急性排斥反应护理:术前严格进行供、受体之间的血型配型检查和淋巴细胞毒性交叉试验。若供心出现超急性排斥反应,无法脱离体外循环,应立即应用免疫抑制剂控制排斥反应,同时应用机械辅助循环,并尽快进行再次心脏移植以挽救患者生命。②急性排斥反应护理:密切观察患者有无乏力、发热、食欲缺乏、心悸、气短、烦躁不安、尿量减少,不明原因血压下降等。监测方法是每日检查超声心动图、胸部 X 线片、心电图、化验,必要时做心内膜心肌活检。如发生急性排斥反应后,应限制患者活动卧床休息,减少心肌耗氧。应用免疫抑制剂应遵医嘱的剂量、用法、准确按时给药,注意观察药物不良反应,每天定时采血监测血药浓度变化,保持环孢素浓度在 200～300 ng/L,根据血药浓度及时调整药物剂量。③慢性排斥反应护理:术后指导患者戒烟限酒,适当运动。进食低盐、低脂、低胆固醇饮食。定期监测血压、血脂、血糖,控制高血压、高血脂、高胆固醇血症,遵医嘱服用免疫抑制剂,并及时发现药物副作用。

5. 并发症的预防及监护

(1)感染:感染是心脏移植后最常见的死亡原因。术后的免疫抑制治疗使患者的抗感染能力降低,因此感染机会增加,加之各种有创性监测导管、气管插管及引流管,导致细菌、病毒、真菌感染。控制感染必须以预防为主,并做到早期诊断,早期处理。因此,一般监测 24～72 小时,病情平稳尽快拔出导管,已减少感染的机会。术后按医嘱定时应用抗生素,要严格落实各项消毒隔离措施和无菌技术操作。

护理措施:①实行保护性隔离,室内保持层流,物品、地面用含氯消毒液擦拭消毒,2 次/日,室内隔日监测空气细菌培养 1 次。②医护人员出入隔离室严格洗手,更换一次性无菌隔离衣,戴帽子、口罩、换鞋,限制人员入室。③严格无菌技术操作,操作前后用洁肤柔消毒凝胶洗手,各种穿刺导管、手术切口、引流口每日消毒、换药 1 次,注意观察局部有无红、肿、热、痛,各种引流的颜色及性状等。④患者物品如休养服、手纸、餐具经高压灭菌消毒。吸痰瓶、吸氧湿化瓶每日消毒更换。⑤每日检查血、痰、尿常规及培养,咽拭子,胸部 X 线片。⑥做好基础护理:口腔护理 1 次/4 小时;会阴护理 2 次/日;加强皮肤清洁卫生。⑦感染监测:测量体温 1 次/4 小时,每小时听诊双肺呼吸音,每日观察口腔黏膜有无白斑及溃疡,防止真菌感染。

(2)出血:接受心脏移植者术前凝血机制障碍;心脏移植中体外循环时间延长,造成凝血因子和血小板破坏;移植心脏时吻合口较多,术后容易发生吻合口出血。

护理措施:①术后注意控制高血压,密切观察心包和纵隔引流液的性质、颜色、量,保持引流管通畅。术后 3～4 小时内,胸腔引流量>200ml,无减少倾向,引流液为鲜红色伴血凝块,患者出现血压下降、脉搏细速、躁动,考虑为活动性出血,立即应用止血药,必要时及早二次开胸止血;②术后及时复查活性凝血时间(ACT),若 ACT 延长应及时补充鱼精蛋白、新鲜血浆和纤维蛋白原,使凝血功能在短时间内恢复正常;③密切观察有无急性心脏压塞征象,若心包引流突然停止或减少,患者出现烦躁不安、血压下降、CVP 上升、心率快、心尖搏动弥散且静脉怒张,应立即做 X 线检查,一旦确诊急性心脏压塞立即行心包穿刺,并做好开胸探查准备。

(3)中枢神经系统障碍:心脏移植术后神经系统障碍主要表现为脑缺血缺氧、脑血管意外和精神紊乱。其发生原因可能与术中排气不彻底,导致空气栓塞;患者原有脑血管病;反跳性高血压,导致脑血管痉挛的脑出血等;免疫抑制剂的副作用,如共济失调、震颤、癫痫发作和精神紊乱等。

护理措施:①术后密切观察患者意识状态,瞳孔大小和运动、感觉有无异常,及时发现脑血栓、脑出血和脑缺氧等症状,及时报告医生;②保持呼吸道通畅,加强基础护理,防止压疮的发生;③应用利尿药和甘露醇降低颅内压,应用血管扩张药改善脑循环,限制输入量,记录 24 小时出入量。对高热患者给予物理或药物降温。

(4)移植术后冠状血管病变:是导致晚期患者死亡的另一主要原因。与术后免疫抑制剂应用、高血压、高血脂、糖尿病等有关。病理改变为冠状动静脉弥漫性内膜增生,管腔闭塞形成心肌梗死。由于移植心脏无神经支配,而患者可在无心绞痛表现的情况下,发生心律失常或猝死。

护理措施:①心脏移植后合理使用免疫抑制剂,及时发现和治疗急性排斥反应,降低血管内皮的损伤。②定期进行心电图、超声心动图的检查,如果心电图检查提示有严重的冠状动脉病变,应进行冠状动脉造影。节段性冠状动脉狭窄,可以采用经皮冠状动脉扩张成形术(PTCA)治疗。③改变不良生活习惯,术后戒烟限酒、适当活动、低盐、低脂、低胆固醇饮食。定期监测血压、血糖、血脂,遵医嘱服用药物,有效控制高血压、高血脂、高血糖,可有利于预防移植心脏远期冠状血管广泛性病变的发生。

(5)恶性肿瘤:是导致术后晚期死亡的第二位原因。其中皮肤恶性肿瘤最为多见。其次是非霍奇金淋巴瘤和肺癌。发生的原因可能与长期使用免疫抑制剂有关。

护理措施:如心脏移植术后发现恶性肿瘤,遵医嘱减少或停用免疫抑制剂,局部切除病灶和进行放射治疗。但是如果停用免疫抑制剂可使患者发生严重的急性排斥反应,并可导致供心发生心力衰竭。因而护士应密切观察患者有无急性排斥反应,若供心因排斥反应发生心力衰竭,及时应用机械辅助装置维持患者生命。

(6)肾毒性损害:体外循环、术中麻醉药物、术中和术后出血可导致低血压,肾灌注不足;供心出现右心功能障碍,导致体静脉淤血;免疫抑制剂对肾的毒性。

护理措施:①监测并记录 24 小时尿量,注意观察尿比重和性质。当尿量＜0.5ml/(kg·h)或＜400ml/24h,尿比重＜1.016 或较长时间固定在 1.010 左右,排除血容量不足即应考虑发生急性肾衰竭。遵医嘱迅速给予利尿剂,维持尿量在 20～40ml/(kg·h)。②禁止使用肾毒性药物。③严格控制液体入量,右心衰竭所致的肾衰竭还应使用强心剂以改善右心功能。④立即停用环孢素 A,选用其他的免疫抑制剂。近年来,临床多应用 FK506 或麦考酚酸酯(cellcept),以减少环孢素 A 剂量及肾脏的并发症。⑤定期做血生化检验,监测肾功能变化,根据监测结果及时纠正酸碱失衡和电解质紊乱。

6. 心理支持 由于手术创伤,心脏移植术后的患者,极容易出现焦虑、悲观、恐惧等心理活动。尤其是术后需要长期应用免疫抑制治疗,以及为预防并发症所采取的各项防治措施,均可加重患者的心理负担,严重者可导致精神失常。因此,给予患者以心理支持,鼓励其表达感受和爱好,通过病房内可视电视与家属见面或通话,护理人员要多与患者交流沟通,满足患者的生活需求非常必要,只有这样才能有效减轻患者的不良应激反应。

三、出院健康教育

1. 用药指导　心脏移植后需终身服用抗排斥药物,要向患者及家属反复强调用药的目的和重要性,用药的名称、方法、剂量、服药的时间和注意事项,药物的作用、副作用,排斥反应有哪些表现,做到早期发现,早期治疗。

2. 日常生活指导　教育患者出院后应培养良好生活习惯,生活规律,三个月内充分休息,根据机体状况做些力所能及的家务劳动,避免劳累,补充营养,不可暴饮暴食,禁烟忌酒,以促进心功能尽快恢复。

3. 预防感染　指导患者在出院后三个月内,避免进入空气污浊场所,出入公共场所要戴口罩。杜绝与呼吸道感染人群接触,加强个人卫生,防止感冒,一旦发现感染表现尽早就医治疗。出院后还应积极预防和治疗各种并发症,如低心排血量综合征、右心衰竭、心律失常、肾衰竭、出血及心脏压塞,避免产生不良后果。

4. 自我护理　①教会患者每天测量和记录 24 小时尿量,成人 24 小时尿量少于 400ml 者为少尿。②要求患者限制水和盐的入量,不要吃过咸的食物,不可一次喝水过多。宜少食多餐,吃易消化营养丰富的高蛋白、高维生素、低脂肪食物。③告知患者限制活动量,活动后以不感到心慌、气短为原则,必要时卧床休息。每天自测和记录脉搏次数,成人脉搏以 60~80 次/分为宜,小儿则根据不同年龄而定,一般在 80~100 次/分,如心率较快应引起注意。④服用强心利尿剂者须在医生指导下用药,不可盲目增加和减少,用药期间注意是否出现洋地黄中毒症状,如视物为黄色或绿色,脉搏不规则且慢等,使用洋地黄时禁用钙剂。注意如出现脉搏加快、骤停,近段尿量较多,可能是低血钾的表现,应注意多食含钾高的食物,如橘子、香蕉等。

5. 随诊指导　帮助患者制订复查计划,可利用来院复查、网络、电话、微信等进行宣教和随诊,向患者介绍发现下列征象应及时就诊检查。如发热、感染征象;心慌、气短、乏力、心律失常等征象;使用免疫抑制剂后出现的高血压、高血脂、高血糖、骨质疏松等征象。

(陈朝辉　刘　彤)

第19章

机器人辅助下心脏手术及护理

近年来,随着三维视觉系统的发明,"机器人辅助手术系统(robotic assisted/computer enhanced surgery)"应用尖端的自动化机械技术、远程通讯技术和计算机技术,实现了内镜下微创心脏手术。1998 年 Loulmet 首先成功地完成了不开胸全机器人冠状动脉旁路移植术。随着各国机器人辅助心脏手术病例的增多,外科医师操作经验的积累,手术器械的完善,由机器人手术系统实施的心脏手术种类不断增多。微创化已经成为心脏外科发展的主流方向之一。目前,此手术方式已扩展到心外科诸多领域,包括简单的先天性心脏病矫治,左心房室瓣手术和冠状动脉旁路移植术。随着智能化机器人技术和经皮体外循环技术(heat-port)的发展,全部的心内操作也可以在内镜下完成。

第一节 概 述

一、手术机器人系统构成

目前,用于心脏手术的手术机器人产品主要有美国 Computer Motion 公司生产的宙斯(Zeus)外科机器人手术系统和美国 Intuitive Surgical 公司生产的达·芬奇(da Vinci)机器人手术系统。两种机器人手术系统的构成基本相似,主要由控制台和操作臂组成。两种手术系统均为伺服动作系统(master/slave),即医师手术活动通过操作手柄被转换为电信号,再经计算机系统转换为计算机指令,指导器械臂(slave)进行同样动作。下面仅以达芬奇手术机器人系统为例进行介绍。

组成达芬奇手术机器人系统主要分为三部分:①手术医师操作主控台;②机械臂、摄像臂和手术器械组成的移动平台;③三维成像视频影像平台。实施手术时外科医生不与患者直接接触,通过观察监视器操作控制系统,医生的动作通过计算机传递给手术台边的机械手,机械手的前端安装各种微创手术器械模拟外科医生的技术动作。医生控制台装有三维视觉系统和动作定标系统,医生手臂、手腕和手指的运动通过传感器在电脑中记录下来,并同步翻译给机器手臂。

二、手术机器人系统的技术特点

达芬奇手术机器人系统具有四个机械手臂,其中两个是像手术中医生的手一样进行操作的"左臂"和"右臂",第三个操作臂是"助手",起牵引、稳定等作用;第四个操作臂是内镜,可以形成三维立体图像,手术视野图像被放大 10~15 倍,提供真实的 16:9比例的全景三维图像。机械手臂的腕部有可自由活动的手术器械,每种器械有具体的手术任务,如夹紧、转动、缝合和组织的操纵,有 7 个自由度,模仿外科医生手和手腕的动作。此外,机械人还具有振动消除和动作定标两大系统,其具体功能为确保机械臂在狭小的手术野内进行精确的操作。

三、手术机器人系统的技术优势

手术机器人系统除继承了一般内镜手术的微创,出血及术中输血量减少,住院时间短,提高医院病床周转率等优点外,其技术上的最大优越性还在于:可根据各种不同手术的需要,设计制作 17 种功能各异的专业手术器械本身所具备的内镜下机械腕(enrdowrist),可 >20°旋转,共有 7 个自由度,能够完成人手不能完成的高难度动作,大大增加了手术可覆盖的区域范围,使其操作更加灵活,即拓展了手术人员的操作能力,又提高手术精度。除此之外,手术机械人还具备以下优势:在手术中可滤除人手所难以避免的自然颤动;系统末端的手术器械具有握、切割、缝合等功能,能在狭小空间操作精细手术;高分辨率的三维图像处理设备,能将手术野放大 10 倍后以最佳视觉效果传输至监视器中,便于外科医生清晰精确地进行组织定位和器械操作,以及术者可采取坐姿进行系统操作,利于长时间复杂手术的实施。

四、手术机器人系统应用范围

目前,全世界已有 800 多家医院开展了达芬奇手术机器人手术,主要分布于欧美等国家,截至 2009 年底,全球已安装达芬奇手术机器人 1400 台,其中美国有 1000 台。在我国大陆地区,解放军总医院于 2006 年率先引进达芬奇手术机器人,目前已在北京、南京、上海、重庆、沈阳等地陆续安装了 12 台,先后应用于临床。

临床应用:①心胸外科:手术机器人最早于 1999 年完成了首例冠状动脉旁路移植术,2003 年起用于各种心脏外科直视手术。在不破坏胸廓完整性的前提下,能精准地完成手术,且其适应证范围广泛,几乎涵盖所有的心胸外科手术。其中,全腔内心脏旁路移植术和二尖瓣成形术是手术机器人在心胸外科开展的代表手术。②泌尿外科:手术机器人以其独特的深部操作和精细操作的技术优势,在国外广泛应用于各种泌尿外科手术,包括前列腺癌根治、肾切除、肾盂成形、全膀胱切除、输精管吻合、输尿管成形术、活体供肾切取等。自 2000 年开展首例手术机器人前列腺癌根治性切除以来,该术式在国外得到迅速推广。目前,已成为前列腺癌根治手术的"金标准"。③妇科:2005 年,达芬奇手术机器人被美国食品药品管理局批准用于妇科微创手术,此后,该技术迅速普及。较多用于宫颈癌根治手术,还有全子宫切除、输卵管再通吻合、卵巢切除和盆底重建等。④腹部外科:近年来,随着手术机器人在其他外科领域的成功开展,腹部外科迅速开展了各种手术,包括胆囊切除、肝叶切除、复杂胆道重建、胃底折叠、胃旁路减重、胃大部切除、结肠切除、直肠切除、胰十二指肠切除等。一项关于手术机器人与腹腔镜直肠癌全直肠切除术的对照研究,比较两组间手术时间、中转率、严重并发症发生率、完全直肠系膜切除率等因素,结果表明,机器人手术比传统腹腔镜手术更安全、有效。

五、手术机器人系统在临床应用中存在的问题

手术机器人在国内外的应用已充分表明其技术的先进性,但同时也发现一些不足之处,主

要表现为手术机器人自身的缺陷和使用成本的昂贵。

1. 自身缺陷　①触觉反馈体系的缺陷：医生只能通过视觉信息反馈弥补触觉反馈的不足；②系统技术的复杂性：在使用过程中可能发生各种机械故障，如半路死机等，需及时改成常规手术完成；③系统的学习曲线较长：不够拟人化，医师与系统的配合需要长时间的磨合；④手术前及手术中的准备耗时较长：在各类手术中装配机器人的时间为30～45分钟，将近传统手术准备时间的2倍；⑤达芬奇系统的局限性：导致已适应使用普通内镜手术的医生，不愿意花很多时间用来学习或首选机器人系统进行手术，从而对其使用率造成一定的影响。

2. 使用成本昂贵　①手术成本高：主要是由于机器人手术中专用的操作器械，每用10次就需强制性更换，而更换1个操作器械需花费约2000美元。在美国，手术机器人做前列腺切除术比常规手术的成本增加1000美元以上，做胃肠手术增加1500～2000美元。做心脏二尖瓣手术则要增加3000～4000美元。②维修费用高：手术机器人每4个月进行一次预防性维修，每年维修保养费约是购置费用的10%。后续费用也很大。造成机器人手术使用成本高的原因，通常被认为是其生产商通过收购竞争对手和专利保护等手段，在这一领域形成了垄断所致，而这也成为制约手术机器人进一步发展的重要因素。

第二节　机器人心脏手术围术期护理

一、术前护理

1. 护士的准备　手术室护士术前应详细了解手术方式、与手术有关的解剖知识及主要手术步骤，准备好特殊手术物品。同时需要就患者体位的摆放、皮肤的观察及护理等问题制订术中有效的护理计划及手术配合方案，随时与医生交流，提高配合的意识。病房的护士应全面了解患者身体基本情况，并根据手术方案制订出术后有针对性、有预见性的护理计划。

2. 心理护理　大多数患者对机器人辅助下行心脏手术缺乏了解，他们既希望尝试这样的微创手术，又担心手术能否成功，且术前心理负担过重，各种不良情绪增强应激反应，引起潜在的耗氧量增加及心功能储备能力下降，增加手术风险。因此，术前开展针对性教育及心理护理显得非常重要。向患者及家属介绍该手术的优势以及基本操作步骤，取得他们的理解与配合；请手术成功的患者谈手术体会，消除患者及其家属的顾虑，增强安全感和对手术的信心。手术室护士术前到病房看望患者，进行相关手术的健康宣教，减少患者进入手术室后的恐惧感。

3. 肺功能锻炼　机器人心脏外科手术由于术中需较长时间的单肺通气，加之胸壁打孔损伤肋间神经引起的疼痛，术中体外循环引起的肺组织再灌注损伤等，防止术中、术后肺部并发症的发生，术前进行有效的功能锻炼显得十分必要。经动脉血气分析、X线片检查及肺功能检查，综合评估患者的肺功能状况，针对性制定锻炼计划。慢走10～20分钟后进行深呼吸5～10次后进行有效咳嗽；进行吹瓶训练，每次15分钟，4次/日。

4. 术前检查　配合做好必要的术前检查，如血尿常规、肝肾功能、电解质、血糖、出凝血时间等实验室指标，心肺功能检测等，了解有无手术禁忌证。

5. 操作器械准备　手术前一天根据手术需要，手术室护士需要准备机器人手术系统及器械等手术物品；巡回护士需根据手术需要将机械臂、摄像臂和手术器械组成的移动平台放置在手术床边，三维成像视频影像平台放置在消毒区域以外，以主刀医生能够直接观察到手术每个环节为宜,便于与助手和麻醉医生等进行交流;器械护士需认真检查各种器械,各种手术用物,备好急救物品;术晨,巡回护士和器械护士应将 3 个系统摆放连接好后开机,在医生操作的主控台上设定三维立体成像(3D),在 3D 影像平台上调节镜头的黑白平衡,通过特定的校正器校正镜头,形成精确的 3D 图像。在确保设备无误后,方可通知病房和手术医生,接患者至手术室。

二、术中配合

1. 器械护士护理配合　严格执行无菌操作,特别是在安装机器人无菌手臂罩时,因机器人手臂占用较大一部分空间,术中密切注意周围环境,避免使手臂罩碰及他处被污染。随着手术进展,根据显示器提示,准确无误地进行机械手臂的更换。

2. 巡回护士护理配合

(1)进行合理的体位摆放。根据手术部位及手术需要,摆好患者手术体位。

(2)严密观察患者各项生命体征。机器人手术时间相对较长,术中严密监测呼吸、心率、体温、血压变化。同时,检查受压部位皮肤,每隔 1～2 小时进行局部按摩,促进血液循环。

(3)确保设备正常运转。严格控制手术间人员的频繁走动,避免碰撞机器人。机器人系统紧密度高,仪器各线路必须正确连接,严禁踩踏,并用专用罩包裹,放置脚踏加以保护,术中定时进行检查,确保各个环节工作正常。

三、术 后 护 理

1. 早期监测　术后需密切观察患者的生命体征及循环情况,给予床旁心电监护,30 分钟记录生命体征至相对平稳后改每小时监测并做好记录。目前房缺修补及左心房室瓣替换均需通过体外循环完成,手术中主动脉阻断时间及体外循环时间仍较长,手术的风险依然较高,仍难以避免发生低心排综合征、低血压、低血容量和低体温等。护士应密切观察,如发现异常及时通知医生,采取相应措施及时处理。

2. 呼吸功能护理　虽然全机器人手术的创伤程度低于传统开胸手术,但因术中需要单肺通气,且持续时间较长,易引起低氧血症和二氧化碳蓄积,加之术中体外循环的再灌注损伤,术后易产生低氧血症或肺不张。患者术后接受呼吸机辅助呼吸,根据血气分析结果及时调整呼吸机参数,并适时给予湿化处理。按需吸痰,吸痰时动作快速轻柔,吸痰时间<15 秒,严格无菌操作。气管插管拔出后患者取半卧位,给予口腔护理、叩背促痰,同时给予面罩雾化吸入,氧流量调节在 4～6L/min。待雾化吸入后,鼓励及协助患者进行深呼吸及有效咳嗽、吹瓶训练。

3. 疼痛护理　机器人外科手术虽然具有损伤小、患者恢复快等优点,但手术操作中胸壁打孔的位置于有丰富肋间神经的肋间隙,打孔过程可能造成患者肋间神经的直接损伤,其次,机器人机械臂在术中可能牵拉或触碰肋间神经,引起神经损伤。另外,术后肋间引流管对患者肋间神经的刺激、患者体位的改变等均可造成患者术后早期疼痛。术后患者给予镇痛泵持续给药,待患者循环、呼吸功能稳定后,嘱其行自由体位,减少胸部切口牵拉程度。及时观察引流液的量、颜色及性质以评估拔管指征,尽早拔除引流管,减轻或缓解疼痛症状。

4. 胸部切口护理　患者一般在左或右胸壁有 3 个如钥匙孔大小的切口,左或右第 4 肋间前外侧有 5～6cm 小切口,用以辅助完成一些心内操作。此类手术虽然创面小,但术后仍有一定的脂肪液化、感染及愈合不良的概率发生。注意观察切口处是否渗液、渗血,切口周围皮肤是否红肿。鼓励患者取健侧卧位或半卧位,以减轻切口张力。

5. 胸腔引流管的护理 全机器人心脏手术由于胸腔引流管放置的位置偏高,存在潜在的引流液排出困难的问题。定时观察并记录引流液颜色、性状及量的变化,定时挤压引流管,间断低负压吸引,保持管路通畅。胸腔引流液<10ml/h 即可拔除胸腔引流管。

6. 气胸与皮下气肿的护理 机器人辅助下行心脏手术,要求手术者有高超的手术技能,熟练的手眼协调能力,因操作不当或患者原有肺部疾病,可致气胸发生。术后应密切注意听诊、叩诊,观察患者呼吸情况,一旦患者出现胸闷、气急及呼吸变浅症状,应予半卧位,低流量吸氧,症状仍不缓解者应及时行胸部 X 线片检查,经证实气胸且气胸量超过 20% 时,可给予胸腔穿刺或闭式引流。同时护士应做好相应护理,防止引流管牵拉脱落、反折及逆行感染。由于切口部位下肌肉及壁层胸膜等组织分离,壁层胸膜下切口太长或穿孔较多,或皮肤切口缝合太紧,而皮下组织较松等因素,术后可见胸壁下及颈前区皮下肿胀,压之有捻发音。可给予被动运动,增加血液循环,一般术后数天会逐步吸收消退。护士应向患者做好解释,避免患者紧张。

7. 出院指导 患者出院前,护士应针对不同的患者从休息、饮食、排泄、服药、伤口管理及随访等方面做好详尽的指导。尤其要嘱咐患者建立良好的生活方式;强调特殊药物如华法林、地高辛的服用注意事项,以及可能出现的不良反应和应对措施。

四、机器人系统的维护和管理

机器人系统由经过正规培训的专职人员进行管理和维护。机器人系统放置在指定手术间内固定位置,任何人挪动机器,均需请示负责人,经其同意后方可操作。尽可能减少机器的移动,以免造成振动损害。术后遮盖防尘罩,房间加锁。每 3 个月请专业的工程师对仪器进行保养和维护。

(邵　兵　陈朝辉)

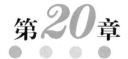

心血管病用药及护理

第一节 抗高血压药

一、血管紧张素转化酶抑制药及血管紧张素Ⅱ受体拮抗药

卡托普利（Captopril）

【别名】 巯甲丙脯酸、开博通

【适应证】 各型中度和重度高血压。也用于慢性心力衰竭。

【用法及用量】 口服:视病情或个体差异而定。高血压,每次12.5mg,2～3次/日,按需要1～2周增至50mg,2～3次/日。心力衰竭,开始每次12.5mg,2～3次/日,必要时逐渐增至50mg,2～3次/日。

【护理要点】 胃中食物可使本药吸收减少30％～40％,故应在餐前1小时服药。

注意观察不良反应,常见有:治疗4周内发生皮疹,表现斑丘疹、皮肤瘙痒,停药或给予抗组胺药后可消失,7％～10％伴酸性粒细胞增多或抗核抗体阳性;咳嗽;消化道刺激反应,味觉迟钝。较少见的有:治疗8个月内可出现蛋白尿,其中1％～4％出现肾病综合征,蛋白尿可在6个月内逐渐减少,疗程不受影响;低血压、缺钠或血容量不足时可发生眩晕、头痛、昏厥;面部、四肢、舌、声门或喉出现血管性水肿,应高度警惕;心率快而律不齐;面部潮红或苍白。出现一过性血压降低和用药初期可出现粒细胞减少等,不影响继续用药。还可出现心动过速、胸痛、心悸等症状。

发现有味觉异常及神经血管性水肿应及时通知医生停药,并迅速皮下注射1:1000肾上腺素0.3～0.5ml治疗。

肾功能严重减退及自身免疫缺陷患者和使用过影响白细胞及免疫功能药物者慎用;严格限制钠盐或透析者,首次服药可发生突然而严重的低血压应慎用;心力衰竭患者使用本药应避免过度活动,防止出汗过多及腹泻、呕吐等,以免体液减少致血压骤降;孕妇、哺乳期妇女慎用。老年人用药须减量。

与利尿药同用使降压作用增强,应避免严重低血压,原有利尿药宜减量或停药,本药从小剂量开始;避免与保钾利尿药合用,引起血钾升高。

贝那普利(Benazepril)

【别名】 洛汀新

【适应证】 高血压和充血性心力衰竭及对洋地黄和(或)利尿药反应不佳的充血性心力衰竭的辅助治疗。

【用法及用量】 高血压:初始推荐剂量为每次 10mg,1 次/日,若疗效不佳,可增至 20mg/d。最大剂量为 40mg/d。充血性心力衰竭的患者开始剂量为 2.5mg/d,逐日增至 20mg/d。由于首剂可出现血压急剧下降的危险,故患者第一次服用本药时需严密监测。

【护理要点】 注意观察不良反应:轻微且短暂,偶见头痛、头晕、疲劳、嗜睡或失眠;胃肠不适、恶心、呕吐、腹泻或便秘;皮疹、瘙痒、颜面潮红;低血压、心悸、胸痛、咳嗽、呼吸窘迫、尿频。罕见肝炎、胆汁淤积型黄疸、血管神经性水肿。

对本药过敏、有血管神经性水肿史者及孕妇禁用;肾动脉狭窄者慎用,肾衰竭者使用低剂量;少数患者有血尿素氮和血清肌酐升高,停药后可自行恢复;出现面部水肿应立即停药,并皮下注射 1:1000 肾上腺素 0.3~0.5ml,注意监测血钾。

福辛普利(Fosinopril)

【别名】 蒙诺

【适应证】 高血压和充血性心力衰竭。

【用法及用量】 ①不用利尿药治疗的高血压患者,剂量范围为 10~40mg/d,1 次服用,与进餐无关,正常初始剂量 10mg/d,约 4 周后根据血压反应需要适当调整剂量;②同时服用利尿药治疗的高血压患者:开始本品治疗前,利尿药最好停服几天以减少血压过分下降的危险;③心力衰竭的患者,剂量逐渐从 10mg 增至 40mg,1 次/日;④老年人及肝或肾功能减退的患者不需降低剂量。

【护理要点】 ①注意观察不良反应:最常见的有头晕、咳嗽、上呼吸道症状、恶心、呕吐、腹泻和腹痛、心悸、胸痛、皮疹、瘙痒、骨骼肌疼痛、感觉异常、疲劳和味觉障碍。②监测血压,对严格饮食限制钠盐或进行透析治疗者,首剂应用可能发生突然而严重的低血压反应。定期化验静脉血钾浓度、肝功能酶学指标,肾功能不全、糖尿病患者及合用保钾利尿药、补钾和含钾制剂有发生高血钾的危险。③如出现黄疸或肝酶明显升高应停药;如发现肢体、面部、唇、黏膜、舌、声门或喉出现血管性水肿时,提醒医生立即停药。④充血性心力衰竭、肾性高血压,特别是肾动脉狭窄和任何原因引起的盐或水分丢失的患者,使用本药有增加肾功能障碍的危险。原有利尿药治疗者,开始用本品前停用利尿药 2~3 天。⑤对本药过敏者、妊娠及哺乳期妇女禁用。

依那普利(Enalapril)

【别名】 恩那普利、悦宁定

【适应证】 各期原发性高血压、肾性高血压、充血性心力衰竭。

【用法及用量】 口服:常用量为 10~40mg/d,分 1~2 次服用。原发性高血压 1 次/日,每次 20mg。充血性心力衰竭和肾性高血压,可 10~40mg/d。肾性、肾血管性高血压及恶性高血压患者开始宜用小剂量,每次 2.5mg。

【护理要点】　①观察不良反应：少数人可出现头痛、头昏、嗜睡、疲劳、口干、上腹部不适、恶心、心悸、胸闷、咳嗽、皮疹、天冬氨酸氨基转移酶升高、丙氨酸氨基转移酶升高,血管神经性水肿。必要时减量,如出现白细胞减少,须停药。②注意事项：血压正常的充血性心力衰竭患者用后可出现低血压,应减量或停药。③对本药过敏或双侧肾动脉狭窄者禁用;肾功能严重受损者、儿童、孕妇及哺乳期妇女慎用。④与某些 β 受体阻滞药并用可增加本药抗高血压作用;与交感神经阻断药和神经节阻滞药合用应谨慎;与保钾利尿药、钾盐和含钾药物和用可引起高血钾。

氯沙坦（Losartan）

【别名】　科素亚、洛沙坦

【适应证】　原发性高血压。

【用法及用量】　口服：本品可同其他抗高血压药物一起使用。通常起始和维持剂量为每次 50mg,1 次/日。治疗 3～6 周可达到最大降压效果。部分患者每天剂量可以增至 100mg。血容量不足的患者开始剂量应为 25mg/d。

【护理要点】　观察不良反应：常见有头痛、头晕、上呼吸道感染、无力、疲劳、咳嗽;少见直立性低血压、丙氨酸氨基转移酶升高及高血钾;罕见血管性水肿。

肝肾功能损害者应减少剂量;对本药过敏者及孕妇、哺乳期妇女禁用;血容量不足者(大量应用利尿药治疗)可发生症状性低血压;老年人或肾损害者包括透析者不必调整起始剂量。

缬沙坦（Valsartan）

【别名】　代文、穗悦

【适应证】　轻、中度原发性高血压。

【用法及用量】　口服：每次 80mg,1 次/日,对血压控制不满意者,日剂量可增至 160mg,或遵医嘱。

【护理要点】　不良反应有头痛、头晕、咳嗽、腹泻、恶心、腹痛、乏力等。也可发生中性粒细胞减少症。偶有肝功能指标升高。对存在血容量和电解质异常的患者,监测血压,预防低血压发生。

哺乳期妇女、严重肝功能不全者慎用。

替米沙坦（Telmisartan）

【别名】　美卡素、沙汀宁

【适应证】　原发性高血压。

【用法及用量】　口服：应个体化给药。常用初始剂量 40mg/d。轻或中度肾功能不全患者,不需要调整剂量。肝功能不全患者,用量不超过 40mg/d。

【护理要点】　①全身不良反应：后背痛、胸痛、流感样感染症状;神经系统：眩晕;胃肠道：腹痛、腹泻、消化不良、胃肠功能紊乱;肌肉骨骼系统：关节痛、腿痉挛或腿痛、肌痛;呼吸系统：上呼吸道感染包括咽炎和鼻炎;皮肤湿疹等。②对于应用利尿药治疗、限盐饮食、恶心呕吐引起血容量不足或低钠者,使用本药时,特别是初次服药可导致症状性低血压。所以必须纠正后给药,并严密观察血压。③胆汁淤阻或肝功能不全使本药清除率下降,此类患者慎用。④与某些可影响血钾水平或引起高血钾药(如 ACE 抑制、保钾类利尿药、钾离子补充剂、含钾的盐替代品、环孢素 A 或其他药如肝素钠)合用可致血钾升高,注意监测血钾水平。

厄贝沙坦/氢氯噻嗪(Irbesartan/Hydrochlorothiazide)

【别名】 安博诺

【适应证】 原发性高血压。用于治疗单用厄贝沙坦或氢氯噻嗪不能有效控制血压的患者。

【用法及用量】 口服:空腹或进餐时服用。每次 1 片,1 次/日,(每片含厄贝沙坦 150mg 和氢氯噻嗪 12.5mg)。单独使用厄贝沙坦 300 mg 或使用 150mg/12.5 mg 复方不能有效控制血压时,改用每片含厄贝沙坦 300mg 和氢氯噻嗪 25mg,每次 1 片,1 次/日。

【护理要点】 ①常见不良反应:恶心、呕吐,头晕、排尿异常和疲倦,很少发生干咳,血红蛋白和血细胞比容轻度下降。肾功能损害和心力衰竭患者可出现高钾血症。②本药与磺胺衍生物有交叉过敏。③以下情况慎用:轻中度肾功能损害者,肝功能损害者,主动脉和左心房室瓣狭窄、梗阻性肥厚型心肌病患者,糖尿病患者,电解质紊乱者,单侧或双侧肾动脉狭窄者,高尿酸血症或痛风患者。

二、钙 拮 抗 药

硝苯地平(Nifedipine)

【别名】 心痛定、拜新同、尼弗地平

【适应证】 用于防治冠心病的多种类型心绞痛和各型高血压,对顽固性、重度高血压也有较好疗效。

【用法及用量】 口服:一般每次 5~10mg,3 次/日,急用时舌下含服;常用维持剂量为每次 10~20mg,3 次/日;拜新同(控释片)30mg/d,整片吞服。

【护理要点】 ①不良反应:最常见的有疲劳、水肿、头痛、头晕,外周水肿,心悸、面红、热感,便秘。②控释片切忌咬、嚼、掰断药片。其外壳为不可变形的物质,不被吸收最后随粪便排出,因此胃肠道严重狭窄不可使用,可能发生梗阻。③对本品过敏、心源性休克、怀孕哺乳期妇女及应用利福平治疗者禁忌。老年患者慎用。④开始给药、剂量增加或与 β 受体阻滞药合用以及经常服用葡萄柚汁,末次服用 3 天内,严密监测血压谨防过度低血压发生。

尼卡地平(Nicardipine)

【别名】 佩尔、硝基苄胺啶

【适应证】 高血压和心绞痛的治疗。

【用法及用量】 ①口服给药:高血压:起始剂量为每次 20mg,3 次/日,可随反应调整剂量至每次 40mg,3 次/日。增加剂量前至少连续用 3 日以上,以保证稳态血药浓度。可与利尿药、β 受体阻断药等合用。缓释制剂:每次 20~40mg,2 次/日,整片吞服,不可嚼碎。②静脉给药:手术时异常高血压的急救处理,开始以 2~10μg/(kg·min)的速度静脉滴注,将血压降到目标值后,应同时监测血压并调整滴速;高血压急症:开始以 0.5~6μg/(kg·min)的速度静脉滴注,将血压降到目标值后,应同时监测血压并调整滴速。老年患者应从 0.5μg/(kg·min)

开始。

【护理要点】　①观察不良反应，心血管系统：少见心悸、心动过速、心绞痛加重；中枢系统：头痛、头晕，可见乏力、困倦、失眠、直立性眩晕、麻木等；内分泌系统：颜面潮红、足踝部水肿；泌尿系统：尿频、尿素氮和肌酐升高。消化系统：食欲减退、口干、恶心、呕吐、胃部不适、腹痛、腹泻、便秘等；肝：酶学指标升高。血液系统：罕见粒细胞减少；过敏反应：皮疹、瘙痒、光敏性皮炎；其他：耳鸣、胸部不适、流涎、步态蹒跚、注射部位疼痛红肿。②本药注射液对光不稳定，使用时应避免阳光直射，长期使用应经常改变注射部位。③个体化用药，初始应用监测血压，尤其给药后 1～2 小时内及给药后 8 小时，以了解最大降压作用和最低降压效果。④用药后眩晕者不宜进行高空作业、汽车驾驶和伴有危险性机械操作。⑤静脉应用不可与碳酸氢钠和乳酸林格液同时输注；在葡萄糖溶液中与呋塞米、肝素和硫喷妥钠不相容。

尼莫地平（Nimodipine）

【别名】　尼膜同、保依恬

【适应证】　脑血管疾病和轻、中度原发性高血压的治疗。

【用法及用量】　①缺血性脑血管病：口服，30～120mg/d，分 3 次服用，连服 1 个月。②偏头痛：每次 40mg，3 次/日，1～2 周为 1 个疗程。③蛛网膜下隙出血所致脑血管痉挛：口服，每次 40～60mg，3～4 次/日，3～4 周为 1 个疗程。静脉滴注：体重低于 70kg 者，开始 2 小时可按 0.5μg/h 给药，体重＞70kg 者，开始 2 小时宜按 1μg/h 给药；急性脑供血不足：静脉滴注 0.5μg/(kg·min)，同时应监测血压。

【护理要点】　①观察不良反应，心血管系统：血压下降、心动过速、心动过缓、心悸、高血压、充血性心力衰竭、反跳性血管痉挛、心电图异常。直接外周血管输注，可出现静脉炎。蛛网膜下腔出血者静脉滴注本药时，5% 发生血压下降，必要时停药。神经系统：头痛、头晕、嗜睡，还可有激动、不安、兴奋、攻击倾向、多汗等；胃肠道：恶心、呕吐、腹泻、出血。呼吸系统：呼吸困难、喘息；皮肤：有皮疹、瘙痒、痤疮等。还可出现肝功能、肾功能异常。②本药可被聚氯乙烯吸附，输注时应使用聚乙烯输液系统，并经中心静脉插管，用输液泵连续静脉输注，不可使用其他输液瓶或输液袋。聚乙烯管、联合输液管、中心导管应采用三通阀连接。③静脉应用时以 5% 葡萄糖溶液或 0.9% 氯化钠注射液按 1:4 的比例稀释后缓慢静脉滴注。本药有轻微的光敏感性，避免在阳光直射下使用，输注过程中应采用黑色或棕色材料避光。④用药过程中注意监测血压和心电图。⑤对本药过敏、严重肝肾功能损害、脑水肿或颅内压明显升高者、孕妇及哺乳期禁用。

氨氯地平（Amlodipine）

【别名】　络活喜，施慧达、安洛地平

【适应证】　高血压、稳定型心绞痛和（或）变异型心绞痛治疗的一线药。

【用法及用量】　口服：初始剂量为每次 5mg，1 次/日。根据需要，最大剂量可增至 10mg，1 次/日。

【护理要点】　①与其他外周扩血管药物合用时，特别是有严重主动脉狭窄患者应密切观察血压，谨防低血压发生；②观察不良反应：常见踝部和颜面部轻度水肿、潮红、头痛、眩晕及胃肠道反应；③孕妇、哺乳期妇女禁用；严重主动脉狭窄、肝功能损害者慎用。

非洛地平（Felodipine）

【别名】 波依定、二氯苯吡啶

【适应证】 轻、中度原发性高血压,缺血性心脏病,心力衰竭,以及心绞痛的治疗。

【用法及用量】 口服:起始剂量 2.5mg/d,维持量 5mg/d 或 10mg/d。按个体反应情况调整。

【护理要点】 ①服药时间在早晨,用水吞服,不可压、嚼碎或掰断药片;②不良反应有头痛、眩晕、发热感、潮红、心悸、乏力、踝部水肿等;③严重齿龈炎或牙周炎患者可引起牙龈增生,保持良好的口腔卫生;④孕妇及小儿禁用。老年人小剂量并注意监测血压。

贝尼地平（Benidipine）

【别名】 元治、可力诺

【适应证】 原发性高血压。

【用法及用量】 口服:原发性高血压,每次 2～4 mg,1 次/日;效果不明显时,可增至每次 8 mg,1 次/日。重症高血压每次 4～8mg,1 次/日。早饭后用水吞服。

【护理要点】 ①观察不良反应,如乏力、咳嗽、心悸、颜面潮红、潮热,或胸部重压感、心动过缓;头痛、眩晕、嗜睡、麻木感;口渴、腹部不适、恶心呕吐、腹泻或便秘;皮疹、瘙痒感以及面部、手及小腿水肿,手指发红或热感等。②停药时应逐渐减量,切忌突然停用钙拮抗药,容易症状恶化。慎防眩晕、跌倒发生,高空作业、驾驶员等危险性机械操作者,老年患者应更加注意。③与其他降压药、西咪替丁、柚子汁等同用降压作用增强,使血压过低。与地高辛合用可能引起洋地黄中毒,与利福平合用使降压作用减弱。④心源性休克患者禁用。孕妇、哺乳期禁用。老年患者从小剂量开始,严重肝功能不全、血压过低者慎用。

三、周围血管扩张药

硝普钠（Sodium nitroprusside）

【别名】 亚硝基铁氰化钠

【适应证】 高血压危象、急性心力衰竭及急性肺水肿、急性心肌梗死、休克、高血压脑病、脑出血的治疗。

【用法及用量】 静脉慢速滴注:将本品 50mg 溶于 5% 葡萄糖溶液 5ml 中,再稀释于 5% 葡萄糖溶液 25～1000ml 中,在避光条件下静脉滴注,中心静脉给药。在静脉滴注过程中必须严密观察患者,根据临床症状与血压调整药量。

【护理要点】 ①本药水溶液不稳定,光照射下加速分解,必须现用现配。滴注瓶及输液管避光使用,并于 24 小时内输完。除用 5% 葡萄糖溶液稀释外,不可加其他任何药物。②其毒性反应来自其代谢产物氰化物和硫氰酸盐,氰化物是中间产物,硫氰酸盐为最终代谢产物。如氰化物不能正常转换为硫氰酸盐,则硫氰酸盐血浓度虽正常也可发生中毒。用药期间密切监测血压、心率;应用本药超过 48～72 小时,特别是肾功能不全者,须每天监测血浆中氰化物或硫酸氰盐水平。③停药应逐渐减量,并加口服血管扩张药,以防"反跳"现象。④不良反应观察,血压降低过快、过剧:眩晕、大汗、肌肉痉挛、头痛、烦躁、反射性心动过速或心律失常,应减慢给药速度;硫氰酸盐中毒或超量:运动失调、视物模糊、谵妄、眩晕、意识丧失、恶心、呕吐等;氰化物中毒或超量:昏迷、反射消失、心音遥远、低血压、脉搏消失、呼吸浅、瞳孔散大等。皮肤:过敏性皮疹,停药即消退;皮肤对光敏感与疗程和剂量有关,呈石板蓝样色素沉着,停药后 1～2 年可逐渐减退。老年人随年龄增长,肾功能减退而影响药物的排泄,用药量应酌减;孕妇禁用。肺、肝、肾功能不全及甲状腺功能低下者慎用。

四、α₁受体阻滞药

多沙唑嗪(Doxazosin)

【别名】　可多华、络欣平

【适应证】　轻、中度原发性高血压和良性前列腺增生的对症治疗。

【用法及用量】　口服:开始每次 0.5mg,根据情况可每 1～2 周逐渐增加剂量至 2mg/d,然后增量至 4～8mg。服用控释片时,应用足量的水将药片完整吞服,不得咀嚼。

【护理要点】　①观察不良反应,心血管系统:最常见直立性低血压,可见心悸、心动过速、外周性水肿。神经系统:头晕、头痛、眩晕、嗜睡。较少见神经质。消化系统:可见口干、腹痛、腹泻、恶心、呕吐、胃肠炎,偶见胆汁淤积、黄疸及肝功能异常。呼吸系统:支气管炎、咳嗽、胸痛及鼻炎。泌尿系统:尿失禁、血尿、膀胱炎。其他:视物模糊、乏力、肌痛。②为减少直立性低血压反应,首剂及增量后的第 1 剂,宜睡前用。调整剂量的时间相隔 1～2 周。③剂量超过 4mg 易引起过度体位性反应,如晕厥、直立性头晕/眩晕和直立性低血压。本药过量严重者出现休克或死亡。处置:轻者给予头低位,血压低者补液、升压治疗;严重者活性炭洗胃,同时抗休克治疗。④用药后不宜从事驾驶或机械作业。

盐酸乌拉地尔(Urapidil hydrochloride)

【别名】　亚宁定

【适应证】　用于治疗高血压危象、重度和极重度高血压及难治性高血压。控制围术期高血压。

【用法及用量】　静脉注射:紧急降压时,10～50mg 缓慢静脉注射,一般 5 分钟后即可显示降压效应。若不满意,10～15 分钟后可重复用药。推荐初始速度为 0.5～1.5mg/min,维持速度平均为 9mg/h。口服:亦可用缓释胶囊维持,开始以每次 60mg,2 次/日,酌情加量,一般用药期限不超过 7 天。

【护理要点】　①输注过程中取卧位。观察不良反应:头痛、头晕、恶心、呕吐、出汗、烦躁、乏力、心悸、心律失常、心动过速或过缓、上胸部压迫感或呼吸困难等症状。原因与降血压过快相关,通常在数分钟内即可消失,无需中断治疗;过敏反应,如瘙痒、皮肤发红、皮疹等。②本药不与碱性液体混合,因其酸性性质可能引起溶液浑浊或絮状物形成。与其他降压药同用或饮酒可增强本品降压作用,所以,不与血管转化酶抑制药合用,嘱患者用药期间禁酒。与西咪替丁同用可增加本品血药浓度 15%,引起注意。哺乳期妇女禁用。

五、β受体阻滞药

美托洛尔（Metoprolol）

【别名】 倍他乐克、美多心安

【适应证】 高血压、心绞痛、心肌梗死、肥厚型心肌病、主动脉夹层、心律失常、甲状腺功能亢进、心脏神经官能症等。

【用法及用量】 口服：剂量应个体化，空腹服药。

【护理要点】 ①监测心率、心律及血压。②观察不良反应，心血管系统：心率减慢、传导阻滞、血压降低、心力衰竭加重，外周血管痉挛导致的四肢冰冷或脉搏不能触及、雷诺症。中枢神经系统：疲劳、眩晕、抑郁，其他有头痛、多梦、失眠等。偶见幻觉。消化系统：腹泻、腹痛、恶心、便秘等。③长期使用本药治疗如欲中断，需逐渐减少剂量，一般7～10天撤除，至少要经过3天。冠心病患者骤然停药可致病情恶化，出现心绞痛、心肌梗死或室性心动过速。④不宜与维拉帕米同时使用，以免引起心动过缓、低血压和心脏停搏。

比索洛尔（Bisoprolol）

【别名】 康忻、康可

【适应证】 高血压、冠心病；伴有心室收缩功能减退的中毒至重度慢性稳定性心力衰竭。

【用法及用量】 应个体化用量。

【护理要点】 ①在早晨并可在进餐时服用，用水整片吞服。②本品不可突然停药，应每周剂量减半，缺血性心脏病患者应特别注意，以免暂时性心力衰竭恶化。③观察不良反应，神经系统：服药初期轻微倦怠、头晕、头痛、出汗、睡眠异常、多梦及精神紊乱等，1～2周自然消退。心血管系统：直立性低血压，偶见脉搏缓慢、房室传导阻滞、心力衰竭加重、胸痛，偶见麻刺感或四肢发冷。呼吸系统支气管哮喘和呼吸道阻塞病史患者可引起支气管痉挛。胃肠道偶发腹泻、便秘等。④不应与钙拮抗药如维拉帕米、地尔硫䓬、硝苯地平、奎尼丁、胺碘酮、可乐定，单胺氧化酶抑制药等合用。孕妇、哺乳期妇女、儿童禁用。

六、利 尿 药

参阅抗心力衰竭药。

第二节 治疗心力衰竭药

一、洋 地 黄 类

洋地黄类药应用于心血管疾病治疗已有200多年历史，目前仍为临床应用最广泛的强心药物，又称强心苷类药物。分为：速效制剂：毒毛花苷K、毛花苷C；中效制剂：地高辛等；慢效制剂：洋地黄毒苷。临床最常用口服制剂为地高辛，静脉制剂为毛花苷C。

地高辛（Digoxin）

【别名】 狄戈辛、强心素

【适应证】　慢性充血性心力衰竭伴心房颤动和心率过速者;窦性心律的慢性充血性心力衰竭;阵发性心房颤动;无症状左室功能异常。

【用法及用量】　口服或静脉注射:快速洋地黄化,每 6～8 小时给药 0.25mg,总量 0.75～1.25mg/d;缓慢洋地黄化,0.125～0.5mg,1 次/日,共 7 天。维持量:0.125～0.5mg,1 次/日。

【护理要点】　①定期监测地高辛血药浓度,严密观察洋地黄中毒表现。心脏反应:各类心律失常,最常见为室性期前收缩二联律,非阵发性交界区心动过速、房性期前收缩、心房颤动及房室传导阻滞也较常见。快速心律失常伴传导阻滞是洋地黄中毒的特征性表现。胃肠道反应:食欲缺乏、恶心、呕吐,腹泻。神经系统反应:无力、疲乏、失眠等。②注意与其他药物的相互作用。部分抗高血压药物如硝苯地平、地尔硫䓬、β 受体阻滞药,抗心律失常药如奎尼丁、维拉帕米、胺碘酮及阿司匹林等均可降低地高辛的经肾排泄率而致中毒。与酚妥拉明、硝酸甘油及硝普钠等联合用药时,及时调整地高辛用量。③中毒处理:立即停药。对快速心律失常,检测血钾浓度,如血钾低可静脉补钾,如血钾不低备好利多卡因或苯妥英钠。传导阻滞及缓慢心律失常者,可用阿托品。④在应用洋地黄过程中,禁止静脉补钙,尽量避免口服补钙。70 岁以上老年人长期应用时采用常规剂量半量给药 0.125mg/d。

毛花苷 C(Lanatoside)

【别名】　毛花苷 C、西地兰、毛花洋地黄苷 C

【适应证】　心力衰竭。其作用较快,适用于急性心功能不全,慢性心功能不全急性加重者,也可用于控制伴快速心室率的心房颤动、心房扑动的心室率。

【用法及用量】　静脉注射:成人常用量,5% 葡萄糖注射液稀释 4 倍以上缓慢注射,首剂 0.4～0.6mg,以后每 2～4 小时可再给 0.2～0.4mg,总量 1～1.6mg。

【护理要点】　不良反应与地高辛相同,须注意本药毒性更剧烈,静脉注射时间至少应在 5 分钟以上,因注射速度过快,会引起全身小动脉和冠状动脉收缩,极量 1 次 0.4mg,0.8mg/d。持续心电监测,以免洋地黄中毒。10～30 分钟起效,1～3 小时作用达高峰,持续 2～5 小时。严密监测心电图变化。急性心肌炎、细菌性心内膜炎禁用。

二、非洋地黄类

非洋地黄类正性肌力药物(简称非洋地黄制剂)自 20 世纪 70 年代中期开始研制和应用,在对急性心力衰竭的短期治疗中取得了改善血流动力学指标的显著效应。然而在慢性心力衰竭临床试验中,长期使用本类药可增加患者死亡率和病残率。主要为磷酸二酯酶抑制药,如氨力农、米力农等;拟交感胺类药,如多巴胺、多巴酚丁胺;钙增敏药左西孟旦、内源性多肽类药人脑利钠肽等。

氨力农(Amrinone)

【别名】　氨力酮、氨吡酮、氨双吡酮

【适应证】　各种原因引起急慢性心力衰竭。

【用法及用量】　静脉滴注:每次 0.5～3mg/kg;静脉滴注速度为 5～10μg/(kg·min),最大量不超过 10mg/(kg·d)。

【护理要点】 ①观察不良反应,消化系统:恶心、呕吐、腹痛、畏食。亦可见肝损害;血液系统:大剂量长期应用可有血小板减少,呈剂量依赖性,常于用药后 2～4 周出现,减量或停药即可好转;心血管系统:低血压、心律失常,加重低血钾;快速静脉注射可致室性期前收缩、室性心动过速;过敏反应:心包炎、胸膜炎和腹水、伴有胸部间质性阴影和血沉增快的心肌炎、低氧血症、黄疸、脉管炎;其他:头痛、发热、胸痛、肌痛等。本药长期口服不良反应大,甚至可增加死亡率。②只限于对其他治疗无效的心力衰竭的短期静脉应用,常用于对强心药、利尿药及血管扩张药反应不佳的急性、难治性心力衰竭的短期治疗,不适用于慢性充血性心力衰竭的长期治疗,因长期治疗容易发生中毒。③本药粉针剂先用氨力农溶剂溶解,待溶解后方可稀释。以生理盐水稀释成 1～3mg/ml 浓度,缓慢输注,否则容易发生室性期前收缩。不宜与含有右旋糖酐或葡萄糖的注射液稀释,也不能与呋塞米合并输注,混用可立即产生沉淀。④用药期间监测血压、心率,或进行心电监护和剂量调整。定期检查血小板及肝肾功能。⑤静脉注射部位烧灼痛,漏于血管外可致组织坏死。因此静脉注射时,选择粗大、弹性好的血管,防止漏于血管外。局部有刺激感时,可适当热敷。⑥严重主动脉或肺动脉瓣膜疾病患者禁用。肝肾功能损害、急性心肌梗死或其他缺血性心脏病者、孕妇、哺乳妇、婴幼儿慎用。

米力农(Milrinone)

【别名】 鲁南力康、甲腈吡酮、米利酮

【适应证】 急慢性充血性心力衰竭。

【用法及用量】 口服:每次 2.5～7.5mg,4 次/日。静脉滴注:12.5～75μg/(kg·min)。一般开始 10 分钟以 50μg/kg,然后以 0.375～0.75μg/(kg·min)维持。最大剂量不超过 1.13mg/(kg·d)。

【护理要点】 ①观察不良反应,心血管系统:室性心律失常、室性异位搏动、非持续性室性心律失常、低血压、持续性室性心动过速、心绞痛、持续性心动过速;中枢神经系统:头痛、震颤、恶心、呕吐;其他:发热、低血钾、血小板减少、肝肾功能异常。②静脉给药速度宜慢,过快引起室性期前收缩。③不能与呋噻米、布美他尼混合配伍。可用 0.45%氯化钠注射液或 5%葡萄糖注射液稀释。④心房颤动、心房扑动患者监测心电图变化,用药前先用洋地黄制剂控制心室率,纠正低血容量。此外用药期间监测血压、尿量、心率、血电解质,特别是血钾指标及临床症状。如出现过度的心率增快、血压降低,应减量或停药。⑤禁用于对本药过敏者及重度瓣膜狭窄者。孕妇慎用。

多巴胺(Dopamine)

【别名】 3-羟酪胺、儿茶酚乙胺

【适应证】 各种类型休克特别对伴有肾功能不全、心排血量降低、周围血管阻力增高而已补足血容量者,扩张周围血管,减轻心脏前后负荷。

【用量及用法】 常用量:静脉滴注,每次 20mg,稀释后缓慢滴注;极量,静脉滴注,20μg/(kg·min)。将 20mg 加入 5%葡萄糖注射液 200～300ml 中静脉滴注,开始 20 滴/分(即 75～100μg/min)以后根据血压情况,加快速度或加大浓度。

【护理要点】 ①静脉用药时,密切观察血压、心率、尿量和全身状况。②本药不可加入含碳酸氢钠或其他碱性物、氧化剂或静脉补铁剂的静脉注射液中,否则本药失活。必须以 5%葡萄糖注射液稀释,稀释的浓度取决于剂量及个体需要的液量。③静脉注射或静脉滴注时,应选用较粗大的静脉,注意防止药液外溢,致组织坏死;如确已发生液体外溢,可用 5～10mg 酚妥拉明稀溶液在注射部位浸润。④静脉滴注时,应控制每分钟滴速,滴注的速度和时间需根据血压、心率、尿量、外周血灌流情况、异位搏动出现与否等而定。滴注过程中,注意观察病情,如休克得到纠正时,应立即减慢滴速;如出现因血管过度收缩引起舒张压不成比例升高和脉压减小、尿量减少、心率增快或出现心律失常,滴速必须减慢或暂停滴注;如滴注时血压继续下降,或经调整剂量仍持续低血压,应改用更强的血管收缩药;如出现甲床发绀、苍白、出汗,以及皮肤冷、湿等周围循环衰竭症状,应降低给药量,并密切监护。⑤突然停药可产生严重低血压,故停用时应逐渐递减。⑥老年患者对本药敏感,应慎用。妊娠期间只有确实必要时使用,用药期间不宜哺乳。

多巴酚丁胺(Dobutamine)

【别名】　杜丁胺

【适应证】　低心排血量和心率慢的心力衰竭。

【用量及用法】　静脉滴注:250mg 加入 5% 葡萄糖注射液 250ml 或 500ml 中滴注,2.5～10μg/(kg·min)。

【护理要点】　①用药过量症状:食欲下降、恶心、呕吐、震颤、头痛、呼吸急促及胸痛。②给药前,应先补充血容量,纠正低血容量。静脉滴注液稀释后应在 24 小时之内输完;本药不能与碳酸氢钠等碱性溶液混合。③给药期间,应定期监测心电图、血压,检查尿量及是否出现异位搏动等情况,并以此为依据调整给药速度、给药剂量和给药时间。如有可能,应测中心静脉压、肺楔压和心排血量。④梗阻性肥厚型心肌病患者禁用。

左西孟旦注射液(Levosimendan injection)

【适应证】　适用于传统治疗(利尿药、血管紧张素转化酶抑制药和洋地黄类)疗效不佳,且需增加心肌收缩力的急性失代偿心力衰竭的短期治疗。

【用量及用法】　静脉滴注:将 5ml 左西孟旦注射液与 5% 葡萄糖注射液 500ml 混合配制成 0.025mg/ml 或 10 ml 左西孟旦注射液与 5% 葡萄糖注射液 500ml 混合配制成 0.05mg/ml 溶液,初始负荷剂量为 6～12μg/kg,输注时间大于 10 分钟后,以 0.1μg/(kg·min)持续输注。如出现低血压、心动过速等,输注速度减至 0.05μg/(kg·min)或停止用药;如初始剂量耐受性好且需要增加血流动力学效应,则输注速度可增加至 0.2μg/(kg·min)。

【护理要点】　①准备单独通道输注:使用前,仔细观察稀释液有无微粒、杂质和变色等;治疗过程中及结束后 3 天,观察患者的心电图、血压、心率、尿量等。特别是给药 30～60 分钟内密切监测血压、心率变化。②不良反应:最常见头痛、低血压和室性心动过速,常见失眠、头晕、心动过速、室性期前收缩、心力衰竭、心肌缺血、恶心、呕吐、腹泻、便秘,血红蛋白降低、低钾血症等。③严重低血压、心动过速、心房颤动患者慎用;严重肝肾功能损伤者,显著心室充盈或射血功能机械性阻塞性疾病,尖端扭转型室性心动过速患者以及对左西孟旦过敏的患者禁用。儿童、孕妇及哺乳期妇女因缺少实践经验,建议不用。

冻干重组人脑利钠肽（Lyophilized recombinant human brain natriuretic peptide）

【别名】 新活素

【适应证】 急性失代偿心力衰竭患者的静脉治疗。

【用量及用法】 静脉滴注：冲击治疗以 1.5μg/kg 静脉推注，以 0.0075μg/(kg·min) 的速度连续静脉泵入。负荷剂量：1.5～2μg/kg，维持剂量速率 0.0075～0.01μg/(kg·min)[开始维持剂量速率为 0.0075μg/(kg·min)]连续静脉 24 小时给药。

【护理要点】 ①药液配制：以 5% 葡萄糖注射液或 0.9% 氯化钠为稀释液，从 250ml 稀释液袋中每次抽 1.5ml 分别加入 3 支重组人脑利钠肽药瓶中，轻轻摇动，使瓶中包括瓶塞内粘附的所有粉剂与稀释液充分接触溶解，再将 3 支溶解药液抽出，注入 250ml 输液袋中，反复翻转输液袋，使药物充分混匀，配成浓度约 6μg/ml 溶液；或从 100ml 稀释液袋中抽出 16.7ml 稀释液弃去，再从稀释液袋中抽 1.5ml 加入 1 支重组人脑利钠肽药瓶中，混匀方法同前，将溶解药抽出注入已弃去 16.7ml 的输液袋中，此时输液袋中药物浓度也同样约为 6μg/ml。②换算公式：静脉冲击剂量(ml)＝患者体重(kg)÷4；静脉滴注速率(ml/h)＝0.075×患者体重(kg)。③溶解后药液必须在 24 小时内用完。最长放置时间无论在室温或冷藏条件下均不得超过 24 小时。④输注时重新建立一条单独的静脉通道。因该药在理化性质上与肝素、胰岛素、布美他尼、依那普利、肼苯哒嗪和呋塞米类药相排斥。⑤监测不良反应：最常见不良反应为低血压，其他不良反应包括头痛、恶心、呕吐、室性心动过速、一过性血肌酐升高等。⑥心源性休克或收缩压＜90mmHg 的患者对本药任何成分过敏者禁用。孕妇、儿童、哺乳期妇女因缺乏试验数据，慎重使用。

三、利 尿 药

利尿药在心血管疾病中治疗心力衰竭特点：①改善心力衰竭症状的作用比其他药物快；②是唯一能控制心力衰竭患者水钠潴留的药物；③与洋地黄类药物和 ACEI 联合应用，可产生良好的协同作用。治疗高血压，利尿药是最早成功应用于抗高血压治疗的一线药物。特别适合老年收缩期高血压及伴心力衰竭的高血压患者。与其他抗高血压药联合应用，减轻与防止其他抗高血压药所致的代偿性水钠潴留。

(一)髓袢利尿药(高效能利尿药)

呋塞米（Furosemide）

【别名】 呋喃苯胺酸、速尿、利尿灵

【适应证】 严重水肿、急性肺水肿和脑水肿、肾功能不全，高血压，高钾血症及高钙血症，稀释性低钠血症，抗利尿激素分泌过多症，急性药物中毒。

【用法及用量】 治疗心力衰竭 20～250mg/d，治疗高血压：口服，起始剂量 20～40mg，2 次/日，并酌情调整剂量。治疗水肿：口服：起始剂量 20～40mg，1 次/日，必要时 6～8 小时追加 20～40mg。静脉注射：起始 20～40mg，必要时每 2 小时追加。急性肺水肿：20～40mg 加入 0.9% 氯化钠注射液 20～40ml 中缓慢滴注，5～10 分钟注射完毕。治疗急慢性肾衰竭，一般 250mg 加入 0.9% 氯化钠注射液 200ml 中，静脉滴注 1 小时。

【护理要点】　①监测血压,水、电解质、酸碱失衡等出现的异常情况。大剂量或长期应用可发生低血压、休克,低钾、氯、钠、钙血症,低氯性酸中毒,及口渴、乏力、肌肉酸痛、心律失常等。少见有变态反应、视物模糊、黄视症、光敏感、头晕、头痛、恶心呕吐、腹痛、腹泻、胰腺炎、肌肉强直等,骨髓抑制导致粒细胞减少、血小板性紫癜和再生障碍性贫血,肝功能损害等。大剂量可出现耳鸣、耳聋、眩晕。②注意药物相互作用:促肾上腺皮质激素及雌激素可降低本药的利尿作用,增加电解质紊乱尤其低钾血症的发生机会;非甾体类消炎镇痛药能降低本药的利尿作用,肾损害增加;与拟交感神经药及抗惊厥药合用,利尿作用减弱;与多巴胺合用,利尿作用增强;与巴比妥类药、麻醉药合用,易引起直立性低血压;降低降血糖药的疗效;与两性霉素、头孢霉素、氨基糖苷类等抗生素合用,肾毒性、耳毒性增加,尤其对原有肾损害者;与抗组胺药合用耳毒性增加,易出现耳鸣、头晕、眩晕;与碳酸氢钠合用,发生低氯性碱中毒机会增加;服用水合氯醛后静脉注射本药可致出汗、面色潮红、血压升高。③以下情况谨慎或避免应用:对磺胺类和噻嗪类利尿药过敏者,对本药也有过敏;孕妇尤其妊娠前 3 个月尽量避免应用,哺乳期妇女及老年人慎用;糖尿病、高尿酸血症和痛风病史者、肝肾功能严重损害、急性心肌梗死、胰腺炎、低钾血症、红斑狼疮、前列腺肥大等慎用。

布美他尼(Bumetanide)

【别名】　丁脲胺、丁氧苯酸

【适应证】　各种顽固性水肿及急性肺水肿,慢性肾衰竭。

【用法及用量】　治疗水肿,口服:每次 0.5～2mg,1 次/日,必要时 2～3 次/日。总量有时可达 10mg/d。肌内或静脉注射:每次 0.5～1mg,必要时每隔 2～3 小时重复。最大剂量为 10mg/d。小儿口服每次 0.01～0.02mg/kg,必要时 4～6 小时一次。肌内或静脉注射,剂量同口服。急性肺水肿及左心衰竭:本药 2～5mg 加入 0.9%氯化钠注射液 500ml 中静脉滴注,30～60 分钟滴完。也可肌内注射或静脉注射,每次 0.5～1mg,必要时 30 分钟再给药一次。

【护理要点】　①本药不良反应基本同呋塞米,但低钾血症发生率较噻嗪类利尿药、呋塞米为低,对糖代谢的影响也小。大剂量或长期使用时注意与电解质紊乱相关的不良反应,常见有直立性低血压、休克、低钾血症、低氯血症、低氯性碱中毒、低钠血症、低钙血症以及口渴、乏力、肌肉酸痛、心律失常等。②本药不宜加入酸性溶液中静脉滴注,以免引起沉淀。本药可引起低血容量而增加近曲小管对钙的重吸收,使血钙升高。③肾功能不全者大剂量使用本药,可引起皮肤、黏膜及肌肉疼痛,可自行缓解,如持续时间过长则应立即报告医生停药。④孕妇禁用;哺乳期妇女、严重肝肾功能不全、糖尿病、痛风患者及小儿慎用。

托拉塞米(Torsemide)

【别名】　托拉沙得、特苏尼

【适应证】　各种原因所致水肿,急慢性心力衰竭,急、慢性肾衰竭,肝硬化腹水,急性毒物或药物中毒。

【用法及用量】　初始剂量一般为 5～10mg,1 次/日,缓慢静脉注射,可用 5%葡萄糖溶液或 0.9%氯化钠溶液稀释后静脉输注,可增加剂量至 200mg,1 次/日,疗程不超过 1 周。

【护理要点】　①不良反应与呋塞米类似,但产生失钾,程度较轻,对尿酸、血糖、血脂无影响,常见不良反应为消化道症状;②快速静脉注射可产生听力短时间障碍,单次注射不宜超过

10mg,注射时间不短于 2 分钟;③肾衰竭无尿、肝性脑病、低血压、低血容量、尿路梗阻所致严重排尿困难、对磺酰胺类过敏者禁用。

(二)噻嗪类利尿药(中效能利尿药)

氢氯噻嗪(Hydrochlorothiazide)

【别名】 双氢克尿噻、双克、双氢氯噻嗪

【适应证】 水肿性疾病如充血性心力衰竭、肝硬化腹水、肾病综合征等所致钠水潴留;高血压及尿崩症等。

【用法及用量】 口服,小剂量开始 12.5～25mg/d,1～2 次/日或隔日或每周连服 3～5 天。

【护理要点】 ①长期服用时定期检查血电解质情况,注意观察低钠血症和低钾血症性碱血症引起的症状如口干、无力、倦怠、肌痛等,胃肠道症状如恶心、呕吐、腹泻、气胀,以及皮肤症状如皮疹、瘙痒、光敏性皮炎等,应提醒医生停药或减量。有时可引起结晶尿、血尿酸、血糖升高。②肝肾功能减退和痛风、糖尿病慎用;停药时应逐渐减量,突然停药可致钠、氯、水潴留。③本药与强心苷合用可引起低血钾,致强心苷毒性增加,注意补钾。

(三)类噻嗪类利尿药

吲哒帕胺(Indapamide)

【别名】 万伯胺、寿比山、纳催离

【适应证】 高血压。

【用法及用量】 口服,每次 2.5mg,1 次/日。

【护理要点】 ①观察不良反应,比较轻而短暂,与应用剂量有关。较少见的有:腹泻、头痛、食欲降低、失眠、反胃、直立性低血压。少见的有:皮疹、瘙痒等过敏反应;低血钠、低血钾、低氯性碱中毒。②利尿用时,最好每晨给药 1 次,以免夜间排尿多,影响睡眠。为减少电解质失衡,宜用较小剂量,并定期监测血钾、钠、尿酸等,注意维持水电解质平衡即时补钾。③禁用:痛风或高尿酸血症,用药可使血尿酸进一步升高;肝功能不全,利尿后可促发肝性脑病;无尿或严重肾功能不全可诱发氮质血症。

美托拉宗(Metolazone)

【别名】 甲苯喹唑酮、甲苯喹噻酮

【适应证】 水肿和高血压。

【用法及用量】 治疗水肿:口服,开始每次 5～10mg,1 次/日,必要时 20mg/d 或更大剂量,但不超过 80mg/d。高血压:一般每次 2.5～5mg,1 次/日,单独使用或与其他降压药合用。本药不同于氢氯噻嗪,不使肾血流量和肾小球滤过率降低,肾功能严重损害者尚可应用,但肾小球滤过率<10mg/min 时效果差。

【护理要点】 不良反应与氢氯噻嗪相似,个别出现心悸、胸痛、心室颤动等。肝性脑病前期及肝性脑病患者禁用。孕妇、哺乳期妇女及儿童不宜应用。

（四）保钾利尿药（低效能利尿药）

螺内酯（Spironolactone）

【别名】　安体舒通、螺内酯固醇

【适应证】　水肿性疾病、高血压、原发性醛固酮增多症，低钾血症的预防。

【用法及用量】　治疗水肿，口服，用于伴有醛固酮升高的顽固性水肿，如肝硬化腹水、心力衰竭、肾病综合征等水肿，常与噻嗪类、袢利尿药合用，每次 80～100mg，3～4 次/日。

【护理要点】　①谨防高钾血症发生，单独用药与钾剂或含钾药物如青霉素钾等以及肾功能损害、少尿或无尿时，必须严密观察与血钾增高相关的症状，用药前了解患者血钾浓度；服药期间监测血钾与心电图，不食含钾高饮食。出现高血钾应立即停药。②个体化给药，尤其老年人较易发生高钾血症及利尿过度应注意。建议从最小有效剂量开始，如每日 1 次给药应早晨给药。为减少胃肠道反应如恶心、呕吐、胃痉挛、腹泻等，嘱患者进食中或餐后服药。③药物相互作用：与非甾体类消炎镇痛药，尤其是吲哚美辛合用时肾毒性增加，本药利尿作用降低；与多巴胺合用利尿作用加强；与引起血压下降的药物合用，利尿和降压效果均加强；与葡萄糖胰岛素、碱剂、钠型降钾交换树脂合用发生高血钾的机会增加。

氨苯蝶啶（Triamterene）

【别名】　三氨蝶啶

【适应证】　治疗水肿性疾病，如心力衰竭、肝硬化腹水、肾病综合征。常与排钾类利尿药合用。

【用法及用量】　口服，每次 50～100mg，3 次/日，最大剂量不超过 300mg/d。临床常与噻嗪类、髓袢利尿药合用，减少低钾血症发生率。

【护理要点】　①不良反应常见高钾血症；少见胃肠道反应，低钠血症、头痛头晕、光敏感，多数患者出现淡蓝色荧光尿为正常反应。②用药时注意监测血钾浓度，注意纠正酸中毒；长期使用定期检查血尿素氮。③个体化给药，从最小有效剂量开始使用，以免发生电解质紊乱；每日给药一次，早晨给药以免增加夜间尿频次；进食或餐后服药可减少胃肠道反应并提高本药的生物利用度。④停药时，应逐渐停防止反跳性钾丢失。⑤药物相互作用：与噻嗪类和襻利尿药合用，可使血尿酸进一步升高；与 β 受体阻断药合用可增强对血脂、尿酸和血糖浓度；本药可使血糖升高，与降糖药合用时应加大降糖药剂量；与洋地黄毒苷合用，降低其疗效。禁止补钾。

复方利血平氨苯蝶啶片

【别名】　复方降压片，北京降压 0 号

【适应证】　主要用于轻中度高血压症。

【用法及用量】　口服，每次 1 片，1 次/日。维持量每次 1 片，1 次/2～3 天。

【护理要点】　偶见恶心、头胀、乏力、鼻塞、嗜睡等，减少用量或停药后症状即可消失。胃十二指肠溃疡患者慎用，活动性溃疡禁忌。

托伐普坦（Tolvaptan）

【别名】　苏麦卡

【适应证】 主要用于临床明显的高容量性和正常容量性低钠血症,包括伴有心力衰竭、肝硬化及抗利尿激素分泌异常综合征的患者。

【用法及用量】 口服:起始剂量15mg,1次/日。服药至少24小时以后可将服用剂量调至30mg,1次/日。根据血清钠浓度,最大剂量为60mg,1次/日。

【护理要点】 ①该药物必须在有条件的医院密切监测患者血清钠指标下应用。初次给药和再次应用该药以及增加剂量时,要经常监测血清电解质和血容量变化,最初24小时内避免限制液体摄入,口渴时要及时饮水;因过快纠正低钠血症可引起渗透性低髓鞘作用,导致发生构音障碍、缄默症、吞咽困难、嗜睡、情感改变、强直性四肢软瘫、癫痫发作、昏迷和死亡。②停止服用药物时,指导患者限制液体摄入,同时监测血清钠浓度及血容量变化。③与强效CYP3A酶抑制药(如酮康唑、克拉霉素)、中效CYP3A酶抑制药(如红霉素等)合用可引起托伐普坦血药浓度增高5倍甚至进一步升高,应避免合并应用;与CYP3A诱导剂(利福平、利福喷汀等)合并应用则使托伐普坦血药浓度降低85%,应增加托伐普坦剂量;另外因托伐普坦是P糖蛋白的作用底物,与P糖蛋白抑制剂合并应用时,应降低托伐普坦剂量;与地高辛合用可增加地高辛血药浓度。④糖尿病患者应用可引起高血糖、前列腺肥大等排尿困难患者可能引起尿潴留风险,此外应用本药应监测血钾浓度以防高血钾发生。⑤观察不良反应:引起恶心、口渴、口干、多尿和尿频等。⑥孕妇、哺乳期妇女、18岁以下儿童因缺乏可靠的安全性试验数据,不推荐使用。

第三节 抗心肌缺血药

改善心肌缺血临床从两方面入手,扩张冠状动脉或其他血管以缓解心绞痛,硝酸酯类:硝酸甘油、硝酸异山梨酯;营养心肌改善心肌代谢:泛葵利酮、果糖磷酸钠、左卡尼汀、磷酸肌酸、门冬氨酸钾镁两类药。

一、硝 酸 酯 类

硝酸甘油(Nitroglycerin)

【别名】 硝化甘油、三硝酸甘油酯

【适应证】 治疗预防心绞痛及急性心肌梗死。

【用法及用量】 舌下含服:每次0.25~0.5mg,5分钟可重复一次,直至疼痛缓解。静脉滴注:剂量应个体化、采用微量注射泵精确给药。

【护理要点】 ①观察不良反应,头胀痛、心跳加快,甚至昏厥。青光眼者忌用,长期服用可产生耐受性。②舌下含服时,嘱患者取坐位或半卧位,用药前使口腔湿润,便于药片融化,药片放于舌下,让药片自然溶化吸收,未全溶前不可吞下;心绞痛停止后,如口中尚有余药,应吐出,并用水漱口以减轻不适;用药后,应休息15~20分钟,不可过早活动,以免发生眩晕和昏厥;舌下含服1片后,如不能解除绞痛症状,可于5分钟后再含1片,但15分钟内不可超过3片,多用可致冠状血流量进一步减少而发生低血压;用药后,如不能解除症状反而加重,应警惕心肌梗死,立即报告医生。③静脉给药时,必须用5%葡萄糖注射液或0.9%氯化钠注射液稀释,充分混匀。不可与其他药物合用1个静脉通道,也不能加入其他药物。急救时,可与利多卡因、多巴胺和多巴酚丁胺用三通管输入。静脉泵入时,严格按医嘱控制药物的单位时间入量。持续观察患者的血压、心率等。④本药有挥发性,遇光、遇热不稳定,故应遮光、密封、阴凉处保存。片剂应放在棕色玻璃瓶内,每次用后立即拧紧瓶盖,以防失效。⑤出现不良反应头痛时,可采取物理治疗,如头部冷敷,保持安静或给予适量温和的镇痛药,以缓解症状。如因超量而发生口唇发绀、眩晕欲倒、心跳快而弱,应立即停药,使使者平卧、抬高双腿、给氧,应用去氧肾上腺素或甲氧明,重者可静注亚甲蓝。⑥大量或长期用药时不可擅自骤然停药,应逐渐递减用量,以防撤药时心绞痛反跳;含服后,如有灼热或刺痛感属正常药效反应,不必紧张。含服可有短暂性头痛、头胀,一般持续 5 分钟,很少超过 20 分钟,如持续时间过长或疼痛较重,应立即报告医生;用药期间,有蹲、坐或卧位直立时,宜缓慢,有人搀扶,站立勿过久,以免突发直立性低血压。避免驾驶、机械操作或高处作业。

异山梨酯(Isosorbide dinitrate)

【别名】　消心痛、异舒吉

【适应证】　预防心绞痛、治疗慢性充血性心力衰竭、冠心病的长期治疗、肺动脉高压的治疗。

【用法及用量】　口服:每次 5～10mg,2～3 次/日。静脉滴注开始剂量 30μg/min,观察 0.5～1 小时,如无不良反应可加倍,1 次/日,10 天为 1 个疗程。

【护理要点】　①不良反应有头痛,从小剂量开始,逐渐增量,开始可见面部潮红、灼热感、恶心、眩晕、出汗甚至虚脱等现象。偶发皮疹,甚至剥脱性皮炎。②用药期间,久坐或卧位站起时,为防止眩晕和头昏,起身宜缓慢,如果感到眩晕应立即坐下。③头痛通常是药物起效的征象,可根据医生建议使用阿司匹林或非阿司匹林镇痛药治疗。如果头痛持续存在或加重,及时报告。④过量症状:持久的搏动性头痛、眩晕、意识模糊、无力、出汗、心率改变、视力改变、恶心和呕吐等。⑤口服时,最好空腹给药。速效,应舌下含服。缓释片应整片吞服,切勿嚼碎或掰开,以免影响疗效。静脉用药过程中,应严密观察患者的心率和血压。如长期规律舌下含药,忘记一次,应从记起时尽快补上,但如离下一次用药时间不到 2 小时,则不要再用,切忌一次使用 2 次的剂量。⑥贫血、头部创伤、脑出血、严重低血压或血容量不足和对硝酸盐类过敏者及青光眼者禁用。甲状腺功能减退,营养不良,严重肝肾疾病及体重过低者、孕妇、哺乳妇女慎用。服用本药时避免饮酒,因乙醇常可增加其不良反应,引起血压过低。避免驾驶、机械操作或高处作业。

二、改善心肌代谢类药

泛癸利酮(Ubidecarenone)

【别名】　辅酶 Q_{10}、能气朗

【适应证】　冠心病、风湿性和病毒性心肌炎所致的房性期前收缩、室性期前收缩和阵发性心房颤动,室性期前收缩的效果较房性期前收缩的效果为好。也用于缺血性心脑血管疾病、冠心病、心绞痛、急性心肌梗死、充血性心力衰竭、心肌病、中毒性心肌炎。

【用法及用量】　口服,每次 10～15mg,3 次/日,饭后服用;肌内注射,每次 5～10mg,1 次/日。

【护理要点】 不良反应:消化道症状恶心、胃部不适、食欲缺乏,偶见荨麻疹及一过性心悸。

二磷酸果糖(Fructose Diphosphate)

【别名】 1,6二磷酸果糖、瑞安吉、博维赫、达欣能、依福那

【适应证】 急性心肌梗死、心绞痛、病毒性心肌炎、原发性扩张型心肌病、高原心肌缺血、中毒性心肌炎。

【用法及用量】 静脉滴注:5～10g本药溶入附带的稀释液50ml中,配制成10%的溶液,以0.5～1.0/min的速度快速滴注。1～2次/日,连用10～14天为1个疗程。

【护理要点】 ①可见口唇麻木、注射部位疼痛。静脉输注速度＞1g/min时,可引起脸红、心悸、手足蚁走感等。偶见头晕、胸闷及过敏反应。②本药宜单独使用,勿与pH为3.5～5.8的不溶性药物共用,尤其切忌溶入含钙高的碱性溶液。静脉给药时勿使药液漏出血管,以免引起局部疼痛和刺激。③禁用于对本品过敏及肾衰竭患者,肌酐清除率＜50%的患者,应监测血磷。如发生过敏反应,应立即停药,给予抗过敏治疗;如出现过敏性休克,监测血压,并抗休克治疗。④本药与洋地黄合用,有协同作用,可加强利尿,减慢心率。与抗酸药、考来替泊合用,可降低对磷的吸收。

左卡尼汀(Levocarnitine)

【别名】 雷卡、左旋肉毒碱、维生素BT

【适应证】 休克、急慢性心功能不全、缺血性心肌病、心肌炎、心律失常、心绞痛、心肌梗死;心瓣膜替换术也有良好的保护作用。

【用法及用量】 注射剂:一般成年人,1～3g/d,分2次静脉滴注或静脉推注;急性心肌梗死、急性心力衰竭患者可用3～6g/d,分2～3次肌内注射、静脉滴注或静脉注射。

【护理要点】 ①药物不良反应:偶有一过性恶心和呕吐,肠胃绞痛、腹泻;血压升高或降低、心动过速等;头痛头晕、失眠、抑郁,可诱发癫痫或使癫痫加重;甲状腺功能紊乱、高钙血症、高钾血症、血容量增加;胸痛咳嗽、咽喉炎、鼻炎及感冒症状;皮肤瘙痒、皮疹;注射部位疼痛。②用药前后及用药时注意监测生命体征、血生化,血浆卡尼汀浓度。口服降糖药或应用胰岛素患者,易发生低血糖,应经常监测末梢血糖,随时调整剂量。③对左卡尼汀过敏患者及妊娠妇女禁用。

磷酸肌酸(Creatine phosphate)

【别名】 护心通、里尔统、莱博通、纳斯达欣

【适应证】 缺血状态下心肌代谢异常,横纹肌活性不足和心脏手术时加入心脏停搏液中保护心肌。

【用法及用量】 静脉滴注:每次1g,1～2次/日,在30～45分钟内静脉滴注。心脏手术时加入心脏停搏液中保护心肌;心脏停搏液中浓度为10mmol/L。

【护理要点】 ①监测有无过敏现象,对活性成分明确过敏者禁用。本药静脉注射宜缓慢进行。每1g溶于6ml注射用水中,每1g静脉注射时间不得少于2分钟,否则,可能引起血压下降。稀释溶液可用注射用水、5%葡萄糖注射液或0.9%氯化钠注射液。②观察不良反应:

本药给予负荷量后可引起水潴留,甚至体重增加等。用药期间注意观察体重和全身水肿情况;腹泻:少数人用药后出现腹泻,但一般不引起溃疡形成。大剂量(5~10g/d)可引起大量磷酸盐摄入,而影响钙代谢和调节稳态的激素的分泌,影响肾功能和嘌呤代谢。另外,也可引起内源性肌酸的合成下降。用药期间应监测电解质和肾功能情况。

门冬氨酸钾镁(Potassium magnesium aspartate)

【别名】　潘南金、天甲美

【适应证】　各种原因引起的心律失常、低钾血症及洋地黄中毒引起的心律失常等心血管系统疾病。

【用法及用量】　静脉滴注:10~20ml 加入 5%葡萄糖注射液 250ml 或 500ml 中缓慢滴注,1 次/日。口服:1~2 片,3 次/日。

【护理要点】　①本药注射液稀释后缓慢静脉滴注,不能肌内注射或静脉注射。速度过快时,可引起高血钾和高血镁,出现恶心、呕吐、面部潮红、胸闷、血压下降等;偶见血管刺激性疼痛。极少数患者出现心率减慢,停药后可恢复。大剂量用药可引起腹泻。②口服药偶见恶心,停药后可恢复正常。本药不与保钾利尿药和血管紧张素转化酶抑制药合用,可能发生高血钾。③房室传导阻滞、肾功能损害者慎用;经常检查血镁、血钾浓度,以防电解质紊乱。

第四节　抗心律失常药

目前心律失常的非药物治疗如射频消融术、自动复律除颤等有了较大进展,但抗心律失常药在心律失常治疗中仍占重要地位,是最基本的方法或主要方法。抗心律失常药总是与其促心律失常作用并存,使用不当可能增加患者死亡率。抗心律失常药分为抗快速心律失常药和抗慢性心律失常药两大类。抗快速心律失常常用药较多,代表药有奎尼丁、利多卡因、美西律、普罗帕酮、阿替洛尔、美托洛尔、胺碘酮、维拉帕米、地尔硫䓬、其他洋地黄类等。抗慢性心律失常药包括肾上腺素或阿托品类药物等。

一、治疗快速心律失常药

奎尼丁(Quinidine)

【适应证】　心房颤动和心房扑动的复律和复律后窦性心律的维持;危及生命的室性心律失常。

【用法及用量】　口服,第 1 天每次 0.2g,2 小时 1 次,连服 5 次;如无效而无明显毒性反应,第 2 天,每次 0.3g,2 小时 1 次,连服 5 次;第 3 天,每次 0.4g,2 小时 1 次,连服 5 次。每日总量不超过 2.4g。转为窦性心律后,改为维持量,每次 0.2~0.3g,3~4 次/日。必要时采用静脉注射,以 5%葡萄糖注射液稀释至 50ml 缓慢静脉注射,并必须在心电图观察下进行,每次 0.25mg。

【护理要点】　①本药不良反应多,毒性大,应严密观察用药反应。静脉注射可致严重低血压,有较大危险性特别警惕。心血管反应:传导阻滞,加重心力衰竭甚至心脏停搏及心动过速,心动过缓,血压下降;胃肠道反应和金鸡纳反应:恶心、呕吐、腹泻耳鸣、头昏、视物模糊、心悸、头痛、面红、发热等;过敏反应或特异者反应:皮疹、发热,呼吸困难发绀,血小板减少,粒细胞减少,贫血,肝损害,虚脱,休克,甚至死亡。②每次给药前应仔细观察心律和血压改变,避免夜间用药。在白天给药量较大时,夜间应注意心律及血压。③心房颤动患者,用药过程中,当心律转至正常时,可能诱发心房内血栓脱落,发生脑栓塞、肠系膜栓塞等应严密观察。④注意交叉变态反应,对奎宁过敏者也可能对本药过敏;孕妇、哺乳期妇女、婴幼儿及老年患者慎用;用药期间注意血压、心电图情况,监测血细胞及血小板计数、血钾浓度、血药浓度,肝肾功能。⑤药物相互作用:与其他抗心律失常药合用可致作用相加;与抗凝药合用可使凝血酶原进一步减少,也可减少本药与蛋白的结合;苯巴比妥及苯妥英钠可以增加本药的肝内代谢,使血清药浓度降低,应酌情调整剂量;在洋地黄过量时,本药可使地高辛血清浓度增至中毒水平,也可使洋地黄毒苷血清浓度升高,应监测血药浓度,调整用量;与胆碱药合用,可增加抗胆碱能效应;能减弱拟胆碱药效应,应按需调整剂量;本药使神经肌肉阻滞药箭毒碱、琥珀胆碱及泮库溴铵的呼吸抑制作用增强并延长;与钾制剂合用时本药可增效,低血钾时反之;尿的碱化药如乙酰唑胺、大量柠檬汁、抗酸药或碳酸氢盐等,可增加肾小管对本药的吸收,以致常用量就出现毒性反应;与降压药、扩血管药及受体阻滞药合用,本药可加剧降压和扩血管作用;与受体阻滞药合用时可加重对窦房结及房室结的抑制作用。

利多卡因(Lidocaine)

【别名】 昔罗卡因、赛罗卡因。

【适应证】 用于转复和预防室性快速性心律失常,如急性心肌梗死或其他原因所致的室性期前收缩、室性心动过速和心室颤动。

【用法及用量】 静脉注射,50~100mg加入5%葡萄糖注射液中20ml内缓慢静脉注射,若无效可每隔5~10分钟再静脉注射上述剂量,1小时总量不宜超过300mg,有效后按1~2mg/min静脉滴注维持。

【护理要点】 ①不良反应,中枢神经症状:头晕、嗜睡、兴奋、语言和吞咽障碍,严重者抽搐、呼吸抑制;心血管症状:心率减慢、窦性停搏、房室传导阻滞、血压下降,多见于剂量过大者。②严重房室传导阻滞、室内传导阻滞者禁用。③与奎尼丁、普鲁卡因胺、普萘洛尔、美西律合用,毒性增加,甚至引起窦性停搏。

美西律(Mexiletine)

【别名】 慢心律、脉律定、慢心利

【适应证】 用于各种室性心律失常,如室性期前收缩、室性心动过速、心室颤动及洋地黄中毒引起的心律失常。

【用法及用量】 口服:首剂0.2~0.3g,必要时2小时以后再服0.1~0.2g。一般维持量0.4~0.8g,分2~3次服,成人极量1.2g/d,分次服。

【护理要点】 ①不良反应多出现在开始时,神经系统症状有头晕、头痛、嗜睡、视物模糊、手颤、感觉异常;胃肠道反应:恶心、呕吐、胃灼热、腹泻、便秘、口干、腹痛等;心血管系统:心悸、胸痛、晕厥、低血压、心律失常加重。静脉给药可出现低血压、心动过缓常口服给药。②注意事项:窦房结功能障碍、传导阻滞、低血压及严重心功能不全者禁用;肝硬化和肾功能不全应减量,对顽固性心律失常,宜与其他抗心律失常药并用,各自减量;本药过量会导致心动过缓、传导阻滞,可适当静脉注射阿托品缓解;中枢神经系统若出现惊厥,可静脉注射地西泮。③药物相互作用:与其他抗心律失常药可能有协同作用;西咪替丁可使本药的血浓度增加 40%,避免合用;阿托品可延迟本药的吸收。

普罗帕酮（Propafenpne）

【别名】　心律平

【适应证】　各种期前收缩,也用于预防阵发性室性心动过速、阵发性室上性异位搏动、室上性心动过速、预激综合征、心房扑动和心房颤动,电转复律后预防室颤发作。

【用法及用量】　口服,每次 100～200mg,3～4 次/日。静脉注射:常用剂量为 1～1.5mg/kg,于 10 分钟内缓慢静脉注射。

【护理要点】　①监测不良反应,中枢神经系统:视物模糊、眩晕、疲乏、瞌睡、感觉异常、头痛、头晕、定向障碍、乏力;消化系统:恶心、呕吐、口干、唇麻木、便秘等;心血管系统:直立性低血压、房室传导阻滞、室性心动过速、血压低、窦房结功能障碍、诱发或加重心力衰竭及心律失常。②老年人及过去有严重心肌损害用药量增加时要谨慎、并静脉给药宜慢,动态监测心电图变化,如用药后 QRS 波增宽延长 20%～25% 以上或 Q-T 间期明显延长时应减量或停药,直至心电图恢复正常。如出现房室传导阻滞,可静脉注射乳酸钠、硫酸阿托品、异丙肾上腺素或间羟胺解救,必要时启用起搏器。③与其他药物联合应用注意:与三环类抗抑郁药、环孢素、地高辛、阻滞药、茶碱、华法林合用可增强本品作用和毒性;与胺碘酮、奎尼丁同用,可加重心脏不良反应;与降压药合用,可增加降压效用;与地尔硫䓬同用,两者血药浓度增高;与本巴比妥同用可降低本品水平。

胺碘酮（Amiodarone）

【别名】　乙胺碘呋酮、可达龙、安律酮

【适应证】　口服,适用于危及生命的阵发性室性心动过速及心室颤动的预防;也可用于其他药物治疗无效的阵发性室上性心动过速、心房扑动、心房颤动以及持续性心房颤动、心房扑动,电转复律后心律的维持治疗。静脉滴注:适应于不宜口服给药时治疗严重的心律失常,利多卡因治疗无效的室性心动过速和急诊控制心房颤动、心房扑动的心室率。

【用法及用量】　口服,先给予负荷量,600mg 分 3 次服,1～2 周后改为 200～400mg/d,最低有效剂量可减至 100～200mg/d,每周给药 5 天,停药 2 天。静脉注射:75～150mg 用葡萄糖注射液稀释后缓慢静脉推注(5 分钟以上),如无效再注射 1～2 次;或 150mg 加入葡萄糖注射液 100ml 中静脉滴注,有效者 1～1.5mg/min 静脉滴注 6 小时。以后酌情减量至 0.5mg/min,24 小时总量不超过 1.2g,最大剂量可达 2.2g。

【护理要点】　①对碘过敏者对本药可能过敏。不良反应与剂量大小及用药时间长短成正比,不良反应除严重窦性心动过缓、窦房或房室传导阻滞、Q-T 间期明显延长外,长期服用可引起眼角膜微粒沉淀、甲状腺功能障碍、胃肠道症状、共济失调等。少数有肺间质纤维化改变,预后严重。静脉推注过快,可产生低血压,甚至心力衰竭。胃肠道症状加重时,减量或与食物同服可减轻。中枢神经毒性反应常于用药 1 周内出现症状,最常见肌软弱及颤抖,应卧床注意观察,必要时减量或停药。如发现进行性呼吸困难、疲劳、咳嗽、胸痛、发热等注意听诊呼吸音或摄胸部 X 线片检查,并与充血性心力衰竭或肺炎鉴别。皮肤红斑、痒,应着长裤、戴墨镜用防晒霜等减轻光敏反应。②用药超过 2 个月常有皮肤及角膜色素沉着,1～7 个月可完全褪去;用药 1 年以上者可有蓝色沉着,停药可逐渐恢复,少数不恢复。③以下情况慎用:窦性心动过缓、Q-T 间期延长综合征、低血压、肝功不全、肺功能不全、严重充血性心力衰竭。④监测心率、脉律、血压,特别是静脉注射时,有传导障碍或心律失常加重时应减量 30%～50%,稳定后每日测脉搏,低于 60 次/分,提醒医生。

维拉帕米(Verapamil)

【别名】 异波定、异博停

【适应证】 各种心律失常伴心率增速者,对阵发性、室上性心动过速最有效,也可用于心房颤动、心房扑动;心绞痛;肥厚型心肌病;原发性高血压。

【用法及用量】 口服,每次 40～80mg,3 次/日。维持量:每次 40mg,3 次/日。静脉注射或滴注:每次 5～10mg,以适量溶液稀释后缓慢注入或滴入。老年人从小剂量开始,口服安全剂量每次 40mg,3 次/日。静脉注射剂量同成人,缓慢注入至少 3 分钟。

【护理要点】 ①不良反应与剂量有关,常发生于剂量调整时。常见有眩晕、恶心、呕吐、便秘、心悸等。②静脉注射速度不宜过快,否则可使心脏停搏。必须在持续心电监测和血压监测下,缓慢静脉注射至少 2 分钟,并备好急救设备与药品。③与 β 受体阻滞药合用,易引起低血压、心动过缓、传导阻滞,甚至停搏。④禁忌:对本药过敏、心源性休克、严重低血压、充血性心力衰竭、左心衰竭、急性心肌梗死并发心动过缓、严重传导功能障碍、病窦综合征、预激综合征伴房颤或房扑、洋地黄中毒者禁用注射剂。⑤慎用:心率＜50 次/分,一度房室传导阻滞伴室性心动过速,轻度心力衰竭、轻中度低血压、严重肝功能不全、肾功能损害、支气管哮喘、进行性肌营养不良和颅内压增高者。

地尔硫䓬(Diltiazem)

【别名】 硫氮䓬酮、合心爽、恬尔心

【适应证】 控制心房颤动、心房扑动的心室率、减慢窦性心率,对迟发后除极引起的室性心律失常亦有效。

【用法及用量】 口服,常用量,每次 30～60mg,3 次/日。心律失常,每次 30～60mg,4 次/日。心绞痛,6～8 小时 30～60mg。高血压,120～240mg/d,分 3～4 次口服。

【护理要点】 ①每日剂量分次口服给药,宜餐前或临睡前,每 1～2 天逐渐增加剂量,直到获得适合的效应。停药应逐渐减量,不能突然停药,以免出现高血压反弹或心绞痛。服缓释胶囊应整粒以水吞服。②注射剂在临用前溶于 5ml 注射用水,溶解后呈无色澄明液体,如与其他制剂混合 pH＞8,可能析出结晶。静脉注射本药前,明确宽 QRS 复合波为室上性还是室性的非常重要。③首次注射本药应在心电监护、备有复苏设备下进行。静脉给药,速度应缓慢,静脉注射 10mg 在 30 分钟内完成,静滴速度以 5～15μg/(kg·min)为宜。④用药期间,应定期检查血象、肝功能、血糖及尿素氮,并注意监测血压及心电图变化,特别是注射用药时更应注意,如发现异常,应立即减量或停药。⑤注意联合用药:本药与 β 受体阻滞药或洋地黄制剂合用可导致对心脏传导的协同作用。静脉给予本药和 β 受体阻滞药、洋地黄类药应避免在同时或相近的时间内给予。⑥治疗中,密切观察病情。出现多形性红斑或剥脱性皮炎或持续性皮肤反应,应立即停药处置;如出现异常精神症状及胃肠道不适,应及时调整剂量;过量或中毒时,除洗胃、活性炭吸附、输液等支持疗法外,如有严重心动过缓,可注射阿托品 0.6～1mg;对有症状的低血压,可静脉滴注多巴胺或去甲肾上腺素;心力衰竭者,可给予正性肌力药,如多巴胺和多巴酚丁胺和利尿药。

二、治疗缓慢型心律失常药

阿托品(Atropine)

【适应证】　心动过缓、房室传导阻滞

【用法及用量】　口服:每次 0.3～0.6mg,3 次/日;极量:每次 1mg,每日 3mg;最低致死量:成人 80～130mg;儿童 10mg。静脉注射:成人 0.5～1.0mg/kg,儿童 0.02mg/kg,5～10 分钟重复一次。

【护理要点】　①注意用药过量表现:动作笨拙不稳、神志不清、抽搐、呼吸困难、心跳异常加快等。②密切观察不良反应:口干、眩晕、便秘、排尿困难(老年患者),严重时瞳孔散大,皮肤潮红、心率加快、兴奋、烦躁、谵语、惊厥等严重程度与用药剂量呈正相关。严重中毒中枢兴奋转为抑制,产生昏迷、呼吸麻痹。③青光眼及前列腺肥大、高热者禁用。

肾上腺素(Epinephrine)

【别名】　副肾素、副肾碱

【适应证】　低心排血量综合征、心肺复苏、过敏性休克。

【用法及用量】　皮下或肌内注射:每次 0.25～1mg,极量 1mg 每次。

【护理要点】　①不良反应:大剂量时可有胸痛、心律失常、恶心呕吐等。重者心室颤动致死。②密切注意血压、心率、心律变化,多次反复应用监测血糖。③本药注射时,注意以下几点:剂量必须精确,皮下和肌内注射时,使用 1ml 注射器抽吸或推注。抽药前仔细查看医嘱,了解用法、用量及安瓿上标示的浓度;注射时,应抽回血,以免误入静脉,引起血压突然升高和脑出血;多次注射时,应更换注射部位。注射速度不可过快,以免引起血压骤升(抢救时除外)。注射后局部按摩,以促进吸收。④下列情况慎用:器质性脑损伤、心血管疾病、高血压、青光眼、糖尿病、甲状腺功能亢进、帕金森病、洋地黄中毒、外伤出血性休克等。心脏性哮喘禁忌。

第五节　调节血脂及抗动脉粥样硬化药

动脉粥样硬化是由于脂质代谢紊乱及纤维蛋白溶解活性降低引起,其病理变化首先是胆固醇及其他脂质在动脉内膜沉着,继而内膜纤维结缔组织增生,并局限增厚形成斑块然厚形成粥样物。因此调整血脂代谢可以防治动脉粥样硬化。

阿托伐他汀(Atorvastatin)

【别名】　阿伐他汀、立普妥

【适应证】　高胆固醇血症或混合性高脂血症,还适用于难治、对其他药物无反应的高胆固醇血症。

【用法及用量】　口服:10mg/d,如需要,4 周后可增至 80mg/d。

【护理要点】 ①最常见不良反应:消化不良、胃肠胀气、恶心、腹痛、腹泻、便秘、头痛、肌痛、乏力和失眠。少见的有胃肠炎、口干、喂食、腿痉挛、肌炎、肌无力、发热、光过敏反应、嗜睡、健忘、多梦、性欲减退、直立性低血压、心悸等。②血清 CPK 水平升高,2.5%的患者超过正常上限的 3 倍,0.4%的患者超过正常上限的 10 倍;血清氨基转移酶水平升高,通常发生在治疗前 3 个月,常为一过性不需中断治疗。③用药治疗期间切勿过量饮酒,在治疗前、开始后 6 周和 12 周或增加剂量时检查肝功能;长期治疗时每年检查肝功能 1 次;治疗期间出现任何提示有肝脏损害的症状或体征时应及时到医院检查肝功能;出现血清氨基转移酶水平升高时,应定期复查直至正常。如血清丙氨酸氨基转移酶(ALT)或天冬氨酸氨基转移酶(AST)水平升高超过正常 3 倍,应减量或停药。④本药可在任何时间服用,不受进餐的影响。在治疗前及治疗过程中,均应进行标准的低胆固醇饮食控制。⑤用药期间出现广泛肌痛、肌紧张、肌无力等症状或血化验 AST 水平显著升高时,血清 CPK 超过正常上限 10 倍可确诊或怀疑为肌病应停止治疗。如严重急性感染,大手术,外伤,严重代谢、内分泌、电解质紊乱及未控制的癫痫发作都是由横纹肌炎继发急性肾衰竭的危险因素。⑥存放妥当,切勿让儿童及无自理能力者误服过量,因本药过量无特殊治疗措施。由于本药与大量血浆蛋白结合,故血液透析未必能明显加速药物清除。⑦禁忌证:对本药过敏者,活动性肝病或不明原因的血清氨基转移酶持续升高者,肌病患者,妊娠期、围生期及计划怀孕的育龄妇女和哺乳期妇女。

普伐他汀(Pravastatin)

【别名】 普拉固、普拉司汀、帕伐他汀

【适应证】 经饮食控制仍无法控制的原发性高胆固醇血症或合并有高三酰甘油血症者,以及用于冠心病和脑卒中的防治。

【用法及用量】 口服:给药起始剂量为 10~20mg/d,1 次/日,睡前。应随年龄及症状适度增减,最大剂量为 40mg/d。

【护理要点】 ①最佳服药时间是睡前,因胆固醇合成高峰在临晨 2:00~3:00。可空腹也可与食物同服。②观察不良反应,消化系统:恶心、呕吐、舌炎、食欲减退、腹痛、腹胀、腹泻、便秘,偶有肝功能异常、急性胰腺炎;神经系统:头痛、眩晕、失眠;肌肉骨骼:罕见肌病,表现为弥散性肌痛、肌肉压痛或关节附近肌无力和血 CPK 升高达正常上限 10 倍以上;横纹肌溶解:以血尿中肌红蛋白上升为特征;泌尿生殖系统:少见阳痿。也继发于横纹肌溶解后的急性肾衰竭;血液:血小板或白细胞减少,且伴有紫癜和皮下出血症状;过敏反应:皮疹、红斑、光线过敏、狼疮样综合征、血管炎;其他:脱发、耳鸣、关节痛、味觉异常、血尿酸升高、尿隐血阳性、乏力、水肿、麻木、颜面潮红、胸痛。③应用本药必须同时进行饮食治疗。需长期服用,不会出现耐药现象。服药 4 周内为降低 LDLC 达最大疗效,并能在以后的治疗中得到维持。④肾功能减退时应减量。近期患过肝疾病或酗酒者,宜从最小剂量开始,逐渐调整到有效剂量,并需密切观察。其他注意事项同阿托伐他汀。

非诺贝特(Fenofibrate)

【别名】 力平脂、立平脂、普鲁脂芬

【适应证】 高胆固醇血症、高三酰甘油血症及混合型高脂血症。

【用法及用量】 口服,每次 200mg,1 次/日。

【护理要点】 ①密切观察病情,肌肉功能失调、横纹肌溶解症。如出现肌痛、触痛感、肌无力伴肌酸磷酸激酶(CPK)增高,持续头痛、严重腹泻及眩晕等,应及时停药,对症处置。②观察不良反应,可有转氨酶一过性升高。偶见胃肠道反应:腹部不适、腹泻、便秘;神经反应:乏力、头痛、性欲丧失、阳痿、眩晕、失眠;其他:肌痛伴血肌酸磷酸激酶增高、皮疹、胆石增加趋向。定期查 CH、TG、LDL、VLDL,及时调整用量。③与抗凝药合用时,可使抗凝药作用增强,应减少其用量,并适时检查 PT,需要时调整用量。④本药禁用于胆石症、肝肾功能不良、孕妇及哺乳妇女。⑤用药期间,避免高脂饮食,避免驾驶、机械操作或高处作业。

瑞舒伐他汀钙(Rosuvastatin calcium)

【别名】 可定

【适应证】 适用于经饮食控制和其他非药物治疗(如运动、控制体重)仍无法控制适当控制血脂异常的原发性高胆固醇血症(Ⅱa 型,包括杂合子家族性高胆固醇血症)或混合型血脂异常症(Ⅱb 型)。也用于纯合子家族性高胆固醇血症的患者,作为饮食控制和其他降脂措施的辅助治疗,或在这些方面不适用时的辅助用药。

【用法及用量】 口服:常用起始剂量为每次 5mg,1 次/日。需强效降低低密度脂蛋白胆固醇的患者,10mg,1 次/日。如必要可在治疗后 4 周调整剂量,每日最大剂量为 20mg。进食或空腹均可。

【护理要点】 ①不良反应观察,对肾作用:高剂量可能产生蛋白尿;对骨骼肌:有肌痛、肌病及罕见的横纹肌溶解。②对本药成分过敏者禁用。活动性肝病,包括不明原因血清转氨酶持续升高和任何血清转氨酶升高超过正常值上限 3 倍的患者,严重肾功能损害、肌病患者,同时使用环孢素患者以及妊娠、哺乳期妇女禁用。

普罗布考(Puluobukao)

【别名】 之乐

【适应证】 高胆固醇血症。

【用法及用量】 口服:每次 0.5g,2 次/日。早晚餐时服用。

【护理要点】 ①不良反应:最常见胃肠道不适,腹泻、腹胀、腹痛、恶心呕吐等。其他少见有头痛、头晕、失眠、耳鸣、皮疹、皮肤瘙痒、感觉异常等。也有过敏反应,表现为血管神经性水肿。罕见的不良反应有心电图 Q-T 间期延长、室性心动过速、血小板减少等。发现症状及时报告医生予以减量或停药,定期检查心电图、化验肝功能、肾功能等指标。②对本药过敏,患严重心律失常,如心动过缓者、心电图 Q-T 间期延长、近期心肌损害、不明原因晕厥、血钾血镁过低者禁用。孕妇、哺乳期妇女、儿童不推荐应用。

第六节   老年人心血管系统的改变与用药原则及注意事项

一、老年人心血管系统的改变

(一)心脏

随年龄增长,心包间质纤维、结缔组织增多,脂肪沉着,束缚了心脏的收缩与舒张;心脏各瓣膜由于硬化和纤维化而增厚,柔韧性降低,影响了瓣膜的正常开放与关闭,从而产生狭窄及关闭不全,影响血流动力学变化,引起心功能不全,心肌纤维逐渐发生脂质沉积,呈褐色萎缩,心肌间结缔组织可轻微增加,室壁肌肉老化程度不一或呈结节性收缩,致心脏顺应性差,随着主动脉和周围血管的老化,其顺应性也下降,进而影响心脏功能;心脏传导系统发生退行性改变,窦房结内的起搏细胞数目减少至70%～80%。

(二)心功能

(1)心肌收缩力减弱,心率减慢。老年人由于肌质网状组织不足,受体数目减少,使收缩时钙离子的释放及舒张时钙离子的吸收均减慢,造成心肌收缩和舒张效力降低,心肌等长收缩和舒张期延长。静脉回心血量依赖于周围静脉收缩和胸腔内负压。老年人因静脉壁弹性纤维和平滑肌成分改变,伴随血管周围肌群收缩力减弱,静脉腔变大、血流缓慢,使回心血量减少,心室壁顺应性下降,使老年人心室舒张末期压力明显高于年轻人,心排血量降低。另外肥胖、吸烟和运动减少也使心排血量减少。老年人休息时心率减慢,60岁平均心率为66次/分,70岁时平均为62次/分,80岁时平均为59次/分。希氏束和束支连接部及左束支可发生束支纤维丧失,是老年人容易发生传导障碍的原因。

(2)左心室射血期随年龄增长而缩短,而射血前期则随之延长,反映老年人心脏泵血功能低下。

(3)心脏的神经调节能力进行性下降,加上心肌细胞内脂褐质沉积,细胞外脂肪浸润以及传导组织细胞丢失减少,导致老年人心功能降低和不稳定性增加,容易出现心律失常。同时,老年人在负荷情况下,心脏利用增加心率、增强心肌收缩力和增加心肌纤维长度与心室容量来增加心排血量,故在运动时耗氧量增加。老年人代偿能力差,一旦生化环境改变,如缺氧、酸中毒、低血钾、高碳酸血症等均可增加心肌兴奋性而诱发心力衰竭。

(4)心功能的改变:70岁以上老年人常发生心律失常、心动过速、心动过缓、过早搏动、心房颤动等病态。心电图常出现:心电轴逐渐左偏,P-R间期、QRS波Q-T间期均轻度延长,Q波较深,房室传导时间延长,缺血性ST段下移,T波倒置,右束支传导阻滞,期前收缩等。

(三)血管

老年人动脉、静脉和毛细血管均发生老化。如胶原、弹性蛋白及钙沉积使血管变硬、韧性降低、管腔缩小,周围血管阻力增加,使动脉血压波动过大,全身血流缓慢。老年人血管弹性纤维减少,胶原纤维增多,动脉血管内膜逐渐发生粥样硬化,血管壁中层常钙化,使血管增厚、变硬,弹性减弱,外周阻力增加,导致血压上升。此外,老年人血管硬化,自主神经对血压调节功能减弱,容易发生直立性低血压。由于动脉硬化,血管壁弹性降低和血管腔变窄,血管阻力增加,动脉搏动速度增快。老年人易患动脉硬化、冠心病,出现程度不等的缺血改变,严重时致心肌梗死、脑血管意外等疾病。

二、老年人用药原则和注意事项

(一)受益原则

受益原则,首先要求老年人用药有明确的适应证。其次,要求受益/风险比值>1。大多数药物有毒副反应,特别是长期使用或用量较大时,更容易出现。用药前,仔细阅读说明书,权衡用药受益与风险。老年人用药要求受益/风险比值>1。只有治疗益处>风险的情况下才可用药,有时适应证明确,而用药的受益/风险<1者,不应用药,必须选择疗效确切而毒副作用小

的药物。选择药物要考虑既往疾病及各器官功能情况,对有些疾病可以不用药物治疗则不用药。

(二)简单用药原则

老年人用药治疗时要分轻重缓急。由于老年人常常多病共存,多药合用,平均 9.1 种,多者达 36 种。过多使用药物不仅增加经济负担,减少依从性,且增加药物的相互作用。有资料表明 2 种药合用可使药物相互作用增加 6%;5 种药增加 50%;8 种药增加 100%。联合用药品种愈多,药物不良反应发生的可能性愈高。

执行简单用药时注意:①了解药物的局限性,许多老年性疾病无相应有效的药物治疗,若用药过多,药物不良反应的危害反而大于疾病本身。②抓主要矛盾,选主要药物治疗。凡疗效不明显、耐受性差应考虑终止,病情不稳定可适当放宽,病情稳定后要遵守简单用药原则。③选用具有兼顾治疗作用的药物:如高血压合并心绞痛可选用 β 受体阻滞药及钙拮抗药;高血压合并前列腺肥大者,可选用 α 受体阻滞药。④重视非药物治疗。⑤减少和控制和服用补药:老年人并非所有自觉症状、慢性病都需药物治疗。治疗中若病情好转、治愈或达到疗程应及时减量或停药。

(三)小剂量个体化原则

药典规定:老年人用药量为成人量的 3/4;一般初始剂量为成人量的 1/4～1/3,而后根据临床反应调整剂量,直到满意疗效无药物不良反应为止。遵循从小剂量开始逐渐达到个体化最佳剂量。药量在最低有效量即为最佳用药剂量。

老年人用药要遵循剂量的个体化原则,主要根据老年人的年龄、健康状况、体重、肝肾功能、临床情况、治疗反应等进行综合考虑。

(四)择时原则、最佳途径安全给药

择时原则即选择最佳时间服药。根据时间生物学和时间药理学的原理,选择最合适的用药时间进行治疗,以提高疗效和减少毒副作用。因为许多疾病的发作、加重与缓解多具有昼夜节律的变化,如夜间容易发生变异型心绞痛、脑血栓和哮喘,类风湿关节炎常在清晨出现关节僵硬等;药动学也有昼夜节律变化。因此,进行择时治疗时,主要根据疾病的发作、药动学和药效学的昼夜节律变化来确定最佳用药时间。

给药方法应根据病情缓急、用药目的及药物本身的性质等决定,选择给药途径有口服、舌下含服、皮下或肌内注射、或黏膜喷剂或肛管塞入、静脉注射、静脉滴入或泵入等方法。静脉用药一般应缓慢(特殊要求除外),适宜的溶液稀释,防止漏于血管外。

(五)暂停用药原则

老年人用药期间,应密切观察,一旦出现新的症状,应考虑为药物不良反应或病情进展。出现不良反应应停药,病情进展应加药。用药期间老年人出现新的症状,停药受益可能多于加药受益。因此,暂停用药是最简单、有效的干预措施之一。

(六)注意监测用药不良反应

老年人用药过程中,特别是初次用药或增加剂量时,注意监测,发现异常症状及时报告,仔细分析是否与药物相关,及时停药查明原因,及时调整用药方案。

(胡学军　梁　英　李　静)

第21章

心血管疾病营养治疗与护理

第一节　膳食因素与心血管疾病危险因素的关系

心血管疾病的危险因素多与环境因素也就是行为因素及生活方式有密切关系,膳食营养因素是其中最重要的因素。日常膳食中三大供能营养素包括蛋白质、脂肪、糖类,以及常量与微量元素等的不均衡摄入都不同程度地影响心血管疾病的发生发展。

一、膳食因素和血压

人群调查与干预研究证实,膳食中的宏量元素钠、钾、钙的摄入水平,与原发性高血压密切相关,膳食高钠低钾是高血压的重要发病因素之一,每摄入 2.3g 钠,可致血压升高 0.267kPa(2mmHg),而高钾膳食可降低血压,对轻症高血压有降压作用。膳食钙摄入量和血压呈负相关,膳食中每增加 100mg 钙摄入,平均收缩压下降 2.5mmHg,舒张压下降 1.33mmHg。

二、膳食因素和血清脂蛋白及动脉粥样硬化

1. 脂类

(1)饱和脂肪酸(SFA):膳食所含 SFA 的碳链长短不同,对血清 TC 的作用也不同。碳原子少于 12、大于或等于 18 饱和脂肪酸对血清 TC 无影响,而含 12～16 个碳原子饱和脂肪酸,如月桂酸(C12:0)、肉豆蔻酸(C14:0)、软脂酸即棕榈酸(C16:0)可明显升高血清 TC、LDL-C 水平;含 18 碳硬脂酸(C18:0)不升高血清 TC、LDL-C。降低饮食 SFA 摄入已基本无异议,我国营养学会推荐 SFA<10% 总能量。SFA 主要来源于动物性食品中的脂肪,故对肉类的摄入要加以适量限制。

(2)单不饱和脂肪酸(MUFA):在动物和人群层面进行的研究显示单不饱和脂肪酸有降低血清 TC 和 LDL-C 水平、同时升高 HDL-C 的作用,饮食中单不饱和脂肪酸主要是油酸(C18:1),含单不饱和脂肪酸多的油类有橄榄油(83%)、茶油(83.2%)、花生油(56%)、芝麻油(45%)等。以 MUFA 替换膳食中的 SFA,在降低血清 TC 和 LDL-C 的同时,尚可稍增高血清 HDL-C,对维持正常血脂有利。地中海地区居民食用橄榄油较多,虽然脂肪摄入量很高,但人群血清 TC 水平低,心血管疾病发病率、死亡率均较低;我国南方盛产茶油,实验研究发现茶油

能抗血小板凝集,减少主动脉粥样斑块的形成。建议单不饱和脂肪酸摄入量应达到 13%~15%总能量。

(3)多不饱和脂肪酸(PUFA):食物中最常见的多不饱和脂肪酸主要包括亚油酸和亚麻酸,以及 EPA(二十碳五烯酸)和 DHA(二十二碳六烯酸)等。膳食 PUFA 替换 SFA 可使血清TC 和 LDL-C 水平下降。亚麻酸含量较多的是亚麻油,植物油中豆油、花生调和油稍高。亚油酸则广泛存在于各种植物油中。有研究表明,过多摄入多不饱和脂肪酸会降低体内 HDL-C水平,增加某些肿瘤风险。体外试验发现多不饱和脂肪酸增加 LDL 的氧化作用,可能会增加心血管疾病的危险性,所以 PUFA 的推荐摄入量不宜超过 7%~10%总能量。

(4)多不饱和脂肪酸与饱和脂肪酸之比:饮食中增加多不饱和脂肪酸,即亚油酸、亚麻酸和花生四烯酸的含量,同时减少饱和脂肪酸的供给,血清胆固醇水平有中等程度的下降,并有降低血液凝固的趋势。但多不饱和脂肪酸(P)与饱和脂肪酸(S)之比,即 P/S 比值更为重要。当前推荐 P/S 比值范围是 1:1~2:1。当摄入饱和脂肪酸增高时,血液胆固醇水平上升,而增加亚油酸可阻止胆固醇增高。常见食物的脂肪含量及其脂肪酸构成见表 21-1。

表 21-1　食物的脂肪含量及其脂肪酸构成

食物名称	脂肪含量 (g/100g 可食部)	脂肪酸构成(占脂肪总量%)			
		SFA	MFA	PFA	其他
猪油	99.6	43.2	47.6	8.9	
牛油	99.7	61.8	34.0	4.5	
羊油	99.7	57.3	36.1	5.3	
鸡油	99.7	25.9	45.8	26	2.2
鸭油	99.7	29.3	15.7	15.0	
黄油	98.8	56.2	36.7	6.3	
豆油	99.9	15.9	24.7	58.4	0.8
茶油	99.9	10.0	78.8	11.1	0.8
玉米油	99.2	14.5	27.7	56.8	1.1
花生油	99.9	18.5	40.8	28.3	0.9
芝麻油	99.7	15.3	38.3	4.9	
菜子油	99.9	3.6	82.8	14.0	
棉子油	99.8	24.3	27.0	44.7	0.7
棕榈油	100	43.4	44.4	12.1	
猪瘦肉	6.2	34.9	48.8	13.8	2.5
猪肥肉	90.4	41.7	49.7	8.7	
猪舌	18.1	37.6	49.3	12.4	0.2
猪肝	3.5	43.2	27.3	26.0	2.1
猪肾	3.2	42.0	33.1	21.6	1.2
猪肚	5.1	51.0	39.9	8.6	0.3
牛瘦肉	2.3	51.8	43.1	5.0	
羊瘦肉	3.9	48.2	38.3	14.3	0.7
兔肉	2.2	40.9	26.2	32.7	0.7

食物名称	脂肪含量（g/100g 食部）	脂肪酸构成（占脂肪总量%）			
		SFA	MFA	PFA	其他
牛奶	3.2	53.8	36.3	7.5	1.5
全脂奶粉	21.2	58.3	29.4	5.9	2.3
羊奶	3.5	66.0	29.3	4.0	
鸡脯肉	5.0	34.6	41.3	24.6	0.8
鸭脯肉	1.5	30.2	50.0	19.5	0.3
鸡蛋粉	36.2	29.9	38.3	29.1	
鸡蛋黄	28.2	36.8	49.5	11.8	2.1
大黄鱼	2.5	39.4	38.5	16.4	6.3
带鱼	4.9	44.9	37.2	12.8	5.4
草鱼	5.2	27.0	39.4	23.6	4.0
鲤鱼	4.1	27.9	45.7	20.6	1.6
鲫鱼	2.7	29.0	43.1	25.3	1.2
对虾	0.8	35.9	28.2	12.1	18.3

（5）膳食胆固醇：人体内的胆固醇来自外源性和内源性两种途径，外源性占 30%～40%，直接来自于膳食，其余由肝合成。当膳食中摄入的胆固醇增加时，不仅肠道的吸收率下降，而且可反馈性地抑制肝 HMG-CoA 还原酶的活性，减少体内胆固醇的合成，从而维持体内胆固醇含量的相对稳定。但这种反馈调节并不完善，故胆固醇摄入太多时仍可使血中胆固醇含量增高。有研究表明增加 25mg 的食物胆固醇，血胆固醇升高 1mg/dl。脂肪有助于胆固醇的吸收，故低胆固醇饮食同时应为低脂肪饮食。值得注意的是，个体间对膳食胆固醇摄入量的反应差异较大，影响这种敏感性的因素主要有膳食史、年龄、遗传因素及膳食中各种营养素之间的比例等。一般正常成年人，膳食胆固醇摄入量以不超过 300 mg/d 为宜，但美国新版膳食指南已经取消了对胆固醇摄入限制。

磷脂是一种强乳化剂，可使血液中胆固醇颗粒变小，易于透过血管壁为组织利用，使血浆胆固醇浓度减少，避免胆固醇在血管壁的沉积，故有利于防止动脉粥样硬化的发生。

（6）反式脂肪酸：在食物中的主要来源是人造黄油和起酥油，是一些食品加工业所需要的添加剂。反式脂肪酸升高血清 LDL-C 的作用接近于饱和脂肪酸，且降低 HDL-C 水平，使 TC/HDL-C 比值增高，LDL-C/HDL-C 比值增加，可增加冠心病发病风险。所以建议多选用植物油，尽量避免用含反式脂肪酸或饱和脂肪酸多的油脂，其在膳食中的摄入量常与饱和脂肪酸合并计算，不超过总能量的 10%，或者反式脂肪酸摄入小于 1% 总能量。

2. 总能量和糖类　高糖类膳食能引起血清 TG、TC、LDL-C 水平升高，高密度脂蛋白胆固醇（HDL-C）下降，尤其是能量密度高、缺乏维生素的单糖或双糖类如蔗糖和果糖易使 TG 升高。我国居民饮食中糖类含量较高，人群中高 TG 血症比较常见。冠心病患者中多存在肥胖、超重、血 TG 增高，通过限制能量摄入或增加消耗而使体重降低时，可使 HDL-C 上升，对冠心病患者有利。

增加体力运动现已被列为健康生活方式的重要内容，持之以恒的中等强度体力运动如每天快步走、慢跑 30 分钟、骑自行车、游泳、做操等，不但有助于控制体重，还有利于降低其他危险因素。

3. 可溶性膳食纤维　可缩短食物通过小肠的时间,减少胆固醇的吸收;在肠道与胆酸形成络合物,减少胆酸重吸收。高纤维饮食可使血浆胆固醇降低,因高纤维可使胆固醇绝大部分转变成胆酸,少量进入血液循环;而低纤维素时仅少量胆固醇变成胆酸,绝大部分进入血液,使血清胆固醇增高。因此,食物纤维对脂质代谢、糖类代谢和预防动脉粥样硬化都具有良好的作用,尤以果胶、树胶和木质素降胆固醇效果最好。高膳食纤维摄入与冠心病的危险性大幅度下降有关。可溶性膳食纤维的食物来源有燕麦、大麦、荚豆类及富含果胶的水果。

4. 植物固醇　是构成细胞膜的重要成分,其分子结构与胆固醇相似,竞争性抑制作用可促使胆固醇从粪便中排泄。植物固醇竞争性地占据微粒内胆固醇的位置,可妨碍胆固醇吸收。食物来源有黑麦、坚果、芝麻、葵花子、玉米、胡萝卜、苹果等。

5. 维生素

(1)维生素 E:人群和动物实验研究证实,维生素 E 有预防动脉粥样硬化和冠心病的作用。维生素 E 预防动脉粥样硬化作用的机制可能与其抗氧化作用有关,即减少脂质过氧化物质的形成。除了氧化还原特性外,维生素 E 还可能通过抑制炎症因子的形成和分泌,以及抑制血小板凝集而发挥抗动脉粥样硬化的作用。

(2)维生素 C:在体内参与多种生物活性物质的羟化反应,包括参与肝胆固醇代谢成胆酸的羟化反应,促进胆固醇转变为胆汁酸而降低血中胆固醇的含量。维生素 C 参与体内胶原的合成,降低血管的脆性和血管的通透性;大剂量的维生素 C 可加快冠状动脉血流量,有利于保护血管壁的结构和功能,从而防治心血管疾病。

(3)B 族维生素:血浆同型半胱氨酸是动脉粥样硬化的独立危险因素。同型半胱氨酸是蛋氨酸的中间代谢产物,同型半胱氨酸在转变成蛋氨酸和胱氨酸过程中需要叶酸、维生素 B_{12} 和维生素 B_6 作为辅酶。有研究认为当叶酸、维生素 B_{12} 和维生素 B_6 缺乏时,血浆同型半胱氨酸浓度增加。膳食中补充叶酸、维生素 B_{12} 和维生素 B_6 可降低高血浆同型半胱氨酸对血管的损伤。

三、心血管疾病营养治疗原则

医学营养治疗(MNT)的目标是控制血脂、血压、血糖和体重,降低心血管疾病的危险因素的同时增加保护因素。营养治疗和咨询包括客观的营养评估、准确的营养诊断、科学的营养干预(营养教育)、全面的营养监测。

针对患者危险因素进行个性化指导,提出膳食建议:

1. 蔬菜和水果　足够摄入,至少 400g/d,最好 800g/d。蔬菜 500～600g/d,水果 200～300g/d。每天选择不同颜色的蔬菜和水果,保障微量营养素平衡。如果喝果汁,每天不超过 1 杯(150ml)。

2. 全谷类和膳食纤维　通过食物摄入,并限制精制淀粉摄入,尤其是含糖饮料。

3. 膳食脂肪　用不饱和脂肪(花生油、豆油、橄榄油、葵花子油、葡萄子油等植物油)代替饱和脂肪(猪油、黄油等动物油),尽量减少摄入肥肉、肉类食品和奶油;避免反式脂肪酸(氧化植物油),少吃含有人造黄油的糕点,含有起酥油的饼干和油炸油煎的食品。

4. 盐　每天不超过 5g 盐(2000mg 钠),包括味精、防腐剂、酱菜、调味品中的食盐。减少加工食品、烟熏食品、面包等的摄入。

5. 蛋白质　用鱼、禽肉、坚果和大豆代替红肉/畜肉或加工肉类。

6. 乳制品　无特殊要求,尽管是蛋白质和钙的良好来源,但多摄入无益。

7. 酒　饮酒应适量。男性 20～30g/d,相当于 50 度白酒 50ml(50g,一两),或 38 度白酒 75 ml,或葡萄酒 250 ml(一杯),或啤酒 750 ml(一瓶)。女性 10～20g/d 乙醇。隔 2 天喝 1 次。不饮酒者,不建议适量饮酒。孕妇、儿童和青少年禁忌饮酒。乙醇量(g)＝ 饮酒量(ml)× 乙醇含量(％)×0.8(乙醇密度)。

8. 维生素和矿物质补充剂　平衡膳食不需要补充,除非有缺乏。

9. LDL-C 高的患者　鼓励使用适量植物固醇和固醇酯。

第二节　心血管疾病的营养治疗与护理

高血压是最常见的心血管病,是全球范围的重大公共卫生问题,是冠心病、脑卒中和早死的主要危险因素。高血压非药物治疗包括改善生活方式,消除不利于心理和身体健康的行为和习惯,以减少高血压和其他心血管疾病的发病危险。推荐生活方式如下,可作为高血压辅助或常规治疗:限盐、限酒,如体重超标则减重,有氧运动,维持足够饮食钾、钙和镁摄入,降低饮食饱和脂肪和胆固醇摄入,戒烟等。

一、高　血　压

1. 适当限制钠盐的摄入　是防治高血压的重要措施。钠对高血压的反应存在着个体差异,有 30％～50％患者对食盐的变化较为敏感,包括老年人、高血压或糖尿病患者。中度限钠至 70～100mmol/d(相当于 1.5～2.5g 钠或 4～6g 食盐),血压即可下降。有时血压下降虽不明显,但可减轻头痛、胸闷等症状,可减少血压的不稳定性。高血压患者可根据病情给予不同程度的限钠膳食,对大多数高血压患者,建议食盐控制在 2～5g/d(相当于每月用盐 1～3 两)的水平。除食盐外,还要降低其他钠的来源,包括用盐腌制的食物,如咸蛋、咸鱼、腊肉、酱菜;食物本身所含的钠;加工时添进去的钠,如味精、发酵粉、食用碱、磷酸二氢钠等。

2. 相对增加钾的摄入量　钠钾比值超过 6 的人,几乎都有高血压,比值在 2 或 3 以下较为理想。钾能对抗钠的不利作用,因此建议钾的摄入量要充足,每日摄钾约 90mmol(相当于 3.5g 钾)。临床上在低钾血症时才考虑药物补钾。一般主张从天然食物,特别是多吃蔬菜和水果来避免钾的不足。

3. 控制膳食总能量及增加体力活动　造成肥胖的原因之一是能量相对过剩,增加体育运动,适当限食,维持理想体重,是预防高血压的主要措施之一。

理想体重(kg)＝[身高(cm)－100]×0.9;BMI 指数是身体质量指数,简称体质指数(body mass index)。体质指数(BMI)＝体重(kg)/身高(m)^2,成人的 BMI 数值范围为,过轻≤18.5,正常 18.5～23.9,超重 24～27.9,肥胖≥28,是目前国际上常用的衡量人体胖瘦程度及是否健康的一个标准。

维持理想体重,是心血管疾病营养治疗的目标。饮食摄入能量过多,可引起单纯性肥胖,肥胖者血胆固醇合成增高。限制能量,体重下降,血清胆固醇和三酰甘油也显著下降。另外,能量在三餐中的分配对血清胆固醇有影响,如把全天能量过多地集中于某一餐,可使高脂血症发病率增高。肥胖者冠心病发病率显著增高,通常能量每消耗 28kJ(6.8kcal),体重降低 1g。但增加能量供给的同时加大活动量,对机体无任何影响,不会导致血脂和胆固醇升高。

4. 控制脂肪和胆固醇的摄入 脂肪供给应控制在 40~50g/d。同时患高脂血症及冠心病者,更应限制动物脂肪(如动物油、肥肉等)摄入。如长期食用高胆固醇食物,可形成高脂蛋白血症,促使脂质沉积,加重高血压。膳食胆固醇应控制在 300mg/d 以内。

5. 蛋白质的质与量满足需要 理想体重每千克给予 1g/d 蛋白质,多选择鱼类、大豆及其制品作为蛋白质来源,对防治高血压与脑卒中有利。

6. 限制饮酒 现已明确乙醇是高血压和脑卒中的独立危险因素。由于乙醇对血压的不利影响,高血压患者以不饮酒为宜。

7. 其他 茶叶中除含多种维生素与微量元素外,还含有茶多酚,有利尿与降压作用。但不宜饮浓茶。中医学推荐患者多选用芹菜、洋葱、大蒜、胡萝卜、马头芹、荠菜、莼菜、刺菜、菠菜、荸荠等蔬菜。还可选用山楂、西瓜、桑椹、香蕉、柿子、苹果、桃、梨、橘等水果,以及菊花、海带、木耳、草菇、玉米须等。

总之,高血压患者的膳食是在限制能量的平衡膳食基础上,减少食盐、增加含无机盐与维生素的蔬菜、水果、干鲜豆类、奶和鱼类。

二、冠 心 病

冠心病是冠状动脉粥样硬化性心脏病的简称,普遍认为高脂血症、高血压病、糖尿病、吸烟、肥胖和缺少体力活动是致病的危险因素。脂质代谢紊乱和动脉壁功能障碍是发生动脉硬化的重要因素。临床上高脂蛋白血症可继发于动脉粥样硬化,而高脂蛋白血症又可促进动脉粥样硬化的发生和发展,两者互为因果有密切关系。对冠心病的防治应采取综合措施。由于多种危险因素与膳食有关,故合理地调整膳食是预防和治疗冠心病的主要措施之一。

冠心病的营养治疗原则:减少能量摄入以控制体重,减少脂肪总量及饱和脂肪酸和胆固醇的摄入量,增加多不饱和脂肪酸,限制单糖和双糖摄入量,供给适量的矿物质及维生素。

1. 能量 以维持理想体重为宜。中年以后随着年龄的增长,体力活动和日常其他活动相对减少,基础代谢率也不断下降,因此每天所需的能量也相应减少。若有超重,应减少能量的供给以降低体重。30 岁以上＞15% 过重,30 岁以下＞标准体重 10% 为过重,＞标准体重 20% 为肥胖。蛋白质占总能量 13%~15%、脂肪＜20%、糖类 65% 左右为宜。有高胆固醇血症者,脂肪比例可降至 16%,高三酰甘油血症者,糖类应控制在 55% 上下。切忌暴饮暴食,避免过饱,最好少量多餐,每天 4~5 餐。

2. 控制脂肪 减少膳食中脂肪的总量,特别是饱和脂肪的量。从防治冠心病的角度,建议脂肪热能应占 20%~25%,不超过 30% 为宜。除脂肪的量以外,脂肪的来源更为重要,动物脂肪比植物油对冠心病的危险性大,因为动物脂肪含胆固醇和饱和脂肪酸多,植物油含较多的多不饱和脂肪酸。故日常饮食中多用植物油,作为预防饮食时,P/S 比值应＞1;治疗饮食时,多不饱和脂肪酸为 15~20g/d,P/S 比值应＞2.0;禁用动物脂肪高的食物。

3. 限制胆固醇 膳食中胆固醇的摄入量,建议每天每 1000kcal 用 100mg 以下,或成年人总量减少到平均 300mg 以下。对严重高胆固醇血症的患者,可限制到每日 200mg,即作为预防饮食时限制在 300mg/d 以下,治疗饮食低于 200mg/d;禁用高胆固醇食物。

4. 糖类 采用复合糖类,控制单糖和双糖的摄入。复合糖类所提供的热能比应占总热能 60%~70%。食物来源可选择谷类、蔬菜和水果,少用精制糖及其制品。肥胖者主食应限制,可适当多食用粗粮、蔬菜、水果等含纤维素高的食物,对防治高脂血症、糖尿病等均有益。

5. 蛋白质　蛋白质按劳动强度供给,其中轻度体力劳动为 1.2g/kg;极重度体力劳动可达 1.5g/kg,动物蛋白占蛋白总量 30%,适当增加植物蛋白摄入。冠心病饮食蛋白质应占总能量 15%,尽量多用黄豆及其制品,如豆腐、豆干、百叶等,其他如绿豆、赤豆也很好;因豆类含植物固醇较多,有利于胆酸排出,且被重吸收量减少,胆固醇合成随之减少。鱼类中河鱼或海鱼,大部分含胆固醇较低,如青鱼、草鱼、鲤鱼、甲鱼、黄鱼、鲳鱼、带鱼等胆固醇含量<100mg%,所以每天吃 250g 鱼,其胆固醇含量<300mg/d,故鱼油脂肪在防治冠心病中有重要的价值。牛奶含抑制胆固醇合成因子,故冠心病患者不必完全禁用牛奶。鸡蛋对冠心病的影响,主要是蛋黄中的胆固醇,1 只鸡蛋约含 250mg 胆固醇;健康人每天增加 1 只鸡蛋,不影响血胆固醇。事实上适量吃鸡蛋有益无害,但不宜多吃。

6. 供给充足维生素和矿物质　多食用新鲜绿叶蔬菜,深色蔬菜富含胡萝卜素和维生素 C。蔬菜体积大可饱腹,含粗纤维多,减少胆固醇吸收。水果含能量低,维生素 C 丰富,含有大量果胶,山楂富含维生素 C 和胡萝卜素外,还有黄酮类物质,有显著扩张冠状动脉和镇静作用,多聚黄烷有降压强心功能。海藻类,如海带、紫菜、发菜及黑木耳等食物富含蛋氨酸、钾、镁、铜、碘,均有利于冠心病治疗,但蛋氨酸不宜过多。

7. 食物选择

(1)可用食物:粮食类、豆类及其制品(如豆浆)、蔬菜、水果,酸牛奶、脱脂牛奶、鸡蛋清、全蛋(每周限 3 个蛋黄,如不用蛋黄,每周可用 3 次 50g 肝或内脏)、鲳鱼、黄花鱼、去皮鸡肉、小牛肉、野禽及猪瘦肉。鲜蘑菇、香菇、大豆蛋白、豆浆、豆制品、赤豆、绿豆、豌豆、毛豆、菜豆、大蒜、大葱、韭菜、海带、芹菜、茄子、黑木耳、核桃仁、芝麻等均有降脂作用。

(2)限制食物:去掉可见脂肪的牛羊肉及火腿、除小虾外的贝类等。

(3)禁用食物:含动物脂肪高的食物,如肥猪肉、肥羊肉、肥鹅、肥鸭、剁碎的肉馅;高胆固醇食物,如猪皮、猪爪、带皮蹄膀、肝、肾、肺、脑、鱼子、蟹黄、全脂奶油、腊肠;含高能量及高糖类食物,如冰淇淋、巧克力、蔗糖、油酥甜点心、蜂蜜、各种水果糖等,均为体积小产热高的食物;刺激性食物,如辣椒、芥末、胡椒、咖喱、大量酒、浓咖啡等。肥胖者少用限量以外的精制糖、巧克力。

三、心 肌 梗 死

心肌梗死是冠心病中最为严重的类型,约有 95% 以上由冠状动脉粥样硬化所致。饱食、酗酒、便秘等常见饮食相关因素都可诱发。心肌梗死发生后的营养治疗要根据病情分阶段进行。

1. 限制能量摄入　能量摄入不宜过高,以减轻心脏负担。发病初期能量给予 2.1~3.6MJ(500~800kcal),总容量 1000~1500ml,进食内容包括米汤、藕粉、去油肉汤、淡茶水、温果汁、菜汁、蜂蜜水等流质饮食。此阶段应避免胀气或带刺激性的食物,如豆浆、牛奶、浓茶和咖啡。少量多餐,分 5 或 6 次喂食,以避免膈肌抬高加重心脏负担,食物亦不宜过热过冷,以防引起心律失常。这阶段应完全卧床休息,进食可由他人协助。

2. 饮食应营养平衡,清淡且易于消化　病情好转后可选用低脂半流质软食,能量给予 4.2~6.3MJ(1000~1500kcal),可选用适量瘦肉末、鸡肉末、鱼类、低脂奶、豆浆、碎菜、煮水果等。病情稳定后,逐步恢复,可进展到第二步膳食方案,膳食既要提供平衡的营养,以改善机体的营养状态,又要坚持低脂、低 SFA、低胆固醇的原则,以防血脂增高、血液黏度增加。另外,仍应少食多餐,避免过饱。还要保持大便通畅,大便时勿过于用力。

3. 注意水和电解质平衡　食物中水的含量与饮水及输液一并考虑,以适应心脏的负荷能力。患者如伴有高血压和心力衰竭,应限制钠盐,但临床上亦观察到急性心肌梗死发生后,有尿钠的丢失。低钾血症易导致心律失常,高钾亦对心脏不利,故应根据血液生化指标予以调整。镁对缺血性心肌有良好的保护作用,故膳食中应含一定量的镁,成人镁的适宜摄入为 300~450mg/d。镁的食物来源为有色蔬菜、小米、面粉、肉、海产品、豆制品等。

四、成年人心力衰竭

心力衰竭是指心肌收缩功能明显减退,引起一系列严重反应,患者常有四肢水肿、胸腔积液、心悸气短、咳嗽、咯血、发绀等临床症状。膳食治疗的目的是减轻心脏负荷,同时供给心肌充足的营养,保护心脏功能,还应注意调解水和电解质的平衡,预防和减轻心力衰竭及水肿程度。

1. 限制能量　急性心力衰竭 2~3 天内以流质为主,总能量 500~800kcal/d,液体量约为 1000ml。可进食藕粉、米汤、菜水、去油过筛肉汤、淡茶水、红枣泥汤等。应少量多餐,避免 1 次量过多,以防止引起心律失常。凡气胀、刺激性的流质饮食不宜吃,如豆浆、牛奶、浓茶、咖啡等。还应结合血电解质及病情变化,调整饮食中钾、钠供给。

2. 少量多餐　每天 5 餐,避免过饱引起胃肠过度充盈,抬高横膈,而增加心脏负担,诱发心律失常或心绞痛等不良后果。

3. 饮食选择　随病情好转,可改为半流质饮食,总能量宜 1000kcal/d 左右。选择清淡易消化吸收的食物,如鱼类、鸡蛋清、瘦肉末、碎嫩蔬菜、水果、面条、馄饨、粥等,仍应注意少量多餐,不宜过热过冷,保持大便通畅,排便时不宜用力过大。

4. 对症处理　随着病情好转,患者逐渐恢复活动,饮食可逐渐增加或进软食。可遵循低脂、低胆固醇、高多不饱和脂肪酸原则。若伴有高血压或充血性心力衰竭时应限钠盐。肥胖者应控制总能量及糖类,使体重逐渐下降,尤应避免饱餐,特别是进食大量脂肪可诱发心肌梗死,可能与餐后血脂增高、血液黏滞度增加引起局部血流缓慢,血小板易于凝集而导致血栓形成有关。

5. 限制钠盐　预防和减轻水肿,应根据病情选用低盐、无盐、低钠饮食。低盐即烹调时食盐 2g/d;食盐含钠 391mg/g,或相对于酱油 10ml。副食含钠量应低于 1500mg/d。无盐即烹调时不添加食盐及酱油,主副食中含钠量<700 mg/d。低钠即除烹调时不添加食盐及酱油外,应用含钠在 43.5mmol 以下的食物,主副食含钠量<500 mg/d。大量利尿时,应适当增加食盐的量以预防低钠综合征。

6. 限制水分　心力衰竭伴有水肿时,宜限制液体量为 1000ml/d。如果钠摄入量已减少,排出已增加,则不必严格限制液体摄入量,可供给 1500~2000ml/d,以解除口渴感并使患者舒适为宜。

7. 蛋白质　按体重 1g/(kg·d),宜 50~70g/d,心力衰竭较严重时,宜 0.8 g/(kg·d)。因蛋白质食物特殊动力作用高,可能增加机体代谢,故应给予不同程度的限制。

8. 糖类　按 300~350 g/d 供给,因其易于消化,在胃中停留时间短,排空快,可减少心脏受胃膨胀的压迫。宜选食含淀粉及多糖类食物,避免过多蔗糖及甜点心等,以预防气胀、肥胖及血三酰甘油升高。

9. 脂肪　肥胖者应注意控制摄入量,宜按 40~60g/d。因脂肪产能量高,不利于消化,在胃内停留时间较长,使胃饱胀不适;过多的脂肪抑制胃酸分泌,影响消化,并可能包绕心脏、压迫心肌,或腹部脂肪过多使横膈上升,压迫心脏感到闷胀不适。

10. 维生素及矿物质　钙与心肌收缩性密切相关。给予适量的钙在心力衰竭的治疗中具有积极的意义。心力衰竭患者的尿镁排出增多、镁的浓度降低进一步加重病情,并诱发洋地黄中毒,故膳食中应增加镁的摄入。此外应给予充足的维生素,特别是维生素 C 和维生素 B 族维生素。最好多食鲜嫩蔬菜、绿叶菜汁、山楂、草莓、香蕉、梨、橘子等以补充足够维生素,保护心肌功能,增强机体抵抗力;应注意补充钾,因慢性心力衰竭均有继发性醛固酮症,用排钾性利尿药和洋地黄等,使胃肠淤血、食欲减退、钾盐摄入量减少,故应选择含钾较多的产品,如干蘑菇、紫菜、川东菜、荸荠、红枣、香菜、菠菜、苋菜等绿叶蔬菜及谷类等含钾丰富的食物。

11. 可用食物　心力衰竭时肝及消化道淤血,消化功能减弱,故应选择体积小易消化的食物,如大米、面粉;除含钠高的芹菜、青萝卜、油菜苔、牛皮菜、空心菜、茼蒿菜、草头等蔬菜外其他蔬菜及瓜,茄类均为首选。水果或鲜果汁可以食用。猪肉、鸡肉、牛肉、鱼肉中含中等量的钠,摄入量应<120 g/d;鸡蛋可吃 1 个,牛奶 200ml,最好用豆浆替代牛奶;饮食应以半流质饮食或软食为主。

12. 禁用食物

(1)含钠丰富食物:如用苏打、发酵粉、碱制作的馒头、饼干、面包等点心,肉松、咸菜、汽水、啤酒等,另外挂面、猪肾、海味、乳酪、奶油、松花蛋、香豆干、番茄酱、味精、香肠、火腿、咸鱼、腐乳、雪菜等腌制品也不宜食用。

(2)禁忌食用:刺激性大、产气多、含嘌呤高的食物,如浓茶、高度酒、干豆、葱、辣椒、鱼肉浓汁等,以免刺激心脏。

五、小儿充血性心力衰竭

小儿充血性心力衰竭是儿科常见心脏急症,因心脏不能泵出足够血液以满足身体需要,约有 20% 心脏病患儿可能会发生心力衰竭。合理营养和饮食对治疗和康复都有重要意义。目的是控制水钠潴留,减轻心脏负担,提供机体必需的营养物质,促进心功能早日康复。

1. 限制钠盐摄入　是控制小儿心力衰竭最有效的方法,摄入量取决于心力衰竭严重程度,钠盐应控制在 1g/d 以下,但有水肿和阵发性呼吸困难时,应限制在 0.5g 以下;婴幼儿应控制在 0.25～0.5g/d。可用低钠食物,如大米、麦片、无碱面条、鸡蛋、瘦肉、牛奶、花菜、冬瓜。烹调时不加盐,禁用腌酱食品及含钠高的蔬菜,如菠菜、苋菜、空心菜等。

2. 在用低钠饮食时,可不必严格限制进水量　实际上摄入液体可促进排尿,减轻水肿。严格限制钠摄入时,摄入水分 1000～1250ml/d,则钠和水的净排出量高,但超过 1500ml 则钠和水的排出量不增加,故液体摄入应控制在 500～1000ml。严重心力衰竭,尤其是伴有肾衰竭者,在用低钠饮食时,必须适当控制水分摄入,摄入量在 500ml 左右,并用药物治疗。

3. 适当增加电解质,尤其是钾摄入　患儿食欲不佳,吸收不良,钾摄入减少,而利尿药增加钾的排出,易发生低钾血症。故及时补钾尤为重要,可选高钾低钠食物,如黄豆、豌豆、冬菇、腐竹等。另外,补充维生素和其他矿物质及微量元素,如镁、碘、钙等。新鲜水果中含有丰富维生素和矿物质,尤其是钾、镁高,钠含量低,如香蕉、橘子、枣、番木瓜等。

4. 选用易消化、富含蛋白质和能量食物　以满足小儿生长发育需要,婴幼儿蛋白质 2.5～3.5g/(kg·d),年长儿 1.5～2.0g/(kg·d),避免油煎食品,可选流质、半流质及软食,食物应富含维生素,必要时口服补充 B 族维生素和维生素 C,采用少量多餐,以减轻心脏负担。

第三节　心血管疾病的膳食预防

心血管疾病的膳食预防涉及对所有可调控因素的控制,包括减重、戒烟、调脂、生活方式调整及饮食控制等。饮食预防是重要和积极的措施之一,具体膳食建议如下:

(1)平衡能量摄入与体力活动,以达到维持合适体重。建议成人每周大部分时间每天累计体力活动 30 分钟以上,正在减肥者及儿童每天至少 60 分钟体力活动。

(2)饮食富含蔬菜和水果,可降低血压并改善其他危险因素,尤其是脑卒中的危险性较低。推荐深色蔬菜,尽量不摄入市售果汁,因不含膳食纤维;推荐能保留营养素和膳食纤维而不增加额外能量、糖、盐、SFA 与反式脂肪酸的烹调方法如煮、蒸、氽、焯等。

(3)适量进食全谷和高纤维食品:膳食纤维能延缓胃排空,增加饱腹感,导致总能量摄入减少。可溶性膳食纤维中度降低 LDL-C 水平,增加短链脂肪酸合成,从而减少内源性胆固醇产生。不溶性膳食纤维能减少心血管病危险,并防止便秘。摄入的谷类至少一半来自全谷及其制品。

(4)每周至少吃 2 次鱼,尤其是深海鱼。因富含 ω-3 多不饱和脂肪酸 EPA 和 DHA,可降低成人冠心病发病率和猝死风险。取代肥油和全脂奶等含高 SFA 或反式脂肪酸的食物。

(5)限制饱和反式脂肪酸和胆固醇的摄入:建议能量摄入中总脂肪酸占 25%～35%(我国要求<25%,饱和脂肪<7%,反式脂肪<1%,胆固醇<300mg/d),PUFA 与 MUFA 可降低发生冠心病的危险。选择瘦肉和蔬菜、脱脂和低脂(1%脂肪)奶制品、豆类或鱼类代替肉类,少用氢化脂肪、油炸或烘烤的食物。

(6)尽量减少含糖饮料和食物的摄入,以减少总能量,防止体重增加。液体形式摄入的能量产生饱腹感不如固体形式,所以不利于保持体重。

(7)选择低盐或无盐食物:有助于预防高血压,也可增强降压药的效果,减低动脉硬化与心力衰竭的风险。因钠摄入与血压之间存在量效关系,而高钠食物十分普遍,建议将钠摄入量限制在 2.3g/d 或食盐 6g/d。

(8)节制饮酒:过量饮酒增加心血管病的风险,因此不建议大量饮酒,如饮酒,需将饮酒量限制在男性不超过 2 杯/日,女性不超过 1 杯/日,最好在进餐时饮用,品种以红葡萄酒较好。

(9)在外进餐时,也应遵循饮食和生活方式指南。外卖食物,尤其是快餐含有很高的 SFA、反式脂肪酸、胆固醇、添加的盐和糖类、而膳食纤维与微量营养素含量很低。如要保证健康的饮食,就必须注意在外进餐食物的选择。

(10)不建议额外使用抗氧化维生素制剂或其他添加剂(如硒)预防心血管病。临床试验尚未证实它们的益处,但富含这些成分的植物性食物如水果、蔬菜、全谷、植物油推荐食用。

(11)补充叶酸及维生素 B_6、维生素 B_{12},降低血中同型半胱氨酸水平从而降低心血管病风险,目前仍在进行实验研究,尚无充足的证据可以推荐。

(徐　静　张　丹)

第22章

心脏康复

心血管病是世界范围内成人的主要死亡和致残原因。在我国,心血管病也是主要的死亡原因,《2013 中国卫生和计划生育统计年鉴》显示,心脏病是引起城市居民疾病死亡的第二位原因。其中冠心病患病率在全世界范围内不断上升,据 WHO 2004 年全球疾病负担报告估计,到 2020 年冠心病仍将为第一位致死和致残的病因。由于急性心肌梗死的死亡减少,心血管病存活患者增多,导致这一人群对心脏康复(cardiac rrehabilitation,CR)的更大需求。心脏康复雏形在 20 世纪 50 年代开始成形,主要着重于功能的恢复。冠心病的康复可分为三期:院内康复期、院外康复早期康复或门诊康复及院外长期康复期。如今,在世界范围内,心脏康复被大多数心血管疾病协会作为 I 级推荐。心脏康复也逐步发展为一种可接受的治疗方法。我国以心脏康复为代表的脏器康复迎来了快速发展的重要历史机遇,做好心血管疾病的预防和康复功在当代,利泽千秋。

第一节　概　　述

一、心脏康复的概念

WHO 对心脏康复的定义是"使冠心病患者恢复到适当的体力、精力和社会适应能力,使其通过自己努力,尽可能地恢复正常生活"。心脏康复涵盖了心血管医学、康复医学、营养学、运动医学、心理学的内容,包含对疾病的危险评估、个体化运动方案制订、心脏危险因素控制及患者的教育和咨询,要求患者通过自身的努力,使躯体、心理、社会、职业和情感恢复到最佳状态,并在社会中维持正常的角色地位并积极的生活。目前心脏康复已经被认为是心血管疾病患者能够得到持续治疗的关键。

二、心脏康复对象的扩展

近年随着冠状动脉溶栓术、经皮冠状动脉腔内血管成形术(PTCA)、冠状动脉旁路移植术(CABG)等技术的开展,心脏康复的适应证已逐渐扩展,急性心肌梗死、心绞痛、急性冠脉综合征(ACS)、PTCA 或 CABG 后、先天性心脏瓣膜病、高血压、充血性心力衰竭等均已得到学术界广泛认可,目前不再仅仅针对年纪较轻的或心脏手术后患者,而是扩大到所有心血管疾病患者。国际上通常认为心脏康复适用于既往 1 年内发生过下列心血管事件的患者：① AMI/ACS；②冠状动脉旁路移植术；③经皮冠状动脉介入治疗；④慢性稳定型心绞痛；⑤心脏瓣膜修补术或置换术；⑥心脏移植或心肺联合移植；⑦心脏起搏器植入术后。主要包括 1 年内具有以下一种或多种情况的患者：心肌梗死、ACS、PTCA 或 CABG 后、稳定型心绞痛、心脏瓣膜手术，并延展至心脏或心肺移植、慢性心力衰竭和外周动脉疾病（间歇性跛行）等。

三、心脏康复防治心血管疾病的机制

大量研究证实，以运动为核心的心脏康复对心脏的适应性和血管调节能力具有重要作用。适当的运动能使心肌收缩协调性增加，心肌收缩力增加，心排血量随之也增加；还可使周围静脉张力增加，弹性增强，回心血量增加，前负荷增加，心排血量增加。无论有氧运动还是无氧运动均可激活纤溶系统，提高血液纤溶蛋白活性，降低纤溶抑制，降低血小板黏滞力和血液黏度。国内外研究证实，运动可引起人类冠状动脉结构和功能的变化。运动可刺激干细胞动员，达到干细胞自体动员的效果。在密切监测的情况下，AMI 患者的康复计划可以从发病后 14 天开始实施，至少持续 6 个月，康复训练不会产生心功能的不良影响和严重的心血管并发症。Achnien 等建议在冠心病患者中开展全程、规律的心脏运动康复，可改善患者预后及维持良好的生活方式。目前对心脏康复治疗改善冠心病患者预后的机制，也有新的发现。证实心脏康复可以降低动脉僵硬度，降低外周血压及心率。Fukuda 等发现，心脏康复治疗有抗炎作用，在运动能力得到改善的同时，血清中炎症因子，包括 C 反应蛋白、血清淀粉样蛋白 A 及正五聚蛋白-3 的水平均降低，而这些炎症因子在冠心病发生发展过程中扮演着重要角色。心脏康复同样能够改善慢性稳定型心绞痛患者的生活质量。

四、护士在心脏康复中的角色与作用

1. 第 1 期——院内康复期护士角色 第 1 期为院内康复期，分为患者早期病情评估、健康知识宣教、运动康复、日常生活指导及出院计划四部分。

（1）病情评估：咨询者、计划者、协调者。在整个患者住院期间，护士可根据患者病情变化、药物治疗情况做出护理评估，提出护理诊断，采取相应的护理干预后，在患者出院前进行护理评价。

（2）健康知识宣教：在临床工作中，医生更侧重于对疾病的治疗，护士在健康教育的实施中起到要要作用。①心理疏导：咨询者、协调者、代言人和保护者。许多患者和家属可能由于对疾病相关知识了解不足而造成情绪紧张、焦虑，对医务人员的配合度不够。相关文献报道，抑郁的患者治疗依从性较差，症状缓解更困难，致残率较高，预后较差，住院时间更长，增加住院费用。抑郁是冠心病发生率与病死率的一个危险因素。护士应善于倾听患者内心想法，了解患者是否情绪存在抑郁可能，鼓励患者家属积极地与患者交流。②疾病知识宣教：教育者、咨询者、计划者、管理者。护士应详细了解患者疾病史及现病史，并对患者及家属做好疾病相关知识宣教。患者在住院期间与护士的接触时间最长，同时护士在患者住院期间能更直观的发现患者存在的健康问题。③依据处理能力不同予以相应护理干预：照顾者、计划者。护士根据患者的处理能力给予不同的护理行为，提高患者对治疗和护理工作的依从性。良好的判断其自理能力，了解患者在哪些地方最需要帮助，更有针对性的予以护理照顾。同时也应该告知患者如何提高其自理能力，哪些护士的干预措施可以学会并运用。④戒烟：教育者、咨询者、计划者。协助患者戒烟是住院期间健康教育的重要组成部分。吸烟不利于患者住院期间及出院后的心脏康复。护士应清楚每个住院心脏病患者的吸烟情况。美国心脏康复和二级预防项目指南指出,教育和行为干预能帮助患者在住院期间戒烟,评估他们出院后坚持戒烟的准备,假如患者愿意戒烟就要为他们提供坚持戒烟的建议。

(3)运动康复:患者在住院期间的运动方式及运动量根据患者病情及预后的不同而有所不同。在运动训练前,症状限制性运动测试可用于疾病诊断、治疗及预后。运动过程应从仰卧—坐位—站立—下地活动。护士可使用日常生活能力评定量表(ADL 量表)对患者日常生活活动能力进行评估。对于患者运动方式及运动量的确定,护士与医师共同制订。对于患者在运动过程中出现的不良反应,患者运动的耐受力等,护士应做好观察并予以记录。

(4)日常生活指导及出院计划:对于我国的冠心病患者,住院时间平均仅有 7 天,这对于心脏病的康复是显然不够的,护士在对患者及家属的出院指导及制订出院计划是显然不够的,护士在对患者及家属的出院指导及制订出院计划方面应扮演主要角色。生活指导应包括:①饮食指导:在了解患者日常饮食习惯的基础上,指导其应该少吃或不吃哪类食物,多进食哪类食物。②紧急情况自救方法:鉴于冠心病住院患者在家有突发心脏问题的可能,护士应告知患者与心脏病相关的不适症状,如胸痛,并帮助患者识别自己在出现不适症状时,哪些症状与心脏病相关,突发心脏病时的处理方法。③日常生活注意事项:护士应耐心细致宣教,患者年龄、病情、生活背景都应是交代日常生活注意事项的考虑因素。患者在出院后,除了需要恢复健康,也要面对生活和工作。护士可对患者进行一定生活指导以及工作指导,帮助患者尽快地融入社会。2010 年,原国家卫生部召开全国护理工作会议中明确指出:"夯实基础护理,丰富服务内涵,提高护理质量"的工作方向,随之启动了"优质护理服务示范工程活动"。满意度工作在各大医院都受到重视,护士应在对患者做回访工作时,了解患者病情康复情况的同时,进一步补充自己的出院指导并完善针对患者个体的出院计划。

2. 第 2 期——院外早期康复或门诊康复期护士角色 第 2 期为院外早期康复或门诊康复期,一般在出院后的 1～6 个月进行。此期护士主要的角色为协调者、咨询者、管理者、计划者。心脏康复第 2 期工作的开展对于二级预防有重要价值。美国心脏病学会和美国心脏协会都发文强调二级预防。理想的二级预防需要一个卫生保健队伍与医生密切合作,协助并指导患者进行安全有效的治疗。护士应成为此卫生保健队伍的主力军。鉴于第 1 期心脏康复时间有限,此期是整个心脏康复的极为重要阶段,既可延续第 1 期心脏康复,也能利用此期为第 3 期心脏康复打好基础。较年轻的患者出院后多数需融入日常工作中,运动康复是第 2 期心脏康复重点。

运动与心血管事件增加相关,预防运动诱发的合并症核心是开始运动前进行合适的筛选以及危险分层。在运动康复前,对患者做好评估十分重要,运动后的评估也是需要的。既往史、体格检查(集中在静息心率、血压、肺、心脏、血管和肌肉骨骼方面)和静息心电图均是对运动康复效果检验的手段。对于心脏康复项目的专科护士,应能独立评估患者既往史,为患者做体格检查、静息心电图并能针对检查结果做出相应分析。在制订患者的运动方案前,护士应指导患者进行运动试验。阶梯运动试验通常用于评价患者对逐步增加的体力活动的耐受力,而心电图、血流动力学和症状反应可用来监测心肌缺血、心电不稳定性或其他运动相关的异常。专科护士的角色是为患者提供咨询服务,给予建议并提供情感支持。对于心脏康复项目的专科护士,能为患者独立完成运动试验,有能力为患者制订初步运动方案,制订后在取得心脏康复医师认可后实施。

3.第 3 期——院外长期康复护士角色　第 3 期为院外长期康复,即社区或家庭康复期。此期,护士主要的角色为计划者、协调者、咨询者、教育者。针对心血管事件 1 年后的患者,并为这类患者做好预防心血管事件再次发生及心脏康复工作。对于心脏康复专科护士,在患者即将进入第 3 期心脏康复时,应根据患者的病情做好评估并予以分级:低危、中危、高危。对于低危及部分中危患者,运动康复无需医学监护,心脏康复专科护士可联系社区专科护士,交代心脏康复期间注意事项,定期评估运动效果和随访。对于部分中危及高危的患者,在患者运动康复中仍需医学监护,应由心脏康复专科护士或经过相关培训的临床医师提出医学监护方案或心脏康复中心治疗。同时,护士在此期间应加强对疾病危险因素的评估及社会支持。患者长期处于疾病及疾病治疗状态,可能会存在一定压力。帮助患者识别、避免并处理压力。护士在回访时,了解患者疾病康复的同时也应与家属多沟通多交流,鼓励患者的同时也应该鼓励家属。

第二节　心脏康复与二级预防

一、心脏康复/二级预防的构成

心脏康复/二级预防的核心构成包括患者评估、血脂管理、血压管理、戒烟、糖尿病管理、营养咨询、体重管理、心理社会因素管理、体力活动咨询以及运动锻炼等,是一项多学科团队协作的项目。

二、心脏康复/二级预防项目的内容

心脏康复/二级预防服务内容必须个体化,在预先制订治疗方案时需要确定治疗标准,概括出每个服务项目如何去实施,如何进行评价,从而帮助组织和标准化服务的落实。由美国心脏病学会(ACC)和美国心肺康复协会(AACPR)共同合作编写的"心脏康复/二级预防治疗的主要内容"。

(一)患者评价

1.评估

(1)病史:包括心血管诊断(包括外周血管和脑血管)和主要心血管操作(包括左心室功能评价);合并疾病;心血管病症状,动脉粥样硬化疾病恶化的危险因素,药物治疗及依从性(体力活动和社会心理评价)。

(2)体格检查:包括生命体征,心肺检查,术后伤口部位,关节、神经肌肉检查(高血压、体重和糖尿病的特殊体检)。

(3)检测:静息心电图,使用标化量表(运动、血脂和糖尿病的特殊检查)。

2.干预

(1)撰写书面记录,能够反映患者评估状况,包括一份详尽的重点降低危险和促进康复的患者治疗计划。

(2)积极与患者和初级保健人员沟通、交流该计划。

3.预期效果

(1)制订和实施短期(数周或数个月)和长期(数年)目标和策略,减少致残和心血管病后遗症的危险。

(2)通过随访量表所反映的有益变化,来识别生活质量的改善。

(3)项目结束后完成一个书面的患者结果总结,提供给患者及初级和转诊机构的医务人员。这份书面总结应该注明需要进一步干预和监测的特殊范围。

(二)营养咨询

1. 评估

(1)估计每日总热量摄入和膳食脂肪、饱和脂肪酸、胆固醇、钠盐和其他营养素的含量。

(2)评价饮食习惯,包括用餐次数、快餐、外出就餐次数和乙醇摄入量。

(3)评定营养干预的目标范围,如主要内容中包括的超重、高血压和糖尿病,还有心力衰竭、肾病和其他共存疾病。

2. 干预手段

(1)制订特殊的膳食调整处方,使饱和脂肪酸和胆固醇至少达到 AHA Step Ⅱ 膳食限制的水平。

(2)根据特殊目标范围制订个体化的膳食方案,核心内容有超重、高血压、糖尿病,还有心力衰竭、肾病和其他共存的疾病。

(3)教育患者(及其家属)有关膳食目标的情况和如何达到,并提供咨询服务。

(4)在咨询中将改变行为模式和依从性策略结合起来。

3. 预期效果

(1)患者坚持营养处方。

(2)患者理解有关膳食热量、饱和脂肪酸、胆固醇和其他营养素的基本原则。

(3)设立适当的计划以解决饮食行为问题。

(三)血脂管理

1. 评估

(1)测量空腹 TC、HDL-C、LDL-C 和 TG,按照 NCEP 标准诊断血脂水平异常的患者,应取得其详细病史以判断影响血脂水平的饮食、药物和(或)其他因素是否能被改变。

(2)评价目前的治疗和依从性。

(3)住院治疗后 4～6 周,开始时,或改变调脂药物治疗后 2 个月复查血脂指标。

2. 干预手段

(1)对 LDL-C≥100mg/dl 的患者提供有关营养和体重管理的咨询,至少达到 AHA Step Ⅱ 膳食标准,对 LDL-C>130mg/dl 的患者考虑加用药物治疗。

(2)提供干预措施使 HDL-C 水平升至>35mg/dl。这些措施包括运动、戒烟和有针对性的药物治疗。

(3)提供干预措施使 TG 降低到<200 mg/dl。这些措施是按照 NCEP 要求,包括营养咨询、控制体重、运动、适量饮酒、药物治疗。

(4)与初级保健人员合作,提供和(或)监控药物治疗。

3. 预期效果

(1)短期效果:连续评估和调整干预措施直至 LDL-C<100mg/dl。

(2)长期效果:LDL-C<100mg/dl 的次要目标包括 HDL-C>35mg/dl 和 TG<200 mg/dl。

(四)高血压管理

1. 评价方法

(1)测量不同日静息血压≥2 次。

(2)评估最近的治疗情况和依从性。

2. 干预手段

(1)如果患者收缩压为 130～139mmHg 或舒张压为 85～89mmHg;提供改变生活方式的方法,包括运动、控制体重、适度限制钠盐摄入、控制饮酒和戒烟;对合并心力衰竭、糖尿病或肾衰竭的患者给予药物治疗。

(2)如果患者收缩压≥140mmHg 或舒张压≥90mmHg;给予改变生活方式的方法和药物治疗;与初级保健人员合作,提供和(或)监控药物治疗。

3. 预期效果

(1)短期效果:连续评估和调整干预措施直至收缩压<130mmHg 和舒张压<85mmHg。

(2)长期效果:收缩压<130mmHg 和舒张压<85mmHg。

(五)戒烟

1. 评估

(1)记录吸烟的状况:不吸烟、曾经吸烟或当前吸烟(因为复吸率高,包括近 6 个月内的戒烟患者),明确吸烟量(包/日)和吸烟持续时间(年数),评估使用雪茄、烟斗、咀嚼烟草及二手烟的情况。

(2)评估社会心理学等混淆因素。

(3)如果吸烟者在前 6 个月已经考虑戒烟,通过询问,决定做好戒烟的准备;如果仍未打算戒烟(反思前期),要坚持劝说,让其有戒烟的想法,并计划将来回访时再次询问其戒烟打算;如有戒烟打算(沉思期),进入以下干预程序。

(4)正在戒烟:在戒烟的前 2 周,每一次的随访都要观察目前的形态,其后定期回访至少维持 6 个月。

2. 干预手段　当肯定做好的改变的准备,要帮助吸烟者确立一个戒烟日,并选择适当的治疗策略(准备)。

(1)最低限度:①由工作人员进行个体化的宣教和咨询服务,发给辅助自学资料;②鼓励医生、工作人员和家庭成员给予支持;③预防复吸。

(2)理想状况:①由小组和(或)用个体咨询的方式,提供正式的戒烟项目;②如有需要,与初级保健医生合作,给予药物支持;③如果愿意,提供辅助策略(如针灸、催眠等);④通过回访或电话联系的方式至少随访 6～12 个月。

3. 预期效果

(1)短期效果:以患者已开始表达戒烟决定,证明已经做好改变的准备(思考期)而未决定戒烟的具体日子(准备阶段);随后,患者将放弃吸烟和使用一切烟草产品(行动期);对所开药物治疗依从;执行推荐的方法;一旦复吸尽快重新开始戒烟计划。

(2)长期效果:戒烟之日起 12 个月时达到完全禁绝吸烟和使用烟草产品。

(六)体重管理

1. 评估　测评体重、身高和腰围,计算 BMI。

2. 干预手段　对 BMI>25kg/m² 和(或)腰围男性>102cm、女性>88cm 的患者:①制订合理的短期和长期体重控制目标,要个体化并兼顾危险因素(例如以每周减少 0.45~0.9kg 的速率在大约 6 个月内至少减重 10%);②定出一个结合饮食、运动和行为改变的方案,以减少总热量摄入,保持摄入合理比例的营养素和纤维,并增加热量的消耗;③每天的热量负平衡目标为 500~1000kcal。

3. 预期效果

(1)短期效果:不断评估和调整干预措施使体重逐渐下降。如未达标,可转入到确实有效的专业减肥项目。

(2)长期效果:为达到既定的体重目标坚持饮食控制和运动计划。

(七)糖尿病管理

1. 评估

(1)通过早期病史检出糖尿病患者。记录药物的类型、剂量和用法;血糖监测的类型和频率;低血糖反应病史。

(2)对所有患者测量 FBG,对糖尿病患者还要测量糖化血红蛋白(HbA1c),以便监测治疗效果。

2. 干预手段

(1)制订控制饮食和体重的治疗方案,包括运动、口服降糖药、胰岛素治疗和其他危险因素的理想控制。与初级卫生保健者合作,提供和(或)监测药物治疗。

(2)每次运动前后监测血糖水平。指导患者如何认识和治疗运动后低血糖。当血糖≥16.75mmol/L(300mg/dl)时,限制或禁止做运动。

(3)建议 FBG>6.1mmol/L(110mg/dl)而未知晓患有糖尿病的患者到初级卫生保健工作者那里做进一步评估和治疗。

3. 预期效果 把 FBG 降至正常水平(4.47~6.1mmol/L 或 HbA1c<7.0),尽量减少糖尿病并发症,并控制合并的肥胖、高血压(血压<130/85mmHg)和血脂异常。

(八)社会心理学管理评估

采用面谈和标准化测量方法,识别临床上表现明显的抑郁、焦虑、愤怒或敌意等心理疾病,社会孤独感,性功能障碍/失调和滥用乙醇或精神调理药物。

1. 干预手段

(1)以单独和(或)小组的方式,提供关于如何适应冠心病和心理压力的治疗,以及向健康生活方式转变的宣教和咨询。并尽可能把家庭成员和重要的相关人员也包括在内。

(2)开发有利于康复的环境和社会资源,以提高患者及其家属的社会支持水平。

(3)传授和支持自助方法。

(4)与初级卫生保健工作者协调一致,让明显有临床表现的心理疾病患者找相应的精神卫生专家做进一步的评价和治疗。

2. 预期效果

(1)取得预示心理健康的证据,没有明显心理疾病的临床表现、社会孤立感和药物依赖。

(2)证实有自制力去改变健康行为;放松和其他压力管理技能;获得有效社会支持能力;顺从精神调理药物治疗(如医生开有处方的);减少或放弃乙醇、烟草、咖啡因或其他非处方的影响心理状态的药物。

(3)如果存在重大的心理问题,应制订一份持续治疗方案。

(九)体力活动咨询

1. 评估

(1)评估现有的体力活动水平,并确定在家务、职业和娱乐休闲方面的体力活动需要。

(2)询问与年龄、性别和日常生活相关的活动,包括驾车、性生活及能产生积极作用的社会支持。

2. 干预手段

(1)在初次评估和随访中,提供关于体力活动量的建议、支持和咨询服务。制订适合个体需求的运动计划。作为咨询工作的一部分,提供宣传资料。对于从事重体力劳动工作的患者可考虑进行模拟工作测试。

(2)确立目标以增加体力活动,包括每周 5 天、每天 30 分钟的中等体力活动。探索如何设法将增加的活动量结合到日常生活中去(如把车停泊在离入口更远一些的位置上,上楼时步行 2 段或更多段的楼梯,午饭休息时间步行 15 分钟)。

(3)建议采用影响小的有氧运动以尽量减少受伤危险。推荐通过数周时间逐渐增加活动强度。

3. 预期效果

(1)增加家庭、职业和娱乐方面的活动参与度。

(2)改善心理健康,减缓压力,促进功能性的独立,预防残疾,提高自我保健的机会从而达到推荐的目标。

(十)运动训练评估

参加运动前做运动试验(或其他标准的运动耐量测量法),临床条件有变化时要重复做。试验应包括评价心率、心律、体征、症状、ST 段变化和运动量耐量。

1. 干预手段

(1)在考虑评价结果、危险分层、患者情况、项目的目标和可利用资源的基础上,制订书面的个体化运动处方,开展有氧运动和阻力训练。运动处方应明确频度(F)、强度(I)、持续时间(D)和运动形式(M)。①有氧健身运动:F＝3～5d/周,I＝运动耐量的 50％～80％,D＝30～60 分钟,M＝步行、跑步机、骑单车、划船、爬楼梯、手臂测力计等;②阻力训练:F＝ 2～3d/周,I＝每个肌群做 8～15 次最大重复值(肌群最大重复值指某一肌群在疲劳前重复举起复合的最大次数),D＝1～3 套包含 8～10 个不同的上身和下身的运动项目(20～30 分钟),M＝弹力带、腕/手负重器、哑铃、杠铃、滑轮或举重器。

(2)每次运动内容包括热身运动、放松运动和柔韧性运动。常规或在患者条件许可时进行更新运动计划。构建门诊或家庭运动的项目是可取的,必要时可以包括心电图监测。不管活动场所在那里,在家活动作为正式运动治疗的补充,每周热量消耗至少 1000kcal(4186kJ)应该是运动项目的针对性目标。

2. 预期效果

(1)作为心脏康复/二级预防总项目的组成要素之一,运动有助于降低心血管病危险和改善整个预后。通过增强肌肉的耐力和强度、身体的柔韧性、体重管理来改善功能,可改善对体能挑战的症状和生理性反应,有助于改变各种各样的不健康行为和社会心理特征。

(2)患者在运动中掌握安全性问题。

第三节　心脏康复/二级预防的运动处方

运动处方是指由医生、康复治疗师、体育指导者等给患者、运动员、健身者按年龄、性别、身体健康状况、锻炼经历、心肺功能状态及运动器官的功能水平等,用处方的形式制订系统化、个体化的运动方案。运动处方整体上应遵循安全、有效、科学和个体化的原则。

中国康复医学会心血管病专业委员会在第 26 届国际长城心脏病学学术大会上发布了"中国心血管疾病康复/二级预防临床操作指南 2015",将对我国心脏康复的发展起到促进和推动作用。

一、心肺运动风险评估

心肺运动试验(CPET)被认为是评估心肺运动耐力的最佳方式,是心血管康复风险评估的重要手段,是心肺储备功能检测的金标准。CPET 综合应用呼吸气体监测技术、计算机技术和活动平板或踏车技术,实时检测在不同负荷条件下,机体耗氧量和二氧化碳排出量等气体代谢指标、通气参数、心电图及心脏每搏量的动态变化。

(一)目的与种类

CPET 目的:用于评定健康状态、评价运动耐力、疾病鉴别诊断、评定各种治疗干预作用、制订运动处方及外科手术危险性评估。CPET 根据其特点分成许多种类,如使用的设备(运动平板、踏车)、功率大小(极量、亚极量和低水平等)、运动终点(症状限制性、靶心率等)、运动的部位(上肢、下肢等)。

运动负荷试验一般采用踏车或平板运动形式。踏车的峰值耗氧量(peak VO2)比平板低 $10\%\sim20\%$,但具有安全、方便的特点,故选用比例更高。踏车试验多采用斜坡式递增方案(Ramp 方案),试验开始后让受试者先休息 3 分钟,然后进行 3 分钟无负荷踏车,随后每 6 秒增加 1W,至运动峰值线,这是临床上最常用的直线递增运动负荷方案,即每分钟增加 10W,简称为 Ramp10 方案。运动平板多采用分级递增运动方案(Bruce 方案、Naughton 方案)。

临床上,应根据患者的病史、心功能和运功能力选择运动负荷方案。

1. 水平运动试验　适用于急性心肌梗死(AMI)后 1 周左右患者,运动时限制最大心率$<100\sim120$ 次/分,收缩压增加不超过 $20\sim40$mmHg。

2. 亚极量运动试验　适用于无症状心肌缺血及健康人冠状动脉血供和心功能评定,目标心率达到最大心率的 85%,即运动中最高心率=195-年龄。

3. 症状限制运动试验　通常用于 AMI 后 14 天以上患者。要求患者坚持运动,直到出现运动试验必须终止的症状和体征或心电图 ST 段下降$>$1mm,或血压下降或升高,运动中血压下降是最危险信号,常提示左主干或对等病变。

(二)实际操作

1. CPET 机器准备　每次试验前须对气流、流量、O2 和 CO2 分析器进行定标,并校正温度、大气压力、空气湿度等因素。

2. 受试者评估　详细了解病史、既往史、家族史等,认真进行体格检查,结合辅助检查进行评估,判断患者是否具备 CPET 条件。

CPET 绝对禁忌证:AMI 2 天内;未控制的不稳定型心绞痛;未控制的心律失常,引发血流动力学不稳定;急性心内膜炎;有症状的严重主动脉缩窄;失代偿的心力衰竭;急性肺栓塞、肺梗死或深静脉血栓形成;急性心肌炎或心包炎;急性主动脉夹层;残疾人有安全隐患或不能全力完成运动试验。

CPET 相对禁忌证:已知左主干狭窄;中重度主动脉狭窄,与症状有不确定关系;心室率未控制的心动过速(如心房颤动);获得性高度或完全房室传导阻滞;严重的梗阻性肥厚型心肌病(静息流出道压力阶差高);近期卒中或短暂性脑出血发作;大脑残疾难以合作者;静息血压>200/110mmHg;尚未纠正的临床问题,如严重贫血、电解质紊乱和甲状腺功能亢进。

3. CEPT 操作

(1)受试者准备:试验前 3 小时不能进食,常规药物治疗,可服用少许水以助吞服药物。衣服和鞋袜要舒适。测不穿鞋状态的身高和体重。检查者须向受试者详细解释 CPET 程序及正确执行的方法和运动目的。可能出现的症状、体征及并发症(表 22-1)。签署知情同意书。

表 22-1　运动试验并发症

分类	并发症
心脏性	心动过缓
	心动过速
	急性冠状动脉综合征
	心力衰竭
	低血压、晕厥、休克
	死亡(很少见,发生率:约 10 000 次运动试验发生 1 例死亡事件)
非心脏性	肌肉、骨骼创伤
	软组织伤
其他	极度疲乏有时持续数天,眩晕,身体疼痛

(2)心电图和血压监测:行静息状态卧位 12 导联标准心电图检测和血压检测。肢体导联电极片贴在躯干左、右、上、下端,可避免运动造成的干扰,胸前导联电极片位置与常规心电图一致。运动中进行心电图实时监测,血压监测间隔时间为 5~15 分钟。

(3)CPET 方案选择:应个体化,递增工作量应小,运动试验总时间为 8~12 分钟。

(4)运动终点:多为症状限制性运动试验,鼓励受试者做最大努力,发现严重异常情况应立即停止运动。

停止运动绝对指征:心电图示 ST 段抬高>1.0mm,但是无由于既往心肌梗死产生的病理性 Q 波(aVR、aVL 和 V_1 导联除外);随功率递增,血压下降>10mmHg,同时伴有其他缺血证据;中等到严重心绞痛发作;中枢神经系统症状(如共济失调、眩晕、晕厥先兆);低灌注表现(发绀或苍白);持续室性心动过速或其他可能导致运动时心排血量异常的心律失常,如二度至三度房室传导阻滞(AVB);存在心电图和血压监测困难;运动试验者要求停止运动。

相对指征:可疑心肌缺血患者心电图示 J 点后 60~80 毫秒 ST 段水平压低或下斜型压低>2mm;随功率递增,血压下降>10mmHg,但无其他缺血证据;进行性胸痛;出现严重疲乏、气促、喘鸣音,下肢痉挛或间歇性跛行;非持续性室性心动过速的心律失常(可能演变为复杂的且影响血流动力学的心律失常),如多源室性期前收缩(早搏)、室性期前收缩三联律、室上性快速心律失常、心动过缓;运动中血压过度升高,SBP>250mmHg,DBP>115mmHg;运动诱发束支传导阻滞未能与室性心动过速鉴别。

(三)各种气体分析指标

气体分析常用指标包括峰值耗氧量（VO₂max）、无氧代谢阈值（AT）、峰值呼吸交换率（Peak RER）、二氧化碳通气当量斜率（VE/VCO₂ slope）、运动振荡通气（EOV）、运动心率、运动血压、VO₂与功率的关系（VO₂/WR）、氧脉搏、最大运动时每分通气量与静息状态最大通气量比值（Peak VE/MVV）、第1秒用力呼气量（FEV₁）、潮气末二氧化碳分压（PETCO₂）等。

(四)徒手6分钟步行试验

如无条件完成运动负荷试验，可使用6分钟步行试验作为心肺运动耐力评估的替代方法。

1. **场地准备** 长20～30m的走廊，做一个标记。

2. **物品准备** 抢救备用物品（氧气、硝酸甘油、阿司匹林、除颤仪）和操作应用物品（秒表、椅子/轮椅、硬质夹板和工作记录表、血压计、脉氧仪、心电图机和心率表）。

3. **患者准备** 穿着舒适，穿适于行走的鞋子；携带日常步行辅助工具（如手杖）；清晨或午后测试前可少许进食；试验开始前2小时内避免剧烈运动。

4. **操作步骤**

(1)患者在试验前10分钟到达试验地点，于起点附近放置一把椅子，让患者就座休息。核实患者是否有试验禁忌证，确认患者穿着适宜的衣服和鞋子。测量血压、脉搏和血氧饱和度，填写工作表。

表 22-2 Borg评分表

Borg计分	自我感知的用力程度
6,7,8	非常非常轻
9,10	很轻
11,12	轻
13,14	有点用力
15,16	用力
17,18	很用力
19,20	非常非常用力

(2)让患者站立，应用Borg评分（表22-2）对其基础状态下的呼吸困难情况做出评分。

(3)按如下方式指导患者：这个检查的目的是在6分钟内尽可能走得远一些，您在这条过道上来回走。6分钟时间走起来很长，您要尽自己全力，但请不要奔跑或慢跑。您可能会喘不过气来，或者觉得筋疲力尽。您可放慢行走速度甚至停下休息。您可在休息时靠在这面墙上，一旦觉得体力恢复了，应尽快继续往下走。

(4)记录6分钟步行距离，运动后即刻心率、血压、血氧饱和度和心电图、Borg评分。

5. **安全注意事项** 将抢救车安放于适当位置，操作者熟练掌握心肺复苏技术，能够对紧急事件迅速反应。出现以下情况终止试验：胸痛，不能耐受的喘憋、步态不稳、大汗、面色苍白。

6. **操作注意事项** 测试前不应进行"热身"运动，患者日常服用药物不能停，测试应在各天的同一时间点进行。

二、运动疗法的一般性原则

(一)运动疗法的适应证与禁忌证

1. **适应证（包括但不限于）** 病情稳定的各型冠状动脉粥样硬化性心脏病，包括无症状性心肌缺血、稳定型心绞痛、急性冠状动脉综合征和（或）AMI恢复期、冠状动脉血供重建术后、陈旧性心肌梗死；风湿性心脏病心脏瓣膜置换术后；病情稳定的慢性心力衰竭；外周血管疾病，如间歇性跛行；存在冠心病危险因素者，如高血压、血脂异常、糖尿病、肥胖、吸烟等。

2. 禁忌证

(1)相对禁忌证:电解质紊乱;心动过速或心动过缓;二度或以上房室传导阻滞;未控制的高血压(静息收缩压≥160mmHg 或舒张压≥100mmHg);低血压(舒张压＜60mmHg 或收缩压＜90mmHg);血流动力学障碍,如梗阻性肥厚型心肌病(左心室流出道压力阶差＜50mmHg),中度主动脉弓狭窄(压力阶差 25～50mmHg);未控制的代谢性疾病,如糖尿病、甲状腺功能亢进症、黏液性水肿;有症状的贫血;室壁瘤或主动脉瘤。

(2)绝对禁忌证:生命体征不平稳,病情危重需要抢救;静息心电图显示明显的心肌缺血、不稳定型心绞痛、近期心肌梗死或急性心血管事件病情未稳定者;血压反应异常,直立引起血压明显变化并伴有症状,运动中收缩压不升反降＞10mmHg 或血压过高,收缩压＞220mmHg;存在严重的血流动力学障碍,如重度或有症状的主动脉瓣狭窄或其他瓣膜病、严重主动脉弓狭窄、梗阻性肥厚型心肌病(左心室流出道压力阶差≥50mmHg)等;未控制的心律失常(心房颤动伴快速心室率,阵发性室上性心动过速,多源、频发性室性期前收缩);三度房室传导阻滞;急性心力衰竭或慢性失代偿性心力衰竭;动脉瘤(夹层);急性心肌炎或心包炎;可能影响运动或运动加重病情的非心源性疾病(感染、甲状腺毒症、血栓性疾病等)。

(二)不同康复时期运动处方的制定原则

1. Ⅰ 期(住院期)运动处方　运动治疗方案因人而异,病情重、预后差者进展宜缓,反之可适度加快。一般来说,患者一旦脱离急性危险期,病情稳定,即可开始运动治疗。

运动治疗前需综合评估,开始运动治疗的参考标准如下:过去 8 小时内无新发或再发胸痛,心肌损伤标志物(肌酸激酶同工酶和肌钙蛋白)水平没有进一步升高,无明显心力衰竭、心功能失代偿征兆(静息时呼吸困难伴肺部湿啰音),过去 8 小时内无严重心律失常或心电图改变。

运动方案需循序渐进:从被动运动开始,逐步过渡到床上坐位,坐位双脚悬吊在床边、床旁站立、床旁行走、病室内步行、上一层楼梯或固定踏车训练。

这个时期患者运动康复和恢复日常活动的指导必须在心电和血压监护下进行,运动量宜控制在较静息心率增加 20 次/分左右,同时患者感觉不明显费力(Borg 评分＜12)。

2. Ⅱ 期(门诊)运动处方　此阶段是康复的核心阶段,经典的运动程序包括三个步骤。

第一步:准备活动,即热身运动。多采用低水平有氧运动,持续 5～10 分钟。

第二步:训练阶段,包含有氧运动、抗阻运动、柔韧性运动、平衡功能等各种运动方式训练,其中有氧运动是基础,抗阻运动和柔韧性运动是补充。

第三步:放松运动,根据病情轻重持续 5～10 分钟,病情越重时间宜越长。

运动处方制定原则如下:

(1)有氧运动处方:常用方式有行走、慢跑、骑自行车、游泳、爬楼梯,以及在器械上完成的行走、踏车、划船等。每次运动 20～40 分钟,建议初始从 20 分钟开始,逐步增加运动时间,运动频率 3～5 次/周。强度因人而异,体能差者可设定为最大运动能力的 50%,并逐步增加,体能好者可高至 80%。心率是常用且可靠的评估运动强度的变量。常用的确定运动强度的方法有:无氧阈法、心率储备法、目标心率法、主观用力分级法。其中前三种方法需"运动负荷试验"(运动负荷心电图、心肺运动试验)获得相关参数。推荐联合应用上述方法,尤其是应结合主观用力分级法。

(2)抗阻运动处方:每组肌肉群的训练负荷不尽相同,需通过测定后量化。

　　抗阻运动的形式多为循环抗阻力量训练,即一系列中等负荷、持续、缓慢、大肌群、多次重复的抗阻力量训练,常用方法有利用自身体质量(如俯卧撑)、哑铃或杠铃、运动器械以及弹力带。其中弹力带具有易于携带、不受场地及天气的影响、能模仿日常动作等优点,特别适合基层应用。每次训练 8~16 组肌群,躯体上部和下部肌群可交替训练,每周 2~3 次或隔天 1 次,初始推荐强度为:上肢为 1RM 的 30%~40%,下肢为 50%~60%,Borg 评分为 11~13 分。

　　抗阻训练作为有氧训练的有力补充,但不能完全代替有氧训练,其注意事项如下:①训练前必须有 5~10 分钟的有氧运动热身;②最大运动强度不超过 50%~80%;③使用重量器材或仪器前,要知道如何操作;④低速或中速的有节律的运动;⑤全关节的运动,通过在用力相呼气和放松相吸气来避免屏气和 Valsalva 动作;⑥上肢和下肢的运动交替进行以保证运动中有充分的休息;⑦由于训练效果的特异性,抗阻训练应包含所有大肌群的运动。

　　抗阻运动的时期选择:经皮冠状动脉介入治疗(PCI)后至少 3 周,且应在连续 2 周有医学监护的有氧训练之后进行;心肌梗死或冠状动脉旁路移植术(CABG)后至少 5 周,且应在连续 4 周有医学监护的有氧训练之后进行;CABG 后 3 个月内不应进行中到高强度上肢力量训练,以免影响胸骨的稳定性和胸骨伤口的愈合。

　　(3)柔韧性训练处方:柔韧性训练处方宜每天进行,训练前应进行不少于 5 分钟的有氧热身训练。训练原则应以缓慢、可控方式进行,并逐渐加大活动范围,每次训练 8~10 个主要肌群。训练方法:每一部位拉伸时间 6~15 秒,逐渐增加到 30 秒,如可耐受可增加到 90 秒,期间正常呼吸,强度为有牵拉感觉同时不感觉疼痛,每个动作重复 3~5 次,总时间 10 分钟左右,每周重复 3~5 次。

　　(4)平衡功能与协调性训练处方:原则为双足至单足、睁眼至闭眼、静态至动态,强度由易至难,运动频率为 5~10 分/次、3~5 组/天、2~3 天/周。

　　3. Ⅲ期(社区及家庭)运动处方　应指导患者因地制宜,采取一些运动强度适宜且容易开展的运动形式,如太极拳、八段锦、健身操等。

　　(三)运动疗法的一般注意事项

　　注意事项主要围绕"安全性"和"有效性"展开,其中安全包含"心脏安全"和"运动安全"。

　　1. 运动前充分评估与危险分层

　　(1)低危组:符合以下所有指标时为低危组患者。

　　运动负荷试验指标:运动中及运动后无复杂的室性心律失常,无典型的心绞痛或其他主观症状(气促、头晕等),心血管反应性正常(随着运动负荷的增减,心率和收缩压适当升高和降低);运动功能储备≥7.0METs。

　　非运动负荷试验指标:静息 LVEF≥50%;心肌梗死后血运重建过程顺利,无并发症;静息时无复杂的室性心率失常;无充血性心力衰竭;心血管事件后或血运重建后,无心肌缺血表现;血运重建(AMI 溶栓、PCI 或 CAGB)后血管顺利再通,且无并发症;无抑郁、焦虑等心理障碍。

　　(2)中危组:符合以下指标中的一项或多项时为中危组患者。

　　运动负荷试验指标:运动至中高强度时(≥5.0METs)或恢复期出现心绞痛、气促、头晕等症状,或无症状性心肌缺血(ST 段压低<2mm);运动耐量 5~7METs。

　　非运动负荷试验指标:静息 LVEF 40%~49%。

　　(3)高危组:符合以下任何一项指标即为高危组患者。

　　运动负荷试验指标:低水平运动(<5METs)或者恢复期出现心绞痛或气促、头晕等症状;

运动中或恢复期出现重度心肌缺血（ST 段压低≥2mm）；运动中出现血流动力学异常（如在高负荷运动时，收缩压不升反降）或运动恢复期出现显著的运动后低血压。

非运动负荷试验指标：静息 LVEF＜40％；有心搏骤停或猝死病史；静息时出现复杂的心律失常；心肌梗死患者病情复杂或血运重建不顺利；充血性心力衰竭；心血管事件或血运重建后，遗留心肌缺血的症状和体征；存在严重的焦虑、抑郁等心理障碍。

2. **注意运动三部曲**　热身期、运动期和放松期。

3. **运动过程中严密观察**　有心电监护指征的，如高危患者、中危患者运动初期，一定在监护下运动，同时监测血压和血氧饱和度。选择适当的运动方式，严格把控患者的运动强度及运动量，避免竞技性运动。运动中多询问、多观察，识别可能的危险信号。如有胸痛、头晕、气短、恶心、呕吐等症状立即停止运动，一旦患者出现不适能正确判断并及时处理（备急救药品，抢救设备）。另外，应在患者感觉良好时进行运动，如果患者睡眠不佳或有发热症状，应暂停运动治疗。

4. **避免运动损伤**　提供安全、舒适的运动环境，着运动装、运动鞋，必要时使用护具，重视热身和放松运动，指导患者规范使用运动器材。选择相对安全的运动器材及运动方式，如弹力带阻抗运动、徒手健身操等。

5. **循序渐进，逐渐增量**　定期或根据患者运动时的反馈适时再评估，并修正运动处方。避免过度训练或强度不够。

【知识链接：相关概念】

1. **体力活动（physical activity，PA）**　是指任何由骨骼肌收缩引起的躯体活动（bodily movement），从而使能量的消耗高于基础水平的消耗，包括日常生活活动（daily-life activity）和增强健康的体力活动（health-enhancing physical activity）。

2. **运动（exercise）**　又称锻炼，是体力活动的一种特殊形式，是为了维持和改善体适能（physical fitness）而在特定的时间内进行的有计划、有组织、有目的且重复进行的身体活动，如肌力、耐力、灵活性和平衡性，可以在监督或非监督情况下进行，包含在体力活动干预措施之内。

3. **体适能（physical fitness）**　是指个体拥有的能够降低运动功能减退疾病或状态继续发展的能力和特质水平，包括形态学、肌肉功能、代谢、运动控制及心肺耐力等方面的特质。

4. **功能能力（functional ability）**　是指一个人完成一项任务、一个活动或在一个受控环境中从事行为的能力，这个环境既不增强也不减弱人的行为，如平地正常行走、爬楼梯等。

5. **代谢当量（MET）**　为能量消耗单位，是目前国际上反映身体活动绝对强度的常用单位，1MET＝3.5ml/（kg·min）。MET 值的测定可以通过直接测定活动时的吸氧量推算，也可以根据已经研究的各类活动的代谢当量，间接判断活动强度。由于设备和条件的限制一般很少应用直接测定法，而是应用有关活动的平均 MET 值来评定特定活动强度或代谢水平。

6. **生存质量（quality of life，QOL）**　又称生活质量、生命质量、生命质素等，它能从多个方面反映个体或群体的健康和疾病状况，并能从正性和负性的角度反映出有关健康和疾病的积极和消极因素。

7. **耐力运动（aerobic exercise）**　也称有氧运动，它是以有氧代谢为主要供能途径，具有一定的强度，心率和能量消耗得到提升，从而使潜能代谢最大程度发生的活动。

8. 抗阻力训练（resistance training） 指肌肉对抗阻力的运动训练。该训练能够保持或增强肌肉力量、肌肉体积和肌肉耐力，有助于延缓老年人肌肉萎缩引起的肌肉力量降低，从而预防跌倒，提高老年人生活的独立能力。

9. 关节柔韧性运动（flexible exercise） 指通过伸展、屈曲和旋转活动，使关节的柔韧性和灵活性增强。该运动有益于预防老年人跌倒和外伤，进而改善老年人的生存质量。

10. 身体平衡和协调性训练（balance and coordination training） 指改善身体平衡性和协调性的组合训练，如体操、拳操、舞蹈等。该训练也有益于预防老年人跌倒和外伤，从而改善生存质量。

11. 绝对强度（absolute intensity） 又称物理强度，是运动过程中的能量消耗，它不考虑机体的生理承受力，而是机体活动时的绝对物理负荷量，用 kcal/min 或 MET 表示。MET 值和 kcal 是可以换算的，$kcal \approx MET \times$ 时间（h）$\times$ 体重（kg）。对于抗阻力训练，强度一般用举起或移动物体的重量来表示。

12. 相对强度（relative exercise intensity） 又称生理强度，是机体对身体活动的承受力和生理反应，可以用有感疲劳等级或心率表示。

13. 有感疲劳等级（ratings of perceived exertion，RPE） 又称主观用力计分，是通过运动者自我感觉用力程度来判断相对运动强度的半定量指标，一般采用 Borg 评分法，数字 6 代表没有疲劳，20 代表竭尽全力。

14. 最大负荷量（repetition maximum，RM） 指个体在没有疲劳感的情况下能举起的最大重量。

15. 功能性体适能（functional fitness，FF） 是指身体能够独立且安全地完成每日正常的身体活动而身体不会过度疲劳，包括心肺耐力、肌肉功能、柔软度和平衡素质等综合生理功能，是衡量老年人健康状况的重要指标。心肺耐力是指心肺和循环系统为运动中的肌肉提供氧气的能力，又可称为有氧能力或有氧耐力；肌肉功能是指包括肌力和肌耐力在内的肌肉组织的最佳活动能力；柔软度是指肌肉关节能移动至最大伸展范围的能力。

16. 心肺适能（cardiorespiratory fitness） 是指循环系统和呼吸系统能够提供足够的氧气以维持躯体活动，通常以最大摄氧量来表达，在健康人群中与全因死亡率、冠心病、心血管病不良事件高度相关。

（李雪玉　梁　英）

第23章

心血管常见疾病患者健康教育计划

一、冠心病患者健康教育

(一)入院教育

1. 目的　帮助患者尽快适应医院环境,稳定情绪,积极配合治疗。

2. 内容

(1)留取各种检查标本的方法与注意事项,尤其是 24 小时尿标本。

(2)PTCA 术,起搏器安置,以及冠状动脉造影术的意义、方法,配合注意事项。

(3)护理等级的要求与意义。

(4)病区环境、经治医生、责任护士;监护仪作用及管理须知。

(二)住院教育

1. 目的　使患者了解 CAD 疾病防治知识,掌握 CAD 自我监控技巧,建立正确的行为模式。

2. 内容

(1)诱发 CAD 常见因素。

(2)不良行为与引发 CAD 的关系。

(3)控制与稳定情绪的技巧。

(4)常用药物的使用方法、副作用及注意事项,其中包括降压药、血管扩张药、抗心律失常药、降脂药等。

(5)戒酒烟、控制饮食的意义和方法。

(6)应引起患者警惕的症状,如心绞痛突然加重;应用血管扩张药,出现头痛、头晕、恶心;呼吸困难、心悸、心律失常等。

(7)特殊检查和治疗的配合要点及注意事项。

(8)心理卫生知识与放松技巧。

(三)出院教育

1. 目的　提高自我保健意识,建立正确的遵医行为。

2. 内容

(1)饮食与营养:说明限制热量、脂肪、钠盐摄入及少食多餐的意义,指导选择高蛋白、高维生素、低脂肪、低糖的饮食。

(2)药物治疗:详细交代各种药物名称、作用、剂量、副作用及随意停药或乱用药的危害。

(3)休息与睡眠:详细说明活动量和每日保持的睡眠时间及如何遵医嘱应用安眠药。

(4)心理卫生:对 A 型性格者要指导注意调整自我心态,学会放松技巧和用情绪转移达到心境平和,避免情绪激动。

(5)定期复查:说明在出现何种情况下需要随诊复查。

(四)住院患者健康教育案例

1. 病历摘要

朱某,男性,44 岁,职员。诊断:冠心病、心绞痛、高脂血症。因发作性心绞痛 2 年,复发 2 天入院。

护理体检:轻度胸闷,无咳嗽、咳痰及呼吸困难。一般状况良好,呈紧张面容。血压:112/82mmHg(15/11kPa),心率:86 次/分。体重偏肥胖。

入院评估阳性资料:本次发病原因为情绪激动,出现心前区疼痛,呈针刺样向背部放射,休息后有所缓解。患者有吸烟史,吸烟 21 年,每日 20 支。心电图示:心肌缺血、心脏超声示左心室肥大。实验室检查示三酰甘油偏高。性格特征:A 型性格。

治疗:0.9%氯化钠注射液＋刺五加 100mg 静脉滴注,1 次/日;清栓酶 1.5U 静脉滴注,1 次/日;吲哚美辛 10mg,口服,3 次/日;阿司匹林 80mg,1 次/日;卡托普利 12.5 mg 口服 1 次/日。一级护理,普食。

护理诊断:舒适改变:心绞痛——与心肌缺血有关;生活自理缺陷——与一级护理卧床和心绞痛有关。

教育需求评估:患者有学习能力,病情缓解时愿意了解控制疾病发作的保健知识和药物治疗的意义。

2. 住院教育计划

(1)教育目标:消除紧张心理,纠正不良行为,提高患者住院适应能力。

(2)学习目标

· 列出诱发 CAD 的危险因素和预防 CAD 的正确行为模式。

· 说出本次发病的主要原因。

· 描述当前所用药物的作用、副作用。

· 住院期间学会两种以上的放松技巧。

· 患者住院期间能控制吸烟。

(3)教育内容

· 诱发 CAD 的危险因素。

· 防治 CAD 的五种措施,即控制体重、适量运动、戒烟限酒、低脂饮食、放松训练。

· 制订戒烟计划,并督促实施。

· 制订控制体重计划。

· 当前所用五种药物的作用、副作用,及配合治疗的要点。

· A 型性格与 CAD 的关系,控制情绪的方法:①肌肉放松;②深呼吸。

· 一级护理卧床休息与疾病恢复的关系。

（4）教育方法
- 指导阅读专科健康教育手册。
- 演示放松技巧。
- 推荐阅读 CAD 保健书籍。

（5）效果评价
- 口头提问能复述 1、2、5、7 知识要点。
- 会演示放松训练方法。
- 患者住院期间情绪稳定,主动控制体重和吸烟量。

二、高血压患者健康教育

（一）入院教育

1. 目的　使患者了解高血压病的相关知识,增强自我保健意识,提高配合治疗能力。

2. 内容

（1）高血压的危害性及导致血压升高的可能因素。

（2）有效控制危险因素的措施。

（3）药物治疗方案与配合注意事项。

（4）个体用药的剂量、作用及常见的副作用。

（5）防治高血压的行为治疗措施,包括低盐、减肥、锻炼、放松、不吸烟和按时服药。

（6）与患者共同制订行为训练的计划并指导患者实施。

（7）指导患者对防治效果进行正确的自我评价。

（二）出院教育

1. 目的　帮助患者掌握高血压病长期自我防治要点,建立良好的遵医服药行为,提高生活质量。

2. 内容

（1）坚持长期服药的必要性,指导按医嘱合理服药,防止乱用药。

（2）制订出院后行为训练计划,建立良好的生活方式,包括合理饮食、控制体重、放松训练、忌烟限酒及身体素质锻炼等内容。

（3）宣传心理卫生保健知识,指导患者在日常生活中保持正常的心理状态。

（4）自我监测血压的方法。

（5）高血压加重时的症状和体征,以及就诊复查内容和时机。

（三）住院患者健康教育案例

1. 病历摘要

王某,男性,54 岁,干部。诊断:高血压病Ⅰ期。因阵发性头晕 6 年,复发 5 天而入院。

护理体检:头痛、头晕、恶心,测血压 135/90mmHg(18/12 kPa),心率 78 次/分,身高 175cm,体重 84kg。

入院评估阳性资料:既往口服硝苯地平等药物后血压可恢复正常,近日未能坚持用药。饮食嗜好:喜高脂饮食。吸烟:24 年,每日 20 支。饮酒:平均每日饮白酒约 3 两。经常加班工作和陪客吃夜宵。

治疗:硝苯地平 10 mg 口服,3 次/日;阿司匹林口服 80 mg,1 次/日;0.9%氯化钠注射液

＋清栓酶1.5U静脉滴注,1次/日。二级护理,普食。

护理诊断:知识缺乏:特定的——与高血压相关;营养失调:高于机体需要量——体重过高。

教育需求评估:患者有学习能力,愿意接受住院教育,但缺少纠正不良健康行为的勇气和决心。

2.住院教育计划

(1)教育目标:使患者掌握高血压的相关知识,建立有利于健康的行为。

(2)学习目标

·理解防治高血压的行为模式。

·说出服用降压药、降血脂药物的作用、副作用及配合要点。

·建立良好的遵医服药行为。

(3)教育内容

·Ⅰ期高血压的病因及其危险因素。

·高血压饮食要求及控制体重的方法。

·戒烟限酒的意义及方法。

·改变不良工作习惯,促进睡眠的方法。

·长期用药的重要性,遵医嘱用药的益处和擅自停药、乱用药的危害。

·降压药可能出现的副作用,应用清栓酶需观察的症状、体征及处理方法。

(4)教育方法

·讲解与疾病相关知识,指导阅读高血压健康教育手册。

·床边演示催眠放松技巧。

·推荐可参加的活动。

(5)效果评价

·提问能复述相关知识要点。

·会演示行为训练内容。

·主动控制烟酒,适应高血压饮食。

·能遵医嘱服药,主动报告用药反应。

三、心脏病介入治疗患者健康教育

(一)术前教育

1.目的 帮助患者尽快进入患者角色,了解介入检查及治疗的相关知识,掌握手术过程及术中、术后配合要点,解除心理负担,积极配合治疗。

2.内容

(1)耐心做好患者及家属的解释工作,提供疾病治疗的相关信息,说明介入治疗的迫切性、必要性及安全性,简要介绍手术方法并告知术中及术后的注意事项,以减轻患者的焦虑、恐惧心理,缓解心理压力,以利于手术顺利进行。

(2)术前教会患者卧床期间的肢体活动操,指导患者进行手术适应能力训练,内容包括有效咳嗽、咳痰训练、床上排泄训练及术中配合手术的技巧等。

(3)讲解介入治疗前后用药的目的、作用、方法及注意事项。

(4)说明介入治疗的特点、程序及手术费用,使之在经济方面做好准备。交代介入手术前、中、后可能出现的意外情况和并发症,使之有承担治疗风险的心理准备。

(二)术后教育

1. 目的 了解心脏介入手术后的配合要点和注意事项,提高术后配合治疗的能力,使之顺利度过围术期。

2. 内容

(1)教会患者及家属配合护士观察患者的呕吐物、尿液、大便、皮肤、牙龈、注射针眼等,及时发现有无早期出血倾向。

(2)教会患者根据卧位情况做下肢活动操,以防止下肢深静脉血栓形成。教会家属给患者做下肢被动按摩,次数不限,有静脉曲张者切勿过力捏挤下肢。向患者讲解各种介入治疗术后的卧位及注意事项,指导患者做放松训练。

(3)讲解术后饮食的基本原则,指导糖尿病及肾功能不全的患者制订清淡、低盐、低脂饮食,讲解合理饮食,进食不宜过饱等饮食注意事项。

(4)告知患者术后预防便秘的意义及注意事项,卧床消化功能减退及不习惯床上排便所造成的排便困难,可反射性影响心率和动脉血流量,而引起意外。因此,术后对于便秘者常规应用缓泻剂。

(三)出院教育

1. 目的 了解心脏病的防治知识,建立良好的生活习惯,增强自我保健意识,提高生活质量。

2. 内容

(1)服药指导:说明在医生指导下继续药物治疗对巩固心脏病介入治疗疗效的意义,介绍观察药物副作用的方法及应对措施,帮助患者建立良好的遵医服药行为。

(2)饮食指导:讲解心脏病饮食的基本原则上,强调合理饮食、科学配餐,以清淡为主,少食多餐,低盐、禁烟限酒、不喝浓茶。

(3)生活习惯指导:保持精神愉快,保证充足睡眠,减少精神刺激和紧张,勿劳累,养成良好的生活习惯。

(4)康复指导:说明术后休养与锻炼的关系,强调有规律的体育锻炼和适当的活动对康复的意义,指导患者选择可耐受的锻炼方式,循序渐进,促进机体早日康复。

(5)定期复查指导:讲清术后复查对判断治疗效果和调整用药的意义,交代术后 4~6 个月门诊随访的方法和注意事项。

(6)特殊注意事项指导:①支架术后最好不做磁共振,以防支架移位;术后 2~3 个月抗凝治疗期间,不拔牙,不做较大外科手术,必要时向医生申明。②安置起搏器患者注意远离磁场。

(四)住院患者健康教育案例

1. 病历摘要

李某,男性,59 岁,退休。诊断:冠心病、心绞痛、高脂血症。阵发性胸闷、心前区疼痛 1 年,加重 1 天入院。入院 3 天后行 PCI 介入治疗。术后情况良好。

护理体检:有心绞痛发作,无咳嗽、咳痰及呼吸困难,一般状况佳,血压:139/85mmHg,心率:84 次/分,体重偏肥胖。

入院阳性资料:发病前情绪激动,出现心前区疼痛,呈针刺样向背部放射,休息后有所缓解。患者有吸烟史,吸烟 30 年,每日 10 支。心电图示:心肌缺血,心脏超声示左心室肥大。实验室检查示三酰甘油偏高。性格特征:A 型性格,得知需介入治疗后,情绪紧张,入睡困难。

治疗:术前给予 0.9％氯化钠注射液 250ml＋硝酸甘油 10mg,静脉滴注,1 次/日;吲哚美辛 10mg,口服,3 次/d;阿司匹林 300mg,口服,1 次/日;波立维 75mg,口服,1 次/日。二级护理,普食。

护理诊断:知识缺乏,恐惧。

教育需求评估:患者有学习能力,对冠心病有一定的认知,愿意接受介入治疗,迫切希望了解介入治疗相关知识。

2. 术前教育计划

(1)教育目标:提高患者对介入治疗的适应能力,减轻术前焦虑。

(2)学习目标

• 了解冠心病介入治疗的相关知识,做好接受手术的心理准备。

• 了解介入治疗程序及手术过程,熟悉导管室环境。

• 明确术前准备项目及配合要点。

• 掌握术前训练技巧。

(3)教育内容

• 冠心病介入治疗的相关知识。重点说明手术的目的、意义、方法、术式、操作要点、麻醉、术后疗效、术者执业背景及导管室环境等,消除患者因知识缺乏引起的紧张、焦虑心理。

• 说明术前准备的要点和注意事项。

• 指导进行手术适应行为训练,重点教会保持体位的方法及床上排泄、活动、放松的技巧。

• 说明术前用药与合理饮食的意义及注意事项。

(4)教育方法

• 发放专科教育手册,指导阅读术前准备相关知识,耐心解答患者的疑问。

• 演示手术适应行为训练的技巧。

• 利用术前访视介绍导管室环境和手术配合人员情况。

• 观看心脏介入手术宣传录像。

(5)效果评价

• 口头提问能复述知识要点。

• 正确演示行为训练方法。

• 主动配合术前准备。

• 术前情绪稳定,不用药物可自行入睡。

四、先天性心脏病介入检查治疗患者健康教育

(一)术前教育

1. 目的　帮助患者和家属了解先天性心脏病介入检查治疗的相关知识,提高适应能力。

2. 内容

(1)介绍先天性心脏病介入治疗的方法、适应证、成功率,让患者对手术有比较全面的了解。

(2)讲解术前准备的项目、意义,尤其是对全身麻醉患儿要向家长讲清禁食水的重要性。

(3)讲解术中配合要点,提高患者的耐受性。

(4)讲解示范有效咳嗽、深呼吸及床上排尿的方法。

(二)术后教育

1.目的　让患者及家长了解先天性心脏病介入检查治疗后可能出现的不适,指导并鼓励配合行为,减少并发症,促进康复。

2.内容

(1)向患者及家属讲解先天性心脏病介入检查治疗后恢复的主要过程和护理措施,使其心中有数,积极应对,主动配合。

(2)对清醒后需重点监护的患者即告之所处的监护室环境,使患者增加安全感。

(3)术后当天严格卧床休息,协助生活护理,鼓励患者尽早排尿。

(4)嘱患者避免剧烈咳嗽和重力捶背,防止封堵器脱落。

(5)依据患者病情决定介入治疗后下床活动时间,一般情况术后第 2 天即可下床活动,活动量以不觉疲劳为度。适当的运动可以防止全身机体功能下降,改善微循环,减少因卧床造成的焦虑和不适。

(三)出院教育

1.目的　指导患者及家属了解先天性心脏病介入治疗后的康复常识,提高自主和家庭护理能力。

2.内容

(1)适当运动:出院前帮助患者及家长了解恢复期护理的重要意义,今后应注意的有关事项,明确患者活动范围、方法、强度。要适当控制运动量,不可操之过急。

(2)按时用药:嘱患者及家长遵医嘱服药,不可随意增减剂量,以免发生意外。

(3)合理饮食:一般无特殊禁忌食物,但要食用营养价值高、易消化的食品。要教育患儿少食多餐,控制饮料和零食,每餐不应过饱,不可暴饮暴食,以免加重心脏负担。

(4)家庭护理:教导患者和家长学会家庭护理的基本方法和注意事项,住所注意通风换气,保持室内温湿度;注意观察记录心率、脉搏、体温有无明显异常,严格控制感染。

(5)定期复查:告知患者及家长复查的重要性,每次复查时间和所需要资料。

(四)住院患者健康教育案例

1.病历摘要

袁某,女性,6 岁,农村,学龄前。诊断:先天性心脏病室间隔缺损。

护理体检:活动后心悸、气短、乏力。听诊胸骨左缘有收缩期杂音,脉搏 102 次/分,血压 90/60mmHg(12/8 kPa),呼吸 20 次/分。

入院评估阳性资料:发育不良,易恐惧,焦虑不安,依赖、退缩。

护理诊断:自理能力差,恐惧。

教育需求评估:患儿年龄虽小,但因 4 岁时有过一次住院经历,对住院检查治疗有一定了解。患儿智力正常,有模仿能力,对学习感兴趣。

2.健康教育计划

(1)教育目标:指导患儿及家长了解健康教育意义、作用,减轻心理负担,建立良好的遵医行为,提高院适应能力和介入检查治疗中的配合能力。

(2)教育内容

• 健康教育常识,有关住院管理规定。

·所患疾病的定义,各种检查治疗的意义及配合要点。

·检查治疗前的准备项目及配合要点,消除焦虑、恐惧心理的技巧,常见并发症的预防知识。

·对饮食与活动的需求,正确用药知识。

·自我护理方法,康复知识,随诊与定期复查要求。

(3)教育方法

·讲解或指导患儿及家长阅读入院须知,指出病区环境设施位置及使用方法,介绍健康教育的好处。

·向患儿及家长讲解有关知识,推荐有关学习资料,组织病友介绍经验。

·演示行为训练内容和自我护理技巧。

·展示随诊与复查有关知识图表,建立出院后随访联系方式。

(4)效果评价

·患儿及家长分别有所侧重地复述入院须知和对健康教育的认识,考察遵守情况。

·复述疾病相关知识和检查治疗中的配合要点,考察消除焦虑和恐惧心理的有关情况。

·熟悉康复相关知识,愿意纠正不利于健康的行为习惯。

五、风湿性心脏病手术患者健康教育

(一)术前教育

1. 目的　使患者了解术前准备内容及意义,减轻恐惧、焦虑情绪。

2. 内容

(1)向患者介绍术前常规检查项目的目的、意义、方法和注意事项,使其对检查有初步了解,取得患者合作,提高检查完成率。

(2)让患者知道术前调整心肺功能和机体素质、预防控制感染是术前准备的重要项目之一,并详细介绍具体内容和方法。例如对吸烟患者要讲清戒烟与改善肺功能、减少术后肺部并发症的关系,并介绍几种可行的戒烟方法帮助患者戒烟。告诉患者如何预防呼吸道感染。对心功能不全者讲明限制活动、控制体重的作用,交代活动范围和限度,指导患者和家属学会运用放松技巧避免患者精神紧张、情绪激动。对有呼吸困难、咳嗽、不能平卧的心力衰竭患者,要充分讲解卧床休息限制活动的重要性,并说明吸氧的必要性。给患者讲解饮食营养与疾病治疗的关系,介绍饮食原则,指导患者合理用膳,从而达到增强体质提高手术耐受力的目的。

(3)向患者介绍术前常规准备项目、要求和术后配合要点,以取得患者的合作。为预防减少术后肺不张、肺内感染等并发症及克服因上呼吸机不能用语言表达需要而带来的困难,指导患者进行必要的行为训练,训练内容包括深呼吸、有效咳嗽、床上排泄和上呼吸机手语等。

(4)在充分了解病情的基础上,给患者列举手术成功的病例,增强其自信心,减轻由于对疾病和手术不确切的认识而产生的焦虑和恐惧,进而达到患者健康思维模式的恢复与保持,提高手术成功率的目的。

(二)术后教育

1. 目的　患者能配合治疗护理操作,了解健康知识,掌握康复技能。

2. 内容

(1)监护期患者病情重,身体状况差,清醒后告诉其所在环境和手术情况,并鼓励患者配合操作。此时仅向患者强调术后配合要点及注意事项即可,如气管插管辅助呼吸时需要禁食,嘴干时用手语示意。

（2）告诉患者术后有留置尿管不必担心排尿问题,术后几天内不一定要排大便。由于身体安置多种生命管道,清醒后不宜乱动,尤其不能自行拔管。患者拔除气管插管后,针对其害怕刀口疼痛不敢咳嗽心理,给予耐心解释,让其知道护士用体位引流、叩击和胸部振动,只能促进分泌物向上移动,并不能将分泌物从气管中排出,化学物药物也不过降低痰液黏度使之易于咳出,只有自主咳嗽才能将痰液排出。

（3）拔管后指导患者深呼吸咳嗽排痰,咳嗽时可用手按压伤口以减轻咳嗽引起的不适。

（4）指导患者合理用膳,通过食物调补增强体质,促进伤口愈合。

（5）病情稳定后,鼓励患者尽早开始活动,讲清早期活动对恢复心肺功能的重要意义。指导患者运用运动疗法促进机体康复。运动训练基本内容包括关节运动、呼吸运动、生活能力训练,告诉患者下床活动训练顺序是:坐位→站位→扶床移步→独立移步→室内走动。患者出院后还应继续做上述运动,运动幅度和运动强度可逐渐增加。

（三）出院教育

1. 目的　增加防病保健知识,提高自我护理能力。

2. 内容

（1）日常生活指导:告诉患者术后 3 个月内应充分休息,生活要有规律,按时作息。补充营养,切忌暴饮暴食,控制过咸食品。适当增加活动量,促进心功能恢复,同时要强调量力而行,感到心慌、气短立即休息,并减少活动量,避免劳累、情绪紧张、感染等增加心脏负荷、诱发心力衰竭的诱因。告诫患者如何预防控制感染,防止发生感染性心内膜炎,若身体任何部位出现炎症,都要及时就医,应用抗生素控制感染。交代术后定期到医院复查的时间及所带资料。

（2）用药指导:瓣膜替换术后患者需口服抗凝药,持续 3～6 个月（生物瓣）或终身抗凝（机械瓣）,以防体外循环栓塞和静脉血栓形成。告知患者抗凝药应用过量或不足都会产生不良后果,重点交代抗凝不足和抗凝过量都有哪些表现,出现问题要及时去医院就诊。让患者知道测定凝血酶原时间是调整抗凝剂量的主要依据,交代患者出院后何时检查凝血酶原时间及采血前注意事项。术后心功能差的患者,需要告知其在医生指导下口服强心利尿药,不得随意增加其他药物,强调用洋地黄类药物时禁用钙剂,以免加重洋地黄中毒,并交代洋地黄中毒表现及出现洋地黄中毒后所采取的措施。教育患者学会自测脉搏及如何根据脉搏次数决定是否服用洋地黄。嘱患者服利尿药的同时注意多食含钾高的食物。

（3）随诊指导:向患者介绍出现下述情况均应及时就医复查:①身体任何部位有感染;②不明原因发热;③有明显心慌气短,并出现水肿;④咳泡沫血痰;⑤有皮下出血、血尿等出血倾向;⑥巩膜及皮肤出现黄染;⑦发生心律失常;⑧突然晕厥、偏瘫或下肢疼痛、发凉、苍白现象。

（四）住院患者健康教育案例

1. 病历摘要

范某,男性,43 岁,职员。诊断:风湿性心脏病二尖瓣狭窄、心房颤动,患风湿性心脏病 10 余年,近 1 年病情加重,入院检查拟手术治疗。

护理体检:运动性心悸、气短、乏力,无呼吸困难及双下肢水肿,心功能 Ⅱ 级,心脏听诊心律失常,心率 98 次/分,体温 36.5℃,血压 105/65mmHg(14/9 kPa),呼吸 18 次/分。

入院评估阳性资料:二尖瓣面容,活动耐力差,患者有吸烟嗜好。

治疗:地高辛 0.125mg 口服,1 次/日;阿司匹林 40mg 口服,1 次/日;氢氯噻嗪 25 mg 口服,1 次/日;氨苯蝶啶 50mg 口服,1 次/日;氯化钾合剂 10ml 口服,3 次/日;吸氧 20 分钟,3 次/日。

护理诊断:活动耐力差——氧的供需失调;焦虑——手术。

教育需求评估:患者有学习能力,愿意接受术前教育,希望了解所患疾病的防治知识和手术配合要点。

2. 术前教育计划

(1)教育目标:增加疾病防治知识,提高手术适应能力,减轻术前焦虑。

(2)学习目标

• 了解所患疾病防治知识和手术配合要点。

• 应用深呼吸方法及咳痰技巧,能正确使用上呼吸机的手语。

• 掌握效吸氧方法。

• 明确戒烟意义,术前主动戒烟。

(3)教育内容

• 风湿性心脏病发病机制,换瓣手术特点,术前准备、配合要点及手术、麻醉相关知识。

• 戒烟的意义和方法。

• 有效吸氧的方法。

• 强心利尿药物作用、副作用。

• 术前行为训练,包括深呼吸、咳痰、上呼吸机手语。

• 术后配合要点及注意事项。

• 自我放松技巧。

(4)教育方法

• 指导阅读专科健康教育手册相关部分。

• 示范术前训练项目和吸氧方法。

• 与患者讨论相关学习内容。

(5)效果评价

• 提问能复述相关知识要点。

• 术前开始戒烟。

• 能正确演示深呼吸和咳痰方法,能正确模仿上呼吸机手语。

六、先天性心脏病手术患者健康教育

(一)入院教育

1. 目的　帮助患儿适应医院环境,减轻对住院的焦虑和恐惧心理。

2. 内容　建立病房幼儿园,并带领无陪护患儿及家长参观,利用儿童注意力易转移、适应能力强的特点吸引患儿,以减轻因住院所承受的心灵创伤和与父母分离带来的不适。病房幼儿园应备有儿童图书、玩具、录音机、电视机和儿童磁带、儿童娱乐用品等,并用儿童喜爱的卡通像挂图布置病房。向家长了解患儿生活习惯和自理能力并给予相应的照顾,允许患儿保留个人生活习惯,如抱娃娃睡觉,使家长得以放心。对年长患儿简单介绍院规。向家长介绍探视制度与预防小儿呼吸道感染的关系,以取得家长的配合。

（二）术前教育

1. 目的 　帮助患儿了解检查治疗配合要点，提高检查完成率和手术适应能力。

2. 内容

（1）向患儿介绍各项检查治疗要求，如采血和导管造影检查前不能吃饭、喝水，导管术后一天内不能下床活动。

（2）告知患儿心电图、彩色超声心动图和摄 X 线片均为无痛检查，只需按医生要求摆正体位不动即可。

（3）说明术前检查治疗意义，强调打针时不能动，输液时不可摆弄调节器或折压输液器等，并用戴小红花的代币奖励法鼓励其配合行为。

（4）对 4～6 岁患儿通过游戏或听故事等娱乐活动转移或分散检查和思念亲人的注意力，从而减轻焦虑、恐惧程度。

（5）对心功能不全和严重发绀患儿讲明限制活动的范围，用组织看画书、看电视、摆积木等方式限制其活动量，从而减轻心脏负担和减少缺氧发作，并示范有效吸氧方法。

（6）向陪护介绍先天性心脏病护理有关知识，以提高患儿机体状态水平，如婴幼儿要预防感冒，防止呼吸道感染导致心力衰竭。

（7）对有呼吸困难、咳嗽、不能平卧的心力衰竭患儿要说明给予半卧位、避免哭闹、限制活动量的意义。

（8）严重发绀患儿如法洛四联症，要强调限制活动，避免哭闹，不可过饱饮食，以减少缺氧发作。

（9）手术前向患儿及家长介绍术前准备内容、要求和术后配合要点。为减少术后肺不张、肺内感染等并发症及因上呼吸机不能用语言表达需求而出现哭闹躁动现象，术前对患儿进行必要的行为训练，训练内容包括深呼吸、有效咳嗽、床上排泄、上呼吸机手语训练和康复操训练等。

（三）术后教育

1. 目的 　强化术后配合要求，指导并鼓励配合行为，减少并发症，促进康复。

2. 内容

（1）患儿清醒后即告之所处的监护室环境，身体连接的各种管道的意义，强调不能自行拔出，嘱患儿用手语表达需求。

（2）气管插管拔出后，鼓励患儿有效咳痰、进餐、排泄和各种治疗，以口头表扬的方法鼓励其配合行为。

（3）根据患儿病情决定术后做康复操的时间，关节运动原则从下肢远端开始活动，逐渐移向躯干。术后第 2 天，病情稳定，可指导患儿开始活动，活动量以不感疲劳为度。恢复期则可嘱患儿下床步行活动，步行活动程序是：坐位→站位→扶床移步→室内活动。

（4）加强生活自理能力训练，让患儿在床上坐起，自己练习吃饭、喝水、洗脸、穿脱衣裤等。

（四）出院教育

1. 目的 　帮助患儿及家长了解康复知识，提高家庭护理能力，促进患儿早日康复。

2. 内容

（1）活动和休息：出院前向患儿及家长交代患儿活动的范围、活动量和活动方法，强调活动量由小到大，逐渐适应学习生活。术前心功能Ⅲ级以上者，告知家长出院后不要急于让患儿活动,应随病情恢复适当增加活动量。为防止"鸡胸",要求所有患儿术后应坚持做扩胸运动。

(2)用药指导:告知患儿家长,心功能恢复较好一般不需用强心利尿药,复杂畸形及重度肺高压或心功能较差的患儿,要交代家长根据医嘱使用强心利尿药或血管扩张药,不可随意服药或增减剂量,以免发生危险。

(3)饮食护理:嘱患儿家长出院后要注意给患儿补充营养,一般无特殊禁忌食物,但应食用营养价值高、易消化的食品。一般不需限制食盐量,但复杂畸形、心功能低下、术后持续有充血性心力衰竭者要严格控制盐的摄入量,每日食盐量2~4g,并给予易消化的饮食。教育患儿少食多餐,食量不可过饱,更不可暴饮暴食,以免加重心脏负担。嘱患儿尽量控制零食、饮料。

(4)家庭护理:教家长学会家庭护理的基本方法,如保持室内温、湿度,定时通风换气,不在患儿卧室吸烟;患儿刀口结痂自行脱落后如何擦澡、洗澡;如何观察患儿用药后反应,如尿量、心率、脉搏、体温、皮肤有无改变等。告知家长复诊时间及所带资料。

(5)心理护理:教育家长在患儿心脏畸形得到矫治后,要尽快纠正过于保护和溺爱的亲子行为,帮助患儿从病人角色逐渐转入正常儿童角色,增加自信心,鼓励其多与同龄儿童接触。通过玩耍建立正常的人际关系,消除自卑、孤独心理,减轻对父母的过分依赖。父母在教育方法上要多用鼓励式,让孩子多做力所能及的事,提高独立生活能力和社会适应能力,使孩子在性情开朗和愉快的心境下生活。指导家长抓住患儿矫治后的可塑时机,以良好的环境因素和正确的教育方法,促进患儿智力、适应能力和个性向成熟健康水平发展。

(五)住院患者健康教育案例

1. 病历摘要

刘某,女性,7岁。诊断:先天性心脏病法洛四联症。

护理体检:活动后心悸、气短,喜蹲踞,耐力差,有缺氧发作史。观察发绀明显,杵状指(趾)。体温37.1℃,脉搏90次/分,血压90/60mmHg(12/8 kPa),呼吸22次/分。

入院评估阳性资料:发绀面容,易激惹,焦虑。

治疗:吸氧20分钟,2次/日;0.9%氯化钠注射液100ml+5%碳酸氢钠50ml静脉滴注,1次/日;普萘洛尔5mg口服,2次/日;二级护理,普食。

护理诊断:活动耐力差——氧供需失衡;自理能力差——体力不支,年龄小;恐惧——与亲人分离,害怕疼痛。

教育需求评估:患儿对所患疾病有一定认识,知道此次住院目的是手术治疗,但对手术一无所知。观察患儿智力正常,有学习能力。

2. 术前教育计划

(1)教育目标:帮助患儿建立健康行为,提高手术适应能力。

(2)学习目标

• 知道术前检查配合要点。

• 学会有效吸氧方法。

• 能模仿行为训练动作。

(3)教育内容

• 术前检查项目和配合要点。

• 限制活动的意义及活动范围。

• 有效吸氧方法。

· 输液时注意事项。

（4）教育方法

· 观看录像了解检查治疗配合要点。

· 游戏示范行为训练内容。

· 演示有效吸氧方法。

（5）效果评价

· 能配合完成各项检查。

· 按医嘱要求能有效吸氧。

· 能正确演示行为训练内容。

七、心脏移植手术患者健康教育

（一）术前教育

1. 目的　了解手术目的、意义、术前身心准备内容及配合要点,减轻焦虑与恐惧,以良好的心态接受手术。

2. 内容

（1）向患者介绍所患疾病的相关知识,如疾病特点、病情、治疗方法、预后等。

（2）告知术前各项检查及治疗的目的、意义、内容、方法和注意事项,讲明心脏移植的前提是心功能调整到最佳状态。应用强心利尿、扩血管药物作用机制及副作用,控制 24 小时入量和出量,排尿量的要求。告知进食原则是限制钠盐,每日 0.5～1g,进高蛋白、低脂、易消化的饮食,限制活动量。讲解休息、睡眠、饮食营养与疾病治疗互相关系,心力衰竭严重者应采取的体位和预防、控制感染,避免感冒引起的呼吸道感染等要求。

（3）讲解术前常规准备的项目、意义、要求及配合要点。

（4）介绍手术的有关知识,如手术方法、手术大致经过、手术风险性,术后监护条件、隔离知识、监护项目、意义、配合治疗及护理的注意事项,术后如何预防可能发生的并发症等。

（5）良好的心理素质已被列入心脏移植选择标准之一。术前应为患者做好心理疏导工作,耐心细致地解答患者提出的每个问题,多与患者交流,了解患者心理状态,告知患者为确保手术成功所做的充分准备,消除忧郁情绪和恐惧感,增加信任感,建立良好的护患关系,以良好的心态接受手术。

（6）利用术前访视做好术前宣教。指导患者深呼吸、有效咳嗽训练、肢体锻炼、床上排泄方法、放松训练和上呼吸机时的手语训练等。

（二）术后教育

1. 目的　提高患者术后配合治疗的能力,掌握康复技能,预防并发症的发生,确保手术的成功。

2. 内容

（1）麻醉清醒即告知患者所处环境,手术顺利及病情信息。

（2）监护早期的重点是教会患者如何配合术后的各项检查、治疗和护理,告知目的性和重要性。告知其患者身体插管的部位,哪些管道是"生命线",不能自行拔除和拔除的危险等。

（3）应用呼吸机期间教会如何应用手语表达所需要求,对无法用手语表达的协助患者写在提示板上。口渴难忍者讲明不能饮水的道理和解决的办法,指导放松方法。

（4）介绍不同时期的卧位和要求，防止压伤的方法和措施。

（5）脱机后协助患者正确运用咳嗽、咳痰、深呼吸方法和技巧，预防肺部并发症的发生。病情稳定后早期做肢体功能和行为训练，促进康复。

（6）恢复期的教育重点是防止感染和排斥反应。预防感染的方法和必要性，掌握早期排斥反应的症状和措施。掌握服药要求，按时准确用药的重要性。

（7）指导患者合理膳食，增加营养，加强体质，促进切口愈合。

（8）加强和提高自我生活能力的训练，不断提高生活质量。

（三）出院指导

1. 目的　增强自我保健意识和自我护理能力，提高生存质量。

2. 内容

（1）用药指导：心脏移植后需终身服用抗排斥药物，向患者及家属反复强调用药的目的和重要性，用药方法、剂量、服药时间和注意事项，不可随意增加和减少药量。用药后有哪些副作用的自觉症状，排斥反应有什么表现，做到早期发现，早期治疗。

（2）日常生活指导：教育患者出院后应培养良好生活习惯，生活规律，3 个月内充分休息，根据机体恢复状况做些力所能及的家务劳动，避免劳累。补充营养，不可暴饮暴食，禁烟忌酒，促进心功能恢复。

（3）预防感染：告知患者出院后 3 个月内避免出入公共场所，防止感冒，杜绝与上呼吸道感染人群接触，加强个人卫生，一旦发现感染表现尽早就医治疗。

（4）自我护理：教会心功能较差患者每天测量和记录 24 小时尿量，成人 24 小时尿量少于 1000ml 者为少尿。要求患者限制水和盐的入量，不要吃过咸的食物，不可一次喝水过多，宜少食多餐，吃易消化营养丰富的高蛋白、高维生素、低脂肪食物。告知患者限制活动量，活动后以不感到心慌、气短为原则，必要时卧床休息。每日自测并记录脉搏次数，成人脉搏以 60～80 次/分为宜，小儿则根据不同年龄而定，一般在 80～100 次/分，如心率较快应引起注意。服用强心利尿药者要提醒患者须在医生指导下用药，不可盲目增加和减少。用药期间须注意是否出现洋地黄中毒症状，如视物为黄或绿色，脉搏不规则且慢等，使用洋地黄时禁用钙剂。注意如出现脉搏加快、偷停，近段尿量较多，可能是低血钾的表现，应注意吃含钾高的食物，如香蕉、橘子等。

（5）随诊指导：帮助制订复查计划，可利用来院复查、家访、短信、电话联系、书信等进行宣教和随诊，向患者介绍发现下列征象应及时就诊检查。如发热、感染征象；心慌、气短、乏力、心律失常等征象，使用免疫抑制剂后出现的高血压、高血脂、高血糖、骨质疏松等征象。

（四）住院患者健康教育案例

1. 病历摘要

张某，男性，47 岁。诊断：扩张型心肌病，患病 14 年，近 2 年反复心力衰竭住院治疗，本次为寻求心脏移植入院。

护理体检：活动后心悸、气短，观察口唇发绀明显，双下肢轻度水肿，心功能Ⅳ级。体温 36.6℃，脉搏 98 次/分，血压 120/90mmHg(16/12 kPa)，呼吸 28 次/分。

入院评估阳性资料：有反复心力衰竭病史，发绀面容，活动耐力差，有吸烟嗜好。

治疗：地高辛 0.25 mg 口服，1 次/日；氢氯噻嗪 25mg 口服，3 次/日；氨苯蝶啶 50mg 口服，3 次/日；氯化钾合剂 10ml 口服，3 次/日；吸氧 30 分钟，3 次/日；一级护理，普食。

护理诊断:活动耐力差——氧的供需失调;缺乏知识——对疾病及治疗方法不熟悉;焦虑——手术。

教育需求评估:患者有学习能力,愿意接受术前的健康教育,迫切希望了解心脏移植方面的相关知识,如手术效果、手术后配合要点、康复方法和知识等。

2. 术前教育计划

(1)教育目标:满足患者教育需求,消除恐惧心理,提高术后配合能力,减少术后并发症。

(2)学习目标

· 了解心脏移植手术的相关知识、术后配合要点和并发症的预防知识,术前主动戒烟。

· 熟练应用上呼吸机手语。

· 学会放松训练、深呼吸、咳痰技巧。

· 理解终身服用免疫抑制剂的重要性。

· 熟悉排斥反应的症状和自我观察的方法。

(3)教育内容

· 心脏移植的手术特点、术前准备配合要点、戒烟意义及并发症预防措施等。

· 术前行为训练,包括上呼吸机手语训练,深呼吸、咳嗽、咳痰训练;床上排泄训练。

· 服用强心利尿、扩血管药物的作用、副作用及注意事项。

· 术后配合各种有创测压管、引流管的注意事项。

· 心脏移植术后终身用免疫抑制剂的意义。

(4)教育方法

· 发给心脏移植健康教育手册,指导阅读相关部分。

· 讲解手术配合要点。

· 床边演示术前训练项目。

· 讲解用药注意事项、药物副作用。

(5)效果评价

· 提问能复述相关知识要点。

· 会模仿行为训练内容。

· 教育后开始戒烟。

· 术前准备配合积极,情绪稳定,对手术充满信心。

（梁　英　胡学军）

参 考 文 献

陈长香,余昌妹.2013.老年护理学.第 2 版.北京:清华大学出版社.

程宝珍,张小红,牛娟.2012.急诊全程优化护理在抢救急性心肌梗死患者中的应用.护理学杂志,27(5):9-11.

崔萌,林梅,张清.2014.肺动脉高压患者健康行为与生活质量的相关性.中国慢性病预防及控制,22(2):20-23.

费丽,许燕青.2010.导管相关性血液感染的感染途径及影响因素.解放军护理杂志,27(1):42-43.

顾芬,胡敏,张全英,等.2013.有创机械通气患者血氧饱和度突然下降的原因分析及护理.护理学报,20(53): 37-39.

顾怡蓉,尚少梅.2010.人工气道内吸痰的研究进展.护理学报,17(20):8-10.

郭加强,吴清玉.2003.心脏外科护理学.北京:人民卫生出版社.

韩雅玲.2003.心血管病介入诊断治疗.沈阳:辽宁科学技术出版社.

侯桂华,辜小芳.2012.心血管介入治疗围术期安全护理.北京:人民军医出版社.

侯应龙,高巍.2014.心血管病患者介入诊疗须知.北京:人民军医出版社.

胡大一.2015.中国心血管疾病康复/二级预防临床操作指南 2015.北京:北京大学医学出版社.

胡秀琼,陆晓华.2011.持续质量改进在手卫生管理中的应用.中华医院感染学杂志,21(19):4097-4099.

黄津芳.2006.护理健康教育学.第 2 版.北京:科学技术出版社.

黄津芳.2015.住院病人健康教育指南(第 3 版).北京:人民军医出版社.

黄诗欣,谢肖霞,成守珍.2012.香港"一人一计划"护士在职培训及启示.中华护理教育,9(1):34-37.

李爱娟.2013.近 5 年医院感染管理研究与实证分析.天津:天津医科大学.

凌云,诸纪华.2009.婴幼儿法洛四联征患儿要治术后低心排综合征的护理.中国实用护理杂志,25(4):63-64.

刘书祥.2008.急重症护理学.上海:同济大学出版社.

刘晓红.2010.护理心理学.上海:上海科学技术出版社.

美国心肺康复协会.2010.美国心脏康复和二级预防项目指南.第 4 版.王增武,译.北京:人民军医出版社.

史扬.2014.心律失常症——专家帮您解除心律失常困扰.第 2 版.北京:人民军医出版社.

孙晓,张平,梁绍鸣.2012.重视医院感染监测在质量管理上求实效.中医药管理杂志,20(1):78-80.

万建红,林兴凤,万建云,等.2011.3 种更换泵入多巴胺方法对心脏外科术后高危患儿的效果观察.中华护理杂志,46(11):1103-1104.

汪曾炜.刘维永.张宝仁.2005.心血管外科学.北京:人民军医出版社.

王加利,高长青,张涛,等.2014.机器人心脏外科手术中周围体外循环的灌注管理.解放军医学院学报,34(12): 1227-1229.

王陇德.2005.中国居民营养与健康状况调查报告之一(2002)综合报告.北京:人民卫生出版社.

王曙红.2011.临床护理评价量表及应用.长沙:湖南科学技术出版社.

吴志娥.2012.留置引流管外科手术病人的有效护理.护理研究,26(3):8242-825.

肖乾凤,郭媛,谭茗月,等.2015.运动锻炼促进冠心病血管生成的机制.中国动脉硬化杂志,9:959-964.

谢咏梅.2014.早期康复护理对急性心肌梗死患者的疗效.心血管康复医学杂志,23(3):341-343.

薛凌.2012.高血压合并主动脉夹层患者血压控制状况分析.中华高血压杂志,20(11):1042.

颜巧元.2015.护理论文写作大全.第 2 版.北京:人民军医出版社.

张蓉,吴晶.2012.老年心肌梗死患者恢复期的护理.护士进修杂志,27(9):807-809.

张绍敏,陈萍.2006.呼吸疾病专科护理.北京:化学工业出版社.

张尉华,孙健,佟倩,等.2014.胸痛患者的区域协同救治体系——"中国胸痛中心"的建设.中国老年学杂志,34 (8):4412-4414.

赵继军,周玲君.2011.疼痛护理手册.北京:人民卫生出版社.

赵俊文,魏道儒,张晓艳.2013.专科护士引导实施急性心肌梗死患者心脏康复的效果观察.护理学报,20(10):45-48.

郑彩娥,李秀云.2012.实用康复护理学.北京:人民卫生出版社.

郑耀珍.2001.冠心病介入治疗的并发症及预防护理.中华护理杂志,36(11):856-857.

中国高血压防治指南修订委员会.2011.中国高血压防治指南 2010.中华心血管病杂志,39(7):579-616.

中华人民共和国卫生部疾病预防控制局.2012.中国成人身体活动指南(节录).营养学报,34(2):105-110.

周洁.2011.护理文化建设和护士职业价值观的构建.中国医学伦理学,24(2):173-174.

周淑英,汤昌莲,苏绮雯,等.2009.主动脉夹层动脉瘤带膜支架植入患者围术期护理.解放军护理杂志,26(4B):53-54.

周玉杰,霍勇,葛均波,等.2013.临床心血管疾病经典问答.北京:人民卫生出版社.

Erbay H,Yalcin AN,Serin S,et al.2003.Nosocomial infections in intensive care unit in a Turkish university hospital:a 2-year survey.Intensive Care Med,29(9):1482-1488.

Johnson D A,Sacrinty M Y,Comadam P S,et al.2014.Effect of Early Enrollment on Outcomes in Cardiac Rehabilitation.Am J Cardiol,(12):1908-1911.

Las J M.2001.A Dtioctionary of Epidemiology.4th ed.New York:Oxford University Press:203.

Mancia G,Fagard R,Narkiewicz K,et al.2014.2013 ESH/ESC Practice Guidelines for the Management of Arterial Hypertension.Blood pressure,23(1):3-16.

Mavroudis/ C. Backer CL.2005.小儿心脏外科学.刘锦纷译.北京:北京大学医学出版社.

Yancy C W,Jessup M,Bozkurt B,et al.2013.ACCF/AHA guideline for the management of heart failure:executive summary:a report of the American College of Cardiology Foundation/American Heart Association Task Force on practice guidelines.Circulation,128(16):1810-1852.

附录 A　临床常用检验指标参考值

(一)血液一般检查(表 A-1)

表 A-1　血液一般检查参考值

项目	男性	女性	婴幼儿
血红蛋白(Hb)	$120\sim160$g/L	$110\sim150$g/L	$170\sim200$g/L
红细胞计数(RBC)	$(4.0\sim5.5)\times10^{12}$/L	$(3.5\sim5.0)\times10^{12}$/L	$(6.0\sim7.0)\times10^{12}$/L
白细胞计数(WBC)	$(4.0\sim10.0)\times10^{9}$/L	$(4.0\sim10.0)\times10^{9}$/L	$(15.0\sim20.0)\times10^{9}$/L
白细胞分类			
中性杆状核粒细胞	$0.00\sim0.05$		
中性分叶核粒细胞	$0.50\sim0.70$		
嗜酸性粒细胞	$0.005\sim0.05$		
淋巴细胞	$0.20\sim0.40$		
嗜碱性粒细胞	$0.00\sim0.01$		
单核细胞	$0.03\sim0.08$		

(二)红细胞的其他检查(表 A-2)

表 A-2　红细胞的其他检查参考值

项目	正常值	
红细胞沉降率(ESR)	Westergren 法　男性:$0\sim15$mm/h	女性:$0\sim20$mm/h
网状红细胞(Ret)	成人:$0.005\sim0.015$	新生儿:$0.03\sim0.06$
血细胞比容(Hct)	温氏法　男性:$0.40\sim0.50$	女性:$0.37\sim0.48$
平均红细胞血红蛋白(MCH)	$27\sim34$pg	
平均红细胞体积(MCV)	$80\sim100$fl	
平均红细胞血红蛋白浓度(MCHC)	$320\sim360$ g/L	

(三)止血、凝血与检验

毛细血管抵抗力(脆性)试验:Rumpel-Leede(正压)法<10 个(新鲜出血点)

出血时间:Duke 法 $1\sim3$ 分钟;Ivy 法 $0.5\sim7$ 分钟

血小板计数:$(100\sim300)\times10^{9}$/L

纤维蛋白原:$2\sim4$g/L

血浆凝血酶原时间:$11\sim15$ 秒(比对照延长<3 秒)

（四）血液生化（表 A-3）

表 A-3　血液生化检查参考值

项目	参考值		
	成人	儿童	婴幼儿
血清钾	3.5～5.5mmol/L		
血清镁	0.8～1.2mmol/L	0.56～0.76mmol/L	
血清钠	135～145mmol/L		
血清钙总量	2.25～2.58mmol/L		
血清总脂	4～7g/L	3～6g/L	
尿素氮	3.2～7.1mmol/L	1.8～6.4mmol/L	1.4～3.3mmol/L
肌酐	男性:54～106μmol/L	24.9～69.7μmol/L	
	女性:44～97μmol/L		
血清胆固醇总量（TC）	2.86～5.98mmol/L	3.12～5.2mmol/L	1.0～2.6mmol/L
血清氯化物（以氯化钠计）	95～105mmol/L		
血糖（空腹）	葡萄糖氧化酶法:		
	3.9～6.1mmol/L		
血酮体　定性	阴性		
定量（以丙酮计）	0.34～0.68mmol/L		
血浆乳酸（静脉）	0.44～1.78mmol/L		
血清总蛋白（TP）	60～80g/L	双缩脲法:>3周岁 62～76g/L	46～70g/L
血清清蛋白（A）	40～55g/L		
血清球蛋白（G）	20～30 g/L		
清蛋白/球蛋白（A/G）	(1.5～2.5):1		
血清三酰甘油（TG）	0.56～1.7 mmol/L		
血清总胆红素	3.4～17.1μmol/L		
结合胆红素	0～6.8μmol/L		
肌酐　全血	76～88.41μmol/L		
血清或血浆	男性:53～106μmol/L		
	女性:44～97μmol/L		
尿酸　磷钨酸盐法	男性:150～420μmol/L		
	女性:90～357μmol/L		
尿酸　酶法	男性:180～440μmol/L	儿童:119～327μmol/L	
	女性:155～357μmol/L		

（五）血清学与免疫学检查（表 A-4）

表 A-4　血清学与免疫学检查参考值

项目	参考值
抗链球菌素"O"	<1:400
抗链球菌酶（ASTZ）	<400U
C反应蛋白　定性	阴性
定量	<8.0mg/L
梅毒未灭活血清反应素试验（USR）	阴性
梅毒血清抗心磷脂凝集试验	阴性
梅毒快速血浆反应素环状卡片试验	阴性

续表

项目	参考值
艾滋病间接免疫荧光抗体测定	阴性
艾滋病病毒直接检测	阴性
免疫球蛋白	
IgG	单向免疫扩散法:6.0~16.6 g/L
IgA	单向免疫扩散法:760~3900 mg/L
IgM	单向免疫扩散法:0.5~2.6 g/L
IgD	ELISA 法:0.6~1.2 mg/L
IgE	ELISA 法:0.1~0.9 mg/L
总补体活性	75~160kU/L
补体 C_3(β_1C-球蛋白)	0.85~1.93 g/L
补体 C_4(β_1E-球蛋白)	0.12~0.36 g/L

(六)尿常规(表 A-5)

表 A-5　尿常规检查参考值

项目	参考值
尿量	1500~2000ml/24h
外观	透明,淡黄色
酸碱度（pH）	5.0~7.0
比重	1.015~1.025
蛋白质　定性	阴性
定量	20~130ml/24h
本周蛋白	阴性
血红蛋白定性	阴性
糖定性试验	阴性
酮体定量(以丙酮计)	0.34~0.85 mmol/24h
尿胆原定性试验	阴性或弱阳性(稀释 20 倍为阴性)
尿胆原定量	0~5.9μmol/24h
尿胆素定性试验	阴性
胆红素定性试验	阴性
氯化物(以 NaCl 计)	170~255 mmol/24h
钠	130~260 mmol/24h
钾	51~102 mmol/24h
钙	2.5~7.5 mmol/24h
尿沉渣检查	
白细胞	<5 个/HP
红细胞	成人:(0~偶见),儿童:<3 个/HP
扁平或大圆上皮细胞	少量/HP
透明管型	0~偶见/HP
3 小时尿沉渣计数	
红细胞	男<3 万/h,女<4 万/h
白细胞	男<7 万/h,女<14 万/h
管型	0/h
中段尿细菌培养计数	<1×10⁶菌落/L

（七）肾功能检查（表 A-6）

表 A-6　肾功能检查参考值

项目	参考值
对氨马尿酸最大排泄量（Tm_{PAH}）	$60\sim90mg/min$[$(80.9\pm11.3)mg/(min\cdot1.73m^2)$]
内生肌酐清除率	$1.3\sim2.0ml/(s\cdot1.73m^2)$（$80\sim120ml/min$）
	（以 $1.73m^2$ 标准体表面积校正）
肾小球滤过率（GFR）	总 GFR（100 ± 20）ml/min

附录 B 血流动力学监测指标

表 B-1 常用血流动力学测定参数中文、英文、英文缩写及正常值（按英文字母顺序排列）

测定参数	英文名称	正常值
心排血量	cardiac output，CO	5～6L/min
中心静脉压	central venous pressure，CVP	5～12cmH$_2$O
射血分数	ejective fraction，EF	＞0.50
心脏排血指数	index of cardiac output，CI	2.5～4.5 L/(min·m^2)
左心房压	left atrial pressure，LAP	5～14mmHg
左心室舒张末容量	left ventricular end-diastolic volume，LVEDV	70ml/m^2
左心室每搏功指数	left ventricular systolic work index，LVSWI	51～61(g·m)m^2
平均动脉压	mean arterial pressure，MAP	舒张压＋1/3 脉压差 mmHg
平均肺动脉压	meanpulmonary arterial pressure，PAP	10～20mmHg
肺动脉舒张压	pulmonary arterial diastolic pressure，PADP	5～14mmHg
肺动脉收缩压	pulmonary arterial systolic pressure，PASP	15～30mmHg
肺动脉楔压	pulmonary arterial wedge pressure，PAWP	5～14mmHg
肺毛细血管楔压	pulmonary capillary wedge pressure，PCWP	5～14mmHg
肺循环阻力	pulmonary resistance，PVR	150～250dyn/(L·min·m^2)
右心室每搏功指数	right ventricular systolic work index，RVSWI	8～12(g·m)/m^2
体循环阻力	systolic resistance，SVR	1500～2000dyn/(L·min·m^2)

附录 C　肺功能检查参考值

表 C-1　肺功能检查参考值

项目	参考值	
	男性	女性
潮气容积(成人)	0.4～0.5L	
深吸气量	2600ml	1900ml
补呼气容积	0.9L	0.56L
肺活量	3.47L	2.44L
功能残气量（FRC）	2.33L	1.58L
残气容积（RV）	1.53L	1.02L
静息通气量	(111±3)ml/s	(70±3)ml/s
最大通气量	(1.74±0.04)L/s	(1.38±0.04)L/s

附录 D 血气分析检查正常值

表 D-1 血气分析各参数正常值

名称	符号	正常值
血浆酸碱度	pH	7.40 ± 0.05
血氧饱和度	SO_2	SaO_2（动脉血）$0.9\sim1.00$
		SvO_2（静脉血）$0.64\sim1.88$
动脉血氧分压	PaO_2	$95\sim100$mmHg
二氧化碳分压	$PaCO_2$	成人:男性 $35\sim48$mmHg
		女性 $32\sim45$mmHg
		儿童:$27\sim41$mmHg
二氧化碳总量	TCO_2	成人:$2.3\sim31$mmol/L
		儿童:$20\sim28$mmol/L
二氧化碳结合力	CO_2CP	成人:$22\sim31$mmol/L
		儿童:$18\sim27$mmol/L
标准碳酸氢盐	SB	成人:25 ± 3mmol/L
		儿童:21 ± 25mmol/L
缓冲碱	BB	$45\sim55$mmol/L
碱过剩	BE	成人:-3 ± 3mmol/L
		儿童:-4 ± 2mmol/L

附录 E　机械通气常用指标英汉对照

表 E-1　常用机械通气模式的英汉对照与缩写(按英文字母顺序排列)

英文缩写	中文	英文
AMV	辅助指令通气	assist mandatory ventilation
C/A	辅助/控制通气	control/assist ventilation
CMV	控制性机械通气	control mechanical ventilation
CMV	持续指令通气	continuous mandatory ventilation
CPAP	持续气道正压	continuous positive airway pressure
CPPB	持续正压通气	continuous positive pressure breathing
ECMO	体外膜肺氧合	extracorporeal membrane oxygenation
	呼气延长或延迟	expiratory retard
	呼气末屏气	end-expiratory hold
HFJV	高频喷射通气	high frequency jet ventilation
HFPPV	高频正压通气	high frequency positive pressure ventilation
HFV	高频通气	high frequency ventilation
IAV	间歇辅助通气	intermittent assisted ventilation
IMV	间歇指令通气	intermittent mandatory ventilation
IPPV	间歇正压通气	intermittent positive pressure ventilation
IRV	反比通气	inverse rate ventilation
	吸气屏气	inspiratory hold
MMV	分钟指令通气	minute mandatory ventilation
MV	手控通气	manual ventilation
PEEP	呼气末正压通气	positive end-expiratory pressure
PRVC	压力调节容量控制	pressure regulated volume control
PSV	压力支持通气	pressure support ventilation
SIMV	同步间歇指令通气	synchronized intermittent mandatory ventilation
VSV	容量支持通气	volume support ventilation

附录 F 呼吸机面板常见单词英汉对照

表 F-1 呼吸机面板常见单词英汉对照（按英文字母顺序排列）

英文	中文
apnea	呼吸暂停
assist	辅助
control	控制
CPAP	持续气道正压
high airway pressure	高气道压
high minute volume	高分钟通气量
I∶E(I/E)	吸∶呼
inspiratory hold	吸气末屏气
IPPV	间歇正压通气
low inlet gas	气源压力过低
low minute volume	低分钟通气量
low pressure	低气道压
MMV	分钟指令通气
mode	通气模式
MV(manual ventilation)	手控通气
MV	分钟通气量
oxygen(%)	吸入氧浓度
patient effort	患者触发
peak flow	峰流
PEEP	呼气末正压
power	电源
power inoper	电源故障
PSV	压力支持通气
respiratory rate(frequency)	呼吸频率
sensitivity	触发灵敏度
sign	叹气
SIMV/IMV	同步间歇指令通气/间歇指令通气
SIMV+PSV	同步间歇指令通气＋压力支持通气
SIMV+sign	同步间歇指令通气＋叹气
TV	潮气量
vent inop	机械故障
VSV	容量支持通气

附录G 心血管系统常用专用名词英文缩写及注译

表 G-1 心血管系统常用专用词英文缩写及注译（按英文字母顺序排列）

英文缩写	全称	中文
A		
ACT	activated clotting time	激活全血凝固时间
AO	aortic incompetence	主动脉瓣关闭不全
AI	aorta	主动脉
APW	aortic-pulmonary window	主动脉-肺动脉间隔缺损
AS	aortic stenosis	主动脉瓣狭窄
ASD	atrial septal defect	房间隔缺损
AV	aortic valve	主动脉瓣
AVP	aortic valvuloplasty	主动脉瓣成形术
AVR	aortic valve replacement	主动脉瓣置换
C		
CABG	coronary artery bypass grafting	冠状动脉旁路移植术
CAD	coronary atherosclerotic heart disease	冠状动脉硬化性心脏病
CO	cardiac output	心排血量
COA	aortic coarctation	主动脉缩窄
CPB	cardiopulmonary bypass	体外循环
CTGA	corrected transposition of great arteries	矫正性大动脉转位
D		
DOLV	double-outlet of left ventricle	左心室双出口
DORV	double-outlet of right ventricle	右心室双出口
E		
ECD	endocardial cushion defect	心内膜垫缺损
H		
HLHS	hypoplastic left heart syndrome	左心发育不良综合征
I		
IAA	interrupred aortic arch	主动脉弓中断
IABP	intra-aortic balloon pumping	主动脉内球囊反搏
L		
LVOTO	left ventricular outflow tract obstruction	左心室流出道狭窄
LA	left atrium	左心房
LV	left ventricle	左心室
M		
MI	mitral incompetence	二尖瓣关闭不全
MS	mitral stenosis	二尖瓣狭窄
MV	mitral valve	二尖瓣
MVP	mitral valvuloplasty	二尖瓣成形术

英文缩写	全称	中文
MVR	mitral valve replacement	二尖瓣置换术
P		
PA	pulmonary artry	肺动脉
PAA	pulmonary atresia	肺动脉闭锁
PAPVD	partial anomalous pulmonary venous draiage	部分型肺静脉畸形引流
PDA	patent ductus arteriosus	动脉导管未闭
PECD	partial endocardial cushion defect	部分型心内膜垫缺损
PFO	patent foramen ovale	卵圆孔未闭
PH	pulmonary hypertension	肺动脉高压
PS	pulmonary valvnlar stenosis	肺动脉狭窄
PTA	persistent truncus arteriosus	永存动脉干
R		
RA	right atrium	右心房
RV	right ventricle	右心室
RVOT	right ventricle outflow tract	右心室流出道
S		
SA	single atrium	单心房
SBE	subacute bacterial endocarditis	亚急性细菌性心内膜炎
SV	single ventricle	单心室
SVC	superior venacava	上腔静脉
T		
TA	tricuspid atresia	三尖瓣闭锁
TAPVD	total anomalous pulmonary venous draiage	完全型肺静脉畸形引流
TEE	transesophageal echocardiography	食管超声
TGA	transposition of the great artery	大动脉转位
TOF	tetralogy of Fallot	法洛四联症
TS	tricuspid valvnlar stenosis	三尖瓣狭窄
TV	tricuspid valve	三尖瓣
TVR	tricuspid valve replacement	三尖瓣置换
V		
VSD	ventricular septal defect	室间隔缺损

附录 H 心血管病专科护士培训大纲

为加强军队护理队伍建设,提高护理专科技术水平,规范军队专科护士培训工作,参照原国家卫生部《专科护理领域护士培训大纲》,结合军队护理专业特点和专科护士培训要求,特制定《心血管病专科护士培训大纲》。

一、培 训 对 象

具有护理大专以上学历,具备专科护理工作 2 年以上或者在其他专科护理工作 4 年以上临床护理工作经验的注册护士。热爱护理工作,心身健康,头脑机智,反应灵敏者。

二、培 训 目 标

掌握心血管病护理工作范围、主要内容、特点及发展趋势。

了解心血管常见疾病的病因、病理生理,掌握临床表现、治疗及护理原则。

能够准确提出患者存在的健康问题,提供安全有效的护理措施。

掌握心血管病护理操作及危重症患者的抢救配合技术。

能够熟练操作心血管病专科护理常用仪器设备、监护设备、抢救设备,并能识别异常信号及排除基本故障。

掌握重症监护病房医院感染预防与控制的原则和方法。

掌握心血管疾病常用药物剂量、使用方法、不良反应等。

掌握心血管病患者心理需求和护患沟通技巧,能够为患者及其家属提供正确的健康教育和康复指导。

能够准确描述病情并书写护理记录。

能够组织心血管病患者的护理查房。

三、时 间 安 排

培训时间为 3 个月,采取全脱产方式。其中 1 个月时间进行理论、专业知识的集中学习,2 个月时间在具有示教能力和带教条件的重症监护病房及临床病房进行临床实践技能学习。

（一）理论学习

主要内容包括:心血管护理学概论;心血管外科常见疾病的护理;心血管外科围术期护理;心血管内科常见疾病的护理,危重症监护的专业技术;心血管病患者的心理护理及健康教育指导;护患沟通技巧;护理科研设计与写作知识;护理记录书写要求。

（二）临床实践

主要内容包括:采取理论与实践相结合的教学方法,侧重所从事的专科进行临床实践。①外科组学员:临床实践重点安排在心外 ICU 及临床病房 1 个月;心内科实践 2 周、呼吸科 ICU2 周。②内科组学员:临床实践重点安排在心内 CCU 及临床病房 1 个月;心外科实践 2 周、呼吸科 ICU2 周。

四、培 训 内 容

(一) 心血管护理学概论

心血管护理学概念、工作范围、专科护理进展及发展趋势。

心血管专科护士的专业素质、知识和技术能力要求。

心血管常见疾病的病理生理、临床表现、治疗原则、护理措施。

(二) 心血管专科护理操作技术

输液泵的临床应用和护理。

各类导管的管理：气管插管、中心静脉测压管、引流管、胃管、尿管、动脉测压管等。

循环系统血流动力学监测。

心电监护、心肺复苏及电除颤技术。

氧治疗、气道管理和人工呼吸机监护技术。

心血管危重症患者抢救配合。

水、电解质及酸碱平衡监测技术。

(三) 心血管外科患者围术期的护理

体外循环患者围术期护理。

先天性心脏病外科治疗及围术期护理。

心脏瓣膜置换术及其围术期护理。

冠状动脉旁路移植术及围术期护理。

心脏手术后辅助通气的基本知识与管理。

先天性心脏病的术后并发症与护理。

冠心病患者围术期护理。

风湿性瓣膜病围术期护理。

主动脉夹层患者围术期护理。

心血管外科患者健康教育及康复指导。

(四) 心血管内科患者的护理

心脏病介入性诊疗技术及其护理配合。

心血管病非介入性诊疗技术及其护理配合。

心脏骤停与心脏性猝死的急救与护理。

老年心脏病的特点及护理。

心脏病患者的心理护理和健康教育。

心脏病患者的康复指导。

心血管系统常用药物的应用及注意事项。

(五) 重症监护病房的医院感染预防与控制

重症监护病房医院感染的发生状况、危险因素。

重症监护病房医院感染控制的基本原则和措施。

导管相关感染的预防与控制。

呼吸相关肺炎的预防与控制。

重症监护病房职业安全防护原则。

（六）心血管病患者的疼痛管理

疼痛的概念、分类及对患者的影响。

心血管病患者疼痛的评估。

心血管病患者镇痛与镇静的管理。

（七）心血管病患者的心理护理

心血管病患者的心理需求。

心血管病患者的心理特点及护理。

护患关系与沟通技巧。

（八）护理科研

护理科研课题设计与研究方法。

护理科研论文的写作程序。

护理论文写作知识。

（九）临床实践基本技能

1. 基础护理 无菌技术、各种注射、静脉输液、口腔护理、皮肤护理、背部护理、晨晚间护理、给氧法、吸痰法、鼻饲术、灌肠术、物理降温法、卧床患者更换单位法等。

2. 护理程序运用 对心血管病患者进行护理评估、制订护理计划、给予正确的护理措施和护理评价，书写护理记录。

五、考核要点及方式

（一）考核要点

心血管外科常见疾病的护理点。

心血管内科常见疾病的护理点。

心血管危重症患者的抢救配合点。

重症监护常见的临床监护技术及护理操作技能。

重症监护病房医院感染特点、危险因素及预防与控制措施。

护患沟通技巧及心理护理。

心血管病患者的健康教育和康复指导。

护理程序的运用及书写护理记录。

护理科研能力。

（二）方式

通过理论考试、技能考核、护理综述及个案论文撰写和临床实践记录手册等考核形式进行综合考核。

1. 理论考试 在理论知识集中学习后，以笔试形式进行。百分制，60 分合格。

2. 技能考核 在临床实践结束后，以实际操作方式进行。心电图机的操作、心肺复苏、电击除颤 3 项专科护理技术，百分制，80 分合格。

3. 综述及个案论文考核 临床实践过程中，每人撰写本专科护理综述 1 篇、个案护理 1 篇。

4. 临床实践考核 学员填写《军队专科护士培训临床记录手册》，记录工作及技术操作情况、自我鉴定等，带教老师进行评价，护士长审核，基地考评意见。